WIE FUNKTIONIERT DAS?

DIE ERNÄHRUNG

W0189553

Lebensmittel																					
Olivenöl	0	99,6	8,0	0	0	0	926	3876	0,1	?	?	?	?	*	12,0	1	0,1	*	*	1	*
Sonnenblumenöl	0	99,8	60,2	0	0	0	928	3883	*	*	*	*	*	*	55,8	*	0	*	*	*	*
Schweineschmalz	0,1	99,7	8,6	86	0	0	948	3965	*	*	*	*	*	*	1,6	*	0,1	1	1	1	2
Fleisch																					
Ente	18,1	17,2	?	75	*	*	243	1017	?	0,3	0,2	0,3	?	8	?	11	2,1	292	15	140	187
Hase	21,6	3,0	?	65	*	*	124	517	?	0,1	0,1	0,5	?	*	0,5	9	2,4	400	22	50	220
Huhn	20,6	5,6	1,2	81	*	*	144	602	*	0,1	0,2	0,5	*	3	0,1	12	1,8	359	37	83	200
Kalb (Kotelett)	21,1	3,1	0,2	70	*	*	122	510	*	0,1	0,3	0,4	3,8	*	?	13	2,1	369	16	93	195
Hammel (Kotelett)	14,9	32,0	0,5	72	*	*	370	1546	*	0,1	0,2	0,2	*	*	0,2	9	2,2	345	14	90	138
Rind (Keule)	21,0	7,1	0,2	120	*	*	160	669	*	0,1	0,2	0,5	?	*	0,7	13	2,6	357	20	80	195
Schwein																					
Filet	19,3	11,9	?	70	0	0	198	828	0	1,1	0,3	0,4	?	*	0,2	2	3,0	348	22	74	173
Kotelett	19,0	13,0	2,6	70	0	0	207	867	*	0,8	0,2	0,5	*	*	*	11	1,8	315	24	65	150
Schinken (gekocht)	21,4	12,8	1,1	85	0	0	216	903	*	0,6	0,2	0,4	*	*	*	15	2,3	270	24	960	136
Fische																					
Aal	15,0	24,5	1,2	142	*	*	299	1250	1,0	0,2	0,3	0,3	13,0	2	5,6	17	0,6	217	21	65	223
Forelle	19,5	2,7	0,3	55	*	*	112	467	*	0,1	0,1	?	?	*	?	18	0,7	465	27	40	242
Hering (mariniert)	16,5	16,0	?	60	*	*	225	940	*	0,1	0,2	0,2	13,0	*	?	38	0,6	98	12	1030	149
Kabeljau	17,7	0,4	?	50	*	*	82	342	*	0,1	*	0,2	1,3	2	0,3	24	0,4	356	25	72	184
Makrele (geräuchert)	20,7	15,5	?	22	*	*	238	997	0,1	0,1	0,3	0,5	?	*	1,6	5	1,2	275	33	261	240
Thunfisch (in Öl)	23,8	20,9	?	32	*	*	303	1269	0,4	0,1	0,1	0,3	5,8	*	6,3	7	1,2	342	23	361	294
Getreide, G.produkte																					
Eierteigwaren	13,3	2,8	0,8	94	66,8	3,4	354	1479	0,1	0,2	0,1	0,1	*	*	0,3	27	1,6	164	67	17	191
Haferflocken	13,5	7,0	2,6	*	61,2	6,7	371	1554	*	0,6	0,2	0,2	*	*	1,5	54	4,6	335	139	5	391
Reis (poliert)	7,0	0,6	0,2	*	78,4	1,4	351	1469	*	0,1	*	0,2	*	*	0,1	6	0,6	103	64	6	120
Reis (unpoliert)	7,4	2,2	0,8	*	74,6	4,0	353	1475	0,4	0,4	0,1	0,7	*	*	0,8	23	2,6	150	157	10	325

[1]) modifiziert nach den Nährwert-Tabellen von S. W. Souci, W. Fachmann u. H. Kraut, 1986/87.
? = keine Daten; * = nicht oder nur in Spuren vorhanden

WIE FUNKTIONIERT DAS?

DIE ERNÄHRUNG

Herausgegeben und bearbeitet
von Prof. Dr. Erich Menden
und Mitarbeitern
in Zusammenarbeit mit
Meyers Lexikonredaktion

MEYERS LEXIKONVERLAG
Mannheim/Wien/Zürich

Redaktionelle Leitung:
Karl-Heinz Ahlheim

Redaktionelle Bearbeitung:
Dr. Erika Retzlaff

Wissenschaftliche Mitarbeiter:
Waltraute Aign, Prof. Dr. Erich Muskat,
Dr. Wolfgang Schneider, Dr. Claudia Steiner

Graphische Gestaltung:
WSP design

163 Textseiten, 123 Bildtafeln,
zahlreiche Tabellen, 10 Registerseiten

CIP-Titelaufnahme der Deutschen Bibliothek
Wie funktioniert das? Die Ernährung
hrsg. u. bearb. von Erich Menden
in Zusammenarbeit mit Meyers Lexikonred.
Mannheim: Meyers Lexikonverl., 1990
ISBN 3-411-02391-0
NE: Menden, Erich [Bearb.]

Satz: Bibliographisches Institut &
F. A. Brockhaus AG (DIACOS Siemens)
und Mannheimer Morgen Großdruckerei und Verlag GmbH
Druck: Pfälzische Verlagsanstalt GmbH, Landau/Pfalz
Einband: Klambt-Druck GmbH, Speyer
Printed in Germany
ISBN 3-411-02391-0

Vorwort

Nach statistischen Erhebungen in der Bundesrepublik Deutschland wird ein großer Teil der auftretenden Krankheiten durch eine falsche Ernährung verursacht. Als Beispiele seien die sog. Zivilisationskrankheiten wie Fettsucht, Arteriosklerose, Herzinfarkt und Diabetes genannt. Eine qualitativ und auch quantitativ richtige Ernährung kann dagegen als eine der Vorbedingungen für körperliche und geistige Leistungsfähigkeit und für Gesundheit angesehen werden. Das vorliegende Buch vermittelt in kurzgefaßten, allgemeinverständlichen Kapiteln das Grundwissen über die Bedeutung der Ernährung für die Gesundheit und bei Krankheit, über die Rolle der Nährstoffe im menschlichen Organismus sowie über die Verwendung und Behandlung der gebräuchlichsten Nahrungsmittel. Diese Informationen werden durch detaillierte Ausführungen über die Ernährung in besonderen Lebenssituationen, über Schadstoffe und giftige natürliche Substanzen in Nahrungsmitteln, über Lebensmitteltechnologie und die Lebensmittelgesetzgebung ergänzt. Ein weiterer Themenkreis setzt sich kritisch mit den verschiedenen Kostformen, Diäten, Schlankheitskuren und unkonventionellen, z. T. weltanschaulich geprägten Ernährungsformen auseinander, so daß der Leser angeregt wird, die Grundsätze seiner eigenen Ernährung kritisch zu überdenken und sein Ernährungsverhalten u. U. entsprechend umzustellen.

Mannheim, im Sommer 1990

Verlag und Herausgeber

Inhalt

Warum nehmen wir Nahrung zu uns?

Die Nahrung dient dem Menschen – wie allen Lebewesen – zur Energiegewinnung sowie zum Aufbau und zum Ersatz von Körpersubstanz und Wirkstoffen. Sie ist damit die energetische und stoffliche Grundlage für alle Stoffwechselvorgänge. Leben ist nur unter ständigem *Verbrauch von Energie* möglich. Die wichtigsten Vorgänge, die im Organismus des Menschen

Der Organismus verbraucht ständig Energie

Energie verbrauchen, können unterschieden werden in mechanische, osmotische und chemische Arbeit: Zum Bereich der *mechanischen Arbeit* gehören die Muskeltätigkeit, die Aufrechterhaltung des Muskeltonus sowie Herz- und Atmungstätigkeit. Als *osmotische Arbeit* (Transportarbeit) wird der Stofftransport gegen ein Konzentrationsgefälle bezeichnet. Dazu gehört der aktive Transport bei der Resorption von Nährstoffen durch die Darmwand oder durch Zellmembranen. *Chemische Arbeit* muß zur Biosynthese von komplizierten Makromolekülen (z. B. Enzyme) aus einfacheren, energieärmeren Bausteinen geleistet werden.
Als „Kraftstoffe", deren „Verbrennung" die notwendige Energie für diese Arbeitsleistungen liefert, dienen dem Organismus in erster Linie die mit der Nahrung zugeführten Fette und Kohlenhydrate, bei unzureichender Versorgung aber auch Körperfett und -eiweiß.
Die freie Energie aus der Oxidation dieser Nährstoffe wird in eine spezielle Form chemischer Energie umgewandelt, deren Träger das *Adenosintriphosphat (ATP)* ist, eine energiereiche Phosphorverbindung, die für alle energieverbrauchenden Prozesse unmittelbar oder mittelbar verwertbar ist.
Wie jede Energieumwandlung geht die Umwandlung der chemischen Energie der Nährstoffe in die chemische Energie des ATP nicht ohne Verlust vor sich. Ein Teil wird als Wärmeenergie frei, die dem Körper als Grundlage für die Aufrechterhaltung einer für Stoffwechselvorgänge optimalen Körpertemperatur von etwa 37 °C dient.

Da der größte Teil der vom Organismus an die Umgebung abgegebenen Energie als Wärme erscheint, hat es sich eingebürgert, sämtliche im Körper umgesetzte Energie in Wärmeeinheiten *(Joule,* inoffiziell auch noch *Kalorien)* anzugeben und eine *Energiebilanz* durch Messung oder Berechnung der *Wärmebildung* bzw. *Wärmeabgabe* aufzustellen. Wieviel Energie die einzelnen Lebensmittel enthalten, kann über die bei ihrer Verbrennung in Spezialgeräten (sog. *Kalorimeterbomben*) frei werdende Wärme bestimmt werden. Allerdings ist dies ein theoretischer physikalischer Wert, der hinsichtlich der Verdaulichkeit und damit der Verfügbarkeit für den Organismus korrigiert werden muß.
Als korrigierte *physiologische Brennwerte* für die energieliefernden Nährstoffe in unseren Lebensmitteln werden folgende Mittelwerte benutzt:

Eiweiß	17 kJ/g (4,1 kcal/g)
Fett	39 kJ/g (9,3 kcal/g)
Kohlenhydrate	17 kJ/g (4,1 kcal/g)
Äthylalkohol	30 kJ/g (7,1 kcal/g)

In der Praxis der Lebensmittelkennzeichnung und in der Ernährungsberatung wird weiterhin die im amtlichen Verkehr offiziell nicht mehr zulässige *Kilokalorie (kcal)* benutzt, häufig parallel zum *Kilojoule (kJ),* da sie nach wie vor einen außerordentlich hohen Bekanntheitsgrad hat.

Abbau und Umbau im dynamischen Gleichgewicht

Der menschliche Organismus ist ein offenes System: Was auf der einen Seite als Nahrung zugeführt wird, wird auf der anderen Seite in Form von Stuhl, Harn und Schweiß sowie über die ausgeatmete Luft (in Form von Kohlendioxid) wieder ausgeschieden. Dabei versucht der Organismus, ein *dynamisches Gleichgewicht* aufrechtzuerhalten, d. h., alle Körperbestandteile sind einem ständigen *Abbau* und *Umbau* unterworfen, der durch eine ständige

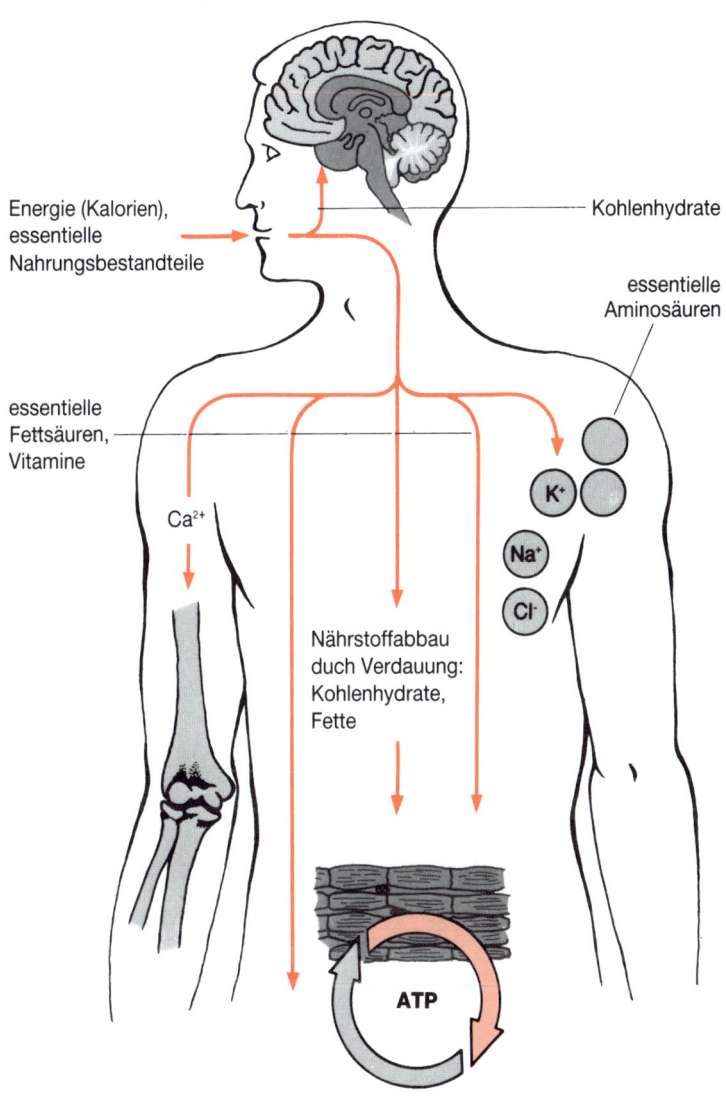

Energie (Kalorien), essentielle Nahrungsbestandteile

Kohlenhydrate

essentielle Aminosäuren

essentielle Fettsäuren, Vitamine

Ca^{2+}

K^+

Na^+

Cl^-

Nährstoffabbau duch Verdauung: Kohlenhydrate, Fette

ATP

Abb.
Nahrungsaufnahme und Energiezufuhr

11

Warum nehmen wir Nahrung zu uns? (Forts.)

Neusynthese aus einfachen Bausteinen ausgeglichen werden muß. Daher führt Nahrungsmangel oder das Fehlen einzelner unentbehrlicher (d. h. essentieller) Nährstoffe zu einer Abnahme des Körperbestandes, zu Gewichtsverlust, durch Funktionsstörungen zu Erkrankungen und schließlich zum Tode.

Hunger und Durst

Die *Regulation der Nahrungsaufnahme* erfolgt über die subjektiv wahrgenommenen Empfindungen Hunger, Durst und Sättigung. Hunger und Sättigungsgefühl werden aber häufig durch physiologische und psychische Einflüsse (z. B. Genußwert der Nahrung, Gewöhnung an bestimmte Essenszeiten, Essen als Ersatzbefriedigung) überlagert, mit den Folgen der Unter- oder Mangelernährung oder der Überernährung und des Übergewichts.
Der *Hunger* wird im Zentralnervensystem im wesentlichen durch zwei Faktoren ausgelöst: 1. durch reflektorisch-rhythmische Kontraktionen des leeren Magens, die auf nervalem Weg einem *Hungerzentrum* im Hypothalamus gemeldet werden; 2. durch Reizung von bestimmten Zellen *(Glucostatzellen)* im sog. *Sättigungszentrum* des Hypothalamus, die den bei Nahrungsmangel absinkenden Blutglucosespiegel registrieren *(glucostatische Hypothese)* bzw. deren Aktivität durch die Glucoseverwertung gesteuert wird. Hohe Glucoseverwertung mit hoher Aktivität dagegen hemmt das Hungerzentrum und löst das Sättigungsgefühl aus, wobei vermutlich auch Erregungen von Rezeptoren im Mund-Rachen-Raum und Magen-Darm-Trakt beteiligt sind.
Bei vollem Nahrungsentzug reichen die Energiereserven eines durchschnittlich ernährten, gesunden Menschen für etwa 50 Tage aus.
Durst entsteht, wenn der menschliche Organismus mehr als 0,5 % seines Gewichtes an Wasser verliert (sog. *Durstschwelle*). Hinzu kommt, daß durch Wasserverluste (Schwitzen, Durchfall) oder durch Erhöhung des osmotischen Drucks des Blutes

(z. B. durch reichliche Kochsalzaufnahme) die Sekretion der Speichel- und Mundschleimhautdrüsen nachläßt und der Mund- und Rachenraum trocken werden. Das übergeordnete, den Wasserbedarf des Körpers kontrollierende Zentrum ist das *Durstzentrum* im Hypothalamus, dessen Osmorezeptoren auf Änderungen des osmotischen Drucks des Blutes ansprechen.
Die *täglichen Wasserverluste* des Menschen ergeben sich aus der Harnausscheidung (etwa 1,5 Liter), aus den Verlusten über den Stuhl (etwa 0,1 Liter) und über Atemluft und Verdunstung von der Haut-

Der Mensch verliert täglich mehr als 2,5 Liter Wasser

oberfläche (etwa 1 Liter). Hieraus ergibt sich ein *täglicher Wasserbedarf* von etwa 2,5 Liter, der durch die Aufnahme von Flüssigkeit, aber auch mit Hilfe des Wassergehaltes der Lebensmittel gedeckt werden kann.
Schwerer Durst mit Wasserverlusten zwischen 5 und 12 % des Körpergewichtes erzeugt bei gestörtem Allgemeinbefinden und quälendem Trinkbedürfnis u. a. Schleimhautrötungen, Durstfieber und Versagen der Schweiß- und Harnsekretion. Der *Tod durch Verdursten*, beim Menschen nach einem Wasserverlust von 15–20 % des ursprünglichen Körpergewichtes, tritt im Fieberzustand bei tiefer Bewußtlosigkeit ein.
Bei völligem Wasserentzug kann ein gesunder Mensch nur etwa 3–4 Tage überleben.

Ernährung und Gehirnfunktion

Das *Gehirn* bzw. das *Zentralnervensystem (ZNS)* benötigt für seine Entwicklung und normale Funktion eine adäquate Nährstoffzufuhr. Über den Einfluß unterschiedlicher Nahrungszusammensetzung auf Gehirnfunktion, Verhalten und geistige Leistungsfähigkeit ist aber bisher nur wenig bekannt.

Das menschliche Gehirn beansprucht nur etwa 2% des Körpergewichtes des Erwachsenen, aber ca. 20% des Energiegrundumsatzes (s. S. 54). Es ist physiologischerweise von einer fortlaufenden Glucoseversorgung abhängig (120 g/Tag). Im *Hungerzustand* (Absinken des Blutglucosespiegels) muß das Gehirn von der Leber (und den Nieren) mit Energie aus der Umwandlung von Abbauprodukten des Kohlenhydrat-, Fett- und Proteinstoffwechsels zu Glucose *(Glukoneogenese)* oder Ketonkörpern versorgt werden (s. S. 82).

Aminosäuren als Neurotransmitter

Aminosäuren agieren im Gehirn entweder direkt oder nach Umwandlung in „biogene" Amine als *Neurotransmitter* (Überträgersubstanzen bei der Nervenerregung) an den Synapsen (Nervenenden): *Serotonin* ist u. a. an der Regulation des Wach-Schlaf-Rhythmus beteiligt, die Katecholamine *Dopamin* und *Noradrenalin* sind herz-, kreislauf- und stoffwechselwirksam (bewirken Blutdruckerhöhung und eine Mobilisierung von Energiespeichern). Ein Mangel an diesen Substanzen bzw. ein gestörtes Gleichgewicht dieser Stoffe im Gehirn soll die Entstehung von *neurologischen Erkrankungen* begünstigen. Z. B. treten bei Parkinson-Krankheit (Schüttellähmung) niedrige Dopamin- bei unveränderten Acetylcholinkonzentrationen sowie bei Depressionen ausgeprägter Serotoninmangel auf. An der Entstehung von seniler Demenz (Altersschwachsinn) soll ein Mangel an γ-Aminobutyrat beteiligt sein.

Das Verhältnis zwischen Proteinen und Kohlenhydraten in der Nahrung beeinflußt über das Ausmaß der Insulinfreisetzung nach Nahrungsaufnahme die Konzentration und besonders das Verhältnis der neutralen Aminosäuren höheren Molekulargewichtes im Blut (Tryptophan, Tyrosin, Phenylalanin, Leucin, Isoleucin, Valin; s. S. 14) und über deren Verfügbarkeit für den Transport ins Gehirn auch die Neurotransmitterbildung und -ausschüttung. *Proteine* sollen über eine gesteigerte Katecholaminsynthese einen *stimulierenden, Kohlenhydrate* über eine Erhöhung des Serotonins einen *sedierenden* (beruhigenden) *Einfluß* auf das Verhalten und die geistige Leistungsfähigkeit ausüben. *Vitamine* fungieren in Nervenzellen meist als Kofaktoren. Besondere Bedeutung haben u. a. *Vitamin A* als Bestandteil des Rhodopsins für den Sehprozeß und *Pyri-*

Manche Vitamine sind Kofaktoren in Nervenzellen

doxalphosphat (Vitamin B_6) als Koenzym bei der Aminosäuredecarboxylierung (B_6-Mangel führt z. B. zu Serotonindefizit). *Natrium, Kalium, Calcium* und *Magnesium* sind von Bedeutung für die Nervenimpulsgebung und -weiterleitung, einige *Spurenelemente* für die Aktivierung von am Neurotransmitterstoffwechsel beteiligten Enzymen. Nahrungseinflüsse können indirekt auch über *Peptidhormone* des Verdauungstrakts vermittelt werden, die z. T. als Sättigungsfaktoren an der zentralnervösen Steuerung der Nahrungsaufnahme beteiligt sind.

Stoffe mit pharmakologischer Wirkung in der Nahrung, die Einfluß auf die geistige Leistung ausüben können, sind u. a. *Coffein* (zentralnervöse Stimulation; s. S. 144 ff.) und *Alkohol* (konzentrationsabhängig erregende oder dämpfende Wirkung; s. S. 152).

Proteine und Aminosäuren

Proteine (Eiweiße, Eiweißstoffe) sind hochmolekulare Kondensationsprodukte von Aminosäuren, die maßgeblich am Aufbau aller Gewebe und unentbehrlicher Wirkstoffe (z. B. Enzyme, Hormone) höherer

Proteine bestehen aus Aminosäuren in unterschiedlicher Zusammensetzung

Organismen beteiligt sind. Sie setzen sich aus unterschiedlichen Anteilen von 20–25 verschiedenen Aminosäuren (Tab.) zusammen, die in der charakteristischen Peptidbindung miteinander verbunden sind. Die *Reihenfolge (Sequenz) der Aminosäuren* ist für jedes Protein durch das genetische Material, die Desoxyribonukleinsäure (DNA, DNS), in den Chromosomen des betreffenden Organismus festgelegt. Proteine werden nach ihrer Molekülgestalt und ihren Löslichkeitseigenschaften in *Skleroproteine (Gerüstproteine; z. B. Keratine und Kollagene)* und *Sphäroproteine* (Globuline, Albumine), nach ihrem Vorkommen *(tierische* und *pflanzliche Proteine)* und nach ihren physiologischen Wirkungen eingeteilt. Kennzeichnend für

Proteine enthalten reichlich Stickstoff

Proteine ist ihr Stickstoffgehalt (N-Gehalt), der im Durchschnitt bei 16 % liegt. Wie bei fast allen Körperbausteinen besteht auch bei den Proteinen ein dynamisches Gleichgewicht zwischen Aufbau und Abbau. Die Abbau- und Wiederaufbaurate (sog. *Turnover-Rate)* der einzelnen Proteine ist außerordentlich unterschiedlich und schwankt zwischen wenigen Stunden (z. B. bei Enzymen) und vielen Monaten und Jahren (z. B. bei Muskeleiweiß und Sehnenkollagen). Auch bei einer völlig eiweißfreien Ernährung wird noch Stickstoff in Form von Stoffwechselprodukten des Aminosäurestoffwechsels im Harn ausgeschieden. Die minimale Ausscheidung, das absolute *Stickstoffminimum,* beträgt beim Menschen 2,5–3,0 g täglich. Zusammen mit den Stickstoffver-

lusten durch den Darm entspricht dies einer „Abnutzungsquote" von 22 g Protein pro Tag. Nahrungsproteine dienen in erster Linie zum Aufbau körpereigener Proteine, d. h., sie liefern die zur Biosynthese von Protein benötigten Aminosäuren. Es gibt daher auch keinen eigentlichen Bedarf an bestimmten Proteinen, sondern nur einen Bedarf an bestimmten sog. *essentiellen* (unentbehrlichen) *Aminosäuren* (Tab.), die der Organismus zwar zum Aufbau lebenswichtiger Proteine braucht, aber nicht selbst bilden kann. Ein beträchtlicher Teil der beim ständigen Proteinabbau anfallenden Aminosäuren wird als sog. *endogenes Protein* wiederverwendet. Dies ist eine der wichtigsten Regulationsmöglichkeiten für den Organismus, sich an Änderungen der Proteinzufuhr anzupassen.
Zentralorgan für den *Proteinstoffwechsel* ist die *Leber,* die die Menge an freien Aminosäuren im Blutplasma konstant hält. Der Pool an freien Aminosäuren des Organismus ist mit etwa 45 g insgesamt gesehen nur klein; davon sind etwa 1 g im Plasma, 2–4 g in der Leber und 40 g in der Muskulatur zu finden. Bei einem hohen

Die Leber reguliert den Proteinstoffwechsel

Aminosäureangebot durch die Nahrung wird der Überschuß von der Leber zum größten Teil zu Harnstoff abgebaut (Abb. 1).
Für energetische Zwecke werden Nahrungsproteine nur bei überschüssigen Mengen herangezogen oder wenn die Zufuhr von Kohlenhydraten und Fetten als Energielieferanten unzureichend ist. Bei einer ausreichenden Ernährung befindet sich der Organismus in einem Stickstoffgleichgewicht. Die unterste Grenze der Eiweißzufuhr, unterhalb deren ein Stickstoffgleichgewicht nicht mehr zu erreichen ist, wird *Bilanzminimum* genannt. Es entspricht dem Minimalbedarf an Eiweiß und ist für die einzelnen Proteine in Abhängigkeit von der *biologischen Wertig-*

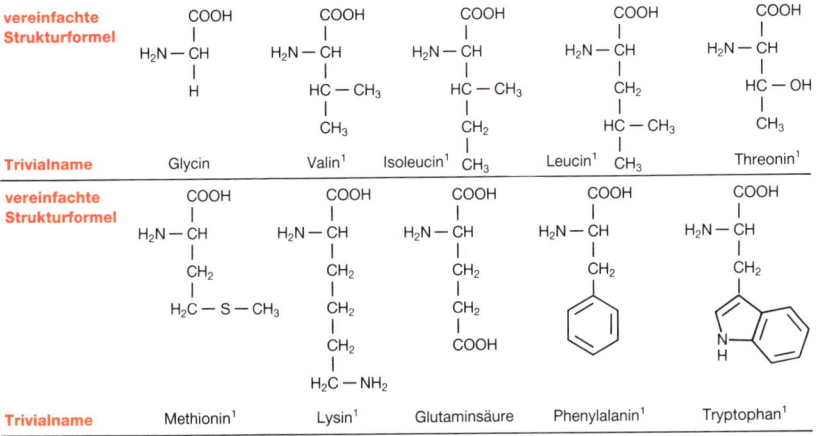

vereinfachte Strukturformel	Glycin	Valin[1]	Isoleucin[1]	Leucin[1]	Threonin[1]
Trivialname	Methionin[1]	Lysin[1]	Glutaminsäure	Phenylalanin[1]	Tryptophan[1]

Tab.
Übersicht einiger wichtiger Aminosäuren; [1]essentielle Aminosäure

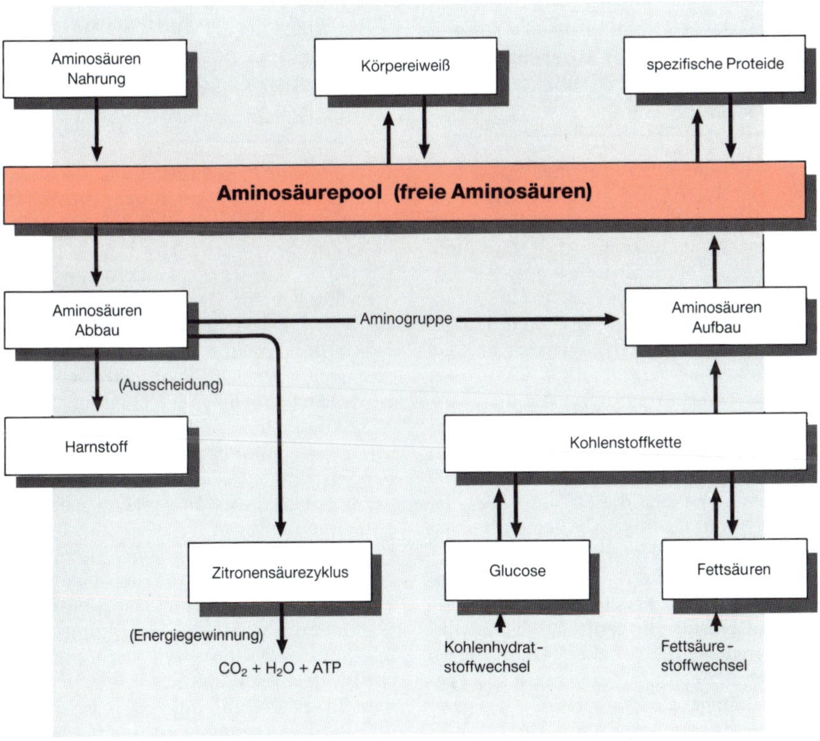

Aminosäuren Nahrung → **Aminosäurepool (freie Aminosäuren)** ← → **Körpereiweiß** ← → **spezifische Proteide**

Aminosäurepool (freie Aminosäuren)

- Aminosäuren Abbau — Aminogruppe → Aminosäuren Aufbau
- (Ausscheidung)
- Harnstoff
- Kohlenstoffkette
- Zitronensäurezyklus
- Glucose
- Fettsäuren
- (Energiegewinnung) $CO_2 + H_2O + ATP$
- Kohlenhydrat-stoffwechsel
- Fettsäure-stoffwechsel

Abb. 1
Der Aminosäurepool und seine Bedeutung für den Eiweißstoffwechsel (modifiziert nach Schlieper)

Proteine und Aminosäuren (Forts.)

keit (BW) unterschiedlich. Die BW hängt von der Aminosäurenzusammensetzung der Proteine ab und ist ein Maß dafür, wieviel Prozent des betreffenden Nahrungsproteins in Körpereiweiß umgewandelt werden können.
Maßgeblich für die ernährungsphysiologische *Qualität eines Proteins* ist in erster Linie sein Gehalt an *essentiellen Aminosäuren* im Verhältnis zum Bedarf. Beim Fehlen *nichtessentieller Aminosäuren* in der Nahrung müßte der Organismus essentielle Aminosäuren abbauen und als Stickstoffquelle für die Proteinsynthese nutzen, was höchst unökonomisch wäre. Einige Proteine (z. B. Vollei- oder Milchproteine) haben einen so hohen Gehalt an essentiellen Aminosäuren, daß man sie ohne Verluste an biologischer Wertigkeit bis zu einem gewissen Grade mit nichtessentiellen Aminosäuren verdünnen kann.

Erhöhung der BW durch Mischung essentieller und nichtessentieller Aminosäuren

Durch Mischen von Proteinen hoher biologischer Wertigkeit mit Proteinen geringerer Wertigkeit, die weniger essentielle, aber mehr nichtessentielle Aminosäuren enthalten, läßt sich infolge besserer Anpassung an den Bedarf sogar eine Erhöhung der biologischen Wertigkeit des Gemisches erreichen. Ein bekanntes Beispiel hierfür ist ein Gemisch aus 35 % Eiprotein und 65 % Kartoffelprotein, das die höchste bisher beobachtete biologische Wertigkeit hat. Von diesem Gemisch wird bei der Ernährung von Nierenkranken Gebrauch gemacht, weil bei diesen die Ausscheidung stickstoffhaltiger Proteinstoffwechselprodukte problematisch ist.
Bei Kenntnis ihrer Aminosäurezusammensetzung lassen sich Nahrungsproteine verschiedenster Herkunft durch den Zusatz einzelner essentieller Aminosäuren aufwerten, deren Vorhandensein in zu geringer Menge die biologische Wertigkeit begrenzt (*limitierende Aminosäuren; z. B.* Lysin in Getreideprotein, Methionin in Leguminosenprotein).

Man kann pflanzliche Proteine auch gezielt durch tierische – mit meist höherer biologischer Wertigkeit – ergänzen oder durch Mischung pflanzlicher Proteine mit unterschiedlichem Aminosäurespektrum (z. B. Mischungen aus Getreide- und Leguminosenmehlen) diese aufwerten.
Bei der direkten Infusion von Nährlösungen in die Blutbahn (parenterale Ernährung) werden zur Deckung des Proteinbedarfs Lösungen reiner Aminosäuregemische entsprechend dem Bedarf verwendet; mit ihnen konnten Menschen bereits über viele Jahre hinweg gesund und leistungsfähig erhalten werden.
Eine Proteinzufuhr im Bereich des Bilanzminimums ist aus grundsätzlichen Erwägungen abzulehnen, weil jede zusätzliche Belastung, jeder Streß, jeder Infekt durch Erhöhung des Proteinbedarfs zu einer negativen Stickstoffbilanz führen würde, d. h. zum Abbau von Körpereiweiß.

Wieviel Eiweiß braucht der Mensch täglich?

Eine *optimale Proteinversorgung* des Organismus wird beim gesunden Menschen ohne schwere Muskelarbeit durch die tägliche Zufuhr von etwa 0,8 g Protein pro kg Körpergewicht erreicht. Das entspricht etwa 55 g bei einer Standardperson von 70 kg, wobei etwa ein Drittel bis etwa die Hälfte des Proteins tierischen Ursprungs sein sollte. Eine optimale Proteinzufuhr ist – abgesehen vom Säuglings- und Kleinkindalter – auch mit Protein ausschließlich pflanzlicher Herkunft möglich; in diesem Falle bedarf es jedoch einer besonders sorgfältigen Lebensmittelzusammenstellung.
Eine ständig erhöhte *überhöhte Zufuhr von Nahrungsprotein,* die meist mit einem hohen Konsum tierischer Nahrungsmittel verbunden und bei der Ernährungsweise in Industrieländern weit verbreitet ist, wird wegen der damit fast immer gegebenen hohen Zufuhr an Fett, Cholesterin und Purinen als ungünstig angesehen, zumal es Hinweise dafür gibt, daß hierdurch der Calciumstoffwechsel belastet wird.

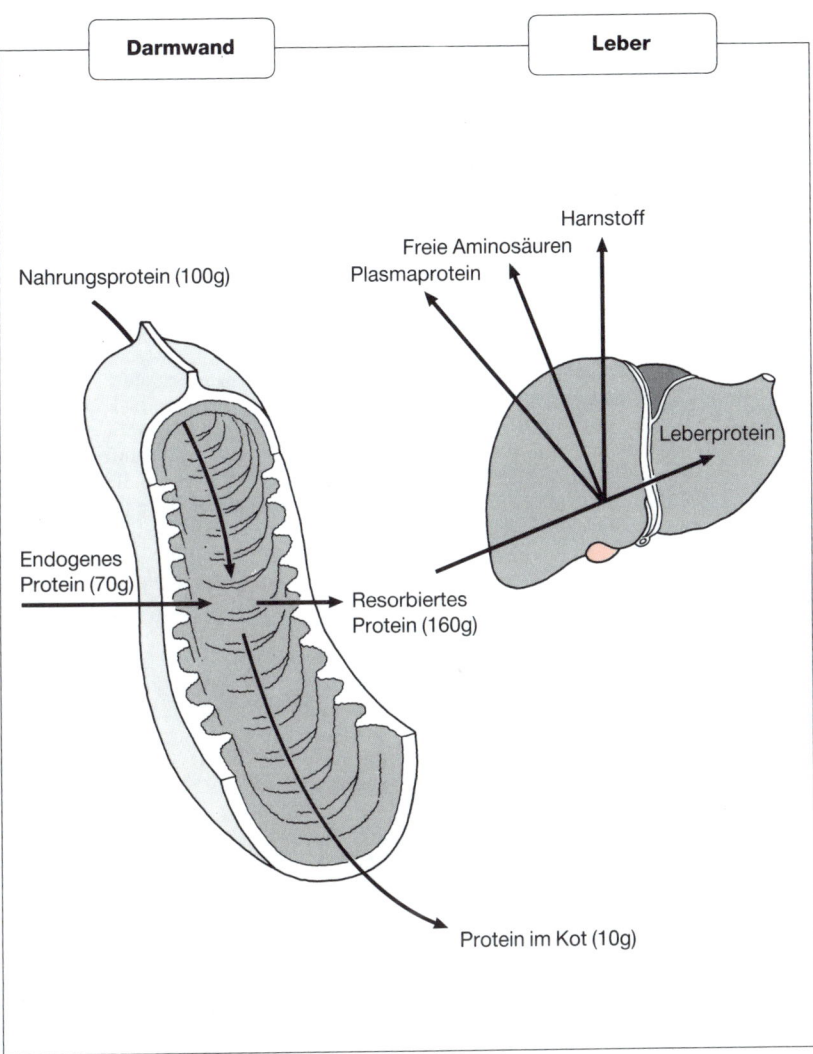

Abb. 2
Schemadarstellung der Proteinverdauung und
Proteinresorption (nach Crim und Munro)

Fette, Fettsäuren und Lipoide

Fette im engeren Sinne bestehen aus Gemischen von Triglyceriden, d. h. Verbindungen eines Moleküls Glycerin mit drei Fettsäuremolekülen. Alle *Nahrungsfette* sind im wesentlichen aus den Fettsäuren Myristicin-, Palmitin-, Stearin-, Öl-, Linol- und Linolensäure aufgebaut, die sich in ihrer Kettenlänge und durch unterschiedlich viele Doppelbindungen zwischen benachbarten Kohlenstoffatomen unterscheiden (gesättigte und ungesättigte Fettsäuren; Abb. 1). Die Unterschiede zwischen verschiedenen Fetten ergeben sich in erster Linie aus den Mengenverhältnissen dieser Fettsäuren. Daneben enthalten manche Fette *fettähnliche Begleitstoffe (Lipoide),* von denen insbesondere Phospholipide und Cholesterin von Bedeutung sind.

Fette sind ein mengenmäßig außerordentlich variables und für diesen Zweck besonders geeignetes *Depotmaterial des Körpers.* Neben dem hohen Brennwert von Fett ist dabei wichtig, daß die Fettzellen als mikroskopisch kleine Fettspeicher nur sehr wenig Wasser aufnehmen, wodurch insgesamt das Verhältnis zwischen Energiedepot und Speichermehrgewicht denkbar günstig wird.

Die Bedeutung der Nahrungsfette für die Nährstoffversorgung des Menschen ist durch folgende *Eigenschaften der Fette* gekennzeichnet: Sie sind Energieträger und Lieferanten von Kohlenstoffatomen für Biosynthesen. Sie liefern essentielle Fettsäuren. Sie sind Träger der fettlöslichen Vitamine. Sie beeinflussen den Geschmack und die Konsistenz vieler Nahrungsmittel und damit letztlich die Nahrungsaufnahme.

Unter den Nährstoffen, die der *menschliche Organismus* zur *Deckung seines Energiebedarfs* aus der Nahrung ausnutzen kann, hat *Fett* den höchsten *Brennwert:* mit etwa 39 kJ/g (9,3 kcal/g) mehr als doppelt so viel wie die gleiche Menge an Kohlenhydraten oder Eiweiß. Hierdurch kann das Volumen einer fetthaltigen Nahrungsmenge auch bei hohem Energiegehalt klein gehalten werden (Schwerarbeiter!). Es kommt hinzu, daß Fett infolge seiner langen Verweildauer im Magen einen *hohen Sättigungswert* hat. Große Bedeutung kommt hierbei auch dem sog. *verborgenen Fett* in Lebensmitteln zu. Man darf davon

Auf verborgene Fette achten!

ausgehen, daß etwa die Hälfte des verzehrten Fettes als verborgenes Fett in der Nahrung enthalten ist, v. a. in Wurst und Fleischwaren sowie in Käse und Milchprodukten.

Von einem *Bedarf an Fett* schlechthin kann nicht gesprochen werden, da der Organismus in der Lage ist, gesättigte und einfach ungesättigte Fettsäuren in ausreichender Menge selbst aufzubauen, wenn ihm mit der Nahrung das nötige Baumaterial geliefert wird. Nicht aufbauen kann der Organismus die essentielle *Linolsäure,* eine ungesättigte Fettsäure mit zwei Doppelbindungen im Molekül, die im Organismus in die ebenfalls essentielle, vier Doppelbindungen enthaltende *Arachidonsäure* überführt werden kann. Linolsäurereiche Fette sind z. B. Sonnenblumenöl und Maiskeimöl.

Verdauung und Resorption von Fett sind sehr komplexe Prozesse, die Emulgierung, enzymatische Spaltung, Absorption und Abtransport aus der Darmschleimhaut umfassen. Mit zunehmender Kettenlänge der Fettsäuren und mit steigendem Schmelzpunkt verringern sich Resorption und Ausnutzbarkeit. Die in der Natur vorkommenden Fette und Öle werden vom Darm des gesunden Menschen zu 95–98 % ausgenutzt.

In neuerer Zeit haben Triglyceride aus mittelkettigen Fettsäuren, sog. *MCT-*

Diätetische MCT-Fette

Fette, eine gewisse diätetische Bedeutung erlangt. Ihr Stoffwechsel unterscheidet sich von dem der üblichen Fette u. a. dadurch, daß sie auch in Abwesenheit der zur Emulgierung sonst notwendigen Galle rasch und vollständig gespalten und resorbiert, im Organismus aber nicht gespeichert werden. Sie werden vor allem bei Krankheiten des Verdauungstraktes ein-

Kurzschreibweise*	Struktur	Trivialname
14:0	COOH	Myristinsäure
16:0	COOH	Palmitinsäure
18:0	COOH	Stearinsäure
18:1	COOH	Ölsäure
18:2	COOH	Linolsäure
18:3	COOH	Linolensäure

* Zahl der C-Atome: Zahl der Doppelbindungen

Abb.1
Struktur der wichtigsten Fettsäuren

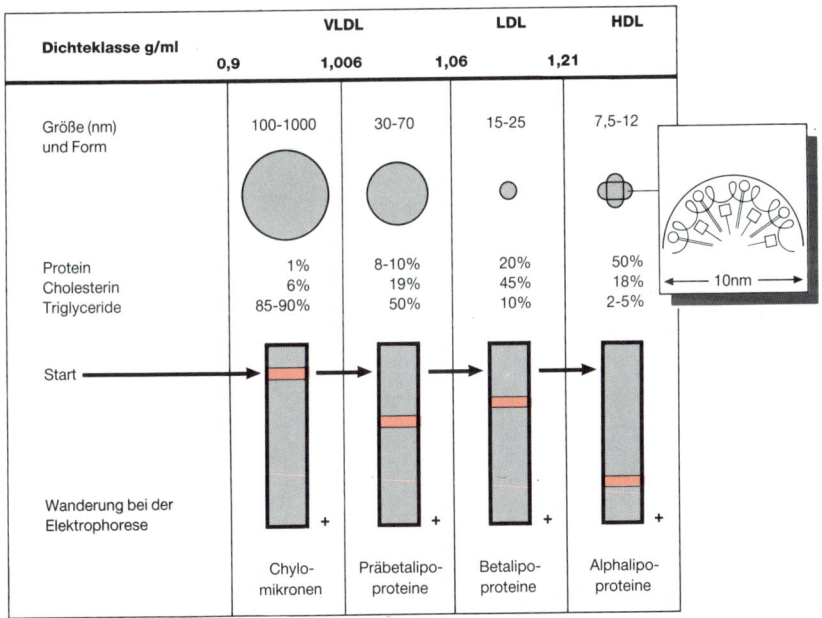

Dichteklasse g/ml	VLDL		LDL	HDL
	0,9 1,006	1,06	1,21	
Größe (nm) und Form	100-1000 30-70	15-25	7,5-12	
Protein	1% 8-10%	20%	50%	
Cholesterin	6% 19%	45%	18%	←— 10nm —→
Triglyceride	85-90% 50%	10%	2-5%	
Start				
Wanderung bei der Elektrophorese	+ +	+	+	
	Chylo-mikronen Präbetalipo-proteine	Betalipo-proteine	Alphalipo-proteine	

Abb.2
Die im Serum vorhandenen Lipoproteine (modifiziert nach Seidel)

Fette, Fettsäuren und Lipoide (Forts.)

gesetzt, die mit Störungen der Fettresorption verbunden sind.

Die *ernährungsphysiologische Bedeutung der essentiellen Fettsäuren Linolsäure und Arachidonsäure* besteht in erster Linie darin, daß sie vom Organismus zum Aufbau von *Phospholipiden* benötigt werden, die ein unentbehrlicher Bestandteil aller Zellstrukturen sind. Sie werden ferner zum Aufbau der Prostaglandine (Gewebshormone) benötigt.
Durch einen *Mangel an essentiellen Fettsäuren* können schwere *Stoffwechselstörungen* auftreten. Die ersten Symptome sind Hautveränderungen, die Anlaß zu Störungen des Wasserhaushaltes geben, Fortpflanzungsstörungen und Organveränderungen, vor allem der Nieren. Die ausreichende Zufuhr essentieller Fettsäuren gilt dann als gesichert, wenn die Linolsäure etwa 3% der gesamten Energiezufuhr ausmacht (etwa 10 g täglich).
Als *p/s-Quotient* wird das Verhältnis der mehrfach ungesättigten (engl. *p*olyunsaturated) zu gesättigten (engl. *s*aturated) Fettsäuren in der Nahrung bezeichnet. Ein hoher p/s-Quotient gilt als günstig zur Vorbeugung gegen Arteriosklerose.
Unter den *mehrfach ungesättigten Fettsäuren (Polyensäuren)* hat in letzter Zeit insbesondere die *Eicosapentaensäure* Beachtung gefunden, die zur diätetischen Prävention und Therapie von Herz- und Kreislauferkrankungen geeignet sein soll. Sie findet sich u. a. in Lebertran und Makrelen.

Cholesterin und seine Bedeutung im Organismus

Eine viel diskutierte Wechselbeziehung besteht zwischen dem *Serumcholesterinspiegel* und der Aufnahme von gesättigten und mehrfach ungesättigten Fettsäuren mit der Nahrung. *Cholesterin* ist eine fettähnliche Substanz, die v. a. im Tierreich verbreitet ist. Insgesamt werden vom erwachsenen Menschen täglich etwa 400–1200 mg Cholesterin gebildet. Im Normalfall nimmt der Mensch über Lebensmittel tierischen Ursprungs noch 200–700 mg Cholesterin pro Tag auf.

Cholesterin ist ein wichtiger und unentbehrlicher Strukturbestandteil tierischer Zellen und Ausgangsmaterial für die Synthese der Steroidhormone (Geschlechts- und Nebennierenhormone). Das nicht wasserlösliche Cholesterin wird im Blutserum als Bestandteil von *Lipoproteinen* transportiert. Für Cholesterin sind vor allem die *Betalipoproteine (β-Lipoproteine)* mit relativ geringer Dichte zuständig (Low density lipoproteins oder abgekürzt *LDL* genannt); Cholesterin wird aber auch in der Form von *HDL* (High density lipoproteins) transportiert (Abb. 2).
Der *Serumcholesterinspiegel* spielt eine Rolle als *Risikofaktor* für *Arteriosklerose* und *Herzinfarkt*. Die geringste Gefährdung fand man bei Serumcholesterinwerten unter 175–200 mg pro 100 ml. Bei Männern mit einem Cholesterinspiegel von mehr als 300 mg pro 100 ml war das Infarktrisiko fast viermal so groß. Allerdings kommt es hierbei vor allem auch auf das *Lipoproteinspektrum* an. Hohe LDL-Werte wirken sich offenbar ungünstig, hohe HDL-Werte günstig aus. Daher wird heute u. a. auch der *LDL-HDL-Quotient* zur Abschätzung des Arteriosklerose- und Infarktrisikos herangezogen (Abb. 3).
Der *Serumcholesterinspiegel* läßt sich über die Nahrungsaufnahme beeinflussen. Niedrige Fettzufuhr und relativ hoher Ballaststoffgehalt der Nahrung verhüten eine Steigerung des Cholesterinspiegels. Mit zunehmender Fettzufuhr verstärkt sich dagegen der Einfluß der Fettsäurezusammensetzung des Nahrungsfettes auf den Serumcholesterinspiegel. Wenn die aufgenommenen Fette vorwiegend aus gesättigten Fettsäuren bestehen (mit hohem Anteil an Myristinsäure und Palmitinsäure), wird der Cholesterinspiegel erhöht. Einfach ungesättigte Fettsäuren (z. B. Ölsäure) sind ohne Einfluß auf das Serumcholesterin. Dagegen führt die Aufnahme von Ölen mit einem hohen Gehalt an mehrfach ungesättigten Fettsäuren zu einer Senkung erhöhter Serumcholesterinwerte bzw. zu einer Verhütung des Anstiegs (s. auch S. 54 f.).

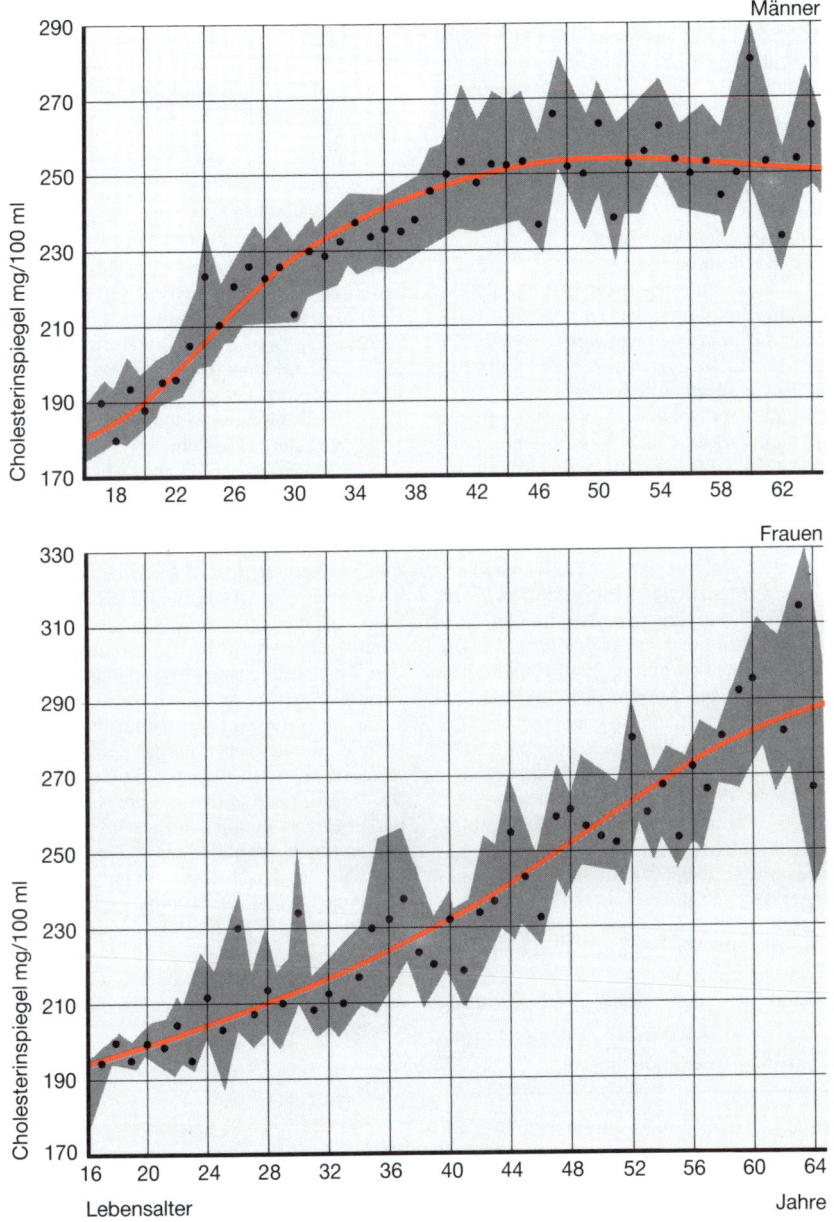

Abb. 3
Abhängigkeit des Cholesterinspiegels (Normbereich) vom Lebensalter bei Männern und Frauen
(nach Schilling)

Die verdaulichen Kohlenhydrate

Unter dem Sammelbegriff *Kohlenhydrate* werden zahlreiche organische chemische Verbindungen mit ähnlichem Aufbau zusammengefaßt. Die Elemente Kohlenstoff (C), Sauerstoff (O) und Wasserstoff (H) haben sich so verbunden, daß ein Atom Kohlenstoff formelmäßig jeweils von einem Molekül Wasser begleitet ist. Diese Kombination, CH_2O, wiederholt sich in verschiedenen Varianten.

Die Kohlenhydrate stellen den größten Anteil der auf der Erde vorkommenden organischen Substanz. Die *für die Ernährung des Menschen wichtigsten Verbindungen* lassen sich nach ihrer Molekülgröße in *drei Gruppen* einteilen: *Monosaccharide* (Molekulargewicht 180), *Disaccharide* (Molekulargewicht 342) und *Polysaccharide* (Molekulargewicht bis 2 000 000). *Stärke* ist mengenmäßig das vorherrschende Kohlenhydrat unserer Nahrung. Sie ist ein aus Glucoseresten zusammengesetztes Polysaccharid (Vielfachzucker), das als pflanzlicher Reservestoff in Form von *Stärkekörnern* vor allem im Getreidekorn und in der Kartoffel vorkommt. Die Stärkekörner enthalten 20–30% Amylose und im übrigen Amylopektin. Bei der Verarbeitung von Lebensmitteln geht Stärke z. T. in *Dextrine* über.

Die *Entstehung der Kohlenhydrate in der Natur* ist dem Prozeß der Photosynthese in der Pflanze zu verdanken. Demgemäß sind Kohlenhydrate in pflanzlichen Lebensmitteln meist reichlich enthalten, weniger dagegen in Produkten tierischen Ursprungs.

Für die *Ernährung des Menschen* sind Kohlenhydrate in erster Linie wichtig als Lieferanten der zur Aufrechterhaltung

Kohlenhydrate liefern Energie

aller Lebensvorgänge und zur Arbeitsleistung benötigten Energie. Darüber hinaus stellen die Kohlenhydrate C-Atome für Biosynthesen zur Verfügung und sind als Bausteine zahlreicher chemischer Verbindungen von Bedeutung (Abb. 1).

Der *Energiegehalt von 1 g* (verdaulichem) *Kohlenhydrat* entspricht 17 kJ (4,1 kcal).

Die resorptionsfähige und im Stoffwechsel verwertbare Verbindung ist immer das *Monosaccharid*. Disaccharide und Polysaccharide müssen zu Monosacchariden abgebaut werden (z. B. Stärke zu Glucose; Abb. 2)

Wertvolle Glucose

Die *Glucose (Traubenzucker)* steht im Mittelpunkt des Kohlenhydratstoffwechsels des Menschen. Der Glucosegehalt im Blutplasma wird durch die Hormone Insulin und Glucagon aus der Bauchspeicheldrüse konstant gehalten, so daß Glucose für alle Organe als schnell verfügbare Energiequelle bereitsteht.

Der *Zellstoffwechsel* hat zwei Möglichkeiten, Glucose abzubauen und die frei werdende Energie in Adenosintriphosphat (ATP) zu überführen, das diese Energie dann entsprechend den Aufgaben der einzelnen Zellen und Organe für die Ausführung von mechanischer, osmotischer und chemischer Arbeit zur Verfügung stellt. Ein Weg ist die *anaerobe* (sauerstoffunabhängige) *Glykolyse*. Endprodukt dieser Form der Glucoseverwertung im Muskel ist die energetisch weniger ertragreiche *Milchsäure*. Steht dagegen Sauerstoff zur Verfügung, wird Glucose – bei wesentlich besserer Energieausbeute – im *aeroben* (sauerstoffverbrauchenden) *Zitronensäurezyklus* zu den Endprodukten Kohlensäure und Wasser verbrannt.

Ein *Anstieg des Blutglucosespiegels* stimuliert die Sekretion von Insulin, das u. a. die Umwandlung der Glucose in Glykogen und Neutralfett fördert und damit der Energiespeicherung dient.

Die Glykogenspeicher

Glykogen, ein Vielfachzucker, ist ein hauptsächlich in der Leber und in der Skelettmuskulatur gespeichertes *Kohlenhydratdepot des Körpers* mit insgesamt etwa 300 bis 400 g (entspricht etwa 5 225–6 900 kJ bzw. 1 250–1 650 kcal). Im Vergleich zum Fettdepot hat dieses Koh-

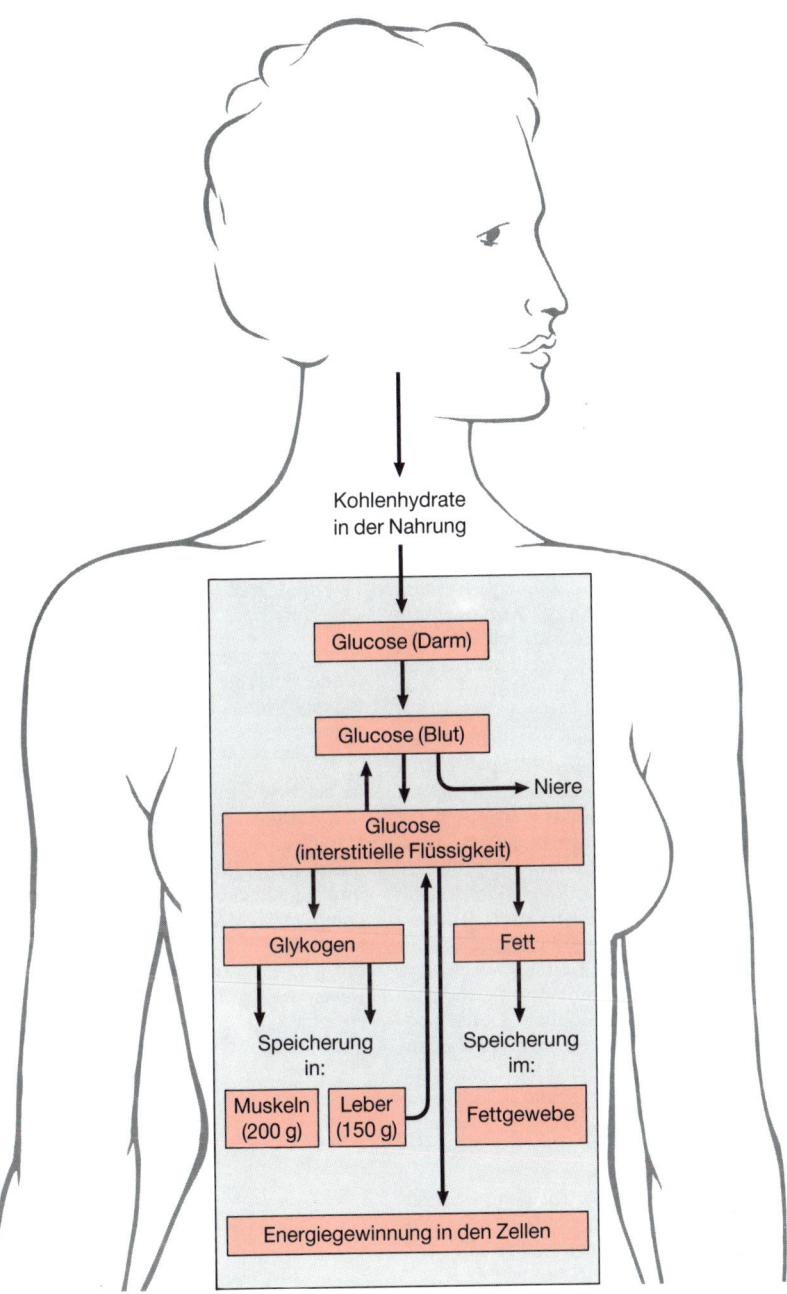

Abb. 1
Der Stoffwechsel der Glucose im Organismus

Die verdaulichen Kohlenhydrate (Forts.)

lenhydratdepot als „Energiespeicher" in quantitativer Hinsicht nur geringe Bedeutung. Entsprechend rasch wird dieser Kohlenhydratvorrat im Hungerzustand und bei (körperlicher) Belastung erschöpft. Muskeltraining kann zu einer Vermehrung des Glykogendepots führen und damit zu einer Verbesserung von Dauerleistungen.

Die verschiedenen Kohlenhydrate werden vom menschlichen Organismus unterschiedlich ausgenutzt:

Aus *Milchzucker (Lactose)* entsteht bei der enzymatischen Spaltung je ein Molekül Glucose und Galactose, die z. T. in Glucose umgewandelt werden kann oder als

---

Der Säugling
ernährt sich von Milchzucker

Baumaterial dient. Milchzucker ist für den Säugling längere Zeit das einzige Kohlenhydrat seiner Nahrung. Während die Darmschleimhaut des Säuglings für diesen Milchzuckerkonsum gerüstet ist, geht das zur Spaltung von Milchzucker erforderliche Enzym später zurück. Daher gelangt Milchzucker nach reichlichem Genuß beim Erwachsenen z. T. ungespalten in tiefere Darmabschnitte. Er wirkt dann durch osmotische Effekte und durch die Anregung von Gärungsvorgängen stuhlantreibend und abführend.

Saccharose („Zucker", Rohr- oder *Rübenzucker*) ist ein Zweifachzucker (Disaccharid), der aus einem Anteil Glucose und einem Anteil Fructose besteht. Saccharose wird beim Kontakt mit der Dünndarmschleimhaut rasch gespalten. Der Glucoseanteil gelangt schnell, der Fructoseanteil etwas langsamer und z. T. erst nach Umwandlung in Glucose durch die Darmschleimhaut ins Blut. Der Fructoseanteil hat einen eigenen Stoffwechselweg, der unabhängig vom Insulin verläuft.

Cellulose (Zellulose) ist für den menschlichen Organismus mangels celluloseabbauender Enzyme nicht verwertbar.

Anders als bei den Fettsäuren besteht kein spezifisches Bedürfnis des Organismus für die Zufuhr bestimmter Kohlenhydrate

im Sinne eines essentiellen Nährstoffs. Die Empfehlungen für die Nährstoffzufuhr besagen lediglich, daß die *Mindestmenge an Kohlenhydraten* 1/10 der Energiezufuhr betragen sollte. Eine kohlenhydratfreie Ernährung führt zur Verminderung der Glucosetoleranz und des Blutzuckerspiegels (Hypoglykämie) und zu vermehrtem Auftreten von sog. Ketonkör-

---

Eine kohlenhydratfreie Ernährung
ist ungesund

---

pern und freien Fettsäuren im Blut sowie zu Störungen des Wasser- und Mineralstoffwechsels.

Auf die Rolle von Kohlenhydraten als *Ballaststoffe* wird auf S. 26 hingewiesen.

Die Frage, ob es günstiger ist, die Kohlenhydratkalorien in Form von Stärke oder Zucker aufzunehmen, ist unerheblich, zumal die Stärke vor der Resorption in Glucose aufgespalten werden muß. Dennoch

---

Niedermolekulare Mono- und
Disaccharide oder hochmolekulare
Polysaccharide?

---

ist aus ernährungsphysiologischer Sicht den *hochmolekularen Kohlenhydraten* der Vorzug zu geben, da zwischen den niedermolekularen Mono- und Disacchariden und den hochmolekularen Polysacchariden Unterschiede in der Resorptionsgeschwindigkeit bestehen, je nachdem, ob das Kohlenhydrat in reiner Form oder als Bestandteil z. B. von stärkereichen Nahrungsmitteln aufgenommen wird.

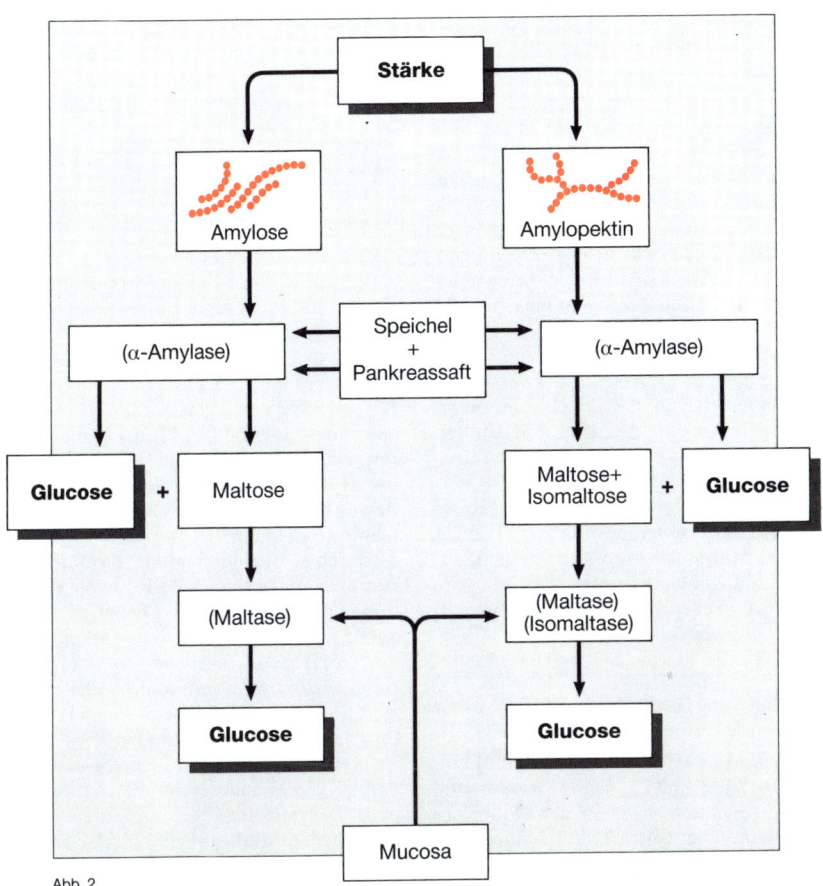

Abb. 2
Der Abbau der Stärke im Darmkanal
bis zur resorptionsfähigen Glucose

Ballaststoffe

Ballaststoffe sind Nahrungsbestandteile pflanzlicher Herkunft (Hauptbestandteile des Zellwandgerüstes), die durch menschliche Verdauungsenzyme nicht aufgeschlossen und vom Körper energetisch nicht verwertet, aber in unterschiedlichem Maße im Dickdarm bakteriell abgebaut werden können. Mit Ausnahme von *Lignin* sind Ballaststoffe Polysaccharide mit unterschiedlicher chemischer Zusammensetzung und voneinander abweichenden physikalischen und physiologischen Eigenschaften. *Cellulose (Zellulose)* z. B. ist zwar ebenso wie Stärke (s. S. 22) ausschließlich aus Glucosebausteinen aufgebaut, diese liegen aber in einer anderen, von der α-Amylase des menschlichen Verdauungsstraktes nicht angreifbaren Bindung vor.

Der *Ballaststoffgehalt pflanzlicher Lebensmittel* (z. B. Getreideprodukte, Gemüse, Salate, Hülsenfrüchte, Kartoffeln, Obst) liegt im allgemeinen unter 15 % und wird bei der Lebensmittelverarbeitung z. T. noch reduziert.

Füllstoffe und Quellstoffe

Die *Füllstoffe* (Cellulose und Lignin) binden verhältnismäßig wenig Wasser und werden nur begrenzt von der Darmflora abgebaut. Die *Quellstoffe* (Hemicellulosen, Pektine, Algenpolysaccharide und Galaktomannane) binden viel Wasser, werden von der Darmflora nahezu vollständig abgebaut, durch die Darmschleimhaut teilweise resorbiert und dem Körper in Form flüchtiger Fettsäuren (z. B. Butter-, Essigsäure) in begrenztem Umfang als Energiequelle zur Verfügung gestellt. Aufgrund ihres Wasserbindungsvermögens werden sie auch Lebensmitteln zur Verbesserung und Stabilisierung der Konsistenz zugesetzt (Dickungs- und Geliermittel).

Ballaststoffe führen zu einer *verzögerten Entleerung des Magens* und somit zu einem größeren *Sättigungseffekt,* was letztlich die Verringerung der Energiezufuhr zur Folge hat. *Weitere Effekte:* Vergrößerung des Stuhlvolumens (Abb.) bzw. -gewichtes und Verringerung des Darminnendrucks. Durch bakteriellen Abbau der Ballaststoffe treten Gase und Säuren auf, deren Reiz anregend auf die Darmperi-

Ballaststoffe haben viele positive Effekte

staltik und die Sekretion von Verdauungssäften wirkt, was zu einer Verkürzung der Darmpassagezeit und zu regelmäßigerer Stuhlentleerung führt. Dies ist von Bedeutung in der Prophylaxe und Therapie von Darmerkrankungen.

Ballaststoffe vermögen organische Stoffe zu binden. Lignin z. B. bindet Gallensäuren, entzieht sie teilweise der Resorption und fördert ihre fäkale Exkretion. Infolgedessen müssen vermehrt Gallensäuren aus Cholesterin in der Leber gebildet werden, wodurch es zu einer Senkung erhöhter Serum- oder Leber-Cholesterinkonzentrationen kommen kann. Diskutiert wird auch, daß Ballaststoffe z. B. karzinogene und toxische Effekte bestimmter Nahrungsinhaltsstoffe verhindern oder reduzieren können. Für Diabetiker von Bedeutung ist, daß durch Pektin und Guar die Kohlenhydratresorption verzögert und damit die Glucosetoleranz verbessert wird. Ballaststoffe sollen außerdem einen günstigen Einfluß auf die aerobe Darmbakterienflora ausüben und die anaeroben bakteriellen Fäulnisprozesse hemmen.

Negative Auswirkungen durch eine verkürzte Darmpassagezeit sowie die Adsorptionskapazität der Ballaststoffe auf die Verfügbarkeit von Nährstoffen, die bei therapeutischer Verabreichung von isolierten Ballaststoffen (z. B. Kleie) in relativ hohen Dosen zu bedenken sind, treten bei gesunden Erwachsenen gegenüber den Vorteilen höherer Ballaststoffzufuhr eher in den Hintergrund. Eine *ausreichende Flüssigkeitszufuhr* ist besonders bei Aufnahme isolierter Quellstoffe zur Ausschließung eines Darmverschlußrisikos zu beachten.

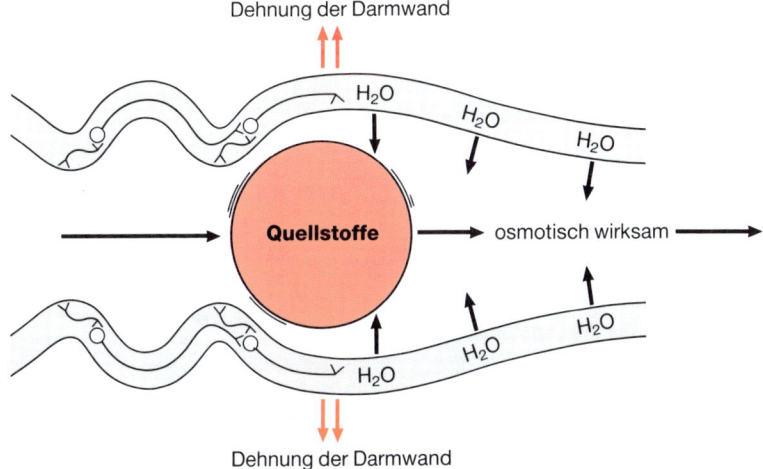

Dehnung der Darmwand

H_2O H_2O H_2O

Quellstoffe → osmotisch wirksam →

H_2O H_2O H_2O

Dehnung der Darmwand

Abb.
Vergrößerung des Stuhlvolumens:
Die Dehnung der Darmwand verstärkt die Darmtätigkeit

Wichtige pflanzliche Ballaststoffe

Ballaststoff	Vorkommen in Pflanzen	Funktion/Mitwirkung bei
Cellulose	Zellwandbestandteil	Füllstoff; Wasserbindung
Lignin	Holzbestandteil	Füllstoff; Bindung organischer Substanzen
Hemicellulosen	Zellwandbestandteil	Quellstoffe; Wasser- und Kationenbindung
Pektine	Zellwandbestandteil (bes. bei Zitrusfrüchten, Äpfeln)	Quellstoffe; Wasser-, Kationen-, Gallensäurebindung; Gelbildung
Gummiarabikum	Akazienrinde	Quellstoff; Gelbildung; Verwendung als Gelier- und Dickungsmittel
Galaktomannane (z. B. Karoben-, Guarkernmehl)	Samen von Johannisbrotbaum (Karoben), Guarpflanze	Quellstoffe; Gelbildung; Verwendung als Gelier- und Dickungsmittel
Algenpolysaccharide (z. B. Agar-Agar, Carrageenan, Alginat)	Zellwandbestandteile (bei Rot-, Braunalgen)	Quellstoffe; Gelbildung; Verwendung als Gelier- und Dickungsmittel

Mineralstoffe und Spurenelemente

Mineralstoffe und Spurenelemente sind für lebensnotwendige Stoffwechselvorgänge und für die Gesunderhaltung des Organismus unentbehrliche chemische Elemente. Aufgrund ihres höheren Tagesbedarfs von über 100 mg bis zu mehr als 1 g werden die *Mineralstoffe* (Natrium, Kalium, Calcium, Magnesium, Chlor, Phosphor, Schwefel) von den in wesentlich geringeren Mengen erforderlichen *Spurenelementen* abgegrenzt.

Die Funktion der Mineralstoffe

Die *mit der Nahrung aufgenommenen Mineralstoffe* werden als Baustoffe für das Wachstum und als Ersatz für die mit dem Urin, Kot und auch Schweiß ausgeschiedenen Mengen benötigt. Im Organismus haben sie keine einheitliche biologische Funktion. Sie dienen dem Aufbau, der Erhaltung und der ständigen Erneuerung von Knochen und Zähnen und sind u. a. an der Aktivierung von Enzymen beteiligt. Sie sind verantwortlich für eine konstante ionale Zusammensetzung der Körperflüssigkeiten und für die Regulation des Wasserhaushaltes sowie als Elektrolyte für die Aufrechterhaltung eines konstanten osmotischen Drucks und pH-Wertes im Blut und den übrigen Körperflüssigkeiten, in deren wäßrigem Milieu sie als Ionen vorliegen: Na^+, K^+, Ca^{2+} und Mg^{2+} als Kationen und Cl^-, HPO_4^{2-}, SO_4^{2-} als Anionen (Abb. 1, Tab. 1). Mineralstoffe werden nur in Verbindung mit anderen (Haupt)nährstoffen aufgenommen und gemeinsam mit diesen (Zucker, Aminosäuren, Wasser) im Dünndarm vermittels aktiver Transportprozesse und zum Teil unter Mitwirkung spezifischer Hormone resorbiert und über die Nieren wieder ausgeschieden. *Calcium* ist als *Hydroxylapatit* (Zusammen mit Phosphat) Baustoff der Knochen und Zähne. Im Skelett sind etwa 98 % des im Körper befindlichen Calciums enthalten, in den Zähnen ca. 1 %. Calcium ist außerdem ein wichtiger Faktor bei der Blutgerinnung und wird zur Nervenimpulsübertragung und für die Aktivierung kontraktiler Prozesse der Muskulatur benötigt. – *Calciummangel* kann außer zu Muskelkrämpfen (Tetanie), zu Nervosität und auch zu Störungen im Skelettaufbau führen.

Calciumkonzentration, Calciumresorption und Calciumausscheidung

Die *Calciumkonzentration im Blut* hängt von der Calciumresorption im Darm und von der Calciumausscheidung über die Nieren ab. Zwischen Skelett und Blut findet ein stetiger Calciumaustausch statt, der unter Mitwirkung von Vitamin D in erster Linie durch das in den Nebenschilddrüsen gebildete Parathormon und das Schilddrüsenhormon Calcitonin hormonell gesteuert wird. Kurze Perioden unzureichender Calciumzufuhr und demzufolge sinkende Serumcalciumkonzentrationen (Normbereich 8,8–10,4 mg pro 100 ml) können durch Freisetzung von Calciumreserven aus dem Skelett ausgeglichen werden.

Phosphor ist in Form von *Phosphat* als Puffersystem an der Kontrolle der Wasserstoffionenkonzentration der Körperflüssigkeiten und somit an der Aufrechterhaltung des Säure-Base-Gleichgewichtes des Organismus beteiligt. Phosphat ist von Bedeutung bei der Resorption von Nährstoffen, bei der Energiegewinnung und -freisetzung im Körper, bei der Energieübertragung im Zellstoffwechsel (Adenosintriphosphat) und bei der Muskel- und Gehirntätigkeit. Es wird außerdem für den Aufbau lebensnotwendiger organischer Verbindungen im Organismus benötigt, z. B. als Baustein der Nukleinsäuren im Zellkern.

Magnesium ist mit Calcium und Phosphor Baustein von Knochen und Zähnen (ca. 50 % des Körperbestandes). Es ist Bestandteil vieler Enzymsysteme und an der Proteinsynthese sowie an der Erregbarkeit der Muskeln und Nerven beteiligt. Der Nährstoffaustausch zwischen den Körperflüssigkeiten durch die Zellmembran sowie der Flüssigkeitshaushalt des Körpers allgemein sind vom *Natrium-,*

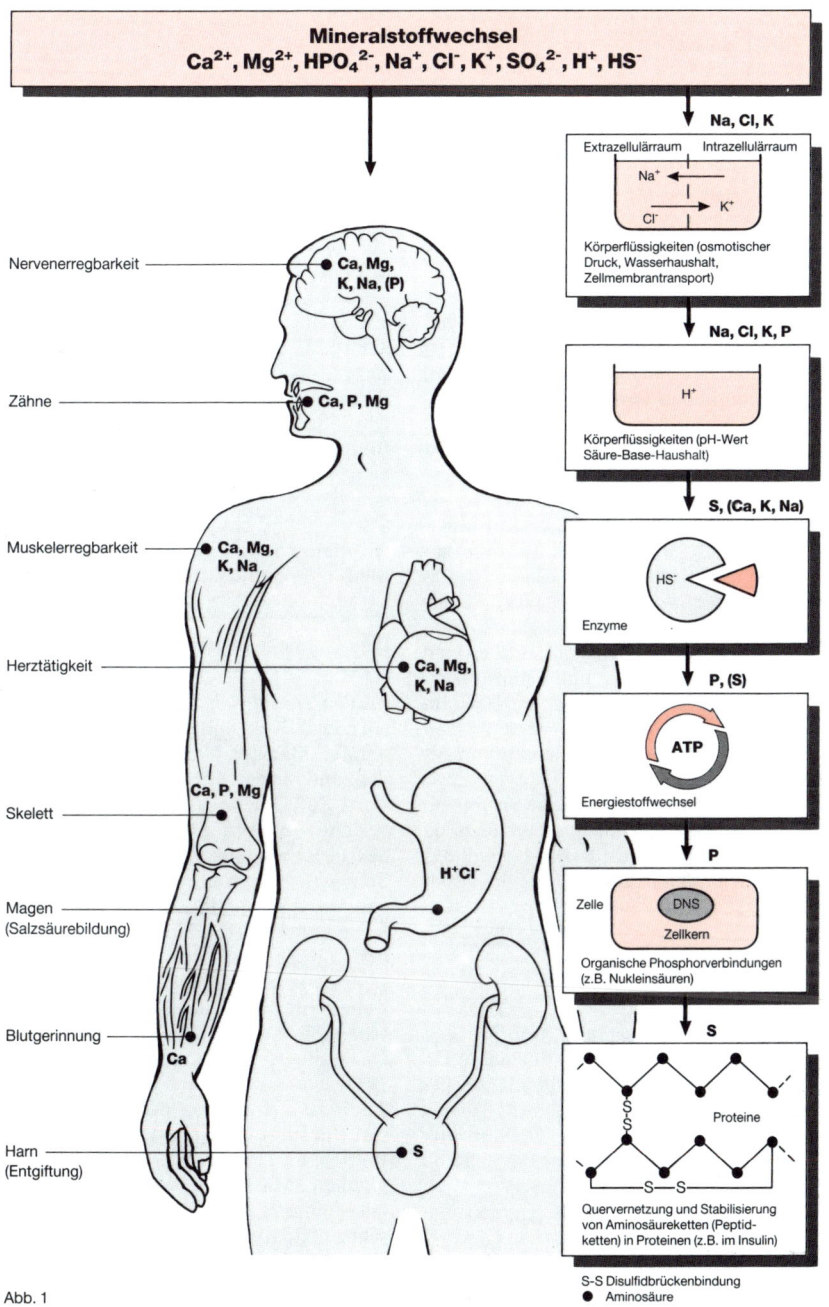

Abb. 1
Die Bedeutung der Mineralstoffe für den Organismus

Mineralstoffe und Spurenelemente (Forts.)

Kalium- und *Chloridgehalt* abhängig. Man bezeichnet die Mineralstoffe *Natrium, Kalium* und *Chlor* daher auch als

Natrium, Kalium und Chlor als Elektrolyte

die wichtigsten *Elektrolyte.* Als Voraussetzung für den Ablauf bioelektrischer Prozesse (u. a. Erregungsvorgänge) liegt eine ungleiche Verteilung der Natrium-, Kalium- und Chloridionen beiderseits von Nerven- und Muskelzellmembranen vor. Natrium, Kalium und Chlor halten außerdem das Säure-Base-Gleichgewicht, den osmotischen Druck und die Gewebespannung im Körper aufrecht.
Natrium vermag Wasser im Körper zu binden (8 g Natrium binden 1 Liter Wasser). Es kommt hauptsächlich (zu 75 bis 98 %) im Blut und in anderen extrazellulären Körperflüssigkeiten (z. B. Lymphe) sowie in den Knochen vor. *Chlor* ist Bestandteil der Salzsäure im Magen. Außerdem enthält die Gehirn-Rückenmarks-Flüssigkeit hohe Konzentrationen an Chlorid. Der Natrium- und Chloridhaushalt bzw. die Ausscheidung von Natrium und Chloriden über die Nieren werden durch das Nebennierenrindenhormon Aldosteron reguliert.
Bei üblicher Ernährungsweise ist mit einem *Natriummangel* nicht zu rechnen, da Natrium und Chlorid zusammen das *Kochsalz* bilden und somit in allen gesalzenen Lebensmitteln und Speisen vor-

Zuviel Kochsalz ist schädlich

kommen. Mangelzustände (u. a. Muskelkrämpfe) können bei Durchfällen und Erbrechen auftreten sowie durch starkes Schwitzen. – Bei längerer *überhöhter Kochsalzzufuhr* besteht die Gefahr einer Blutdruckerhöhung oder der Bildung von Ödemen.
Kalium fördert im Austausch gegen Natrium den Wasserentzug aus dem Gewebe. 90 % des Körperbestandes befinden sich in der intrazellulären Flüssigkeit. Kalium ist verantwortlich für die normale Erreg-

barkeit von Muskeln und Nerven und beeinflußt die Herztätigkeit. – Bei *Kaliummangel* bzw. bei *Störungen des Kaliumhaushaltes* (z. B. hormonelle Störungen, vermehrte Ausschüttung von Nebennierenrindenhormonen, Erbrechen, Durchfall, Mißbrauch von Abführmitteln) können Muskelschwäche, Störungen der Nervenerregungsleitung und der Herzfunktion auftreten.
Schwefel kommt überall im Körpergewebe vor. Er ist u. a. Bestandteil von Aminosäuren bzw. Proteinen (u. a. Keratine, Knorpel), energiereichen Verbindungen, Enzymen und der Vitamine Thiamin und Biotin. Er dient der Entgiftung von Steroiden, Phenolen und Alkoholen durch die Bildung von Schwefelsäureestern, die neben anorganischem Sulfat über die Nieren mit dem Harn ausgeschieden werden. Schwefel wird hauptsächlich als Bestandteil der schwefelhaltigen Aminosäuren Methionin und Cystein aufgenommen.

Die essentiellen Spurenelemente

Zu den *essentiellen Spurenelementen* zählen neben Eisen, Jod, Fluor und Zink auch Kupfer, Mangan, Chrom, Kobalt, Molybdän und Selen, über deren wünschenswerte Zufuhrhöhe bislang noch wenig gesicherte Angaben gemacht werden können (s. S. 56). Außerdem werden zu den Spurenelementen noch Zinn, Nickel, Vanadium, Bor, Aluminium und Silicium gerechnet, über deren biologische Funktionen bisher noch wenig bekannt ist (Tab. 2), sowie einige Schwermetalle und weitere Elemente, die aus toxikologischer Sicht von Interesse sind (Blei, Quecksilber, Cadmium, Arsen; s. S. 198 ff.).
Eisen ist essentieller Bestandteil sauerstofftransportierender (Hämoglobin im Blut) bzw. -speichernder Proteine (Myoglobin im Muskel) und verschiedener sauerstoffübertragender Enyzme der biologischen Oxidation bzw. der Zellatmung. Es wird vorwiegend im oberen Dünndarm durch einen aktiven (energieverbrauchenden) Transportmechanismus resorbiert.

Mineralstoffe und Spurenelemente

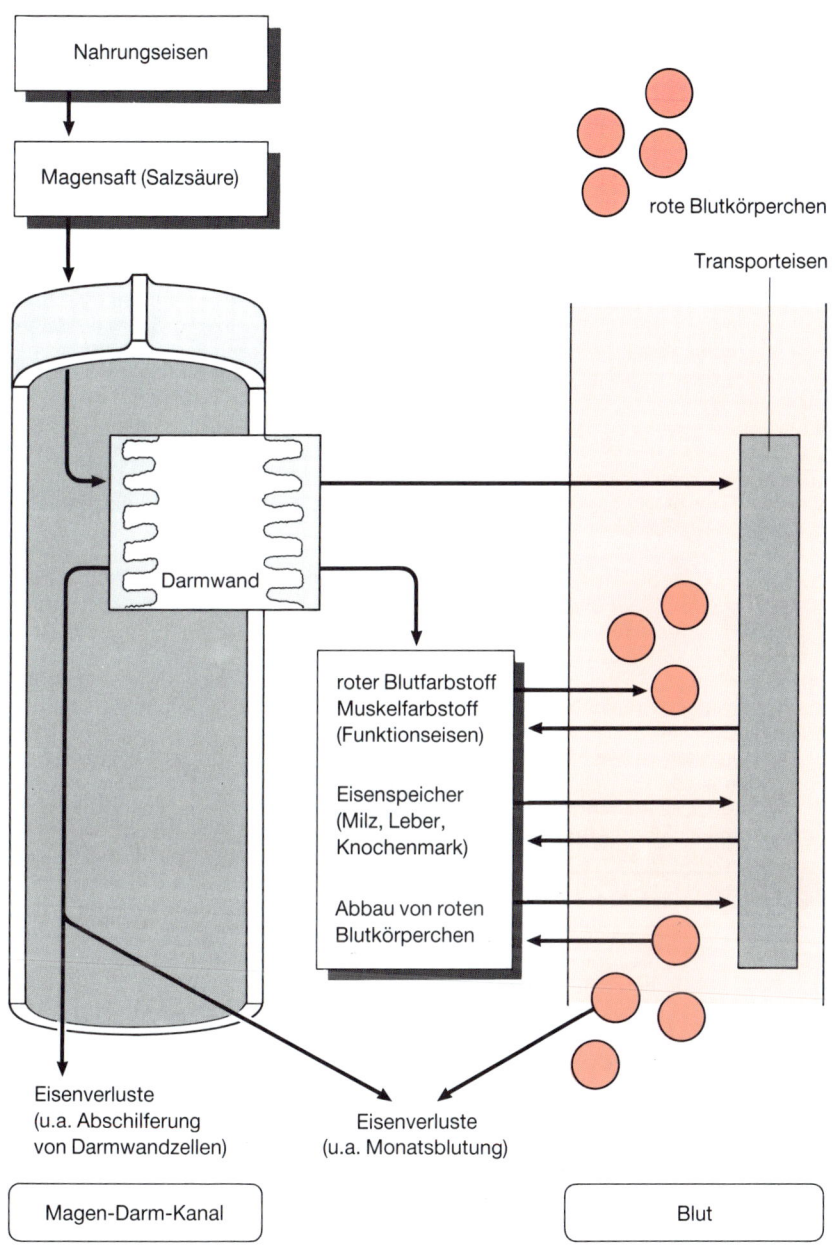

Abb. 2
Der Eisenstoffwechsel

Mineralstoffe und Spurenelemente (Forts.)

und kann vorübergehend in der Dünndarmwand als Eisen-Protein-Komplex gespeichert werden. Von hier wird es dann

Wozu benötigt der Organismus Eisen?

im Blut durch das Trägereiweiß Transferrin in die Eisenumsatzorgane Leber, Milz und Knochenmark transportiert, dort abgelagert und bei Bedarf freigesetzt. Der *menschliche Körper* enthält 4–5 g *Eisen*, das beim Abbau roter Blutkörperchen weitgehend wieder verwertet wird (Abb. 2). Hämeisen (in Fleisch und Fleischprodukten) wird besser resorbiert als Eisen aus pflanzlichen Produkten (Tab. 2). Die Eisenresorption wird durch Vitamin C erhöht, durch komplexbildende Nahrungsinhaltsstoffe dagegen wie Tannine, Phytat und Phosphate, aber auch durch Calcium wird sie bis zu etwa 50 % gehemmt. – *Eisenmangelanämie* kann durch chronisch unzureichende Eisenversorgung (mangelnde Nahrungszufuhr oder mangelnde Resorption), erhöhten Eisenverlust (Blutverluste) oder erhöhten Eisenbedarf (während der Schwangerschaft oder im Wachstum) hervorgerufen werden.

Jod (Iod) wirkt als Bestandteil der Schilddrüsenhormone. Der Körperbestand an

Jodmangel führt zum Kropf

Jod beträgt etwa 10–20 mg; davon befinden sich ca. $^3/_4$ in der Schilddrüse. – *Jodmangel*, u. a. verursacht durch verminderte Jodgehalte im Boden und dadurch auch in den darauf angebauten Nahrungspflanzen, kann zum Kropf, u. U. mit Unterfunktionszuständen der Schilddrüse, führen.

Fluor wird in Form von *Fluorid* zu 99 % in Knochen und Zähnen des Menschen angereichert. Es kann zur Vorbeugung gegen Zahnkaries dienen, indem es die Remineralisierung der Zahnoberfläche fördert. Fluorid ist giftig, wenn es in zu großen Mengen zugeführt wird.

Zink ist Bestandteil oder Effektor einer Vielzahl von Enzymen des Eiweiß-, Fettund Kohlenhydratstoffwechsels sowie der Nukleinsäurebiosynthese. Es ist Bestandteil und Stabilisator biologischer Membranen, wirkt an der Insulinspeicherung in der Bauchspeicheldrüse mit und unterstützt das Immunsystem.

Kupfer ist Bestandteil einer Reihe von Enzymen, die in der Regel an Redoxprozessen beteiligt sind. Von Bedeutung sind kupferhaltige Enzyme im Eisen- und Bindegewebsstoffwechsel sowie bei der zellulären Entgiftung von Peroxidradikalen.

Mangan ist Bestandteil einiger Metalloenzyme; z. B. ist es essentiell für die Pyruvatcarboxylase bei der sog. Glukoneogenese (Glucoseneubildung aus Aminosäuren und Milchsäure im Stoffwechsel) und somit für die Aufrechterhaltung normaler Blutzuckerspiegel.

Chrom fungiert im Kohlenhydratstoffwechsel als Kofaktor bei der Wechselwirkung des Insulins mit dem Membranrezeptor der Zielzelle (sog. Glucosetoleranzfaktor).

Kobalt ist als Bestandteil von Vitamin B_{12} (s. S. 34 ff.) essentiell und fungiert als Enzymaktivator.

Molybdän wirkt als Bestandteil bestimmter Enzyme (u. a. Flavinenzyme) u. a. an der Aufrechterhaltung der Zellatmung mit.

Selen kann im Organismus anstelle von Schwefel in die Aminosäuren Cystein und Methionin eingebaut werden. Eine essentielle Funktion erfüllt Selen als Bestandteil des Enzyms Glutathionperoxidase, das zusammen mit anderen Enzymsystemen und Vitamin E den die Erythrozytenmembran zerstörenden Peroxidationsvorgängen entgegenwirkt.

Mineralstoffe und Spurenelemente

Tab. 1: Funktion der Mineralstoffe im Organismus

Mineralstoff	Körperbestand (Erw.)	Vorkommen in Lebensmitteln	Funktion/ Mitwirkung bei
Calcium	1 000 bis 1 500 g	Milch, Milchprodukte, Getreideprodukte, Hülsenfrüchte	Knochen-, Zahnaufbau; Muskel-, Nervenerregung; Herztätigkeit, Blutgerinnung; Enzymaktivierung
Phosphat	ca. 700 g	Milch, Milchprodukte, Fleisch, Wurst, Getreideprodukte, Gemüse, Hülsenfrüchte	Knochen- und Zahnaufbau; Energiestoffwechsel; Säure-Base-Haushalt
Magnesium	ca. 30 g	Milchprodukte, Fleisch, Getreidevollkorn, grüne Blattgemüse, Hülsenfrüchte	Knochen- und Zahnaufbau; Muskel- und Nervenerregung; Enzymaktivierung
Kalium	ca. 150 g	Obst, Gemüse, Hülsenfrüchte, Kartoffeln, Getreideprodukte	Regulation des osmotischen Drucks; Enzymaktivierung; Muskel- und Nervenerregung; Herztätigkeit; Säure-Base-Haushalt
Natrium	70–100 g	Kochsalz, Fleisch, Wurst, Milch, Milchprodukte, Fertiggerichte	Regulation des osmot. Drucks; Wasser- und Säure-Base-Haushalt; Muskel-, Nervenerregung
Chlorid	80–100 g	Kochsalz, Fleisch, Wurst, Fertiggerichte	Regulation des osmotischen Drucks; Wasserhaushalt; Salzsäurebildung im Magen
Sulfat	ca. 700 g	v. a. tierisches Protein	Enzymaktivierung; Entgiftungsreaktionen; Eiweißbestandteil

Tab. 2: Funktion der Spurenelemente im Organismus

Spurenelement	Körperbestand (Erw.)	Vorkommen in Lebensmitteln	Funktion/ Mitwirkung bei
Eisen	4–5 g	Fleisch, Leber, Gemüse, Hülsenfrüchte, Vollkornprodukte	Bestandteil von Hämoglobin, Myoglobin und sauerstoffübertragenden Enzymen
Jod	10–20 mg	Seefische u. a. Meeresprodukte, „jodiertes" Speisesalz	Bestandteil der Schilddrüsenhormone (Kropfprophylaxe)
Fluor	2–3 g	Seefische, schwarzer Tee, angereichertes Trinkwasser	Remineralisierung der Zahnoberfläche (Kariesprophylaxe)
Zink	2 g	Fleisch, Innereien, Fisch, Schalentiere, Milchprodukte	Enzymbestandteil und -aktivator; Insulinspeicherung; Unterstützung des Immunsystems
Kupfer	ca. 100 mg	Innereien, Fische, Schalentiere, Nüsse, Kakao, Grüngemüse	Bestandteil und Aktivator von Enzymen bei Redoxreaktionen
Mangan	10–20 mg	pflanzliche Lebensmittel	Bestandteil von Enzymen; Enzymaktivierung
Chrom	5–10 mg	Fleisch, Käse, Vollkornprodukte	Kofaktor der Glucosetoleranz
Kobalt	Spuren	Vitamin B_{12} enthaltende Lebensmittel	Bestandteil von Vitamin B_{12}; Enzymaktivierung
Molybdän	Spuren	Fleisch, Milch, Gemüse	Enzymbestandteil; Elektronenübertragung
Selen	Spuren	Fleisch, Meerestiere, Getreidevollkorn	Bestandteil der Glutathionperoxidase; Antioxidans

Vitamine

Vitamine sind für den Stoffwechsel von Mensch und Tier unentbehrliche (essentielle) organische Verbindungen, die vom Organismus nicht oder nur in ungenügendem Maße synthetisiert werden können. Deshalb müssen sie dem Organismus regelmäßig mit der Nahrung zugeführt werden. In unseren Lebensmitteln sind sie in sehr unterschiedlicher Menge enthalten, und zwar entweder als Vitamine oder als Vorstufe, sog. *Provitamine,* die in die entsprechenden Vitamine umgewandelt werden können; das bekannteste Beispiel hierfür ist das Carotin, auch als Provitamin A bezeichnet. Vitamin D_3 dagegen kann in der Haut unter Einwirkung der UV-Strahlen des Sonnenlichtes aus dem Provitamin Dehydrocholesterin (einem Stoffwechselzwischenprodukt) synthetisiert werden.

Da Vitamine weder als Energielieferanten noch als Baumaterial für Körpersubstanzen eine Rolle spielen, sondern vor allem *katalytische* oder *steuernde Funktionen* im Organismus erfüllen, werden sie in sehr geringen Mengen benötigt. Als Vitamine werden deshalb nur organische Substanzen bezeichnet, deren täglicher Bedarf unter 10 mg liegt. Die einzige Ausnahme stellt hier das Vitamin C dar, dessen empfohlene Zufuhr pro Tag für Erwachsene bei 75 mg liegt.

Leberfunktion entsteht z. B. ein relativer Mangel an Vitamin K, der seinerseits einen Mangel an Prothrombin (ein blutgerinnungsförderndes Eiweißprodukt aus der Leber) zur Folge hat (Abb. 1). Die einzelnen fett- und wasserlöslichen Vitamine mit ihrer biologischen Bedeutung, ihrem Vorkommen und Tagesbedarf sind in der Tabelle auf S. 38 f. aufgeführt.

Vitaminäquivalente werden benannt, wenn es bei einem Vitamin mehrere Verbindungen gibt, die eine spezifische Vitaminwirkung in unterschiedlichem Ausmaß haben.

Chemisch gehören die Vitamine zu verschiedenen Stoffgruppen und werden durch ihre Wirkung definiert. Nach ihren *Funktionen* lassen sie sich in *zwei große Gruppen* unterteilen: Die Vitamine B_1, B_2, Niacin, B_6, Folsäure, Pantothensäure, B_{12}, Biotin und Vitamin K katalysieren als Bestandteile der Koenzyme den intermediären Stoffwechsel der Kohlenhydrate, Fette und Eiweißstoffe. Sie kommen vorwiegend in Zellen vor. Zu diesen Vitaminen sind *Antivitamine* (Verbindungen, die wegen ihrer strukturellen Ähnlichkeit ein Vitamin von seinem Wirkort verdrängen können) bekannt. Die Vitamine A, D, E und C sind vorwiegend im Blut oder lediglich in spezifischen Zellen vorhanden und nicht Bestandteile von Koenzymen.

Die Einteilung der Vitamine

Die Bezeichnung der einzelnen Vitamine mit Kennbuchstaben geht auf die Zeit zurück, als ihre chemische Konstitution noch unbekannt war. Die *Einteilung der Vitamine* erfolgt aufgrund ihrer *unterschiedlichen Lösungseigenschaften: Fettlösliche Vitamine* sind: Vitamin A, D, E und K. *Wasserlösliche Vitamine* sind: Vitamin B_1, B_2, Niacin, Vitamin B_6, Folsäure, Pantothensäure, Vitamin B_{12}, C und Biotin. Fettlösliche Vitamine sind vorwiegend in fettreichen Nahrungsmitteln vorhanden. Sie können nur bei einer intakten Fettverdauung und Fettresorption in ausreichender Menge aufgenommen werden. Bei unterbrochenem Gallenfluß und gestörter

Der Vitaminbedarf

Der *Vitaminbedarf* ist vom Alter, vom Geschlecht und von anderen Faktoren wie der Nahrungszusammensetzung abhängig. Die Angaben für die empfohlene Vitaminzufuhr pro Tag (s. S. 38 f.) stellen Mittelwerte dar. Werden mit der Nahrung nur ungenügende Mengen an Vitaminen zugeführt *(Hypovitaminose),* kommt es zu Stoffwechselstörungen, die sich beim jugendlichen Organismus in verlangsamtem Wachstum äußern. Daneben können beim Fehlen einzelner Vitamine charakteristische Mangelkrankheiten *(Avitaminosen)* auftreten.

Während der Körper im Überschuß zugeführte wasserlösliche Vitamine ausschei-

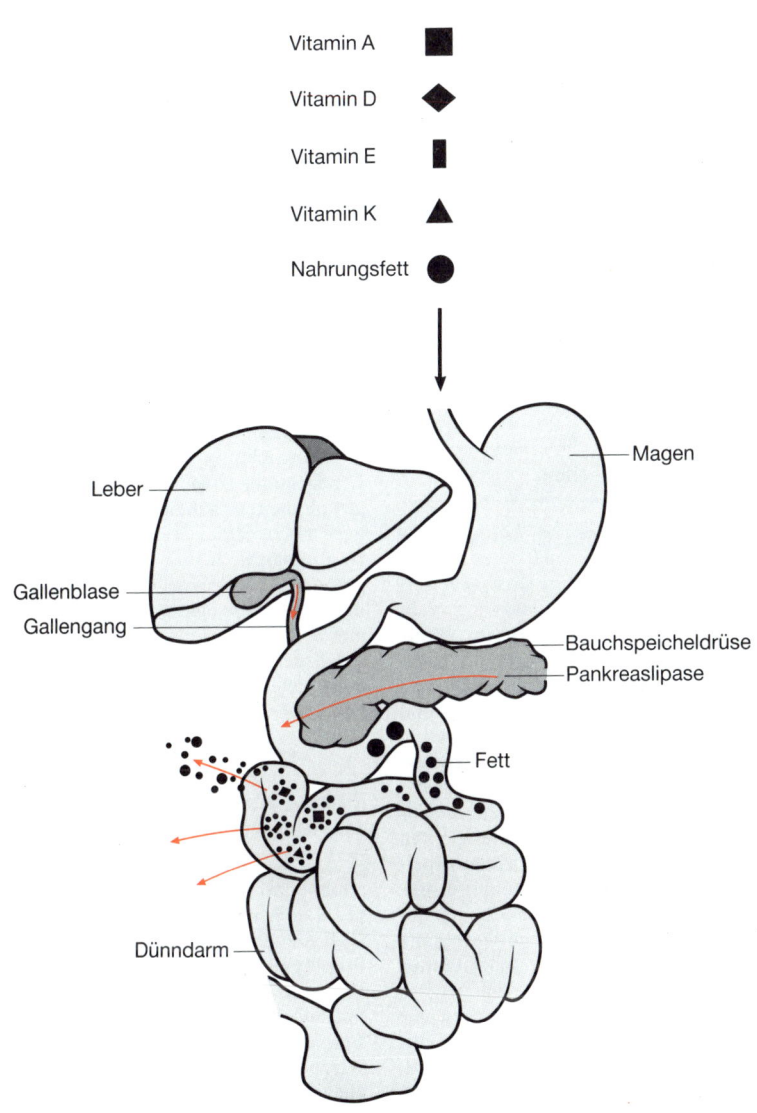

Vitamin A ■

Vitamin D ◆

Vitamin E ▮

Vitamin K ▲

Nahrungsfett ●

Magen

Leber

Gallenblase

Gallengang

Bauchspeicheldrüse

Pankreaslipase

Fett

Dünndarm

Abb. 1
Die Resorption der fettlöslichen Vitamine

Vitamine (Forts.)

det, werden fettlösliche Vitamine gespeichert. Eine zu reichliche Zufuhr fettlöslicher Vitamine kann ebenfalls Krankheitserscheinungen hervorrufen. Solche *Hypervitaminosen* sind für die Vitamine A und D bekannt. Durch Provitamine des Vitamins A (Carotine, andere Carotinoide u. a.) können keine Vitamin-A-Vergiftungen ausgelöst werden, da sie nur begrenzt vom Darm aufgenommen werden. Zur Rachitisprophylaxe im Säuglingsalter dürfen Tagesmengen von mehr als 25 µg Vitamin D nicht ohne gezielte Indikation und nicht ohne regelmäßige Kontrolle der Calciumkonzentration im Plasma gegeben werden.

Vitaminmangelkrankheiten

Vitaminmangelkrankheiten können aus verschiedenen *Gründen* auftreten: durch Unterernährung, einseitige Kost oder Zerstörung von Vitaminen bei falscher Nahrungszubereitung. Besonders im Säuglings- und Kindesalter, während einer Schwangerschaft, in der Stillperiode und im Alter sowie bei Streßzuständen und Krankheiten verschiedenster Ursache besteht ein erhöhter Vitaminbedarf. Lebererkrankungen führen zu Störungen bei der Umwandlung von Provitaminen in Vitamine, zu Verwertungsschwierigkeiten und Beeinträchtigungen der Vitaminspeicherung. Störungen der Vitaminresorption werden z. B. durch Entzündungen der Darmschleimhaut, chronische Durchfälle oder nach einer Darmresektion (operative Entfernung von Darmteilen) hervorgerufen. Störungen bzw. Veränderungen der Darmflora bedingen eine verminderte Vitaminsynthese, da die Vitamine B_2, Niacin, Folsäure, Pantothensäure, B_6, B_{12} und K – wenn auch nicht bedarfsdeckend – von den Darmbakterien synthetisiert werden können. Ebenso kann die Behandlung mit Medikamenten, die Antivitamincharakter haben (z. B. Antibiotika), zu Vitaminmangelerscheinungen führen. Durch Antibiotikazufuhr wird die Darmflora verändert, und es entsteht indirekt eine Störung der Vitaminversorgung.

Bei der *Zubereitung, Lagerung* oder *Konservierung von Lebensmitteln* kommt es durch die verschiedensten äußeren Einwirkungen zu *Vitaminverlusten,* deren Ausmaß für die einzelnen Vitamine recht unterschiedlich sein kann. Kochverluste sind nicht nur auf die Hitzeeinwirkung, sondern auch auf die Extraktion der wasserlöslichen Vitamine in das Kochwasser zurückzuführen. Vitaminverluste bei der Lagerung von Obst und Gemüse kommen durch enzymatischen Abbau zustande. Dies trifft besonders für Vitamin C zu. Solche enzymatischen Abbauvorgänge können durch Tiefgefrieren (bei mindestens $-18\,°C$) verhindert oder verlangsamt werden (Abb. 2).

Die Entwicklung verfeinerter, raffinierter Lebensmittel sowie falsche Ernährungsgewohnheiten haben vermehrt auch in den hochentwickelten Industrieländern zu Engpässen in der Vitaminversorgung geführt. Als *kritische Vitamine* gelten für die *Bundesrepublik Deutschland* die Vitamine A, B_1, B_6, Folsäure und Vitamin C; gefährdet sind jüngere Männer, Frauen, Schwangere, Senioren und Raucher. Auch bestimmte, allgemein verbreitete Verhaltensweisen bedingen einen erhöhten Vit-

Kritische Vitamine bezüglich der Vitaminversorgung

aminbedarf bei den Betroffenen, z. B. starkes Rauchen (erhöhter Bedarf an Vitamin C, E und Folsäure), die Einnahme oraler Empfängnisverhütungsmittel (erhöhter Bedarf in bezug auf Vitamin E, B_6, C und Folsäure) oder regelmäßiger Alkoholkonsum, der fast alle Vitamine betrifft. Wie bereits weiter oben ausgeführt kann auch eine weit über dem täglichen Bedarf liegende orale Zufuhr von Vitaminen zu Nebenwirkungen führen. Meist erfolgt diese Vitaminüberdosierung jedoch nicht über Nahrungsmittel, sondern über eingenommene Medikamente. Wegen der möglichen toxischen Effekte einer sog. *Megavitamintherapie* muß deshalb vor einer Selbstbehandlung mit hochdosierten Vitaminpräparaten gewarnt werden.

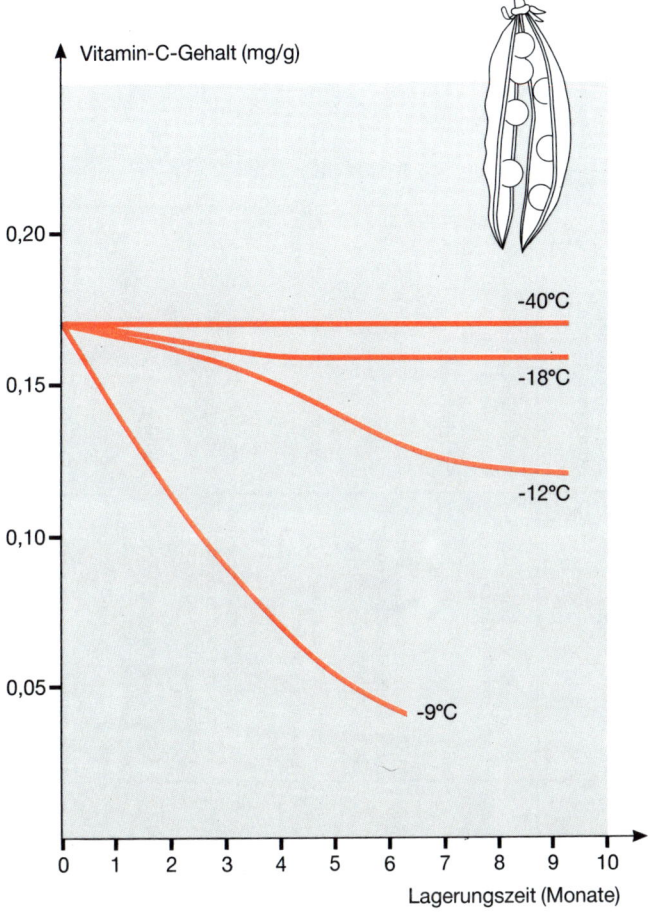

Abb.2
Vitamin-C-Verluste bei tiefgefrorenen Erbsen in Abhängigkeit von der
Lagerungsdauer und -temperatur (modifiziert nach Plank)

Die einzelnen Vitamine

Name	Vorkommen	biologische Bedeutung	Mangelsymptome, Mangelkrankheiten	Tagesbedarf bzw. empfohlene tägl. Zufuhr (in mg)[1]
Vitamin A (Retinol)	Lebertran, Säugetierleber, Milch; als Vorstufe (Carotin) u. a. in Karotten und Tomaten	Bestandteil von Sehstoffen; Epithelschutzvitamin	Nachtblindheit; Austrocknung, Verhärtung und Abschuppung der Haut bzw. Schleimhäute	0,8–1,0
Vitamin D_2 und D_3 (Calciferole)	Lebertran, Säugetierleber, Milch, tierische Fette	Calciumresorption im Darm und -einlagerung in Knochen bzw. Zahnbein	Rachitis, Osteomalazie	0,005
Vitamin E (Tokopherol)	Getreidekeime, ölhaltige Samen, Eier, Milch, Blattgemüse	verhindert Oxidationen (v. a. im Depotfett)	Muskeldegeneration; Sterilität (nur bei Tieren nachgewiesen)	12,0
Vitamin K_1 (Phyllochinon) und K_2 (Menachinone)	Blattgemüse, Leber	Wirkstoff bei der Synthese von Prothrombin und anderen Gerinnungsfaktoren	verzögerte Blutgerinnung; Blutungsbreitschaft	?[2]
Vitamin B_1 (Thiamin)	Hefe, Getreide, Leber, Herz	Kofaktor wichtiger Enzyme des Kohlenhydratstoffwechsels	Beriberi, Neuritis	1,1–1,4
Vitamin B_2 (Riboflavin)	Hefe, Getreide, Gemüse, Fisch, Fleisch, Leber, Milch	Bestandteil der gelben Fermente (Flavinenzyme)	Wachstumsstillstand; Veränderungen an Augen, Haut und Schleimhäuten	1,5–1,7
Vitamin B_6 (Pyridoxin)	Hefe, Getreide, Sojabohnen, Leber, Niere	Kofaktor von Enzymen des Aminosäurestoffwechsels	Hautveränderungen; Übererregbarkeit; Krämpfe	1,6–1,8

Die einzelnen Vitamine (Forts.)

Name	Vorkommen	biologische Bedeutung	Mangelsymptome, Mangelkrankheiten	Tagesbedarf bzw. empfohlene tägl. Zufuhr (in mg)[1]
Vitamin B_{12} (Cobalamin)	Leber, Fleisch, Eier, Milch	Beteiligung an der Übertragung von Methylgruppen (u. a. im Nukleinsäurestoffwechsel) und an der Reifung der Erythrozyten	perniziöse Anämie	0,005
Niacin (Nikotinsäure[amid])	Hefe, Getreide, Leber, Milch	Bestandteil des Kofaktors von Enzymen (NAD, NADP)	Pellagra	15–18
Folsäure	Kartoffeln, Blattgemüse, Hefe, Leber, Milch	Beteiligung an der Übertragung von C_1-Resten im Intermediär- und Nukleinsäurestoffwechsel	Sprue; Anämie	0,16–0,4
Biotin	Hefe, Leber, Milch, Eigelb	Bestandteil von Enzymen	Hautveränderungen, Haarausfall	?[3]
Pantothensäure	Eier, Leber, Fleisch, Hefe, Früchte, Getreide	Bestandteil von Koenzym A; Übertragung von Säureresten	sehr selten: Hauterscheinungen, Haarausfall, Durchfall	8,0
Vitamin C (Ascorbinsäure)	Zitrusfrüchte, Paprika, Hagebutten, grünes Blattgemüse, Kartoffeln	Redoxsystem; Beteiligung an der Übertragung von OH-Gruppen, Wirkung auf den Bindegewebsstoffwechsel	Skorbut	75

[1] Empfehlungen der Deutschen Gesellschaft für Ernährung, betr. Erwachsene. Für Säuglinge und Kinder, z. T. auch Jugendliche, für Schwangere und Stillende sowie für schwer Arbeitende und auch für Kranke gelten oft andere, und zwar in der Regel höhere Werte.

[2] Der Vitamin-K-Bedarf ist nicht genau bekannt (Synthese durch Darmbakterien).

[3] Der Biotinbedarf ist nur schwer einzuschätzen (Synthese durch Darmbakterien); der Richtwert beträgt 0,012 mg/MJ.

Wasser

Wasser ist der lebenswichtigste Nährstoff des Menschen. Ohne Wasser kann der Mensch nur 3-4 Tage überleben, ohne feste Nahrung dagegen wesentlich länger. Ohne Wasser können keine harnpflichtigen Substanzen mehr ausgeschieden werden; es kommt zu Bluteindickung und Kreislaufversagen.
50-60% des Körpergewichtes des Erwachsenen bestehen aus Wasser, beim Säugling sogar 70%. Davon sind ca. zwei Drittel Zellwasser in den Zellen, der Rest ist extrazelluläre Zwischenzellflüssigkeit und Blutplasma.
Die *Bedeutung des Wassers* liegt vor allem in seiner Funktion als *Zellbaustein (intrazelluläres Wasser)*, als *Transportmittel* für die aufgenommenen Nährstoffe und als *Lösungsmittel* für anorganische Salze, organische Verbindungen und Gase *(extrazelluläres Wasser)*.
Zur Aufrechterhaltung der Körperfunktionen ist eine ausgeglichene *Wasserbilanz* des Organismus wichtig. Die durchschnittliche Wasseraufnahme eines Erwachsenen beträgt in 24 Stunden ca. 2,5 Liter. Davon werden etwa 1,2 Liter in Form von Getränken oder flüssigen Nahrungsmitteln aufgenommen, etwa 1 Liter ist in Speisen enthalten, und etwa 0,3 Liter stammen aus dem Zellstoffwechsel.
Dem Körper gehen pro Tag mit dem Harn ca. 1,5 Liter, mit dem Stuhl ca. 0,1 Liter und mit der Atemluft oder durch Verdunstung von der Hautoberfläche aus (Schwitzen) ca. 1 Liter Wasser verloren (Abb.). Die Wasserabgabe über den Schweiß kann unter extremen Bedingungen bis zu 1,5 Liter pro Stunde erreichen. Die hierbei entstehende Verdunstungskälte ist wichtig für die Temperaturregulation des Organismus.

Die Wasserregulation

Die *Wasserregulation* erfolgt über das *Durstzentrum* im Hypothalamus (Teil des Zwischenhirns). Dort gebildete Hormone steuern zusammen mit der Niere das *Durstgefühl*. Dieses entsteht, wenn der menschliche Organismus mehr als etwa 0,5% seines Gewichtes an Wasser verliert *(Durstschwelle)*. Durchfall, Erbrechen, Fieber oder starkes Schwitzen sind mit größeren Wasserverlusten verbunden, so daß in diesen Fällen der Wasserbedarf auf mehrere Liter pro Tag ansteigen kann. Kinder sind in dieser Hinsicht besonders gefährdet. Ein Wasserverlust von 10% des Körpergewichtes erzeugt bereits schwere Krankheitserscheinungen, ein Wasserdefizit von 15-25% ist tödlich.

Der tägliche Wasserbedarf

Der *Wasserbedarf* ist nicht nur von der gegebenen klimatischen Situation und der jeweiligen körperlichen Tätigkeit abhängig, sondern auch von der Menge der aufgenommenen Nahrung und deren Kochsalzgehalt. Gesteigerte Kochsalz- oder Nahrungsaufnahme erhöhen ihn.
Die über die Haut und die Lunge abgegebene Wassermenge und die Mindestharnmenge von 0,5 Liter zur Ausscheidung der Stoffwechselendprodukte und der überschüssigen Mineralstoffe (besonders Kochsalz) erfordern eine *tägliche Mindestwasserzufuhr* von 1-1,5 Liter, auch bei Nahrungskarenz.
Die *Richtwerte für die Höhe der Wasserzufuhr* betragen beim Erwachsenen 20-45 ml pro kg Körpergewicht und Tag, einschließlich des Wassergehaltes der Nahrung. Empfohlen werden etwa 2-2,5 Liter pro Tag bei einem Gewicht von 70 kg. Mit einer zu hohen Wasseraufnahme ist normalerweise wegen der Ausscheidungsfähigkeit der Niere nicht zu rechnen.
Zu den *Personengruppen mit erhöhtem Wasserbedarf* zählen neben Säuglingen und Kleinkindern auch alte Menschen, deren physiologisch bedingte Abnahme des Körperwassergehaltes, verbunden mit mangelndem Durstgefühl, die Gefahr einer Wasserverarmung in sich birgt. Ältere Menschen sollten daher täglich (zusätzlich zu der mit der Nahrung aufgenommenen Wassermenge) mindestens 1 Liter Wasser trinken.

Wasser

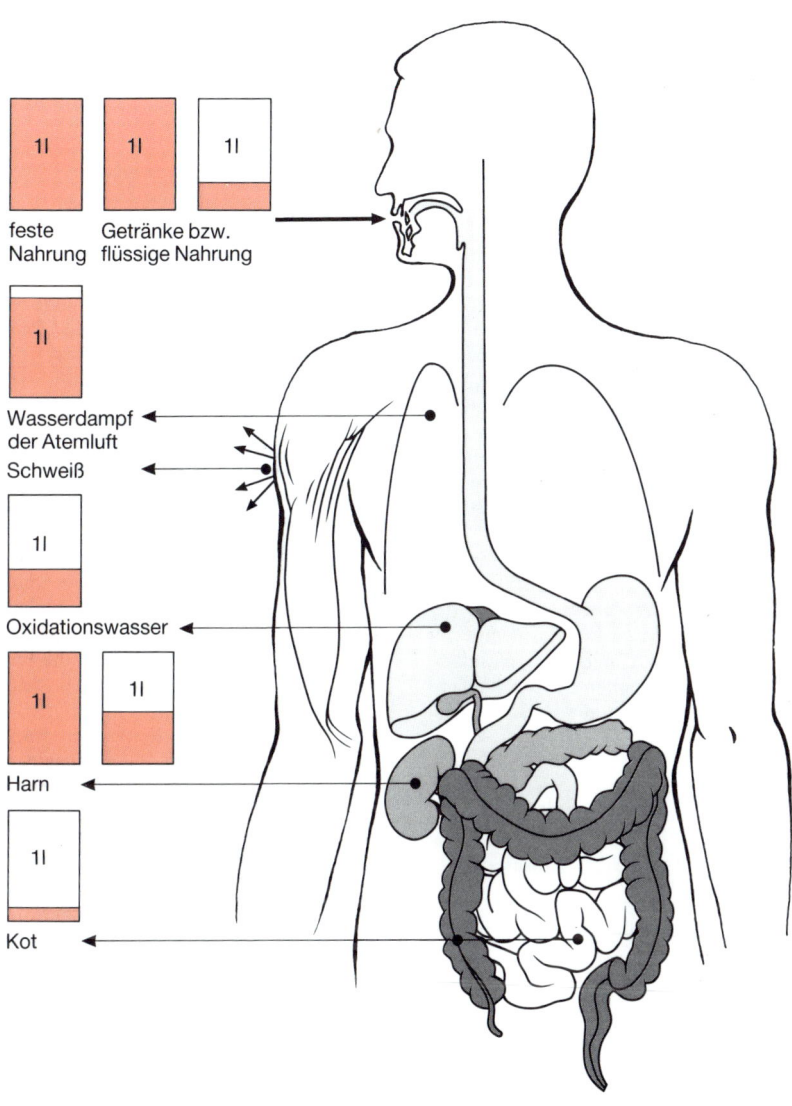

feste Nahrung

Getränke bzw. flüssige Nahrung

Wasserdampf der Atemluft

Schweiß

Oxidationswasser

Harn

Kot

Abb.
Die Wasserbilanz des menschlichen Körpers
(Rot = Anteil des aufgenommenen bzw. abgegebenen Wassers)

Das Verdauungssystem

Das *Verdauungssystem des Menschen* reicht von den Zähnen im Mund bis zum After und kann im wesentlichen in folgende Abschnitte gegliedert werden: Mundhöhle, Speiseröhre und Darmkanal mit Magen, Leber, Galle, Bauchspeicheldrüse, Dünndarm und Dickdarm, einschließlich Mastdarm (Abb. 1). Die Aufgabe des Verdauungssystems ist es, die Nahrung auf physikalischem und chemischem Weg aufzuschließen und die darin enthaltenen Nährstoffe dem Stoffwechsel zuzuführen.

Der Verdauungsweg der Speisen beginnt in der mit Schleimhaut überzogenen *Mundhöhle*. Sie wird in ihrem hinteren Bereich durch das Zäpfchen, die Gaumenbögen und den Zungengrund gegen den Rachen abgegrenzt. Ihre vordere und seitliche Begrenzung bilden die beiden Kieferfortsätze mit den Zahnreihen. Den unteren Mundhöhlenbereich schließt eine Muskelplatte ab mit der Zungengrundmuskulatur und der *Zunge*. Unterhalb der Zunge münden die Ausführungsgänge der *Unterzungen-* und *Unterkieferspeicheldrüsen*. Neben dem zweiten oberen Backenzahn münden jeweils die Ausführungsgänge der *Ohrspeicheldrüsen*.

Den ersten Akt der Verdauung bildet das *Kauen*, d. h. die mechanische Zerkleinerung der Nahrung. Dabei wird, ausgelöst durch die Tast-, Geschmacks- und Geruchsreize, von den Speicheldrüsen *Spei-*

Im Mund wird die Nahrung eingespeichelt

chel produziert, der während der Kaubewegungen mit den Speisen gemischt wird und den Nahrungsbrei gleitfähig macht. Der Speichel ist reich an dem Enzym *Ptyalin (Speichelamylase)*, das Stärke spaltet und somit den Beginn der chemischen Verdauung einleitet. Auch zwischen den Mahlzeiten besteht ein geringer kontinuierlicher Speichelfluß. Der *eingespeichelte Nahrungsbrei* wird nun durch *Schlucken* über den muskulösen Schlauch *Speiseröhre* mittels fortlaufender Wellenbewegungen in den Magen transportiert.

Der *Magen* ist ein relativ dickwandiges, mit Schleimhaut ausgekleidetes Hohlorgan. Er dient als Speicher für die aufgenommene Nahrung, die er mit Hilfe des *Magensaftes* soweit vorbereitet, daß sie als *Speisebrei* in den Dünndarm weitergeleitet werden kann. In der *Magenschleimhaut* befinden sich zahlreiche Drüsen. Die sog. *Belegzellen* produzieren *Salzsäure*. Diese soll Bakterien abtöten, die Sekretion der Bauchspeicheldrüse nach Übertritt des Nahrungsbreis in den Dünndarm anregen und ein für die Wirkung von *Pepsin* optimales Milieu (pH 1,5–2,0) schaffen. Pepsin, ein Enzym, das von den

Im Magen beginnt die Eiweißverdauung

Hauptzellen der Magenschleimhaut gebildet wird, hydrolysiert Peptidbindungen. Damit beginnt die *Eiweißverdauung*. Um den Magen vor einer „Selbstverdauung" zu schützen, wird von den Schleimdrüsen *Magenschleim* gebildet, der die Magenschleimhaut überzieht und die Fähigkeit hat, Salzsäure zu binden. Die fettspaltende *Magenlipase* wird nur in geringen Mengen gebildet; Fette durchwandern den Magen daher im allgemeinen unverdaut. In der Magenschleimhaut wird daneben auch der *Intrinsic factor* gebildet, der für die im Darm erfolgende Resorption des für die Blutbildung wichtigen Vitamins B_{12} wichtig ist.

Auch in Ruhe sondert der Magen geringe Mengen von Verdauungssäften ab. Diese *Ruhesekretion* von etwa 10 ml pro Stunde kann nach einer Nahrungsaufnahme, aber auch ausgelöst durch den Anblick oder den Geruch von Speisen sowie durch Erregung des Nervensystems (z. B. Streß) bis auf 1 000 ml pro Stunde gesteigert werden.

Bei der Magenverdauung spielen auch die chemische Reizung der Magenschleimhaut durch Speisen, die Magendehnung und die von der Magenschleimhaut gebildeten Gewebshormone *Histamin* und *Gastrin* eine Rolle. Die Bewegungen des Magens helfen bei der Durchmischung des Speisebreis mit den Magensäften und

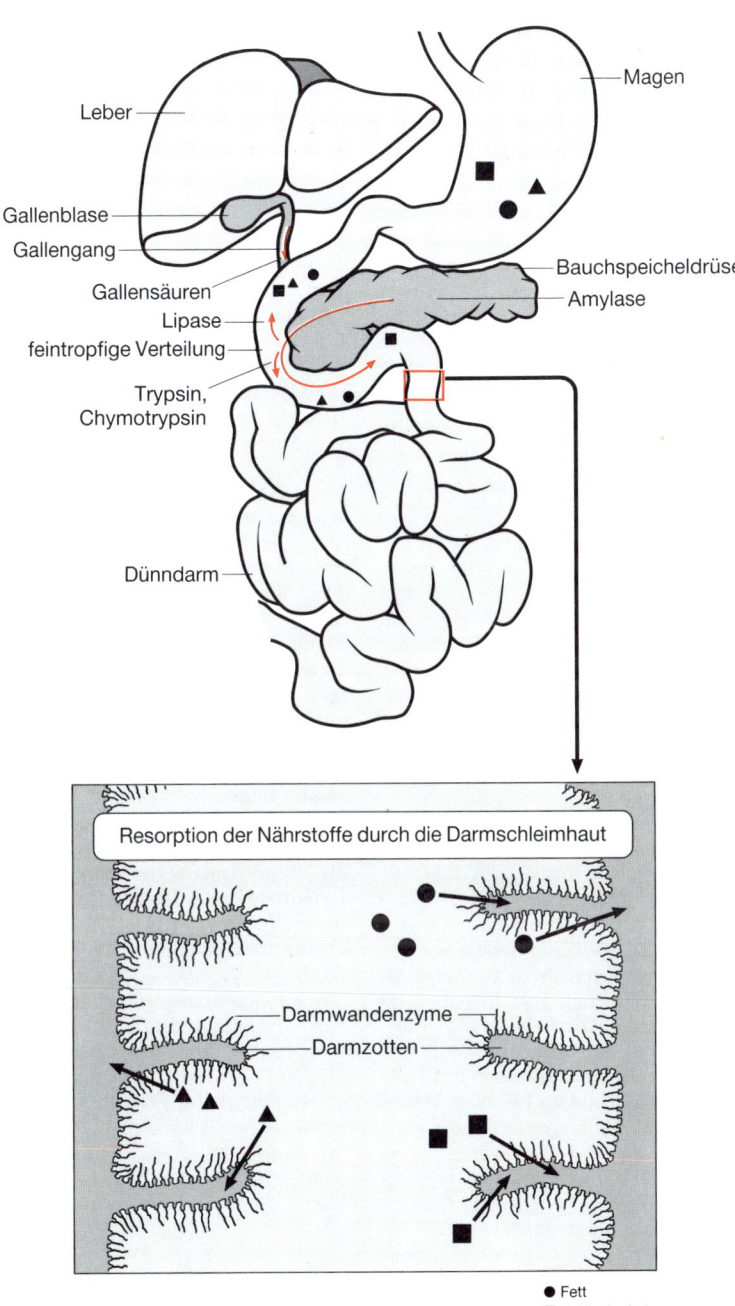

Leber

Magen

Gallenblase

Gallengang

Gallensäuren

Bauchspeicheldrüse

Lipase

Amylase

feintropfige Verteilung

Trypsin,
Chymotrypsin

Dünndarm

Resorption der Nährstoffe durch die Darmschleimhaut

Darmwandenzyme

Darmzotten

● Fett
■ Kohlenhydrate
▲ Eiweiß

Abb.1
Die Verdauungsvorgänge im Dünndarm

Das Verdauungssystem (Forts.)

transportieren diesen Brei schließlich in den Dünndarm, wobei der am Magenausgang sitzende, *Pförtner (Pylorus)* genannte Schließmuskel passiert wird.

Der *Dünndarm* ist etwa 3–4 m lang und gliedert sich in den *Zwölffingerdarm (Duodenum)*, den *Leerdarm (Jejunum)* und den *Krummdarm (Ileum)*. Er mündet schließlich an der Bauhin-Klappe in den Dickdarm. Im Zwölffingerdarm münden die Ausführungsgänge der Gallenblase und der Bauchspeicheldrüse. Der Dünndarm ist der Hauptort nicht nur der *Darmverdauung,* sondern auch der *Nährstoffresorption.* Durch rhythmische wellenför-

Hauptsächlich im Dünndarm erfolgt die Resorption der Nährstoffe

mige Bewegungen *(Peristaltik)* wird die Nahrung vom Magen in Richtung Darmausgang transportiert, wobei eine ständige Durchmischung des Darminhaltes mit den Verdauungssäften stattfindet und der Darminhalt mit der Darmschleimhaut in Berührung gebracht wird. Zur Vergrößerung der resorbierenden Oberfläche des Darms weist die Darmschleimhaut eine Vielzahl von Falten und Erhebungen sowie Darmzotten auf.

Die *Leber* als größte Drüse des Menschen liegt rechts unterhalb des Zwerchfells und reicht etwa bis zum Rippenbogen. Sie hat eine zentrale *Bedeutung im Stoffwechsel* (u. a. als Entgiftungsorgan v. a. von Abbauprodukten des Eiweißstoffwechsels, als Kohlenhydratspeicherorgan und als Ort der Verknüpfung von Eiweiß- und Fettstoffwechsel). Die Leber wandelt den Blutfarbstoff in die Gallenfarbstoffe um, die mit den Gallensäuren in die *Gallenblase* geleitet und von dort ins sog. *Blasengalle* in den Zwölffingerdarm sezerniert werden. Der *Gallensaft* bewirkt dort eine feintropfige Verteilung des Nahrungsfettes, so daß eine bessere Wirkung der fettspaltenden Enzyme ermöglicht wird.

Die *Bauchspeicheldrüse (Pankreas)* vereinigt zwei Organe in sich: Das endokrine (in die Blutbahn sezernierende) *Inselorgan* bildet Insulin und Glucagon. Der an-

dere, exokrine Teil sezerniert täglich etwa 1–1,5 Liter Verdauungssaft, den sog. *Bauchspeichel,* der in den Zwölffingerdarm abgegeben wird und Enzyme für die

Der Bauchspeichel liefert wichtige Verdauungsenzyme

Fett-, Eiweiß- und Kohlenhydratverdauung enthält. Die *Pankreaslipase* spaltet, von den Gallensäuren unterstützt, Fette in Glycerin und Fettsäuren, die vom Darm resorbiert werden können. Das kohlenhydratspaltende Enzym *Pankreasamylase* baut mit weiteren von der Darmwand abgegebenen Enzymen komplexe Kohlenhydrate (Polysaccharide) und Doppelzucker (Disaccharide) zu resorbierbaren Einfachzuckern (Monosacchariden) ab. Für die Eiweißverdauung werden die Enzyme *Trypsin* und *Chymotrypsin* gebildet.

Mit diesen Verdauungssäften durchmischt, durchwandert der Speisebrei den Dünndarm, wobei der größte Anteil an verwertbaren Nahrungsbestandteilen bereits im oberen Dünndarm resorbiert wird. An den Dünndarm schließt sich als letzter Darmabschnitt der *Dickdarm* an, der mit dem im rechten Unterbauch gelegenen *Blinddarm (Zäkum, Caecum)* beginnt, an dem als „Anhängsel" der sog. *Wurmfortsatz* (vielfach fälschlicherweise als Blinddarm bezeichnet) hängt. Der Endabschnitt des Dickdarms ist der *Mastdarm (Rektum).*

Der Dickdarm enthält eine reiche Bakterienflora *(Darmflora),* die die durch die Verdauungsenzyme nicht aufgeschlossenen Nahrungsbestandteile (Cellulose u. a.) vergärt, wobei die Gasbildung (u. a. Methan, Kohlendioxid, Wasserstoff) u. U. zu unerwünschter Flatulenz (Blähungen) führen kann. Er hat die Aufgabe, die nicht resorbierten Bestandteile einzudicken und dann durch Gärung und Fäulnis in *Kot (Fäzes, Faeces)* umzuwandeln.

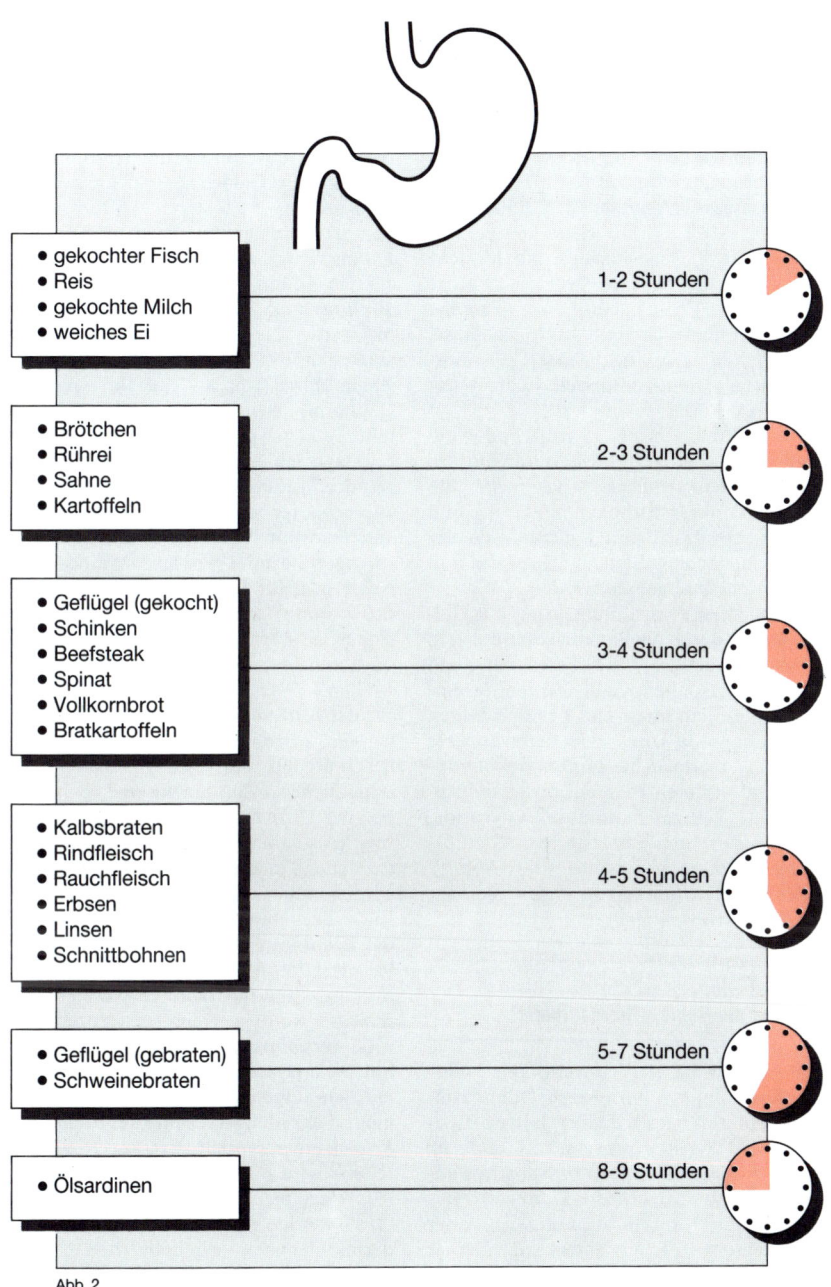

- gekochter Fisch
- Reis
- gekochte Milch
- weiches Ei

1-2 Stunden

- Brötchen
- Rührei
- Sahne
- Kartoffeln

2-3 Stunden

- Geflügel (gekocht)
- Schinken
- Beefsteak
- Spinat
- Vollkornbrot
- Bratkartoffeln

3-4 Stunden

- Kalbsbraten
- Rindfleisch
- Rauchfleisch
- Erbsen
- Linsen
- Schnittbohnen

4-5 Stunden

- Geflügel (gebraten)
- Schweinebraten

5-7 Stunden

- Ölsardinen

8-9 Stunden

Abb. 2
Die Verweildauer verschiedener Speisen im Magen

Die Ausnutzung der Nährstoffe

Nur ein bestimmter Anteil der aufgenommenen Nährstoffe kann nach abgeschlossener Verdauung durch die Darmwand ins Blut oder in die Lymphe resorbiert und dann im Stoffwechsel des Organismus verwertet werden.

Im Dünndarm wird *Stärke* durch die Pankreasamylase (Amylase der Bauchspeicheldrüse) in Dextrine (kürzerkettige, z.T. verzweigte Polysaccharide) und Maltose gespalten, die ebenso wie Saccharose (Rohrzucker) und Lactose durch Enzyme der Dünndarmschleimhaut (Saccharase, Lactase, Maltase, Isomaltase) zu resorbierbaren *Monosacchariden* hydrolysiert werden.

Die Pankreasenzyme Trypsin und Chymotrypsin spalten *Proteine* und *Polypeptide* in kleinere Peptidbruchstücke, die durch Pankreascarboxypeptidasen und Aminopeptidasen und Dipeptidasen der Dünndarmschleimhaut zu *Dipeptiden* und *Aminosäuren* abgebaut werden.

Fette werden nach Emulgierung mit Gallensäuren durch die Pankreaslipase v. a. in β-Monoglyceride, freie Fettsäuren und Glycerin gespalten. Gallensäuren, Monoglyceride, Fettsäuren und Lecithin bilden 3–10 μm große *Mizellen,* in deren äußerer Hülle wasserlösliche Lipidmolekülgruppen und in deren Innerem wasserunlösliche, langkettige Fettsäuren, Glyceride, mittransportiertes Cholesterin und fettlösliche Vitamine angeordnet sind (Abb. 2). Die Mizellen können in engen Kontakt mit der Darmschleimhaut treten.

Wo und wie
werden die Nährstoffe resorbiert?

Die *Resorption* der verwertbaren Nährstoffe erfolgt v. a. im oberen Dünndarmdrittel mittels verschiedener nährstoffspezifischer Transportprozesse als *einfache* bzw. *erleichterte Diffusion* (Substratwanderung in und durch die Darmzelle entlang eines Konzentrationsgefälles oder Gradienten), z.T. mit einem sog. *Carrier* als Transportvehikel oder als *aktiver Transport,* bei dem gelöste Stoffe carriervermittelt entgegen einem elektrochemischen Konzentrationsgradienten („bergauf") transportiert werden (Abb. 1).

Die Monosaccharide *D-Glucose* und *D-Galactose* werden schnell aktiv durch ein carriervermitteltes Transportsystem resorbiert, das gleichzeitig Natrium und Glucose bzw. Galactose bindet. – *Fructose* wird mittels erleichterter Diffusion aus dem Darmlumen resorbiert und in den Darmschleimhautzellen (Mukosazellen) z.T. in Glucose umgesetzt. – *Mannose, Pentosen* und *Zuckeralkohole* (Xylit, Sorbit) werden langsam durch passive Diffusion resorbiert.

Aminosäuren werden v. a. im Leerdarm (Jejunum) resorbiert. Ungespaltene Proteine gelangen nur während der ersten Lebenstage ins Blut, z. B. Immunglobuline aus der Muttermilch. Die Resorption von Aminosäuren erfolgt mit mehreren aktiven Transportsystemen jeweils spezifisch für neutrale oder basische Aminosäuren sowie u. a. für Iminosäuren (Prolin, Hydroxyprolin) und Glycin. – *Dipeptide* und *Tripeptide* werden z.T. schneller als Aminosäuren resorbiert und intrazellulär gespalten.

Bei der *Fettresorption* wird aus Emulsionstropfen, Mizellen und freigesetzten Fettbestandteilen ein Lipidgemisch unterschiedlicher Zusammensetzung durch passive Diffusion oder *mizelläre Pinozytose* (Aufnahme kleinster, intakter Fetttröpfchen) in die Dünndarmschleimhaut aufgenommen. Die Resorption ist am Ende des Duodenums bzw. am Beginn des Leerdarms abgeschlossen.

Resorbierte *Monoglyceride* werden in den Mukosazellen weiter aufgespalten, andererseits werden freie Fettsäuren mit α-Glycerophosphat erneut verestert bis hin zu artspezifischen *Triglyceriden,* die mit den aufgenommenen Nahrungsfetten nicht mehr identisch sind. Auch *Phospholipide* werden synthetisiert, und *freies Cholesterin* wird z.T. wieder verestert (Abb. 2). Aus den neu gebildeten Triglyceriden (85 %) werden zusammen mit in der Dünndarmschleimhaut synthetisierten β-Lipoproteinen (ca. 2%), Phospholipiden (ca. 8%) und Cholesterinestern (ca. 5%) *Chylomikronen* (eiweißumschlossene Tröpf-

Die Ausnutzung der Nährstoffe

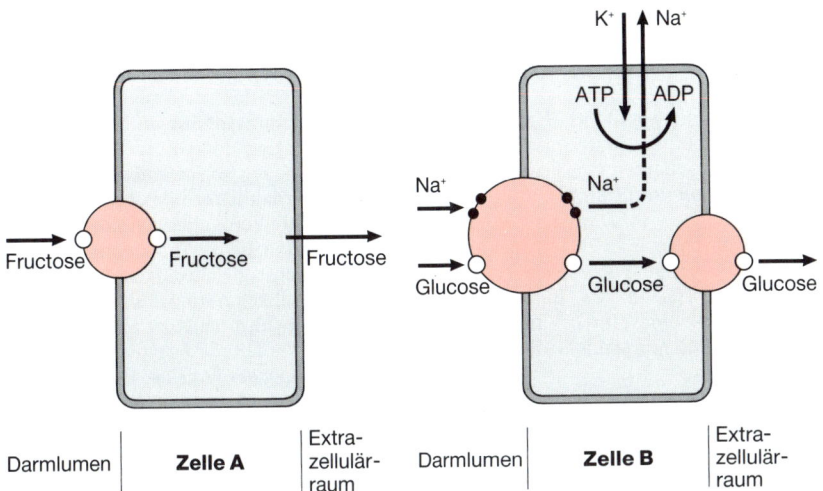

Abb.1
Schematisches Modell der erleichterten Diffusion von Fructose (A) und des aktiven Transports von Glucose (B) (Glucoseausstrom aus der Zelle auf der darmabgewandten Seite als erleichterte Diffusion; modifiziert nach Vogel)

K⁺ = Kaliumionen, Na⁺ = Natriumionen

Die Ausnutzung der Nährstoffe (Forts.)

chen) aufgebaut und an die Lymphe abgegeben, von wo diese in den Blutkreislauf gelangen.

Die *Wasserresorption* erfolgt im Dünn- und Dickdarm passiv in Richtung des durch den aktiven Natriumtransport in der Zelle aufgebauten Gradienten. Die *Resorption der Elektrolyte* (außer Natrium) erfolgt v. a. im Dünndarm überwiegend durch passive Diffusion (gekoppelt an den Wassertransport) sowie durch erleichterte Diffusion ins Blut. *Calcium* wird mit Hilfe eines durch Vitamin D geförderten calciumbindenden Proteins aktiv resorbiert.

Die meisten *Vitamine* werden im oberen Dünndarm resorbiert. *Wasserlösliche Vitamine* werden meist in freier Form oder nach Phosphorylierung durch aktiven Transport oder passive Diffusion aufgenommen. Vitamin B_{12} wird als Komplex mit dem im Magen gebildeten Intrinsic factor im unteren Ileum resorbiert. – Die *Resorption fettlöslicher Vitamine* ist an die Fettresorption gekoppelt (s. o.). Ihr Abtransport aus den Mukosazellen erfolgt vorwiegend mit Chylomikronen über die Lymphe.

Welche Faktoren beeinflussen die Ausnutzung der Nährstoffe?

Der *Grad der Ausnutzung von Nährstoffen* hängt von allen Faktoren ab, die eine vollständige Verdaulichkeit der Nahrung und/oder die Nährstoffresorption fördern oder hemmen, Wechselwirkungen zwischen verschiedenen Nahrungsbestandteilen (z. B. Ballaststoffe, natürliche Giftstoffe wie Oxalat u. a.) eingeschlossen. Bei *gemischter Kost* werden durchschnittlich nur etwa 90–95% der aufgenommenen Energie und Nährstoffe ausgenutzt. Bei *pflanzlicher Nahrung* kann die umgebende Cellulosewand einen ausreichenden Aufschluß verdaulicher Zellinhaltsstoffe (z. B. Stärke) durch Verdauungsenzyme verhindern.
Hitzebehandlung der Nahrung kann die Ausnutzung von Nährstoffen verbessern.

Andererseits können z. B. Vitamine durch zu starke Erhitzung zerstört werden. Die *Ausnutzung von Vitaminen* ist u. a. von ihrer Verfügbarkeit aus Provitaminen und aus der Vitaminsynthese durch die Darmflora abhängig.

Die *Ausnutzung von Aminosäuren* hängt von der Verdaulichkeit des Nahrungsproteins (bessere Verdaulichkeit tierischer gegenüber pflanzlichen Proteinen) und von der (möglichst gleichzeitigen) Verfügbarkeit freigesetzter Aminosäuren ab. *Hitzebehandlung* führt meist zu einer die Wirkung der Verdauungsenzyme fördernden *Denaturierung der Proteine*. Die Erhitzung von Eiweiß in Gegenwart von Kohlenhydraten kann durch Bildung enzymatisch nicht aufschließbarer Verbindungen aber auch zur *Minderung der biologischen Wertigkeit* führen. Im übrigen wird die Eiweißverdauung und damit auch die Aminosäureverfügbarkeit durch Proteaseinhibitoren (s. S. 188 ff.) beeinträchtigt.
Fette können durch Überhitzung chemisch verändert werden und damit einen geringeren Nährwert haben. Im allgemeinen sind Fette mit längerkettigen Fettsäuren schlechter resorbierbar.

Sind Dicke bessere Futterverwerter?

Unter *Ausnutzung* versteht man auch die „individuelle Futterverwertung" verschiedener vergleichbarer Menschen bei gleicher Nahrungszufuhr. Sie ist bei gesunden normal- und übergewichtigen Personen jedoch gleich, so daß die scheinbaren Ausnutzungsdifferenzen wohl darauf beruhen, daß Schlanke zu vermehrter Wärmeerzeugung *(Thermogenese)* neigen.

Die Ausnutzung der Nährstoffe

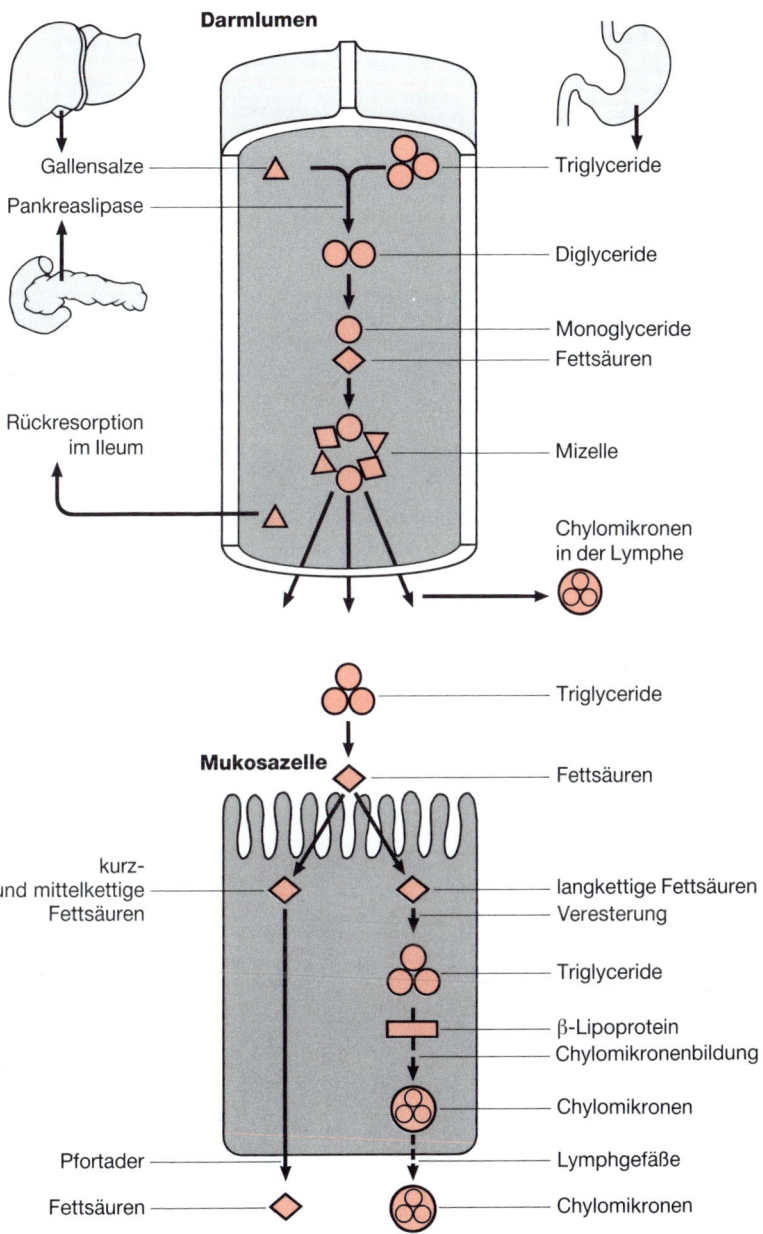

Darmlumen

Gallensalze

Pankreaslipase

Rückresorption im Ileum

Triglyceride

Diglyceride

Monoglyceride
Fettsäuren

Mizelle

Chylomikronen in der Lymphe

Triglyceride

Mukosazelle

Fettsäuren

kurz- und mittelkettige Fettsäuren

langkettige Fettsäuren
Veresterung

Triglyceride

β-Lipoprotein
Chylomikronenbildung

Chylomikronen

Pfortader

Lymphgefäße

Fettsäuren

Chylomikronen

Abb. 2
Fettverdauung, Mizellenbildung, Fettresorption
und Passage der Fettsäuren durch die Mukosazelle (modifiziert nach Kasper)

Der Stoffwechsel der Nährstoffe

Nährstoffe unterliegen im Körper zahlreichen mit Energiefreisetzung oder -verbrauch verbundenen Abbau- und Umsetzungsprozessen.

Kohlenhydratstoffwechsel

Die *Nüchtern-Blutglucose-Konzentration* wird durch die Hormone der Bauchspeicheldrüse, Insulin und Glucagon, innerhalb eines relativ engen Bereiches von 80–120 mg/100 ml reguliert. *Insulin* fördert nach einem durch eine Mahlzeit bedingten Blutzuckeranstieg die Glucoseaufnahme aus dem Blut in die Gewebe, *Glucagon* bei niedrigem Blutzuckerspiegel die Glucosebildung aus gespeichertem Glykogen (s. u.) bzw. aus Aminosäuren und anderen Vorstufen *(Glukoneogenese).*

Im *Zellstoffwechsel* kann *Glucose* auf zwei Wegen abgebaut und dabei frei werdende Energie in Adenosintriphosphat (ATP) überführt werden: Die anaerobe (sauerstoffunabhänige) *Glykolyse* (im Muskel) führt zu *Milchsäure*, die v. a. in der Leber weiter verwertet und bei Bedarf wieder zu Glucose aufgebaut wird. Beim aeroben Glucoseabbau im *Zitronensäurezyklus* (Abb. 1) über Brenztraubensäure (Pyruvat) und aktivierte Essigsäure *(Acetyl-CoA)* zu Kohlendioxid und Wasser wird unter Sauerstoffverbrauch in der Atmungskette eine bessere Energieausbeute erzielt.

Andere Monosaccharide (Fructose, Galactose) müssen vor dem Eintritt in den Intermediär- oder Zwischenstoffwechsel in Glucose umgewandelt werden. *Fructose* wird von Diabetikern in begrenzten Mengen besser als Glucose verwertet, da ihr Stoffwechsel insulinunabhängig ist.

Wenn das Glucoseangebot den Glucoseverbrauch der Gewebe übersteigt, kann Glucose in Form des Vielfachzuckers *Glykogen* in der Leber und in der Skelettmuskulatur gespeichert werden. Diese Energiereserve von ca. 300–400 g Glykogen (entspricht 5 225–6 897 kJ oder 1 250–1 650 kcal) ist im Vergleich zum Fettdepot gering. Überschüssige Glucose kann über Acetyl-CoA auch zur *Fettsynthese* verwendet und in Form von *Triglyceriden* abgelagert werden.

Eiweißstoffwechsel

Aminosäuren gelangen nach der Resorption mit dem Pfortaderblut in die Leber und werden, soweit sie nicht der körpereigenen *Proteinsynthese* oder der Synthese weiterer Stickstoffverbindungen (z. B. Purinbasen) dienen, nur in begrenztem Umfang zur Energiegewinnung abgebaut. Das beim Aminosäureabbau zu Zwischenprodukten der Glykolyse oder des Zitronensäurezyklus verbleibende *Ammoniak* wird in Form von *Harnstoff* im Urin ausgeschieden.

Auf- und Abbau der Körperproteine stehen in einem dynamischen Gleichgewicht. Da Eiweißspeicher fehlen, steht bei herabgesetzter Eiweißzufuhr nur rund 1% des Körperbestandes als *labiles Protein* anstelle von Nahrungseiweiß zur Verbrennung bereit. Im Hungerzustand können maximal bis zu 2–3 kg des Körpereiweißbestandes ohne Beeinträchtigung von Körperfunktionen und der Gesundheit abgebaut werden.

Fettstoffwechsel

Chylomikronen, die nach einer fettreichen Mahlzeit ins Blut gelangen, können zu einer Blutplasmatrübung *(Verdauungshyperlipidämie)* führen. Sie können vom Fettgewebe unmittelbar aus dem Blut aufgenommen werden. Die Triglyceride werden größtenteils durch eine *Lipoproteidlipase* enzymatisch in *freie Fettsäuren* gespalten, die den einzelnen Organen (v. a. Leber und Muskulatur) zur Energiegewinnung zur Verfügung stehen oder zu *Triglyceriden* resynthetisiert und (in den Fettgewebszellen) als *Depotfett* eingelagert werden. In der Leber gebildete Triglyceride werden an *Lipoproteine* (Lipid-Protein-Komplexe), freie Fettsäuren an *Serumalbumin* gebunden im Blut transportiert. *Lipoproteine* unterscheiden sich u. a. durch ihre Größe, Dichte und ihre Zusam-

Der Stoffwechsel der Nährstoffe

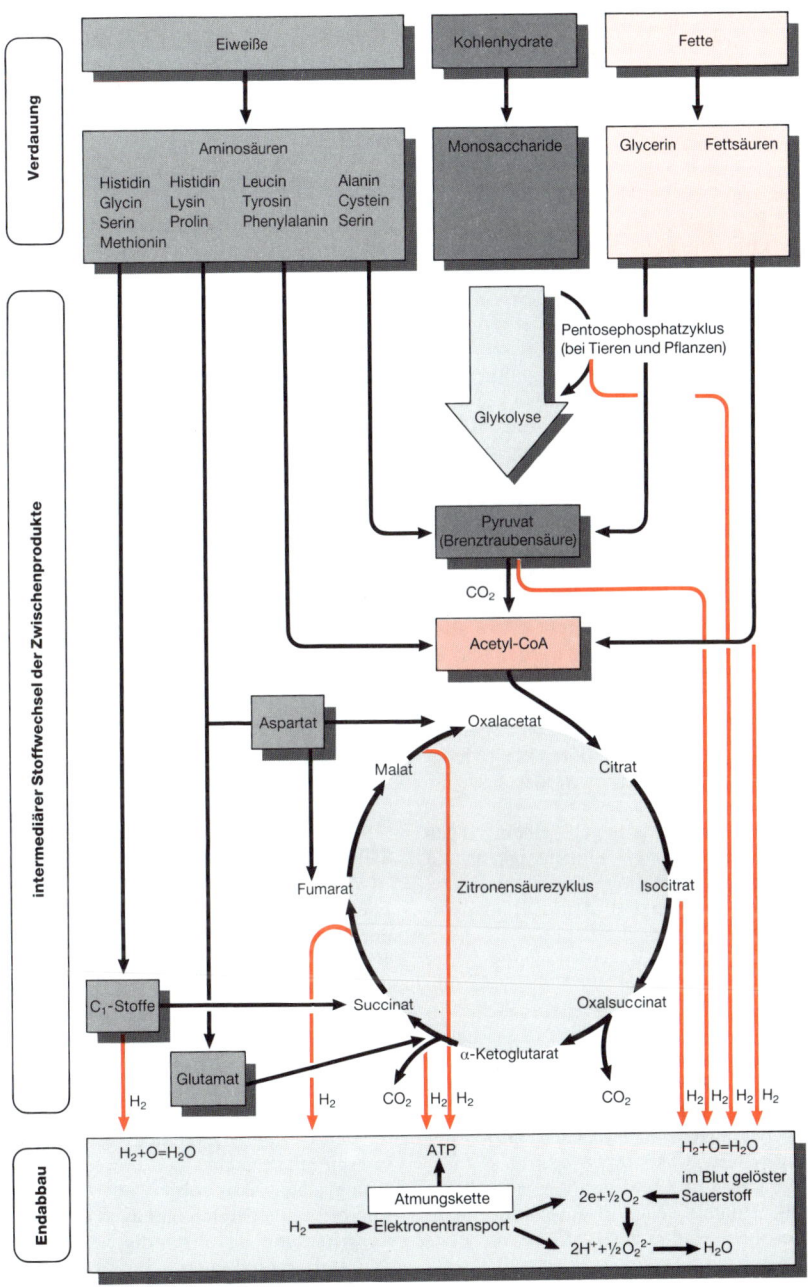

Abb.1
Stoffwechsel (vereinfachte schematische Darstellung)

Der Stoffwechsel der Nährstoffe (Forts.)

mensetzung aus Triglyceriden, Cholesterin, Phospholipiden und Protein (VLDL, LDL und HDL; s. S. 20).

Aus den *VLDL,* die die in der Leber gebildeten Triglyceride transportieren, entstehen im Blut durch teilweise Abgabe von Triglyceriden und Proteinbestandteilen *LDL* mit überwiegendem Cholesterin- und Phospholipidanteil, die von peripheren Organen aufgenommen und umgesetzt werden. *HDL* (mit hohem Proteingehalt) führen dagegen Cholesterin und Phospholipide aus der Peripherie der Leber zum Abbau zu.

Im Zellstoffwechsel als Fettspaltprodukt gebildetes *Glycerin* kann ebenso wie Kohlenhydrate verbrannt oder zum Aufbau von Glucose verwendet werden. Aus der Kohlenstoffkette der Fettsäuren werden stufenweise je 2 Untereinheiten in Form von Acetyl-CoA abgespalten *(β-Oxidation)* und in den Stoffwechsel eingeschleust.

Cholesterin kann aus Acetyl-CoA in allen Körperzellen synthetisiert werden (ca. 1 g pro Tag). In der Leber wird es in *Gallensäuren* umgewandelt, die über die Galle in den Zwölffingerdarm abgegeben, bei der Fettresorption aber größtenteils wieder zur Leber zurückgeführt werden.

Mineralstoffe unterliegen einem regen Austausch zwischen Blutflüssigkeit und Geweben. *Mineralstoffspeicher* sind v. a. Skelett und Zähne (Calcium, Phosphor, Magnesium) sowie die Leber.

Die *Reservekapazität des Körpers für Vitamine* ist unterschiedlich. Fettlösliche Vitamine werden hauptsächlich in der Leber (z. B. die mehrere Monate ausreichende Vitamin-A-Reserve), wasserlösliche Vitamine des B-Komplexes und Vitamin C (nur begrenzt; einige Wochen) im Körper gespeichert.
B-Vitamine und bestimmte Mineralstoffe (z. B. Thiamin, Nicotinsäure, Riboflavin, Phosphor) sind u. a. als *Koenzyme* oder *Effektoren* am gesamten Intermediärstoffwechsel beteiligt.

Die spezifisch-dynamische Wirkung der Nährstoffe

Neben dem Energieaufwand für Verdauung und Resorption bedingt u. a. die Umwandlung der Nährstoffe im Stoffwechsel eine *Steigerung des Energieumsatzes,* die von der Zusammensetzung der aufgenommenen Nährstoffkomponenten Kohlenhydrate, Fette und Eiweiß abhängt (*spezifisch-dynamische Wirkung der Nährstoffe;* Abb. 2). Die Umsatzsteigerung ist relativ klein bei Kohlenhydraten (5–9%) und Fetten (3–4%). Eiweiß dagegen kann eine Erhöhung des Nüchternruheumsatzes um ca. 20% der aufgenommenen Eiweißkalorien bewirken (eine gemischte Kost vergleichsweise um 5–10%).
Die höhere spezifisch-dynamische Wirkung von Protein beruht darauf, daß für die Bildung einer gewissen ATP-Menge über die Eiweiß- und Aminosäureoxidation mehr Energie aufgewendet werden muß als über die Kohlenhydrat- oder Fettoxidation.
Im Zwischenstoffwechsel gewonnene chemische Energie steht in Form von Adenosintriphosphat (ATP) für mechanische oder Transportarbeit zur Verfügung.

Wie wird die Nahrungsenergie gemessen?

Die im Körper umgesetzte Energie und der *Energiegehalt der Nahrung* werden in *Wärme-* bzw. *Energieeinheiten (Joule,* älter: *Kalorien)* angegeben. Die in 1 g eines Nahrungsmittels enthaltene, dem Organismus zur Verfügung stehende Energie nennt man ihren *physiologischen Brennwert* (s. S. 10). Die Stoffwechselendprodukte Kohlendioxid und Wasser besitzen für den Organismus keinen verwertbaren Energiegehalt mehr. Bei Protein ist die biologische Oxidation unvollständig. Energieverluste treten hier auch durch die Ausscheidung unvollständig verbrannter Stickstoffverbindungen im Urin auf (Harnstoff, Kreatinin u. a.).

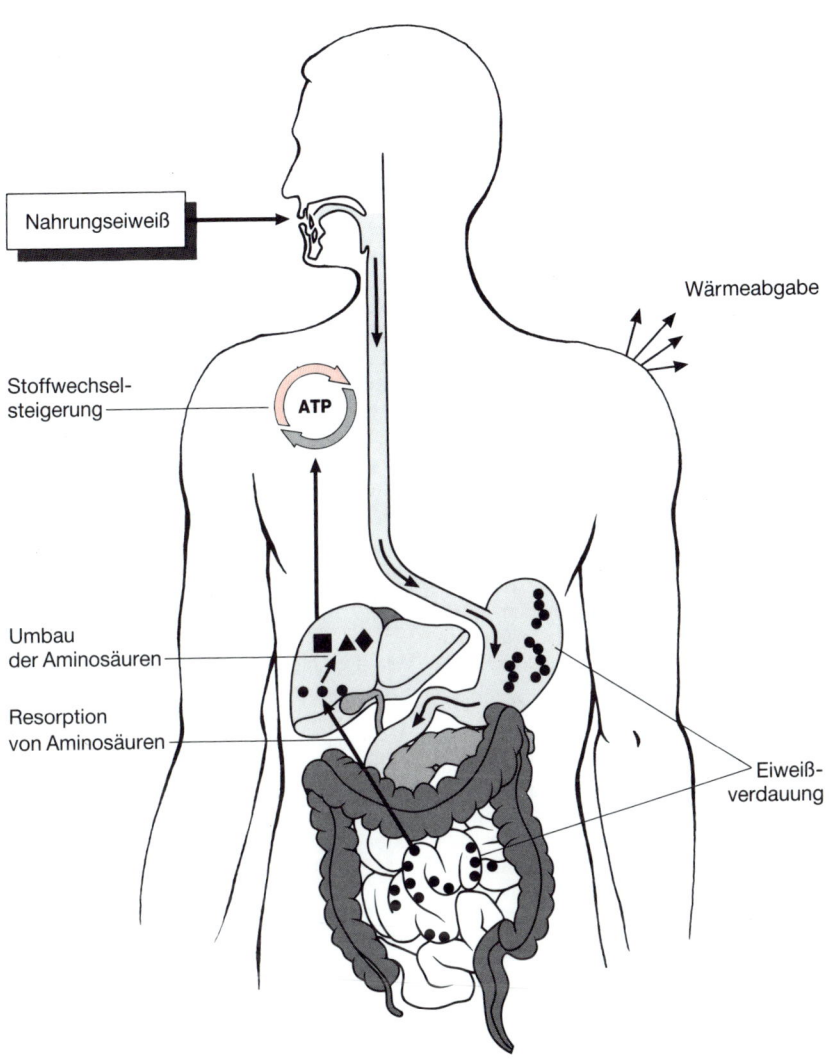

Nahrungseiweiß

Wärmeabgabe

Stoffwechsel-
steigerung

ATP

Umbau
der Aminosäuren

Resorption
von Aminosäuren

Eiweiß-
verdauung

Abb. 2
Die spezifisch-dynamische Wirkung von Proteinen

Die richtige Ernährung

Unter *Nährstoffbedarf* versteht man die Menge an Nährstoffen, die für die (volle) Aufrechterhaltung aller Funktionen des Organismus, d. h. für Gesundheit, Leistungsfähigkeit und Wohlbefinden, benötigt wird. Der *Mindestbedarf an einem essentiellen Nährstoff* (= Nährstoff, der vom Körper selbst nicht synthetisierbar ist) ist die niedrigste Zufuhrmenge zur Verhütung von Mangelzuständen bzw. Funktionsstörungen. Demgegenüber ist ein *Optimalbedarf* für bestes Wohlbefinden nur schwer zu definieren, in jedem Fall aber von einer *überhöhten Zufuhr* zu trennen; so kann z. B. ein Energieüberschuß zur Speicherung von Körperfett, eine Überdosierung der Vitamine A oder D zu Gesundheitsstörungen führen (Abb. 1).

Die „Empfehlungen für die Nährstoffzufuhr" der Deutschen Gesellschaft für Ernährung (Tab.) entsprechen bezüglich der Energiezufuhr dem durchschnittlichen Bedarf der jeweils betrachteten Bevölkerungsgruppe; für alle essentiellen Nährstoffe berücksichtigen sie aber *Sicherheitszuschläge,* die jederzeit eine ausreichende Versorgung aller Personen einer Gruppe gewährleisten sollen.

Die *Verteilung der Nahrungs- bzw. Energiezufuhr* auf drei weniger umfangreiche Haupt- und zwei kleine Zwischenmahlzeiten am Tag ist ernährungsphysiologisch günstiger zu bewerten als drei große Mahlzeiten, die vermehrte Verdauungsarbeit und ein Leistungstief zur Folge haben und obendrein schneller wieder Hungergefühl auslösen können.

Energiebedarf und Grundumsatz

Der *Energiebedarf (Gesamtumsatz)* resultiert aus dem *Grundumsatz* (Ruhe-Nüchtern-Umsatz bei 20 °C), der abhängig vom Alter, Geschlecht und Körperbau variiert, dem *Arbeitsumsatz (Leistungszuwachs)* bei körperlicher Aktivität (Muskelarbeit) und Wärmeproduktion, der *spezifisch-dynamischen Wirkung* (Stoffwechselerhöhung bei Nahrungszufuhr; s. S. 52) und dem Bedarf für Wachstum, Schwangerschaft und Stillzeit:

Als groben Richtwert kann man für den *Grundumsatz des Erwachsenen* im Alter von 20 bis 40 Jahren ca. 1 kcal (4,18 kJ) pro kg Körpergewicht und Stunde veranschlagen; dies entspricht bei einem Körpergewicht von 70 kg rund 1 700 kcal (7 106 kJ) pro Tag. Die Beteiligung einzelner Organe und Gewebe am Grundumsatz ist (abhängig von der Stoffwechselintensität) unterschiedlich: Leber und Skelettmuskulatur sind daran mit je 25 %, das Herz mit 10 % und das Gehirn mit knapp 20 % beteiligt. Die größten *Umsatzsteigerungen* kommen durch Leistungszuwächse der Skelettmuskulatur zustande (Abb. 2).

Der *Gesamtumsatz* bei geringer körperlicher Aktivität liegt bei *Männern* etwa zwischen 2 200 und 2 600 kcal (9 196–10 868 kJ) pro Tag, bei *Frauen* um ca. 15 % darun-

Frauen haben einen geringeren Energiebedarf als Männer

ter. Bei Jugendlichen, Schwangeren und Stillenden ist der Gesamtenergiebedarf erhöht. Der *Arbeitsumsatz im Beruf* steigt von leichter über mittelschwere und schwere auf schwerste Arbeit jeweils um etwa 600 kcal (2 500 kJ) pro Tag an. Der Gesamtumsatz bei Schwer- und Schwerstarbeitern kann daher 4 000–5 000 kcal (16 720–20 900 kJ) betragen.

Kohlenhydrate, Fette und *Proteine* können sich (aufgrund ihrer z. T. essentiellen Funktion im Organismus) zur Deckung des Energiebedarfs gegenseitig nur innerhalb gewisser Grenzen vertreten. Einseitige Ernährung kann Gesundheitsstörungen hervorrufen. Die Gesamtenergiezufuhr sollte aus ca. 60 % Kohlenhydraten, 25–30 % Fett und knapp 10 % Protein bestehen. Bei zunehmendem Gesamtumsatz (Arbeit) sollte der Fettanteil in der Nahrung auf Kosten des Kohlenhydratanteils erhöht, bei niedrigerem Gesamtumsatz dagegen reduziert werden.

Die *Kohlenhydratzufuhr* sollte einen *hohen Stärkeanteil* und einen *kleinen Zuckeranteil* aufweisen. Stärkehaltige pflanzli-

Die richtige Ernährung

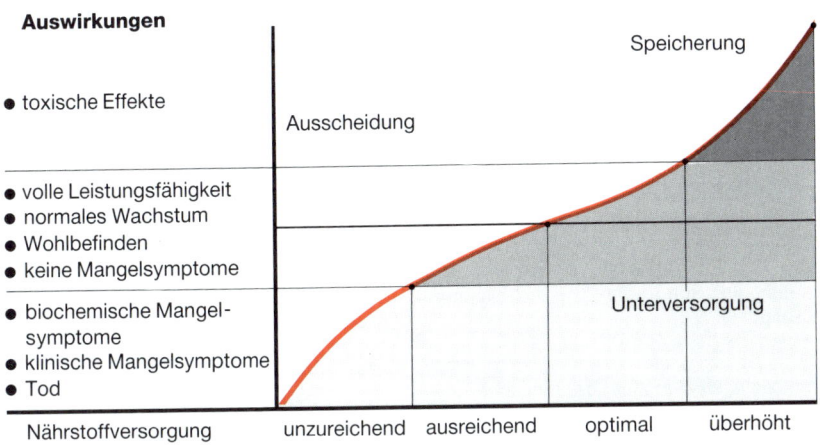

Auswirkungen

- toxische Effekte

- volle Leistungsfähigkeit
- normales Wachstum
- Wohlbefinden
- keine Mangelsymptome

- biochemische Mangel-
  symptome
- klinische Mangelsymptome
- Tod

Speicherung

Ausscheidung

Unterversorgung

Nährstoffversorgung   unzureichend   ausreichend   optimal   überhöht

Abb. 1
Der Einfluß der Nährstoffversorgung auf den Organismus (modifiziert nach Leitzmann)

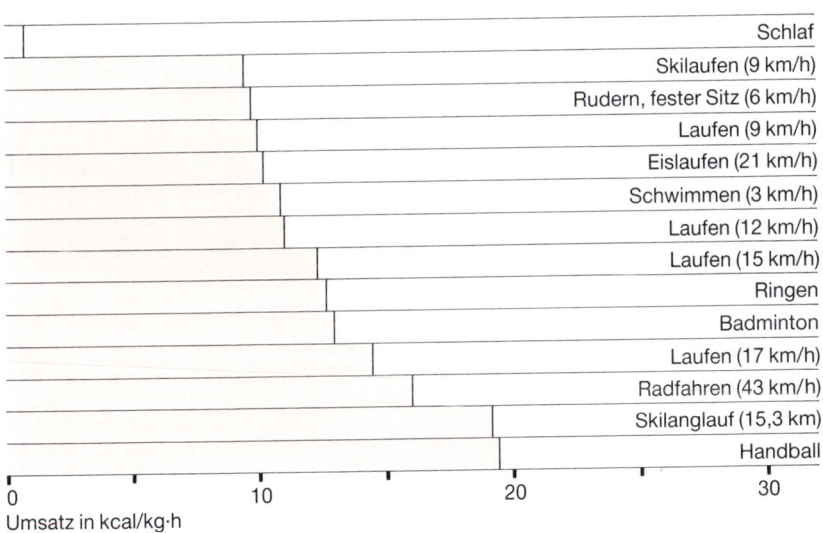

Schlaf
Skilaufen (9 km/h)
Rudern, fester Sitz (6 km/h)
Laufen (9 km/h)
Eislaufen (21 km/h)
Schwimmen (3 km/h)
Laufen (12 km/h)
Laufen (15 km/h)
Ringen
Badminton
Laufen (17 km/h)
Radfahren (43 km/h)
Skilanglauf (15,3 km)
Handball

0   10   20   30

Umsatz in kcal/kg·h

Abb. 2
Der Energieumsatz bei verschiedenen sportlichen Tätigkeiten, bezogen auf die Ruhewerte
(kürzerdauernde Leistungen, auf 1 Stunde umgerechnet)

Die richtige Ernährung (Forts.)

che Nahrungsmittel (Getreide, Kartoffeln, Gemüse) weisen im allgemeinen

Viel Stärke, wenig Zucker!

auch höhere Gehalte an Vitaminen, Mineral- und Ballaststoffen auf. Die *Mindestmenge an Kohlenhydraten* für Erwachsene und Heranwachsende beträgt etwa 130 g pro Tag. Für *Ballaststoffe* wird eine Aufnahme von mindestens 30 g pro Tag empfohlen.

Wieviel Eiweiß braucht der Mensch?

Die *Nahrungseiweiße* dienen bevorzugt dem Aufbau körpereigener Eiweißsubstanz. Die *empfohlene Eiweißzufuhr* orientiert sich nicht am Mindestbedarf für eine ausgeglichene Eiweiß- bzw. Stickstoffbilanz, sondern soll unter Berücksichtigung von Sicherheitszuschlägen und zum Ausgleich für unterschiedliche Ausnutzbarkeit und biologische Wertigkeit des Nahrungsproteins (s. S. 14 ff. und S. 48) 0,8 g pro kg Körpergewicht für den Erwachsenen betragen. Prinzipiell hat der Mensch keinen Bedarf an Eiweiß, sondern dem Aminosäuremuster körpereigener Proteine entsprechend nur einen *Bedarf an (essentiellen) Aminosäuren* in einem bestimmten Verhältnis zueinander. Daher sollte etwa die Hälfte des zugeführten Eiweißes aus biologisch hochwertigem tierischem Eiweiß bestehen.

30 % der Energiezufuhr in Form von *Fett* entsprechen bei einer Gesamtenergiezufuhr von 2 400 kcal (10 030 kJ) einer täglichen Aufnahme von 80 g Gesamtfett, einschließlich 40 g in Lebensmitteln „verborgenen" Fettes. Der Anteil *gesättigter Fettsäuren* an der Gesamtfettzufuhr sollte aber ein Drittel nicht überschreiten, da Lebensmittel mit gesättigten Fettsäuren oft cholesterinreich sind. An essentiellen, *mehrfach ungesättigten Fettsäuren* (z. B. Linolsäure), die v. a. in Pflanzenölen vorkommen, sollten 10 g pro Tag bzw. 3 % der Energiezufuhr aufgenommen werden.

Die *tägliche Wasseraufnahme* des Erwachsenen aus Getränken und fester Nahrung sollte ca. 2 Liter betragen, bei großen Verlusten über die Schweißabsonderung entsprechend mehr.

Der tägliche Mineralstoffbedarf

Die mit dem Urin, dem Stuhl und dem Schweiß ausgeschiedenen *Mineralstoffe* bzw. *Elektrolyte* müssen ebenfalls ersetzt werden. Der Mindestbedarf des Menschen an *Natrium* liegt wahrscheinlich deutlich unter 0,5 g pro Tag; 5 g NaCl (Kochsalz) sind für Erwachsene ausreichend. Eine höhere Zufuhr ist u. U. sogar schädlich (z. B. Blutdruckerhöhung). – Der Bedarf an *Kalium* und *Magnesium* kann durch eine ausgewogene Mischkost gedeckt werden. Kaliumverluste können bei der Nahrungszubereitung durch Übergang von Kalium ins Kochwasser auftreten. – Das Minimum für *Calcium*, das nicht unterschritten werden sollte, liegt bei 400–500 mg pro Tag. – Der *Phosphorbedarf* des Erwachsenen steht in Beziehung zum Calciumbedarf, wobei ein Calcium-Phosphor-Verhältnis von 1 : 1 bis 1 : 1,2 als optimal angesehen wird. – Die empfehlenswerte *Eisenzufuhr* beträgt bei einer mittleren Resorptionsrate von 10 % 10 mg pro Tag (bei Frauen im Menstruationsalter und bei Schwangeren liegt sie höher). – Die anderen Spurenelemente werden aufgrund ihres weitverbreiteten Vorkommens in der Nahrung normalerweise in ausreichender Menge zugeführt.

Nahrungsbedingter Vitaminmangel ist bei ausgewogener Mischkost selten. Viele *Vitamine* sind jedoch licht- und hitzeempfindlich. Verluste können bei der Zubereitung der Speisen und bei der Lebensmittellagerung auftreten. Im frühen Kindesalter ist besonders der Bedarf an Vitamin D erhöht, da für die Entwicklung des Knochengerüstes besonders viel Calcium benötigt wird.

Empfohlene Energie- und Nährstoffzufuhr pro Tag[1]

Personengruppe	Energiebedarf kcal m	kcal w	MJ m	MJ w	Protein (g/kg Körpergewicht²) m	w	essentielle Fettsäuren	Wasser (ml/kg Körpergewicht)	Kalium (g)	Calcium (mg) m	w	Phosphor (mg) m	w	Magnesium (mg) m	w	Eisen (mg) m	w	Jod (µg)	Zink (mg)
Säuglinge (Monate)																			
0–2	550		2,2		2,3		2	130–180	0,3–1,0	(250³)–500		(120³)–280		(30³)	50	0		50	3
3–5	750		3,1		2,1		3	130–180	0,3–1,0	(250³)–500		(120³)–280		(40³)	70	6		70	4
6–11	850		3,6		2,0		3	120–145	0,3–1,0	500		500		120		8		80	5
Kinder (Jahre)																			
1–3	1100		4,5		22		4	115–125	1,0–2,0	600		600		140		8		100	8
4–6	1500		6,5		32		5	100–110	1,0–2,0	700		700		200		8		120	10
7–9	1900		8,0		40		6	90–100	1,0–2,0	800		800		220		10		140	12
10–12	2300	2200	9,5	9,0	45	45	7	70–85	1,0–3,0	1000	900	1000	900	280	250	12	18	180	12
13–14	2700	2500	11,5	10,5	60	55	9	50–60	1,0–3,0	1000	900	1000	900	330	300	12	18	200	15
Jugendliche, Erwachsene (Jahre)																			
15–18	3000	2400	12,5	10,0	60	50	10	40–50	3,0–4,0	900	800	900	800	400	350	12	18	200	15
19–35	2600	2200	11,0	9,0	55	45	10	20–45	3,0–4,0	800		800		350	300	12	18	200	15
36–50	2400	2000	10,0	8,5	55	45	10	20–45	3,0–4,0	800		800		350	300	12	18	180	15
51–65	2200	1800	9,0	7,5	55	45	10	20–45	3,0–4,0	800		800		350	300	12	12	180	15
über 65	1900	1700	8,0	7,0	55	45	10	20–45	3,0–4,0	800		800		350	300	12	12	180	15
Schwangere	+300		+1,2²		+30²		+1²	20–45	3,0–4,0	+400		+200		+100²		+7		+30	+10²
Stillende	bis +700		bis +3,0		+20		+3	20–45	3,0–4,0	+400		+200		+150		+4		+60	+10

[1] Quelle: Deutsche Gesellschaft für Ernährung, 1986. – ² ab 4. Schwangerschaftsmonat. – ³ bei Muttermilchernährung
Erläuterungen: 1 MJ = 1000 kJ; m = männliche Personen, w = weibliche Personen

Die Ernährung des Säuglings

Nach seiner Entbindung muß sich der Säugling auf die *orale Nahrungsaufnahme* (über den Mund) umstellen. Dieser Anpassungsvorgang erfolgt allmählich, da sich die Funktionen von Verdauungsapparat, Intermediärstoffwechsel und Nieren erst im Laufe des ersten Lebensjahres voll entwickeln.

Die Gewichtszunahme des Säuglings von 25–30 g pro Tag im ersten Lebensquartal korreliert mit dem raschen Aufbau von Körpersubstanz; der Säugling verdoppelt sein Geburtsgewicht von rund 3 000 bis 3 500 g nach 20 Wochen und verdreifacht sein Gewicht bis zum Ende des ersten Jahres auf ca. 10 kg. Der tägliche Energiebedarf pro kg Körpergewicht beträgt 100–120 kcal (420–500 kJ) und sinkt langsam um ca. 10 kcal (42 kJ) alle 3 Jahre ab auf ungefähr 30–40 kcal (126–168 kJ) beim Erwachsenen.

Beim *Stillen* nimmt der Säugling zunächst die *Kolostralmilch (Vormilch)* zu sich, die einen hohen Gehalt an Immunglobulinen besitzt, dann die energiereichere *transitorische Milch (Übergangsmilch)* und, vom 10.–15. Tag an, die reife *Frauenmilch (Muttermilch)*. Muttermilch enthält durchschnittlich 1,1 % Eiweiß, 7 % Kohlenhydrate und 4,5 % Fett. Der Fettanteil deckt rund 50 % des Energiebedarfs des voll gestillten Säuglings.

Muttermilch oder Kuhmilch?

Aus ernährungsphysiologischer und immunologischer Sicht bestehen *Unterschiede zwischen Frauen- und Kuhmilch* (Tab.). Trotz des unterschiedlichen Eiweißgehaltes ist bei beiden der Gehalt an essentiellen (lebensnotwendigen) Aminosäuren relativ hoch und im Spektrum ähnlich. Der sehr hohe Fettgehalt der Muttermilch wird vom Säugling aufgrund der höheren Konzentration an ungesättigten Fettsäuren, v. a. der essentiellen Linolsäure, weit besser resorbiert als der Fettanteil der Kuhmilch. Für den gestillten Säugling ist Milchzucker (Lactose) monatelang praktisch das einzige energieliefernde Nahrungskohlenhydrat. Der hohe Anteil an Vitaminen A, C, E und D, der niedrige Mineralstoffgehalt (0,2 g pro 100 ml; v. a. an Natrium) und die bessere Resorption von Calcium, Zink und Eisen sind weitere Vorteile der Muttermilch gegenüber der Kuhmilch. Eine *Rachitisprophylaxe* mit Vitamin D ist aber beim gestillten Säugling meist ebenso notwendig wie beim kuhmilchernährten. Sie kann mit Fluor zur Kariesprophylaxe kombiniert werden.

Milchfertignahrung

Für die Ernährung nicht oder nur teilweise gestillter Kinder kann als vollwertiger Ersatz z. B. keimfrei gemachte Kuhmilch durch Verdünnung ihres hohen Eiweißanteils und Zusatz von Kohlenhydraten und Fett *(Halbmilch* oder *Zweidrittelmilch)* an den Nährstoffbedarf des Säuglings angepaßt werden. Auf dieser Basis werden industriell *Milchfertignahrungen* hergestellt: *Adaptierte Nahrungen* sind soweit wie möglich der chemischen Zusammensetzung der Frauenmilch angeglichen, *teiladaptierte* Nahrungen enthalten neben Milchzucker noch andere Zucker, Stärke und Pflanzenöle. *Folgemilchpräparate* sollten Säuglingen nicht vor dem 5.–6. Monat gegeben werden.

Von der 6. Lebenswoche an werden *Obstsäfte* zugefüttert. Bei den genannten Fertigpräparaten ist dies nicht notwendig. Vom 4. Monat an wird die Milchnahrung

Ab dem 4. Monat erhält der Säugling Beikost

in zunehmenden Maße durch *Beikost* ersetzt. Danach wird die Ernährung vom 6. Monat an über *Vollmilch* sowie *Getreide-Obst-Brei* und Fleisch allmählich auf eine wenig gesalzene *gemischte Kost* umgestellt (Abb.).

Die Ernährung des Säuglings

5 Mahlzeiten   **4 Mahlzeiten**

Karotten/Obst-Saft   (Nur bei selbsthergestellter Milch
                                      aus pasteurisierter Frischmilch)

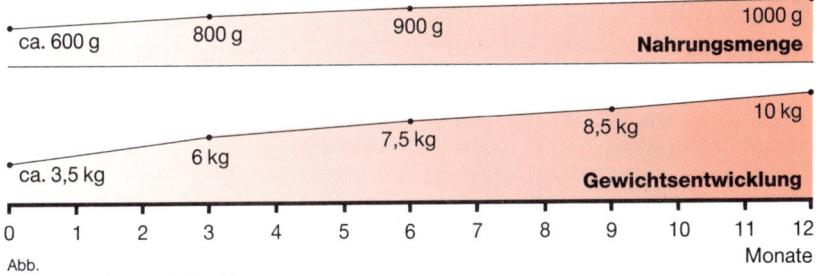

	Vollmilch (-Brei) oder Folgemilch oder Muttermilch oder adapt./teiladapt. Milchpräparat
Muttermilch oder adapt./teiladapt. Milchpräparat	Gemüse-Kartoffel-Brei + Fleisch/Eigelb +Fett, Nachspeise: Obstmus
	Getreideflocken-Obst-Brei (milchfrei) + Fett
	Vollmilch-Getreide-Brei + Obstsaft

ca. 600 g   800 g   900 g   1000 g
                                                     Nahrungsmenge

                                      8,5 kg   10 kg
                        7,5 kg
            6 kg
ca. 3,5 kg   **Gewichtsentwicklung**

0   1   2   3   4   5   6   7   8   9   10   11   12
                                                           Monate

Abb.
Die Ernährung im ersten Lebensjahr
(modifiziert nach Forschungsinstitut für Kinderernährung, Dortmund)

Tab.: Die Zusammensetzung von Frauenmilch und Kuhmilch (nach Kofranyi u. Wirths)

Es enthalten:	Energiegehalt	Eiweiß	Fett	Kohlenhydrate	Mineralstoffe	Ca	Vitamin A	Vitamin B1	Vitamin B2	Vitamin C
100 g	kcal (kJ)	g	g	g	g	mg	µg	µg	µg	mg
Muttermilch	69 (287)	1,2	4,0	7,1	0,21	31	54	15	38	4,4
Kuhmilch (pasteurisierte Trinkmilch)	65 (271)	3,3	3,5	4,8	0,74	120	28	37	190	1,7

Die Ernährung von Kindern und Jugendlichen

Ab dem 2. Lebensjahr wird das *Kleinkind* mit den Kostformen und Eßgewohnheiten der Erwachsenen vertraut gemacht. *Regelmäßige Mahlzeiten,* drei Haupt- und zwei Zwischenmahlzeiten, sind besonders wichtig. An die Stelle der Flasche treten Becher und Tasse, die Breinahrungen werden schrittweise durch eine *abwechslungsreiche Mischkost* ersetzt. Neben der höheren Zufuhr von fester Nahrung ist auf ein ausreichendes Angebot an Vollkorn-Getreideprodukten, auch Vollkornbrot, Gemüse und Obst als mineralstoff-, vitamin- und ballaststoffhaltige Nahrungsquellen ebenso zu achten wie auf Fleisch, Ei und Milchprodukte zur ergänzenden Deckung des Eisen- und Eiweißbedarfs.

Ein halber Liter pasteurisierte oder ultrahocherhitzte *Milch* mit 3,5 % Fettgehalt ist ausreichend, um den hohen Calciumbedarf für den Aufbau von Knochen und Zähnen zu decken; andererseits sollte diese Trinkmilchmenge während des gesamten Kindesalters nicht wesentlich überschritten werden, da sonst der Appetit verringert und die erforderliche Nährstoffzufuhr in Form fester Nahrung eingeschränkt wird.

Als energiearme *Getränke* sind Früchteoder Kräutertees und verdünnte Obstsäfte den zuckerhaltigen, nährstoffarmen Limonaden und Colagetränken vorzuziehen. Das Kleinkind braucht pro kg Körpergewicht dreimal so viel Flüssigkeit wie ein Erwachsener (Abb. 1). Aufgrund seines stark wechselnden Bewegungsdranges schwankt auch der Nahrungsbedarf stark. Die Richtwerte für den *Energie- und Nährstoffbedarf* sind daher Mittelwerte (Abb. 2).

Für *Schulkinder* und *Jugendliche* gilt ebenso wie für Kleinkinder: Mit einer abwechslungsreichen, gemischten Kost werden alle essentiellen Nährstoffe ausreichend zugeführt. Dabei ist auf ein ausgewogenes Verhältnis der Nährstoffe mit ca. 10–15 % Eiweiß, 30–40 % Fett und 50–55 % Kohlenhydraten zu achten. Der *Gesamteiweißbedarf* sollte jeweils zur Hälfte mit biologisch hochwertigen tierischen und mit pflanzlichen Eiweißen gedeckt werden. Gesunden normalgewichtigen Kindern sollte man statt entrahmter Milch und Magermilchprodukten besser Vollmilch und Vollmilchprodukte geben. Bezüglich der *Fette* ist zu sagen, daß man bereits bei Kindern in diesem Lebensalter darauf achten sollte, die Zufuhr von gesättigten Fetten und Cholesterin aus tierischen Lebensmitteln in Grenzen zu halten. Um die notwendige Zufuhr an hochungesättigten *essentiellen Fettsäuren* zu sichern (s. Abb. 2), ist die Verwendung von *Pflanzenölen* empfehlenswert. *Kohlenhydrate* in Form von Süßigkeiten und Süßgetränken sind eher ungeeignet, weil sie den Appetit bei den Haupt- und Zwischenmahlzeiten vermindern und dadurch die Vitamin- und Mineralstoffversorgung gefährden. Der Anteil an Zucker und Süßwaren aller Art ist in der Kinderernährung oft zu hoch und für die Häufigkeit von Zahnkaries und Übergewicht mitverantwortlich (Abb. 3). *Vitamine* und *Mineralstoffe* werden am besten mit frischem, rohem Obst und Gemüse zugeführt (s. S. 28 ff. und S. 34 ff.).

Ernährungsrichtlinien für Kinder und Jugendliche

Für die gesunde Ernährung des Schulkindes und Jugendlichen können folgende *Richtlinien* gelten: die Kalorienzufuhr auf mehrere Mahlzeiten verteilen; die Bedeutung der Zwischenmahlzeiten beachten; ausreichend hochwertiges Eiweiß aus Milchprodukten, Gemüse und Kartoffeln zuführen; zu hohen Fettverzehr vermeiden; mehr Pflanzenöle statt tierischer Fette verwenden; Vollkornprodukte bevorzugen; ungeeignete kohlenhydrathaltige Getränke vermeiden; Süßigkeiten reduzieren; überhöhte Salzzufuhr zugunsten von Gewürzen vermeiden; auf die Qualität der Nahrungsmittel und frische, vitaminschonende Zubereitung achten.

Die Ernährung von Kindern und Jugendlichen

	ml/kg Körpergewicht/Tag
Kinder	
1-3 Jahre	115-125
4-6 Jahre	100-110
7-9 Jahre	90-100
10-12 Jahre	70-85
13-14 Jahre	50-60
Jugendliche	
15-18 Jahre	40-50

Abb. 1
Richtwerte für die Zufuhr von Wasser einschließlich des Wassergehalts
der Nahrung (ohne die Wasserbildung bei der biologischen Oxidation;
modifiziert nach Deutsche Gesellschaft für Ernährung)

	kcal/Tag weibl. männl.		MJ/Tag weibl. männl.		Protein (g) weibl. männl.		essentielle Fettsäuren(g)
Kinder							
1-3 Jahre	1100		4,5		22		4
4-6 Jahre	1500		6,5		32		5
7-9 Jahre	1900		8,0		40		6
10-12 Jahre	2200	2300	9,0	9,5	45	45	7
13-14 Jahre	2500	2700	10,5	11,5	55	60	9
Jugendliche							
15-18 Jahre	2400	3000	10,0	12,5	50	60	10

Abb.2
Richtwerte für den Energie- und Nährstoffbedarf pro Tag
(modifiziert nach Deutsche Gesellschaft für Ernährung)

	Körpergröße (cm) weibl. männl.		Körpergewicht (kg) weibl. männl.	
Kinder				
1-3 Jahre	89	91	12,7	13,3
4-6 Jahre	113	114	19,6	20,1
7-9 Jahre	132	133	28,4	28,4
10-12 Jahre	150	151	40,1	40,9
13-14 Jahre	164	169	52,6	55,0
Jugendliche				
15-18 Jahre	166	174	58,0	67,0

Abb.3
Referenzmaße von Körpergröße und Körpergewicht
(modifiziert nach Deutsche Gesellschaft für Ernährung)

Die Ernährung im Alter

In der BR Deutschland sind heute 15 % der Männer und 24 % der Frauen älter als 60 Jahre. Schätzungen weisen darauf hin, daß um das Jahr 2000 bereits 23 % aller Einwohner über 60 Jahre alt sein werden (Abb. 1). Einer der wichtigsten Faktoren zur Gesunderhaltung ist eine möglichst vollwertige Ernährung, die den altersbedingten Veränderungen des Organismus (u. a. Abnahme des Muskel- und Zunahme des Fettanteils) gerecht wird. Der *Grundumsatz sinkt*, da sich das Stoffwechselgeschehen verlangsamt. Außerdem ergibt sich aus der Einschränkung der körperlichen Tätigkeit eine Senkung des Energiebedarfs (Abb. 2). Für Frauen über 65 Jahre wird eine Gesamtenergiezufuhr von 1 700 kcal (7 100 kJ) pro Tag und für Männer von 1 900 kcal (7 940 kJ) pro Tag als ausreichend empfohlen.

Bei einem abnehmenden Gesamtenergiebedarf ist der *Eiweißbedarf* relativ erhöht. Da Altern mit einem Abbau von Körperzellen verbunden ist und Eiweißverluste im Alter langsamer ersetzt werden, sollte die tägliche Eiweißzufuhr 0,8–1,0 g Protein pro kg Körpergewicht betragen. „Leichtgewichtige" sollten mindestens

Ältere Menschen sollten sich eiweißreich ernähren

12 % der Nahrungsenergie in Form von Protein zu sich nehmen (Frauen nicht weniger als 45 g pro Tag, Männer nicht weniger als 55 g pro Tag). Bei der üblichen Mischkost sollte die Hälfte des Proteins aus tierischen Lebensmitteln stammen. Der Eiweißbedarf kann durch fettarme, hochwertige und leichtverdauliche Eiweißprodukte wie Milch, Joghurt, Quark, Käse, Fisch und mageres Fleisch gedeckt werden.

Der *Fettanteil* der Nahrung sollte 30 % der Geamtenergiezufuhr nicht übersteigen. Um einerseits einer erhöhten Cholesterinaufnahme und einer zu hohen Zufuhr an gesättigten Fettsäuren aus tierischen Lebensmitteln vorzubeugen und andererseits eine ausreichende Aufnahme an essentiellen Fettsäuren (Linolsäure) zu garantieren, sollten bevorzugt pflanzliche Streich- und Kochfette (Margarine- oder Ölsorten) verwendet werden.

Der Verzehr von *Kohlenhydraten*, v. a. in Form „leerer Kalorien" (süße Limonaden, alkoholische Getränke, Süßigkeiten), sollte aufgrund der Gefahr von Übergewicht, Altersdiabetes und einer verminderten Kohlenhydrattoleranz eingeschränkt werden. Getreideprodukte aus hochausgemahlenem Mehl (v. a. Vollkornerzeugnisse), Kartoffeln, Gemüse und Obst liefern gleichzeitig Mineralstoffe, Vitamine und Ballaststoffe und sind als Kohlenhydratquelle vorzuziehen.

Wegen ihres hohen Gehaltes an *Calcium* gelten auch *Milch* und *Milchprodukte* als wichtige Nahrungsbestandteile, da im Alter Calcium aus den Knochen abgegeben wird (Neigung zu Knochenerweichung oder Osteoporose).

Der *Vitaminbedarf* ist bei älteren Menschen unverändert; daher kann besonders bei einseitiger Ernährung mit wenig Obst und Gemüse ein Mangel v. a. an den Vitaminen A, B_1, B_2, B_6, C, D und Folsäure entstehen.

Der alternde Mensch sollte besonders auch darauf achten, über den Tag verteilt genügend Flüssigkeit aufzunehmen (mindestens 1,5 Liter pro Tag), da im Alter das Durstgefühl abnimmt.

Allgemeine Ernährungsempfehlungen für Senioren

Für eine richtige Ernährung im Alter können folgende *Empfehlungen* gelten: Anpassung der Energiezufuhr an den verminderten Bedarf; vielseitige Lebensmittelauswahl; Einschränkung des Verzehrs von Lebensmitteln mit „leeren Kalorien"; bewußte Wahl ballaststoffreicher Nahrungsmittel; geschmackvolle Zubereitung (kräftig würzen, sparsam salzen zur Vorbeugung eines Bluthochdrucks); ausreichende Flüssigkeitszufuhr; Vorsicht bei Alkoholika; viel Bewegung im Freien (fördert die Vitamin-D-Bildung).

Die Ernährung im Alter

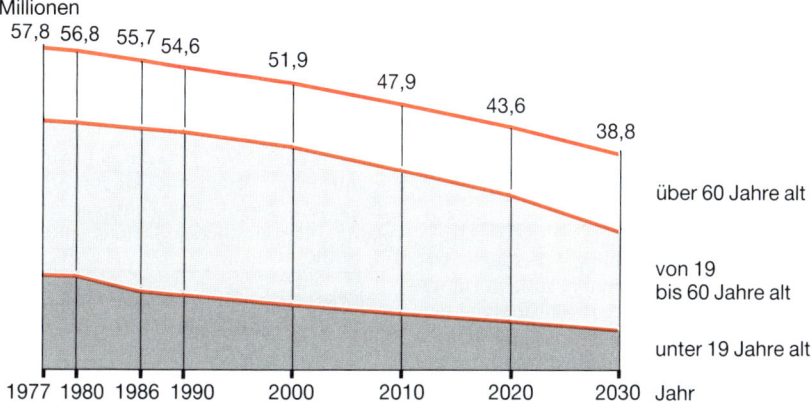

Abb. 1
Mittlere Lebenserwartung und Bevölkerungsentwicklung in der BR Deutschland
bis zum Jahre 2030 (nach Hoffmeister, Junge, Bundesgesundheitsamt Berlin, 1984)

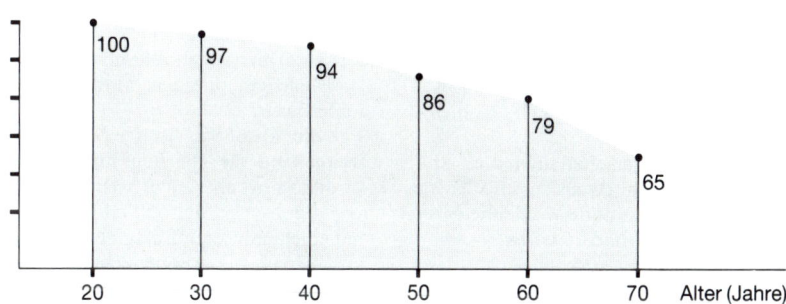

Abb. 2
Der Energiebedarf des Menschen in Beziehung zum Lebensalter (nach Huth u. Kluthe)

Ernährungsratschläge für Schwangere und Stillende

Die *Gewichtszunahme der werdenden Mutter* verläuft in der Regel parallel zum Wachstum der Leibesfrucht. Die optimale Zunahme normalgewichtiger Frauen beträgt bis zum Geburtstermin etwa 12 kg,

Wieviel nehmen Schwangere bis zum Geburtstermin zu?

während untergewichtige Frauen zwischen 13–16 kg zunehmen sollten. In der zweiten Schwangerschaftshälfte steigt der Grundumsatz um ca. 20%; dies bedeutet ab dem 4. Monat einen Mehrbedarf von etwa 300 kcal (1250 kJ) pro Tag (Abb.). Tatsächlich ist jedoch bei Schwangeren in dieser Phase die Energiezufuhr meist überhöht, was zu einer unphysiologischen Gewichtszunahme, verbunden mit unerwünschtem Fettansatz und einem erhöhten Risiko für Schwangerschaftserkrankungen, führt.

Da sich der *Nahrungsenergiebedarf* nur allmählich und, im Vergleich zu den essentiellen Nährstoffen, nur geringfügig erhöht, muß sich die *Qualität der Nahrung* stärker ändern als die Quantität. Die Stoffwechselbelastung in der Schwangerschaft erfordert eine *ausgewogene Relation der Grundnährstoffe:* 15–20% Eiweiß, 25–35% Fett und 50–60% Kohlenhydrate.

Vom 4. Schwangerschaftsmonat an ist der *Eiweißbedarf* um etwa 30 g pro Tag erhöht, d. h., die gesunde werdende Mutter benötigt täglich rund 75 g Eiweiß, mindestens 50% davon tierischen Ursprungs.

Der *Fettverzehr* sollte auch während der Schwangerschaft auf ca. 80 g pro Tag beschränkt werden, wovon die Hälfte auf „verborgene Fette" entfällt.

Der verbleibende Energiebedarf wird mit 300–400 g *Kohlenhydraten* gedeckt, die in hochmolekularer Form und nicht in Form von Zucker zugeführt werden sollten. Die begleitenden *Ballaststoffe* sind wichtig für eine geregelte Darmfunktion.

Die Bedarfsdeckung mit *Mineralstoffen* (v. a. Eisen, Calcium und Jod) und Vitaminen – besonders Folsäure, Vitamin B_6, Thiamin (B_1), bei jungen Frauen auch Riboflavin (B_2) – ist v. a. für die Gesunderhaltung der Mutter wichtig. Durch eine abwechslungsreiche gemischte Kost können der Mineralstoff- und Vitaminbedarf auch während der Schwangerschaft und Stillzeit voll gedeckt werden. Einige *Lebensmittel* sind dabei besonders wichtig, v. a.: Milch und Milchprodukte, da sie viel Calcium und Phosphat für den Aufbau des kindlichen Skeletts enthalten

Schwangere benötigen reichlich Mineralstoffe und Vitamine

(1 Liter Milch enthält die tägliche Soll-Menge an Calcium von etwa 1,2 g), außerdem Vitamin A und B-Vitamine; ebenso mageres Fleisch, ergänzt durch Leber von Jungtieren und Seefisch; ferner Fette mit hohem Gehalt an mehrfach ungesättigten Fettsäuren, pflanzliche Öle; Getreideerzeugnisse auf Vollkorn- und Schrotbasis; reichlich Obst und Gemüse als Frischkost und Fruchtsäfte.

Schwangere mit Gewichtsproblemen sollten v. a. ihren Konsum von Süßigkeiten (auch Süßgetränke) und Fett (inklusive verborgenes Fett besonders in Wurstwaren und Eiern) einschränken. Generell sind häufigere kleinere Mahlzeiten empfehlenswert.

Für die *Ernährung in der Stillzeit* gelten weitgehend die gleichen Richtlinien wie in der Schwangerschaft. Bei der Bildung von durchschnittlich 850 ml Milch täglich mit einem mittleren Energiegehalt von 600 kcal (2510 kJ) erhöht sich der tägliche Energiebedarf der vollstillenden normalgewichtigen Mutter um ca. 700 kcal (2930 kJ). Eine zusätzliche Zufuhr von 20 g Eiweiß pro Tag (ca. 2,4 g Zulage pro 100 g sezernierte Milch) gelten in der Stillperiode als ausreichend.

Alkohol, Koffein und Nikotin sind wie schon während der Schwangerschaft zu meiden, da diese Stoffe mit der Muttermilch in den kindlichen Organismus gelangen.

Ernährungsratschläge für Schwangere und Stillende

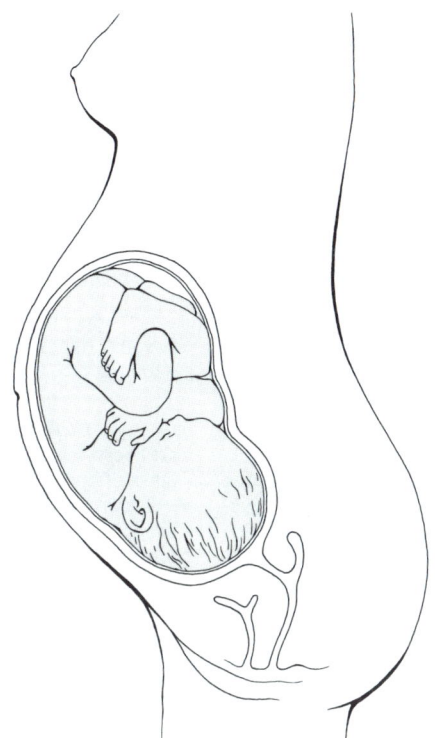

Gewichtszunahme		Energiebedarf pro Tag*
Woche	kg	
0-12.	0	im 1. Schwangerschaftsdrittel
13.-20.	2,4	2200 kcal (9,2 MJ)
21.-24.	1,5	
25.-28.	1,9	ab dem 2. Schwangerschaftsdrittel
29.-32.	2,0	2500 kcal (10,5 MJ)
33.-36.	2,0	
39.-40.	1,2	
Gesamt	10-12	(* Referenzperson: Größe 165 cm, Gewicht 60 kg, leichte Tätigkeit)

Abb.
Durchschnittliche Gewichtszunahme und Richtwerte für den
Energiebedarf in der Schwangerschaft

Ernährungsratschläge für Sportler

Für alle Sportarten ist eine Basisernährung geeignet, die im wesentlichen den Empfehlungen für eine vollwertige Ernährung des Durchschnittsbürgers entspricht (s. S. 54ff.). Die *Basisernährung* sollte kohlenhydratreich, relativ fettarm, reich an biologisch hochwertigem Eiweiß, Vitaminen und Mineralstoffen sein, und zwar in Form einer abwechslungsreichen *Mischkost* aus möglichst vollwertigen Lebensmitteln. Eine zusätzliche Aufnahme von isolierten Nährstoffen (z. B. Vitamine, Mineralstoffe) in Form von Tabletten oder dgl. ist nicht notwendig.

Bei *körperlicher Beanspruchung* stehen dem Organismus als direkte Energiequelle etwa 400 g *Glucose,* d. h. ca. 1600 kcal (6690 kJ), *aus dem Abbau der Glykogenspeicher* in der Muskulatur und der Leber zur Verfügung. Mit der Nahrung zugeführte Stärke und Glucose sind als Energielieferanten während sportlicher Leistungen nicht unmittelbar geeignet. Denn Stärke muß zunächst enzymatisch abgebaut werden; Glucose wird zwar schnell resorbiert, kann jedoch infolge der mit der Glucoseaufnahme verbundenen Insulinausschüttung leicht zu einer Hypoglykämie (d. h. stark erniedrigten Blutzuckerwerten) führen. Im Training und während längerer Wettkampfphasen, bei denen die Glykogenvorräte erschöpft werden, hat sich die Zufuhr *langsam resorbierbarer Oligosaccharidgemische (Getreideschleime)* bewährt.

Der Bedarf des Sportlers an Kohlenhydraten, Fett und Eiweiß

Der *Kohlenhydratanteil* in der Nahrung des Sportlers wird mit 50–60% angesetzt. Eine fettreiche Ernährung verringert den Wirkungsgrad der Muskeln, da Fett mehr Sauerstoff zur Verbrennung benötigt als Kohlenhydrate. Die dadurch bedingte geringere Energiebereitstellung schränkt die Leistungsfähigkeit ein. Die wünschenswerte *tägliche Fettzufuhr* liegt bei etwa 1,5 g Fett pro kg Körpergewicht. Bei schwerer körperlicher Belastung ist auch der *Eiweißbedarf* erhöht. Bei Kraftsport-

arten und Sportlern im Aufbautraining ist ein zusätzlicher Eiweißbedarf für den Muskelansatz zu berücksichtigen.

Körperliche Tätigkeit ist außerdem immer mit einem erhöhten Wasser- und Mineralstoffverlust durch vermehrtes Schwitzen verbunden: Ein Liter Schweiß enthält bis zu 1500 mg Natrium und 400 mg Kalium, Mineralstoffe, die bei der Getränkezufuhr u. a. zur Vermeidung von Muskelkrämpfen berücksichtigt werden müssen.

Die sportartspezifische Ernährung

Die *sportartspezifische Ernährung* erfordert bestimmte Schwerpunkte bei der Nährstoffzufuhr:

Kraftsportler benötigen für einen entsprechenden Zuwachs an Maximal- bzw. Schnellkraft und, damit verbunden, an Muskelmasse eine extrem eiweißreiche Ernährung. Die Eiweißzufuhr sollte möglichst unmittelbar vor und nach den Trainingsbelastungen erfolgen (eventuell durch Proteinkonzentrate).

Die Ausdauerleistung hängt von der Höhe der Glykogenreserven ab; deshalb benötigen *Ausdauersportler* zur Anhebung des Muskelglykogengehaltes eine kohlenhydratreiche Kost.

Die Ernährung in *Schnellkraftsportarten* und in *Kraftausdauer-Sportarten* richtet sich nach der in der speziellen Sportart geforderten Komponente „Kraft" bzw. „Ausdauer" (Abb.).

Für *alle Sportarten* gilt, daß sich die Sportler 1–2 Tage vor einem Wettkampf kohlenhydratreich und besonders fettarm ernähren sollten. Die letzte konzentrierte, aber nicht zu voluminöse Mahlzeit sollte 2–3 Stunden vor dem Wettkampf eingenommen werden. Während des Wettkampfs sind, abhängig von der Dauer und von Schweißverlusten, mineralstoff- und kohlenhydratreiche Getränke zu empfehlen.

Sportart (mit Beispielen)	Nährstoffbedarf/kg KG Protein (g)	KH (g)	kcal	Höchstmenge an Fettenergie (%)	nach Wettkampf
Kraftsport Gewichtheben Kugelstoßen Wurfdisziplinen	2-4	5-6	4000-8000	30	Verluste ausgleichen. Erst essen, dann trinken; warme Bouillon
Sprints Sprünge Turnen Fechten	1,5-2,5	8	3500-5000	30	KH-reiche Mahlzeit, warme Bouillon; Kaltes meiden
Kraft-Ausdauer-Sport Boxen Ringen Judo Rudern Ski	1,5-2,5	8-10	4000-6000	25	nicht zu schnell, zu viel oder zu kalt, KH-reiche warme Mahlzeit, Bouillon, Mineralstoffgetränke
Ausdauersport Langstrecken Radsport Spielsportarten	1,5-2,5	10	3000-7000	25	warme Getränke, KH-reiche Mahlzeit 1 Std. nach Wettkampf

Abb.
Der Nährstoffbedarf während der Trainingsphase und die Ernährung nach dem Wettkampf für den Leistungssportler (modifiziert nach Götz und Rabast)

KG=Körpergewicht
KH=Kohlenhydrate

Arzneimittel und Ernährung

Lebensmittel können die Wirkung eines Arzneimittels hemmend oder fördernd beeinflussen oder sogar gefährliche *Wechselwirkungen* hervorrufen. Arzneimittelhersteller und die verordnenden Ärzte sind daher verpflichtet, den Patienten über mögliche Gefahren zu informieren, die

Zwischen Arzneimitteln und Ernährung kann es Wechselwirkungen geben

sich aus der gleichzeitigen Einnahme bestimmter Arzneimittel und der Aufnahme bestimmter Lebensmittel ergeben können. So hemmen z. B. Milch und Milchprodukte die Resorption bestimmter Antibiotika. Biogene Amine in Käse, Wein oder Fischkonserven verursachen bei gleichzeitiger Einnahme der antidepressiv wirkenden Monoaminoxidasehemmer (MAO-Hemmer) u. U. gefährliche Blutdruckerhöhungen.
Die Zusammensetzung der Nahrung kann den pH-Wert des Harns verändern und hierdurch auf die Ausscheidung von Arzneimitteln einwirken. Z. B. werden mit einem sauren Harn aufgrund von eiweißreichen Kostformen mit überwiegend tierischen Produkten basische Arzneimittel wie Amphetamin oder Chinin beschleunigt ausgeschieden. Bei Bildung eines alkalischen Harns, bedingt durch pflanzliche Kostformen, werden dagegen saure Arzneimittel wie Salicylsäure leichter mit dem Harn eliminiert.
Eine weitere Möglichkeit der Wechselwirkung zwischen Arzneimitteln und Ernährung besteht darin, daß der Ernährungszustand beeinflußt wird, v. a. bei langandauernder, regelmäßiger Zufuhr von Arzneimitteln (Abb.). Die *Resorption* und *Verwertung essentieller Nährstoffe,* insbesondere von Vitaminen, Mineralstoffen und Spurenelementen, kann in einem Ausmaß gehemmt werden, daß bestimmte Mangelkrankheiten auftreten. Wenn in solchen Fällen auf eine langfristige Verabreichung von Arzneimitteln im Interesse des Patienten nicht verzichtet werden kann, erhöht sich zwangsläufig der Bedarf an einem oder mehreren Nährstoffen.

Auch durch direkten oralen Kontakt (im Mund) bei der Einnahme oder aber durch eine auf dem Blutwege erfolgende Schädigung der Magenschleimhaut können zahlreiche Medikamente auch bei normaler Dosierung Appetitlosigkeit, Übelkeit oder Widerwillen gegen bestimmte Speisen hervorrufen. Dies trifft auf viele Digitalispräparate, auf Sulfonamide, verschiedene Antibiotika, lipidsenkende Pharmaka und insbesondere auf Zytostatika zu. Andere Arzneimittel wiederum können appetitanregenden Einfluß ausüben und eine Steigerung der Nahrungszufuhr bewirken.
Ein *Einfluß der Arzneimittel auf die Nährstoffresorption* ist über verschiedene Mechanismen möglich: In Darmgleitmitteln auf Paraffinbasis lösen sich beispielsweise die fettlöslichen Vitamine. Da diese Gleitmittel den Darm passieren, ohne resor-

Manche Arzneimittel beeinflussen die Nährstoffresorption

biert zu werden, ist die Resorption der betroffenen Vitamine unvollständig. Der ständige Gebrauch von Abführmitteln kann zu einem erhöhten Kaliumverlust führen. Verschiedene Arzneimittel bilden mit Nährstoffen schwerlösliche Komplexe und entziehen sie damit der Verwertung im Organismus, andere können als Antivitamin wirken, indem sie sich anstelle des ähnlich strukturierten Vitamins an das Apoenzym anlagern, ohne dessen Funktion zu übernehmen.
Als *Risikogruppe* hinsichtlich der Wechselwirkungen zwischen Arzneimitteln und der Ernährung sind in erster Linie *chronisch Kranke* anzusehen, die regelmäßig und über lange Zeiträume Medikamente einnehmen, oder Personen, die in Form der Selbstmedikation ständig Abführmittel, Diuretika, Antacida (Magensäure abstumpfende Mittel) oder auch Kontrazeptiva (empfängnisverhütende Hormonpräparate) einnehmen.

Arzneimittel und Ernährung

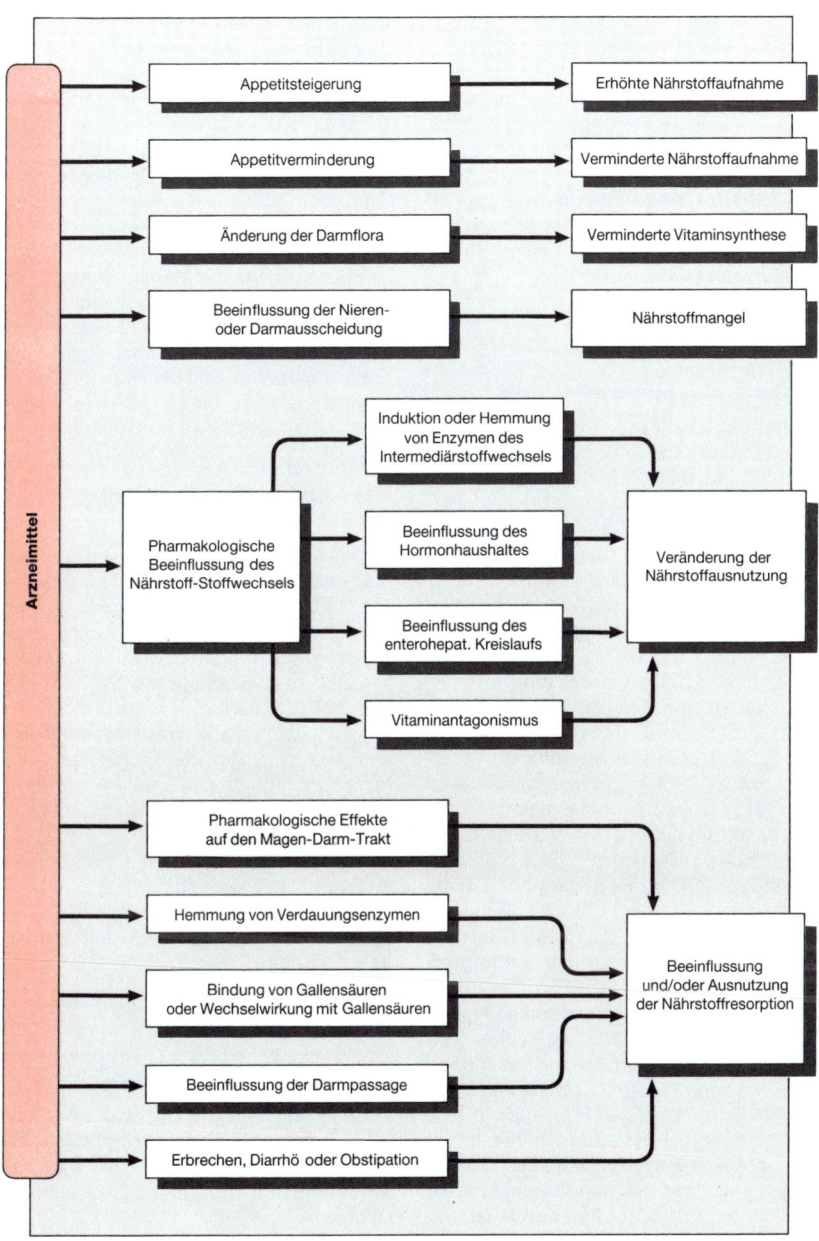

Abb.
Möglichkeiten der Beeinflussung der Nährstoffversorgung durch Arzneimittel
(modifiziert nach Solm u. Menden)

Notvorrat für Krisenzeiten

Die Sicherstellung der ausreichenden Versorgung mit Nahrungsmitteln ist für den Menschen zu allen Zeiten ein vordringliches Problem gewesen. Mißernten, Naturkatastrophen, Kriegsfolgen oder Wirtschaftskrisen haben immer wieder zu Versorgungsschwierigkeiten und Hungersnöten geführt. Deshalb ist es notwendig, daß Staat und Familie bzw. Einzelpersonen für derartige Krisenzeiten entsprechende Vorsorgemaßnahmen treffen.

Marktordnungsreserve und Notstandsreserve

Die öffentliche Hand (Bund, Länder und Gemeinden) unterhält aus wirtschaftlichen Gründen eine *Marktordnungsreserve* (*Bundesreserve;* insbesondere aus EG-Interventionsbeständen), die vor allem Rohprodukte wie Getreide, aber auch Butter, Zucker und Fleisch umfaßt.
Daneben wird aufgrund gesetzlicher Verpflichtungen (Ernährungssicherstellungsgesetz von 1968) eine sog. *Notstandsreserve* bzw. „zivile Verteidigungsreserve" unterhalten, um den Erfordernissen der Notstandsvorsorge Rechnung zu tragen. Diese Notstandsreserve, mit deren Aufbau bereits 1958 begonnen wurde, setzt sich überwiegend aus lange haltbaren Lebensmitteln in möglichst verbrauchsfertiger Form zusammen (Nahrungsfette, Fleischkonserven, Kondensmilch, Trockenmagermilch, Reis, Eipulver, Tee u. a.). Derartige Vorräte sind in erster Linie für die Bevölkerung der großen Ballungsgebiete bestimmt und sollen in den ersten Stadien einer Krise vorübergehende Versorgungslücken überbrücken helfen.
Die *Anlage eines Nahrungsvorrates für Krisenzeiten und Katastrophenfälle durch den einzelnen bzw. die Familie* erfolgt auf freiwilliger Basis. Hilfestellung hierbei leistet u. a. der Beratungsdienst für Vorratshaltung im Auftrag des Bundesministers für Ernährung, Landwirtschaft und Forsten.
Eine *Kostform zum Überleben* soll den Wasserbestand erhalten, das Auftreten von Stoffwechselanomalien verhüten, die geistige Lebendigkeit und die körperliche Leistungsfähigkeit erhalten und außerdem sättigen. Ein *Notvorrat für 2–4 Wochen* umfaßt nach diesen Grundsätzen die Versorgung mit Wasser von mindestens 1,5 Liter pro Kopf und Tag sowie Nahrungsenergie von etwa 2 000–2 300 kcal (8 360–9 620 kJ) pro Tag. Bei den energieliefernden Nährstoffen sollte gegenüber Fetten der Vorzug gegeben werden. Der Ballaststoffgehalt sollte nicht zu hoch sein, um die Menge an Ausscheidungen zu begrenzen. Der Vitamin- und Spurenelementgehalt ist von sekundärer Bedeutung; dafür wird eine Ergänzung mit Multivitamin- und Mineralstoffpräparaten empfohlen. Eiweiß sollte in ausreichender, aber nicht zu hoher Menge ent-

Was gehört zu einem Notvorrat?

halten sein, um den zur Verstoffwechselung nötigen Wasserbedarf zu begrenzen. – Für Säuglinge und Kleinkinder sind spezielle Nahrungsmittel vorzusehen. Dasselbe gilt für Diabetiker und andere auf Diät angewiesene Personen.
Die Lebensmittel sollen eine möglichst lange Haltbarkeitsdauer haben, möglichst kompakt sein, um die Verpackungsprobleme zu minimieren, und zur Zubereitung keinen großen Energieaufwand (z. B. langes Kochen) erfordern.
Nahrungskarenz läßt sich erfahrungsgemäß sehr lange aushalten, wenn genügend Wasser verfügbar ist. *Wasser* ist daher bei einem Notvorrat das lebenswichtigste aller Lebensmittel, aber auch eines der emp-

Wasser ist lebenswichtig!

findlichsten hinsichtlich der Haltbarkeit. Für eine längere Lagerung sind daher *kohlensäurehaltige Wässer* zu empfehlen, bei denen ein relativ geringes Risiko einer Verunreinigung mit Mikroorganismen besteht.

Notvorrat für Krisenzeiten

Lebensmittel	Menge	Haltbarkeit etwa
Knäckebrot Zwieback Hartkeks	2500 g	1-2 Jahre
Reis	500 g	1 Jahr
Zucker	1000 g	über 3 Jahre
Speiseöl	250 g	1 Jahr
Speisefett	500 g	1 Jahr
Fleisch- und Fischvollkonserven	1500 g	über 2 Jahre
Kondensmilch	2000 g	1 Jahr
Obst- und Gemüsekonserven	3000 g	2 Jahre
Marmelade Honig	500 g	1 Jahr
Schokolade	300 g	1/2 - 1 Jahr
Obstsäfte	3 Liter	1/2 - 1 Jahr
Mineralwasser (CO_2-haltig)	26 Liter	1/2 - 1 Jahr

+ Salz (~200g), Gewürze, Instantkaffee,
Tee, Fruchtbonbons,
Multivitamin- und Mineralstoffpräparate
+ Hartspiritus/Kocher

Abb.
Der Notvorrat für 14 Tage für eine erwachsene Person;
Energiezufuhr: 2300 kcal/Tag (9600 kJ/Tag)

Der Ernährungszustand

Der *Ernährungszustand* oder *Ernährungsstatus* des Menschen ist nicht nur das Ergebnis der Zufuhr und des Verbrauchs von Nahrungsenergie und essentiellen Nährstoffen, sondern wird auch von zahlreichen anderen Faktoren beeinflußt, wie z. B.: Alter, Schwangerschaft und Stillzeit, Krankheit und Arzneimittelgebrauch, Genußmittelkonsum, berufliche Tätigkeit, Freizeitverhalten und Sport, Klima.

Die Parameter zur Bestimmung des Ernährungszustandes

Die *Bestimmung* und *Überwachung des Ernährungszustandes* erfolgt mit anthropometrischen, physiologischen, biochemischen, immunologischen und psychologischen Methoden:
Mit *anthropometrischen Methoden* werden die Körpermaße sowie die quantitative Zusammensetzung des menschlichen Körpers festgestellt. Die wichtigsten Meßgrößen sind Körperhöhe, Körpergewicht (s. S. 74 f. und S. 78) bzw. Körpermasse und Hautfaltendicke. *Körperhöhe* und *Körpergewicht* sind einfach meßbar, weisen jedoch große individuelle Schwankungen auf. Die Bestimmung des Fett- und Muskelbestandes ermöglicht Aussagen über die Zusammensetzung der *Körpermasse.* Der Fettbestand wird durch die *Hautfaltendicke,* gewöhnlich in der Mitte des Oberarms (Trizepshautfalte), bestimmt (Abb. 1 und 2). Weitere Methoden sind die Bestimmung des spezifischen Gewichtes des Körpers in einem Densimeter *(Densitometrie)* oder Ultraschallmessungen.
Aus der Differenz von Körpergewicht und Körperfett läßt sich annähernd die *fettfreie Körpermasse (Lean body mass)* ermitteln. Die fettfreie Körpermasse umfaßt die Muskulatur und die inneren Organe (Herz, Leber, Nieren), die ihr Gewicht selbst bei Unterernährung nur unwesentlich verändern (Schwache Muskelentwicklung und Muskelverfall sind Kennzeichen eines Mangels an Nahrungsenergie und Eiweiß!) Zur Ermittlung der fettfreien Körpermasse bzw. der Muskel-

masse kann daher die Bestimmung der *Kreatininausscheidung* im Harn herangezogen werden, die bei einem Defizit an Muskeleiweiß vermindert ist.
Wichtige Hinweise auf den Ernährungszustand ergeben sich aus der *klinischen Untersuchung* durch die unspezifischen und spezifischen Symptome z. B. des Mangels an essentiellen Nährstoffen (s. S. 14–41 und S. 228–261). Auch *Verhaltensänderungen* werden in diesem Zusammenhang beobachtet, sind jedoch von den vielfältigen Umwelteinflüssen nur schwer zu trennen.

Biochemische Daten zur Absicherung klinischer Befunde

Jeder klinische Befund über den Ernährungszustand muß durch *biochemische Daten* z. B. über die Konzentration der Grundnährstoffe (Glucose, Aminosäuren, Fette) und deren Stoffwechselprodukte im Blut oder Urin, über die Enzymaktivität und über den Hormonspiegel bestätigt werden. Nährstoffkonzentrationen in Blut und Harn ergeben Hinweise auf die aktuelle Nährstoffversorgung, während Proteinwerte und Enzymaktivitäten nur langfristig beeinflußbar sind. Nährstoffbedingte Unterschiede in der Hormonausschüttung können schnell und sicher mit Hilfe von Radioimmuntests gemessen werden.
Die Wahl der Indikatoren, die anhand von Vergleichen mit Standardwerten („Norm") zur Erfassung und Beurteilung des Ernährungszustandes dienen sollen, hängt jeweils von den Zielen der Untersuchung und den gegebenen Möglichkeiten ab. Die möglichst differenzierte Bestimmung des Ernährungszustandes ist immer die erste Stufe für die Behandlung von Ernährungsstörungen, für die Indikationsstellung sowie für die Festlegung des Umgangs und der Intensität einer gezielten Ernährungstherapie.

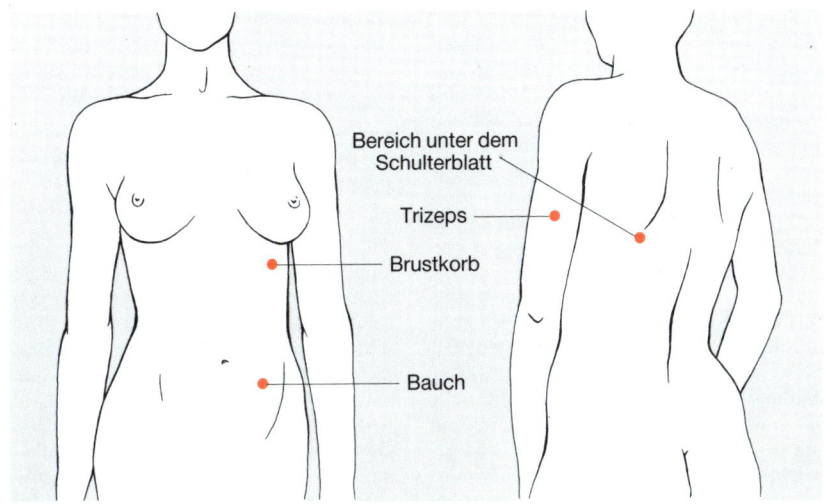

Bereich unter dem
Schulterblatt

Trizeps

Brustkorb

Bauch

Abb.1
Darstellung der vier Körperstellen für die Hautfaltendickenmessung

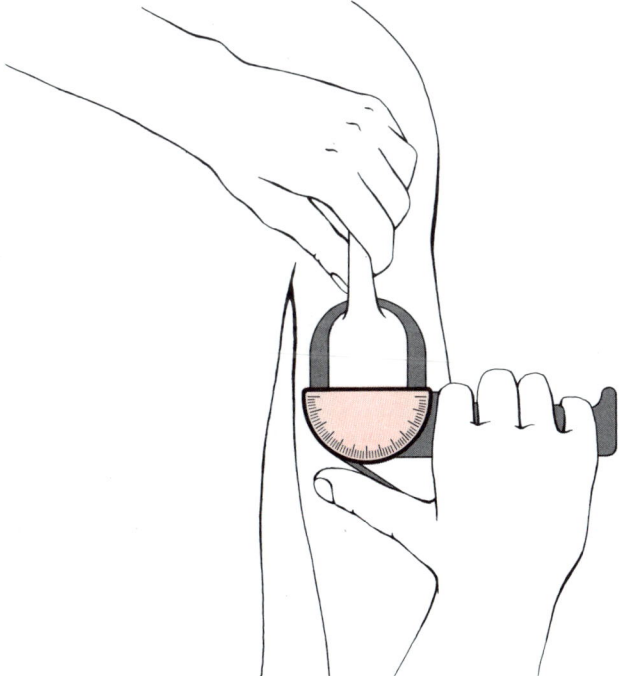

Abb.2
Handhabung des Calipermeters

Das wünschenswerte Körpergewicht

Das *Körpergewicht* des Menschen ist vom Alter, vom Geschlecht, von der Körpergröße und vom Körpertyp abhängig. Das aus gesundheitlicher Sicht *wünschenswerte Körpergewicht* für Frauen oder Männer mit gleicher Körpergröße und in gleichem Alter wird auf epidemiologischem Wege ermittelt. Die Beobachtung großer Kollektive, wie sie z. B. in den Statistiken von Kranken- und Lebensversicherungen vorliegt, erlaubt Rückschlüsse darauf, bei welchem Körpergewicht die wenigsten Risikofaktoren (hoher Blutdruck, hohe Blutfett-, Harnsäure- und Blutzuckerwerte), die wenigsten Krankheiten (Morbidität) und die wenigsten Sterbefälle (Mortalität) auftreten. Das hierdurch auf statistischem Wege ermittelte Körpergewicht mit der höchsten Gesundheitswahrscheinlichkeit wird als wünschenswert betrachtet.

Das Körpergewicht hängt außer von den obengenannten biologischen Faktoren vom Verhältnis der Nahrungsenergie- und Wasseraufnahme zum Energieverbrauch und Wasserverlust ab. Diese Bilanz wird von physiologischen Regelmechanismen, von der körperlichen Aktivität, von Gesundheitsstörungen und von den jeweiligen Umweltbedingungen gesteuert und beeinflußt.

Die Zusammensetzung des Körpers

Der menschliche Organismus setzt sich aus verschiedenen Organen und Geweben bzw. aus zahlreichen organischen und anorganischen Verbindungen zusammen. Der relative Anteil der einzelnen Organe und Gewebe am Gesamtkörpergewicht ist in den einzelnen Altersstufen verschieden. Die Muskeln machen zum Beispiel 25 % des Neugeborenengewichtes, aber 43 % des Erwachsenengewichtes aus, das Gehirn dagegen 13 % des Neugeborenengewichtes und nur 2 % des Erwachsenengewichtes.

Der menschliche Organismus besteht gewichtsmäßig zu etwa zwei Dritteln aus

Wasser, das überwiegend kolloidal gebunden ist; nur etwa 4–5 Liter Blut und Lymphe sind wirklich flüssig. Der Säugling weist einen Wasseranteil von 75 %

Der Organismus besteht überwiegend aus Wasser

auf, der bei jungen Männern auf 65 %, bei jungen Frauen auf 53 % des Körpergewichtes, im Alter bei Männern auf 53 %, bei Frauen auf 46 % sinkt. Die Geschlechtsunterschiede beruhen hauptsächlich auf den unterschiedlichen Fettanteilen (mit rund 20 % Wassergehalt von Fettgewebe gegenüber 70 % bei anderen Geweben). Der weibliche Körper enthält im allgemeinen mehr Fett als der männliche, daher ist sein Wasseranteil geringer.

Der *durchschnittliche Fettanteil* des gesunden, normalgewichtigen Menschen beträgt etwa 10–15 %; weniger als 8 % sind auch im Hungerzustand kaum möglich, da ein Teil der Körperfette als sog. *Strukturfette* zu den lebensnotwendigen Bestandteilen des Körpers zählen.

Der *Eiweißanteil* am Körpergewicht, v. a. in Form von lebensnotwendigen Gerüsteiweißen und funktionellen Proteinen, beträgt etwa 16 %, der *Kohlenhydratanteil* etwa 1 % und der *Mineralstoffanteil*, der auch als Asche berechnet wird, etwa 5 % (Abb. 1).

Ernährung und Lebensweise beeinflussen die Zusammensetzung des Körpers

Gewichtsmäßig sind durch Ernährung und Lebensweise veränderbar:
die Fettmasse (etwa 15 %);
die Muskelmasse (etwa 35 %);
die extrazelluläre Wassermenge
(etwa 15 %).
Die größten und häufigsten längerandauernden Veränderungen betreffen den *Körperfettgehalt*. Die *Muskelmasse* des Körpers nimmt im Hungerzustand, besonders

Das wünschenswerte Körpergewicht

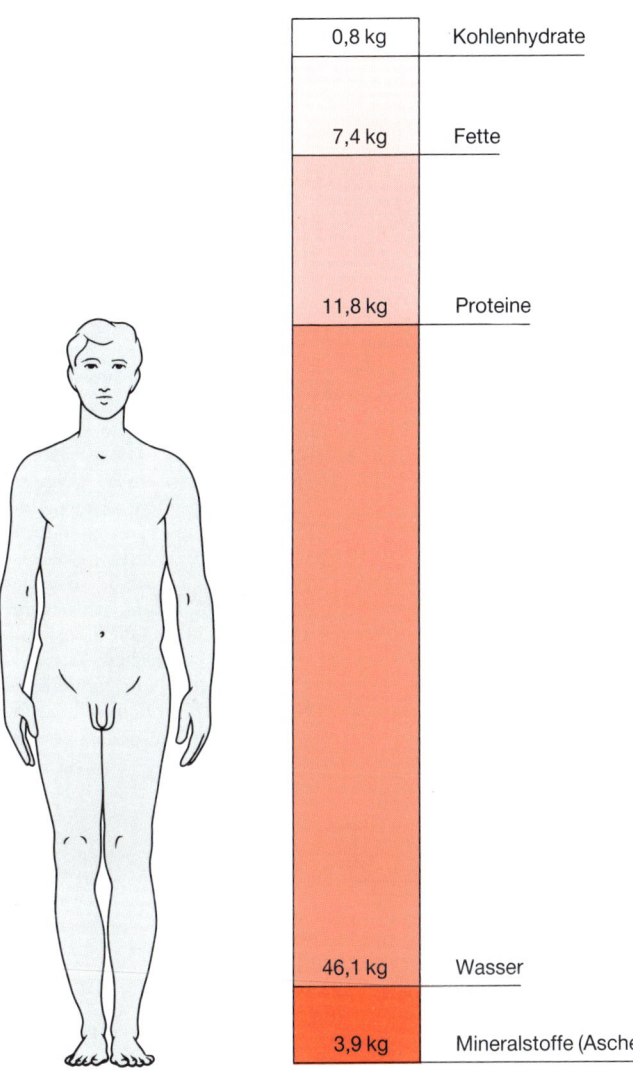

0,8 kg	Kohlenhydrate
7,4 kg	Fette
11,8 kg	Proteine
46,1 kg	Wasser
3,9 kg	Mineralstoffe (Asche)

70,0 kg

Abb.1
Die Zusammensetzung des menschlichen Körpers am Beispiel eines 70 kg schweren Mannes

Das wünschenswerte Körpergewicht (Forts.)

bei körperlicher Ruhe, drastisch ab. Sie vermehrt sich bei optimaler Ernährung je nach Trainingsaufwand, z. B. durch intensives Bodybuilding, bis weit über 35 %. Die *Menge des extrazellulären Wassers* korreliert mit dem Kochsalzbestand: 9 g Kochsalz führen zu einer Flüssigkeitsaufnahme von etwa 1 Liter, was einer Gewichtszunahme von etwa 1 kg entspricht. Änderungen des Wasserbestandes und die hierbei eingreifenden Regulationsmecha-

Gewichtssprünge resultieren aus Änderungen des Wasserbestandes

nismen sind fast immer für kurzfristige Schwankungen des Körpergewichtes, sog. *Gewichtssprünge,* verantwortlich zu machen.

Als gängige Bezeichnungen für die Definition des wünschenswerten Körpergewichtes werden meist die Begriffe „Normalgewicht" oder „Soll-Gewicht" (nach P. Broca; siehe unten), „Idealgewicht" oder „Optimalgewicht" verwendet. Neben diesen Gewichtsparametern, die lediglich Auskunft über das relative Körpergewicht geben, wird für den ärztlichen Gebrauch die Bestimmung des *Bodymass-Index (BMI)* empfohlen.

Das Broca-Gewicht

Am gebräuchlichsten ist immer noch die bereits 1868 entwickelte Formel des französischen Anthropologen Paul Broca *(Broca-Formel).* Das Normalgewicht oder Soll-Gewicht nach Broca in kg wird wie folgt berechnet:

Normalgewicht =
Körperlänge in cm − 100

In das so ermittelte *Broca-Gewicht* geht lediglich die Körperlänge ein. Unberücksichtigt bleiben Besonderheiten des jeweiligen Körperbaus. Bei Kindern und Jugendlichen, bei sehr großen (über 1,85 m) und sehr kleinen Menschen (unter 1,55 m) kann die Broca-Formel nicht angewendet werden. Trotz dieser Schwächen ist der *Broca-Index* wegen seiner einfachen

Handhabung geeignet, dem gesunden Erwachsenen einen Anhaltspunkt für sein Wunschgewicht zu geben.

In der *DDR* ist die Formel des sog. *Optimalgewichtes nach Möhr* gebräuchlich. Sie lautet vereinfacht:

für Männer: A − 1/5 · (A − 52);
für Frauen: A − 2/5 · (A − 52).

Darin bedeutet A die Körperlänge in cm − 100 (= Broca-Index).

Ist das Idealgewicht wirklich ideal?

Auf der Basis von Daten amerikanischer Lebensversicherungen wurde um 1960 die Vorstellung eines sog. *Idealgewichtes* entwickelt, das für Männer um 10 %, für Frauen um 15 % unter dem Broca-Normalgewicht liegt (Abb. 2). Neuere umfangreiche Studien und Statistiken haben die Berechtigung dieses Idealgewichtes in Frage gestellt. Die heutige Auffassung geht dahin, nicht mehr eine exakte Gewichtsangabe in Relation zur Körperlänge als wünschenswertes Körpergewicht zu empfehlen, sondern einen *Toleranzbereich,* in dem sich das Körpergewicht bewegen sollte.

76

Das wünschenswerte Körpergewicht

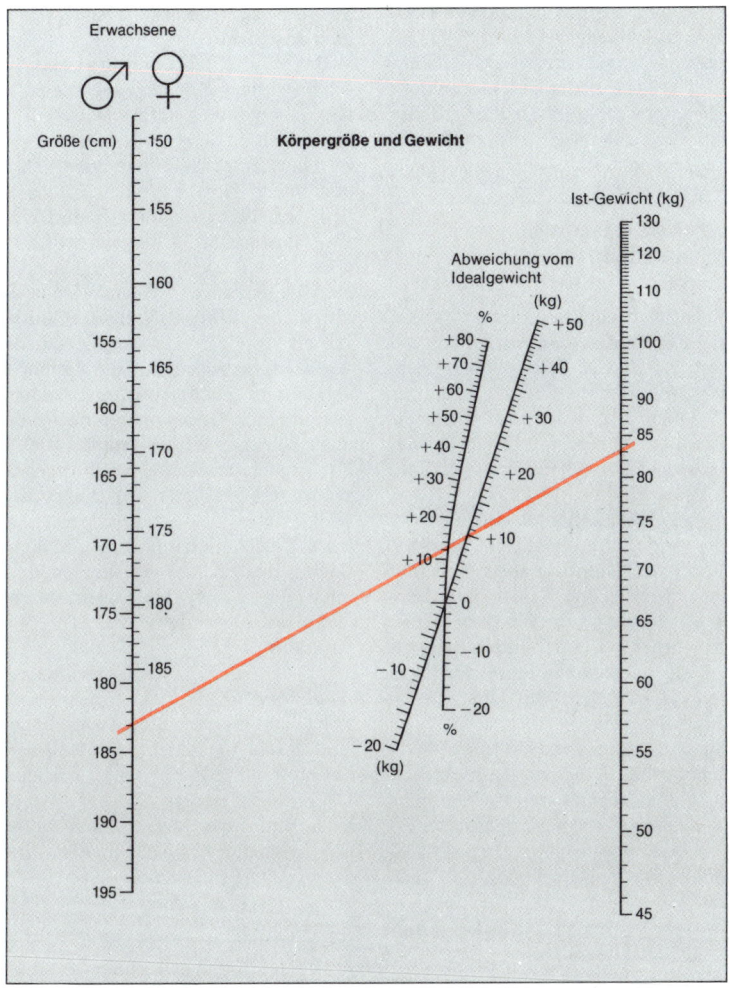

Erwachsene

♂ ♀

Größe (cm) — 150

Körpergröße und Gewicht

Ist-Gewicht (kg)

Abweichung vom
Idealgewicht
(kg)

Abb. 2 Nomogramm zur Ablesung von Über- und Untergewicht bei Erwachsenen mit
mittelschwerem Knochenbau (nach Thews). Beispiel (rot): 183 cm, männl., Ist-Gewicht 83 kg

77

Übergewicht und Fettsucht

Die Ursache für die Entstehung von *Übergewicht* und *Fettsucht (Adipositas)* ist meist eine *positive Energiebilanz:* Dem Organismus wird bei insgesamt durch Abnahme der Arbeitsschwere und der körperlichen Aktivität gesunkenem Energiebedarf Nahrungsenergie im Überschuß zuge-

Wer zu dick ist, ernährt sich meist überkalorisch

führt, nicht verbraucht und daher in Körperfett umgewandelt und als solches gespeichert. 60–70 kcal (250–290 kJ) weniger an Nahrungsenergie verbrauchen, bedeutet täglich 10 g Körperfett ansetzen, d. h., in einem Monat würde hierbei das Körpergewicht um 0,3 kg, in einem Jahr um 3,6 kg zunehmen.

Am Übergewicht kann auch eine über das Hunger- und Sättigungsgefühl gestörte Regulation der Nahrungsaufnahme mitbeteiligt sein. Schwerer Knochenbau, Zunahme an Muskulatur, Wasseransammlung im Körper sowie Schilddrüsenunterfunktion oder Fettstoffwechselstörungen kommen als Ursachen von Übergewicht weniger in Betracht.

Die Ausnutzung der zugeführten Nahrung scheint bei Fettsüchtigen nicht besser zu sein als bei Normalgewichtigen. Der *Grundumsatz,* die Stoffwechselsteigerung bei Nahrungsaufnahme (spezifisch-dynamische Wirkung; s. S. 52), und auch die Umsatzerhöhung bei körperlicher Tätigkeit weisen bei Fettsüchtigen keine auffälligen Abweichungen auf.

Eine *Fettansammlung* im Körper erfolgt einerseits über eine Erhöhung der Anzahl der Fettzellen mit dem Grad der Fettsucht *(hyperplastischer Typ),* andererseits bei unveränderter Anzahl der Fettzellen durch deren Vergrößerung *(hypertrophischer Typ).* Auch Mischformen treten auf. Eine Vermehrung der Fettzellenzahl soll durch Umbildung aus sog. *Fettzellenvorläufern (Präadipozyten)* erfolgen können.

Die *Fettgewebsmasse* läßt sich annähernd indirekt durch *Messung der Hautfaltendicke* an verschiedenen Körperstellen erfassen, da das Unterhautfettgewebe etwa 50–70% der Gesamtfettmasse des Körpers ausmacht.

Während der Übergang zwischen wünschenswertem Körpergewicht und leichtem Übergewicht aufgrund individueller Unterschiede nicht genau festzulegen ist, ist ein Übergewicht von mehr als 20% über dem Normalgewicht nach Broca (s. S. 54 f.) als behandlungsbedürftige *Fettsucht* anzusehen. Übergewicht allein ist noch kein Risikofaktor, birgt aber, auch bei völligem körperlichem Wohlbefinden, durch eine Mehrbelastung des Stoffwechsels ein gesteigertes *Risiko für verschiedene Krankheiten* und damit die Gefahr einer verkürzten Lebenserwartung. Neben Allgemeinbeschwerden (Atemnot, Verdauungsprobleme) treten vermehrt u. a. Herz-Kreislauf-Erkrankungen (Bluthochdruck, koronare Herzkrankheit), Fettstoffwechselstörungen und Arteriosklerose, Diabetes, Gicht, Abnutzungserscheinungen des Bewegungsapparats (Arthrosen im Bereich der Knie-, Hüft- und Wirbelgelenke), Krampfadern und Thrombosen auf (Abb.).

Gewichtsreduktion führt zu Blutdrucksenkung, verbesserter Stoffwechsellage und zum Rückgang der Allgemeinbeschwerden und sollte daher schon bei leichtem Übergewicht erfolgen.

Eine natürliche, wenn auch mühsame Möglichkeit, Fett abzubauen, besteht darin, *den Energieverbrauch durch körperliche Tätigkeit zu steigern.* Die wirksamere

Am besten: weniger Kalorien, mehr körperliche Betätigung!

Alternative ist die drastische *Einschränkung der Kalorienzufuhr* (s. S. 82 ff.), am besten zusätzlich mit körperlicher Aktivität. Langzeiteffekte können allerdings oft nur mit Hilfe einer begleitenden psychotherapeutischen Behandlung erzielt werden, da an der Störung des Eßverhaltens oft auch psychische Aspekte (Streß, Essen als Ersatzhandlung) sowie familiär- und milieubedingte Ernährungsfehler beteiligt sind.

Übergewicht und Fettsucht

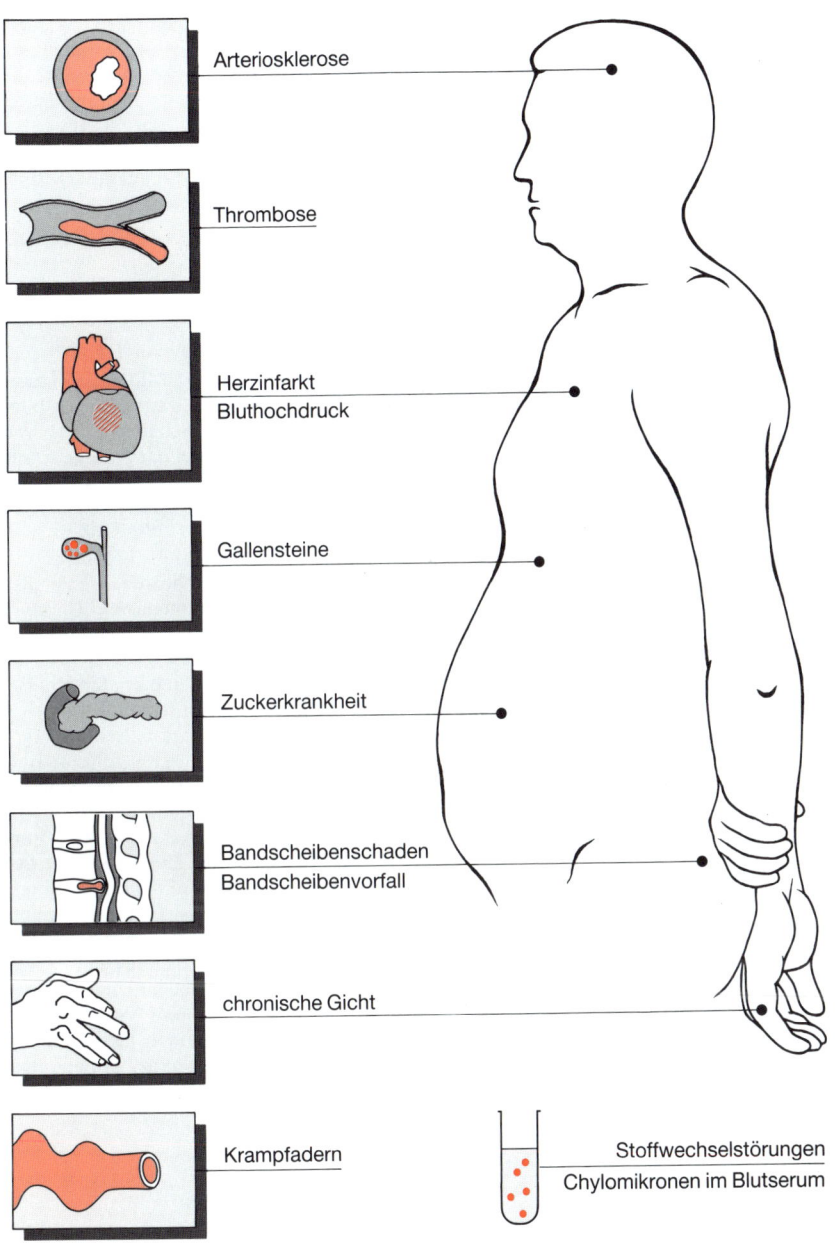

Arteriosklerose

Thrombose

Herzinfarkt
Bluthochdruck

Gallensteine

Zuckerkrankheit

Bandscheibenschaden
Bandscheibenvorfall

chronische Gicht

Krampfadern

Stoffwechselstörungen
Chylomikronen im Blutserum

Abb.
Gesundheitliche Risiken der Fettsucht

Eßstörungen

Funktionell bedingte Störungen des Appetits sind meist zeitlich begrenzt und sind bei Kenntnis der genauen Diagnose behandelbar. Bei den *psychogenen Formen der Magersucht* werden Pubertätsmagersucht und die Bulimie voneinander abgegrenzt:

Pubertätsmagersucht

Als *Pubertätsmagersucht (Anorexia nervosa)* wird ein häufig in der spätpubertären Phase auftretender Zustand bezeichnet, der durch Nahrungsverweigerung charakterisiert ist. Auffällig ist ein extremer Gewichtsverlust von 25% und mehr (gegenüber dem Normalgewicht), der zwar auch durch willkürliches Erbrechen mitbedingt ist, bei dem aber als eigentliche Ursache verschiedene psychische Reifungsprobleme in Betracht kommen, die besonders bei Mädchen mit der Ich-Identifikation während der Pubertät zusammenhängen. Die Krankheit betrifft daher auch überwiegend junge Frauen zwischen 15 und 25 Jahren. Die Anorexia nervosa ist durch eine intensive Angst, dick zu werden, charakterisiert (die Betroffenen fühlen sich selbst bei Untergewicht dick) und durch die Weigerung, das Körpergewicht auf einem Minimum des für Alter und Größe normalen Gewichtes zu halten.

Bulimie

Demgegenüber ist die *Bulimie (Bulimia nervosa)* durch wiederholte Attacken von *Hyperphagie* (Verschlingen großer Nahrungsmengen innerhalb kurzer Zeit) gekennzeichnet, wobei v.a. hochkalorische, leicht zuzuführende Nahrungsmittel oft wahllos durcheinander verzehrt werden. Diese Bulimieattacken enden mit Bauchbeschwerden, Schläfrigkeit oder selbst veranlaßtem (induziertem) Erbrechen. Den Betroffenen ist ihre Eßstörung bewußt; sie haben Angst, die Willenskontrolle über das Essen zu verlieren. Dementsprechend häufig sind depressive Stimmungen nach Bulimieattacken. Wiederholte Versuche einer Gewichtsabnahme durch strenge Diät sowie die Einnahme von Abführ- und Entwässerungsmittel sind charakteristisch. An Bulimie erkrankte Personen sind meist schwer zu erfassen, da sie die Heißhungerattacken zu verheimlichen suchen.

Gefahren und therapeutische Maßnahmen

In beiden Krankheitsgruppen kann es zu Eiweiß-, Vitamin- und Mineralstoffmangel kommen, was im Extremfall zu bleibenden organischen Schäden führt. *Therapeutisch* wird v.a. bei der Anorexia nervosa unter stationären Bedingungen im Krankenhaus ein langsam steigender Kostaufbau mit einer Wunschkost von 2500–3000 kcal (10450–12540 kJ) in Verbindung mit psychosomatischer Betreuung und medikamentöser Therapie angewandt. In schweren Fällen wird eine enterale Ernährung per Sonde, u.U. in Kombination mit einer parenteralen Ernährung, durchgeführt (s.S. 258 f.). Je nach Höhe des festgestellten Untergewichtes wird die Energiezufuhr erhöht, z.B. bei 10 kg (15 kg, 20 kg) Untergewicht mit einem Zuschlag von ca. 20% (30%, 40%) des Tagesenergiebedarfs bei Normalgewicht (s.S. 76). Die Verteilung der Nährstoffe, bezogen auf die höhere Energiemenge, ist der Übersichtstabelle zu entnehmen. Das Ernährungsprinzip ist eine hochkalorische Kost, die reich an Kohlenhydraten, Fett (vorwiegend unsichtbares Fett), Mineralstoffen und Vitaminen ist, mit einem entsprechenden Proteingehalt, verteilt auf häufige kleine, appetitanregende Mahlzeiten.

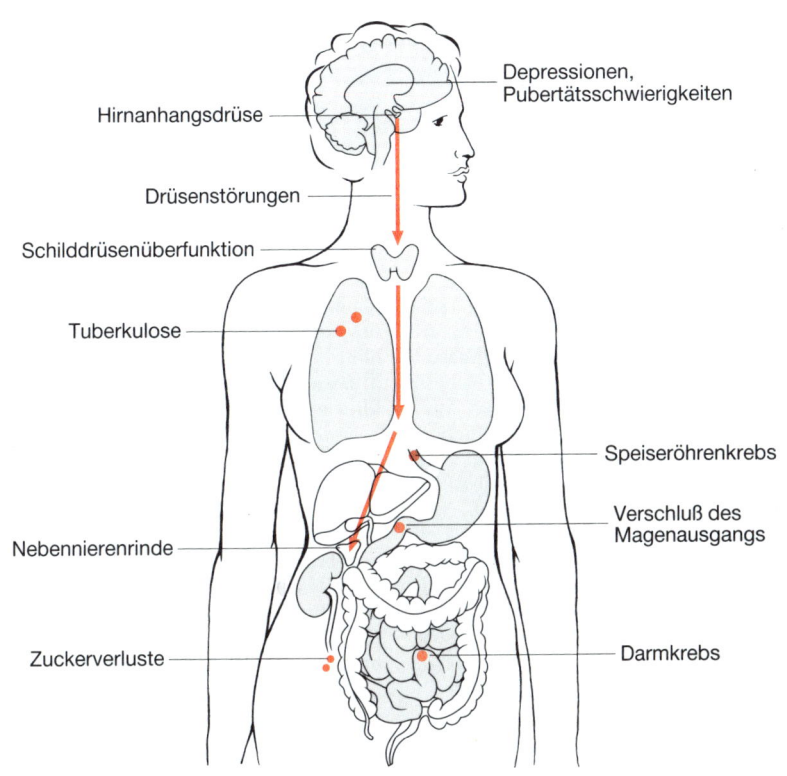

Hirnanhangsdrüse

Depressionen,
Pubertätsschwierigkeiten

Drüsenstörungen

Schilddrüsenüberfunktion

Tuberkulose

Speiseröhrenkrebs

Verschluß des
Magenausgangs

Nebennierenrinde

Zuckerverluste

Darmkrebs

Stoffwechselsenkung,
Temperatur- und Blutdruckabfall,
Müdigkeit, Gewebsschwund

Abb.
Die Ursachen und möglichen Folgen der Magersucht

Energie kcal (MJ)	Nährstoffgehalt/Tag			
	Protein (g)	Fett (g)	Kohlenhydrate (g)	Ballaststoffe (g)
2400 (10)	80	100	280	mind. 20
2600 (11)	90	110	300	mind. 20
2900 (12)	100	120	320	mind. 20
3100 (13)	110	130	350	mind. 20

Tab.
Nährstoffzufuhr bei Magersüchtigen.
Die Nährstoffrelation Protein : Fett : Kohlenhydrate beträgt 15 : 40 : 45

Reduktionsdiäten – Nulldiät

Die extremste *Reduktionsdiät* zur Therapie von Übergewicht ist die *Nulldiät*. Bei ihr wird praktisch keine Nahrungsenergie zugeführt. Bei völligem Fasten greift der Organismus auf seine Energiereserven zurück, d. h. auf Körperfett, Körpereiweiß und Glykogen (Abb.). Aus dem begrenzten Körpervorrat an *Glykogen* (300–400 g) kann nicht einmal der tägliche Mindestbedarf des Gehirns von 120 g Glucose für zwei Tage bereitgestellt werden. Da ein Abbau des *Körpereiweißbestandes* von 6–8 kg nur bis zu etwa einem Drittel erfolgen darf, aber täglich ca. 75 g Protein zur Neubildung von Glucose benötigt werden, wäre eine Fastendauer von mehr als 4 Wochen bei unverändertem Proteinabbau lebensgefährlich.

Körperfett ist bei Normalgewichtigen mengenmäßig zur Deckung des Energiebedarfs für rund 40 Tage vorhanden, entsprechend mehr bei Übergewichtigen. Durch hormonelle Umstellungen während des Fastens werden meist nach 2–3 Wochen aus dem Fettgewebe zunehmende Mengen an *Fettsäuren* freigesetzt, die von den meisten Organen direkt, vom Gehirn aber nicht ohne weiteres energetisch genutzt werden können. Die Leber baut sie z. T. in *Ketonkörper* (Acetessigsäure, β-Hydroxybuttersäure) um, auf deren Verwertung anstelle von Glucose sich das Gehirn einstellt.

Bei absinkendem und niedrig bleibendem Blutzuckerspiegel wird das *Hungergefühl* nach 2–3 Tagen schwächer. Fasten ist daher oft leichter durchzuhalten als weniger zu essen. Das Körpergewicht kann bei Nulldiät nach anfänglich höherem Wasserverlust täglich um 0,3–0,5 kg vermindert werden.

Die modifizierte Nulldiät

Um ein Defizit an Körpereiweiß zu vermeiden, werden bei der *modifizierten Nulldiät* mindestens 30–40 g qualitativ hochwertiges Eiweiß pro Tag zugeführt, z. T. zusammen mit Kohlenhydraten (mindestens 50 g pro Tag) zur Minderung der Ke-

tonämie (Auftreten von Ketonkörpern im Blut) und des dadurch erhöhten Harnsäurespiegels. Die tägliche Energiezufuhr liegt so zwischen 200–300 kcal (840–1 250 kJ). Die Gewichtsabnahmen sind etwas geringer als bei der reinen Nulldiät. Bei beiden Diäten muß für reichliche Flüssigkeitszufuhr (ca. 3 Liter Mineralwasser und andere kalorienfreie Getränke pro Tag) und für die Deckung des Bedarfs an Vitaminen, Mineralstoffen und Spurenelementen gesorgt werden. Beide Diätformen sollten wegen der *Ketonämie* nicht ohne regelmäßige ärztliche Kontrolle, d. h. am besten in einer Klinik, durchgeführt werden.

Saftfasten

Beim *Saftfasten* (nach Buchinger-Lützner) besteht die Diät nur aus Kräutertee mit Honig, warmen Gemüseabkochungen und Obstsäften. Pro Tag werden hiermit etwa 50 g Kohlenhydrate sowie Vitamine und Mineralstoffe zugeführt. Eiweißverluste sind dabei unvermeidlich.

Molkefasten

Beim *Molkefasten* (protein- und kohlenhydratsubstituiert) werden pro Tag etwa 1–1,5 Liter Molke sowie Kräutertee, Pflanzensäfte und Mineralwasser getrunken. Die Gesamtenergiezufuhr in Form von Molkeprotein und Milchzucker beträgt hierbei 300–350 kcal (1 250–1 460 kJ) pro Tag.
Der Langzeiterfolg der Nulldiät ist umstritten. Oft wird zwar eine ausreichende Reduktion des Körpergewichtes erzielt, nach Behandlungsende steigt das Körpergewicht meist jedoch rasch wieder an.

Stoffwechsel nach Nahrungsaufnahme

Stoffwechsel im Hungerzustand

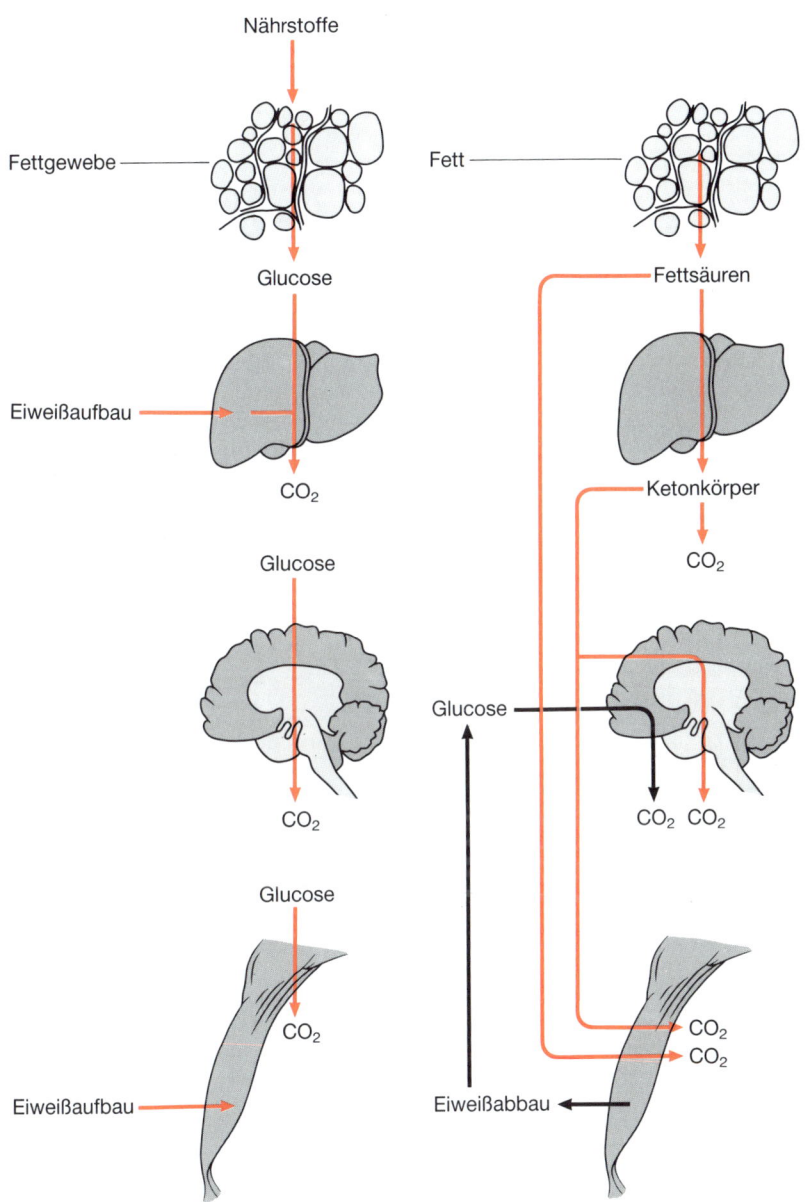

Abb.
Der Stoffwechsel nach Nahrungsaufnahme und im Hungerzustand

Reduktionsdiäten – einseitige Lebensmittelkuren

Einseitige Lebensmittelkuren sind im allgemeinen kalorienarme Kostvorschläge, in denen bestimmte Lebensmittel bzw. Nährstoffgruppen überwiegen, andere Hauptnährstoffe dagegen häufig nahezu vollständig fehlen. Die meisten dieser Kuren sind ernährungsphysiologisch ungünstig und sogar risikofördernd. Sie versprechen schnelle und weitreichende Gewichtsverluste, die selbst bei Nulldiät nicht erreichbar sind. Die erzielbare Gewichtsabnahme beruht nicht so sehr auf einem Verlust an Körperfett als vielmehr auf Wasserverlust, so daß nach Absetzen der Diät das ursprüngliche Gewicht bald wieder erreicht ist. Einseitige Lebensmittelkuren enthalten die essentiellen Nährstoffe (v. a. Vitamine, Mineralstoffe) z. T. nicht in ausreichender Menge und sollten deshalb, wenn überhaupt, nur kurzfristig durchgeführt werden. Eine unzureichende Eiweißzufuhr kann ein Defizit an Körpereiweiß, eine zu niedrige Kohlenhydratzufuhr (weniger als 50 g pro Tag) hohe Wasser- und Elektrolytverluste sowie eine Ketonämie hervorrufen. Problematisch sind die fallweise reichliche Zufuhr von gesättigten Fettsäuren bzw. Cholesterin sowie von Alkohol oder eine eingeschränkte Flüssigkeitsaufnahme bei gleichzeitig hoher Eiweißzufuhr.

Eiweißbetonte Reduktionsdiäten

Eiweißreiche Lebensmittelkuren sollen aufgrund höherer spezifisch-dynamischer Wirkung (s. S. 52) eine raschere Gewichtsabnahme bewirken als weniger eiweißreiche Diäten gleichen Energiegehaltes. Die eigentliche Ursache für die Gewichtsverluste sind jedoch vor allem ein geringerer Kohlenhydratanteil (verbunden mit Wasserverlusten) und eine durch die Eintönigkeit der Nahrung bedingte Appetitlosigkeit.
Die sog. *Eierkur* empfiehlt gekochte Eier in großen Mengen, daneben etwas Fleisch, Obst und Gemüse. Eier zu jeder Mahlzeit sieht die kohlenhydrathaltige, fettarme, eiweißreiche (14tägige) *Mayo-Diät* vor, die wegen der Eier aber hohe Cholesterinmengen enthält. Bei beiden Kuren kommt es oft zu Verstopfungen. Unter zahlreichen *Fleischkuren* empfiehlt die *Banting-Diät* eine eingeschränkte Flüssigkeitszufuhr. Für Leber-, Gallen- und Nierenkranke und Personen mit erhöhten Cholesterin- oder Harnsäurewerten sind solche Kuren völlig ungeeignet. Die *Kuhnsche Kur* baut 2 Fischtage je Woche als eiweißreiche „Schalttage" in insgesamt energie-, fett- und kohlenhydratreduzierte Wochenpläne ein.

Kohlenhydratbetonte Reduktionsdiäten

Als Kuren mit kohlenhydratbetonten Schalttagen sind verschiedene Gemüse- oder Obstkuren zu verstehen: Die kohlenhydratreiche *Schrothkur* zur Entschlackung umfaßt Trockentage mit Getreideschrotbrei, altbackenen Schrotsemmeln, Vollkorn-, Knäckebrot, Trockenobst und Nüssen sowie kleine und große Trinktage, an denen 1 bzw. 2 Liter Flüssigkeit pro Tag (früher als Wein!, heute häufig als Frucht- und Gemüsesaft) aufgenommen wird. Sie ist eine reine Mangeldiät; der Gewichtsverlust entspricht dem Energiedefizit.
Kohlenhydratreiche, energiereduzierte Kostformen sind auch die *Kartoffelkur* (täglich 1 kg Kartoffeln) und die ursprünglich als Diät für Nierenkranke und bei Bluthochdruck entwickelte *Reis-Obst-Diät,* bei der man sich ausschließlich von Reis und Obst in Mengen von umgerechnet 400–800 kcal (1 670–3 340 kJ) ernährt; nach 4 Wochen gibt es eine geringe Fleisch- und Gemüsezulage.
Bei der *Hollywood-Diät* sollen Enzyme tropischer Früchte *(Ananasdiät)* menschliche Verdauungsenzyme und die Magensalzsäure aktivieren und unterstützen. Die unterstellte abbauende Wirkung der Enzyme auch auf Fettablagerungen im Körper ist physiologisch unhaltbar.

Diät ohne Kohlenhydrate

Außer den einseitigen Lebensmittelkuren sind auch extrem kohlenhydratarme, dafür aber eiweiß- und fettreiche Kostformen verbreitet, z. B. die *Atkins-Diät* (nach Dr. R. C. Atkins), bei der kein Obst und Gemüse, dafür jedoch v. a. Käse als Eiweiß- und Fettlieferant erlaubt ist, die hauptsächlich auf Getreideprodukte verzichtende *Lutz-Diät* (nach Dr. W. Lutz) und die sog. *Punktediät*, bei der der entfallende Kohlenhydratanteil der Nahrung durch Fett und Eiweiß ersetzt wird. Versprochen werden in allen drei Fällen eine bleibende Reduktion des Körpergewichtes, Gesundheit und Wohlbefinden bei nahezu unbeschränktem Verzehr von Lebensmitteln, die als besonders wertvoll und wohlschmeckend gelten (Fleisch, Käse, Eier, Fisch u. a.), und zwar lediglich durch weitgehenden Verzicht auf Kohlenhydrate insbesondere in Form von Zukker, Brot und Kartoffeln.

Der *Vorteil* derartiger Diätformen liegt in ihrem hohen Sättigungswert und in ihrem appetitmindernden Effekt, da die ständige fett- und eiweißreiche Ernährung nach relativ kurzer Zeit Widerwillen erregt. Die Nahrungszufuhr wird eingeschränkt, und der kalorische Wert der täglichen Nahrung entspricht schließlich nur noch einer Reduktionsdiät.

Zweitrangig sind demgegenüber die bei diesen Diätformen ebenfalls vermehrten Wasserverluste, der erhöhte Energieverbrauch durch die gesteigerte Stoffwechselaktivität und die Energieverluste durch die Ausscheidung von Ketonkörpern als Folge des vermehrten Fettsäureabbaus.

Die Risiken kohlenhydratarmer Diäten

Der *schwerwiegende Nachteil* dieser nahezu kohlenhydratfreien Kostformen mit einem Nährstoffverhältnis von 12–33 % Protein, 63–84 % Fett und nur 4 % Kohlenhydraten liegt darin, daß die in Getreideprodukten, Kartoffeln, Obst und Gemüse enthaltenen lebensnotwendigen Nährstoffe und Ballaststoffe fehlen. Der hohe Gehalt der Nahrung an Fett, Cholesterin und Purinen begünstigt andererseits Herz- und Kreislauferkrankungen sowie Gicht. Empfohlen wird deshalb die zusätzliche Einnahme von Multivitamintabletten, von Calciumpräparaten (gegen Muskelkrämpfe), von Abführmitteln (wegen der Ballaststoffarmut) und von Medikamenten zur Verhinderung der Harnsäurebildung.

Grundsätzlich ist an der kohlenhydratarmen Ernährung aus physiologischer Sicht zu kritisieren, daß die Kohlenhydratzufuhr unter 10 % der Gesamtenergiezufuhr liegt. Diese Schwelle ist deswegen so kritisch, weil die Kohlenhydrate nicht nur als Energielieferanten fungieren, sondern auch die für die Biosynthese notwendigen Kohlenstoffatome bereitstellen. Kohlenhydrate können zwar auch aus Eiweißbausteinen gebildet werden, wenn im Stoffwechsel ein Angebot an Glucose

Kohlenhydratarme Ernährung beeinträchtigt den Proteinstoffwechsel

fehlt; auf diese Möglichkeit muß der Körper bei kohlenhydratarmen Diäten zurückgreifen. Das ist jedoch ein höchst unökonomischer Vorgang; denn zur Bildung von 100–120 g Glucose, die allein zur Deckung des Energiebedarfs für das Gehirn benötigt werden, sind umgerechnet 175–200 g Protein notwendig. Damit belastet eine kohlenhydratarme Ernährung auch den Proteinstoffwechsel, da eine Gluconeogenese (Glucosebildung) aus Fett nicht möglich ist.

Nachdem kohlenhydratarme Diätformen ursprünglich in erster Linie zur Gewichtsreduktion bei extremem Übergewicht angewandt wurden, werden sie inzwischen auch als „einzig richtige und sinnvolle Ernährungsform der Zukunft" und auf Lebenszeit propagiert. In diesen Vorstellungen vor allem liegt ihre Gefahr, da es sich um eine Fehl- und Mangelernährung handelt, mit der auf Dauer gesundheitliche Risiken verbunden sind.

Energiereduzierte Mischkost

Unter *energiereduzierter Mischkost* versteht man eine Ernährungsform mit ausgeglichener Nährstoffrelation, abwechslungsreicher Lebensmittelauswahl und reduzierter Energiezufuhr, auf 4–5 Mahlzeiten am Tag verteilt. Sie ermöglicht die Versorgung mit allen Nährstoffen in bedarfsgerechter Höhe und sichert eine vernünftige Gewichtsabnahme auf gesunde Weise. Dies ist besonders wichtig, denn die Reduktion eines echten Übergewichtes wird sich immer über einen längeren Zeitraum erstrecken müssen. Die richtige, vollwertige Ernährung stellt dabei einen wesentlichen Faktor dar.

Kriterien einer empfehlenswerten Schlankheitskur sind:
- frei von Nebenwirkungen;
- größtmögliche Gewichtsreduktion;
- auf lange Dauer durchführbar;
- Trainieren eines vernünftigen Ernährungsverhaltens.

Frei von gesundheitsschädigenden Nebenwirkungen ist eine Reduktionskost dann, wenn Eiweiß, Fett und Kohlenhydrate in ausgewogenem Verhältnis enthalten sind. Empfohlen werden 15–20% der Energie als Eiweiß, 30% als Fett und 50–55% als Kohlenhydrate. Die Zufuhr der essentiellen Nährstoffe wie Vitamine, Mineral- und Ballaststoffe muß in ausreichender Menge gesichert sein.

Wie schnell sollte man abnehmen?

Die größtmögliche Gewichtsreduktion ohne Nebenwirkungen ist eine Abnahme von durchschnittlich 1 kg pro Woche. Dies läßt sich durch Verminderung der Energiezufuhr um rund 1 000 Kilokalorien pro Tag erreichen. So empfiehlt man für die Frau 1 200 Kilokalorien (Tagesbedarf 2 200 kcal oder 9 200 kJ bei 165 cm Körpergröße) und für den Mann 1 500 Kilokalorien (Tagesbedarf 2 500 kcal oder 10 500 kJ bei 175 cm Körpergröße). Eine abwechslungsreiche Mischkost läßt sich den Lebensgewohnheiten anpassen und kann ohne Schwierigkeiten über längere Zeit eingehalten werden. Außerdem wird mit ihr, bei bewußter Lebensmittelauswahl und -portionierung, ein neues, besseres Ernährungsverhalten trainiert.

Das Kriterium der hohen Nährstoffdichte

Als Kriterium für die richtige Lebensmittelauswahl wird eine *hohe Nährstoffdichte* zugrunde gelegt. Das trifft zu für Lebensmittel mit niedrigem Energiegehalt, aber hohem Vitamin-, Mineral- und Ballaststoffgehalt, z.B. Gemüse, Kartoffeln, Vollkornprodukte, fettarme Milch und Milchprodukte sowie mageres Fleisch und magerer Fisch. Fett- und zuckerhaltige Lebensmittel sind ebenso wie Alkohol zu reduzieren; denn sie liefern viele Kalorien, aber so gut wie keine lebensnotwendigen Nährstoffe.

Für die Zubereitung der Mahlzeiten sind kleine Fettmengen erlaubt, v.a. pflanzliche Fette mit hohem Gehalt an essentiellen (mehrfach ungesättigten) Fettsäuren. Das Einhalten von vier bis fünf Mahlzeiten pro Tag beugt dem Hunger vor. Frischkostgerichte und schonend gegartes Gemüse erhalten nicht nur die Vitamine und andere Nährstoffe, sondern sorgen zugleich dafür, daß es viel zu kauen gibt. Kochsalz bindet Wasser im Körper, deshalb sollte es reduziert werden. Wie bei allen Schlankheitskuren ist auch bei der energiereduzierten Mischkost die ausreichende Zufuhr von Flüssigkeit wie Tee und Kaffee (jeweils ohne Zucker) sowie Mineralwasser sehr wichtig; empfohlen werden mindestens 1,5 Liter pro Tag.

Energiereduzierte Mischkost

überflüssig	ergänzend	unentbehrlich

nur hin und wieder in kleinsten Mengen	in reduzierten Mengen	in definierten Mengen
• Alkohol • Süßigkeiten • Zucker	• Fisch • Ei • hochwertige Fette • Fleisch	• Gemüse • fettarmer Quark • Obst • Kartoffeln • Käse • Vollkornprodukte • Milch

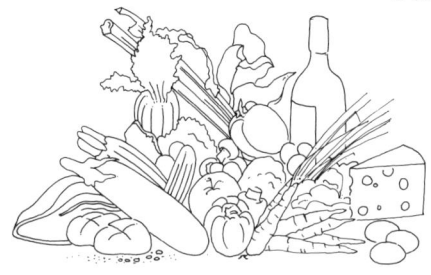

Abb.
Die richtige Lebensmittelauswahl

Tab.: Beispiele einer energiereduzierten Mischkost; a) 1200 kcal, b) 1500 kcal pro Tag

morgens	mittags	nachmittags	abends
a) Vollkornbrot 75 g Käse (mager) 30 g Marmelade 15 g Gemüse 75 g	Fleisch/Fisch 100 g Kartoffeln 125 g Gemüse 200 g Kochfett 5 g	Obst 150 g Joghurt 150 g (fettarm)	Vollkornbrot 75 g Magerquark 75 g Fett, Öl 5 g Gemüse 100 g
b) Vollkornbrot 75 g Käse (mager) 45 g Marmelade 20 g Gemüse 75 g	Fleisch/Fisch 125 g Kartoffeln 150 g Gemüse 250 g Kochfett 5 g	Obst 200 g Joghurt 200 g (fettarm)	Vollkornbrot 75 g Magerquark 100 g Fett, Öl 5 g Gemüse 100 g

Medikamente zur Gewichtsreduktion

Schlankheitskuren stellen hohe Anforderungen an das Durchhaltevermögen der Übergewichtigen. Oft wird zwar die Reduktionsdiät mit Erfolg durchgehalten, beim Übergang zur normalen Ernährung wird der Gewichtsverlust jedoch häufig bald wieder rückgängig gemacht. Daher ist der Wunsch der Betroffenen verständlich, durch den Einsatz von Medikamenten dauerhaftere Erfolge zu erzielen, und zwar möglichst ohne Genußverzicht und ohne Verzicht auf liebgewordene Gewohnheiten. In diese Richtung zielt auch das vielfältige Angebot von Wundermitteln zur Gewichtsreduktion. *Medikamente* können auf verschiedenen Wegen hilfreich sein, z. B. als Appetitzügler zur Verminderung des Hungergefühls oder durch eine Steigerung des Stoffwechsels, verbunden mit erhöhtem Verbrauch an Nahrungsenergie und Energiereserven (d. h. Fettdepots), oder auch durch Beschleunigung der Verdauung und Herabsetzung der Resorption von energieliefernden Nährstoffen aus dem Darm.

Appetitzügler

Appetitzügler sind den Sympathikus erregende, den Weckaminen nahestehende Substanzen, die hemmend auf das Appetitzentrum im Hypothalamus wirken und damit eine Verminderung des Appetits und somit der Nahrungsaufnahme bewirken. Leider haben die Appetitzügler nachteilige Nebenwirkungen, so daß sie verschreibungspflichtig sind und ihre Anwendung nur unter ärztlicher Kontrolle toleriert werden kann. Weckamine gehören wegen ihrer euphorisierenden Wirkung zu den am häufigsten zum Mißbrauch verführenden Arzneimitteln, die bei längerdauernder Anwendung abhängig (süchtig) machen können. Eine pharmakologische Trennung der appetitzügelnden Wirkung von der euphorisierenden ist vielfach versucht worden, jedoch ohne überzeugende Erfolge. Allgemein wird empfohlen, Appetitzügler unter ärztlicher Kontrolle höchstens für die Dauer einiger Wochen einzunehmen und

ihre Anwendung auf Ausnahmefälle (wie gesundheitsgefährdendes Übergewicht) zu beschränken.

Schilddrüsenhormone

Eine Steigerung des Stoffwechsels und damit des Energieverbrauchs wäre u. a. durch die Einnahme von *Schilddrüsenhormonen* möglich. Diese Therapie zur Herabsetzung von Übergewicht durch hormonelle Förderung der Oxidationsvorgänge im Gesamtorganismus ist wegen ihrer unerwünschten Nebenwirkungen auf das Herz nicht ungefährlich, zumal bei Fettsüchtigen häufig die Fähigkeit zur Durchblutungssteigerung der Herzkranzgefäße vermindert ist und damit die Sauerstoffversorgung des Herzens gefährdet wird.

Abführmittel

Die Verwendung von *Abführmitteln* zur Beschleunigung der Verdauung und damit zur Verschlechterung der Nahrungsausnutzung kann gleichfalls nicht toleriert oder empfohlen werden, da bei regelmäßiger Einnahme von Abführmitteln über längere Zeit nicht nur die Resorption von Fett und Kohlenhydraten, sondern auch die Versorgung des Organismus mit Elektrolyten und anderen essentiellen Nährstoffen mit möglicherweise daraus resultierenden Mangelerscheinungen beeinträchtigt wird. Ein entscheidender Nachteil von Abführmitteln ist auch die häufig eintretende Gewöhnung (Abb.).

Die vielfach angepriesenen Wundermittel

Die sog. *Wundermittel,* die mit massiver Werbung vertrieben werden und meist nur kurzfristig auf dem Markt sind, zeichnen sich dadurch aus, daß ihre behauptete Wirkung eher „wunderbaren Charakter" hat, ohne wissenschaftlich begründet zu sein. Sie stellen enorme Gewichtsverluste bis zu 3 kg Körperfett in 48 Stunden in

Medikamente zur Gewichtsreduktion

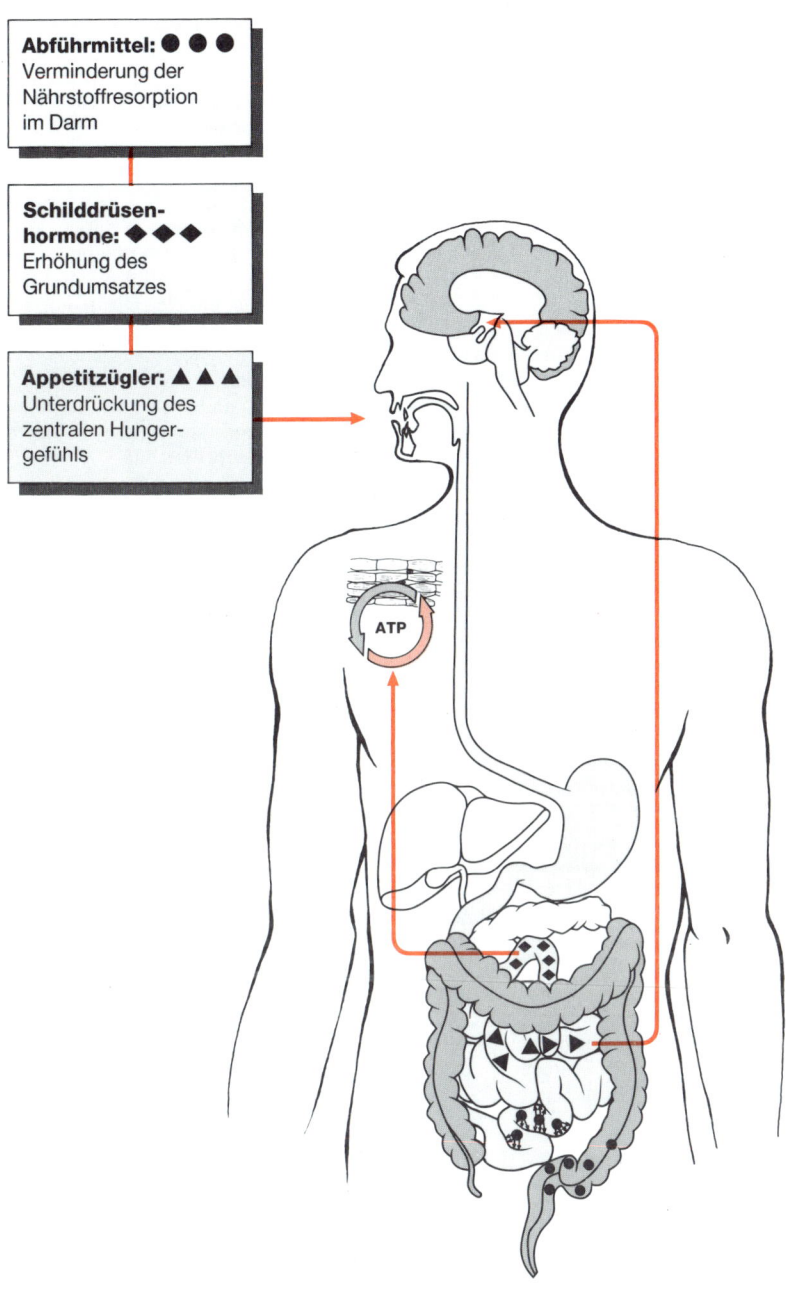

Abführmittel: ● ● ●
Verminderung der
Nährstoffresorption
im Darm

**Schilddrüsen-
hormone:** ◆ ◆ ◆
Erhöhung des
Grundumsatzes

Appetitzügler: ▲ ▲ ▲
Unterdrückung des
zentralen Hunger-
gefühls

ATP

Abb.
Die Wirkungsweise verschiedener Medikamente zur Gewichtsreduktion

Medikamente zur Gewichtsreduktion (Forts.)

Aussicht, und zwar ohne Einschränkung der Nahrungsaufnahme und unter Beibehaltung bisheriger Ernährungsgewohnheiten. Damit soll nicht bestritten werden, daß eine schnelle, gewichtsreduzierende Wirkung in manchen Fällen durchaus eintreten kann. Sie beruht aber auf einem Wasserverlust und kommt durch abführende oder entwässernde Wirkung der Präparate zustande. Diese Wirkung hat nichts mit dem erhofften und versprochenen Verlust von Körperfett zu tun und ist nur vorübergehend.

Nach ihrer Zusammensetzung können die *wichtigsten* der angebotenen *Wundermittel* wie folgt zusammengefaßt werden: Enzympräparate; Präparate mit Meeresalgen; Präparate mit Süßwasseralgen; Kalorienblocker; Kräuterzubereitungen und Tees:

Präparate mit einem angeblich hohen Gehalt an „imaginären" Enzymen *(Enzympräparate)* versprechen ein rasches und selektives Einschmelzen des Körperfettes. Aus biochemischer und physiologischer Sicht ist dies nicht möglich.

Bei *Präparaten mit Meeresalgen* wäre eine Wirkung über den Jodgehalt denkbar, der bei prädisponierten Personen zu einer Überfunktion der Schilddrüse führen könnte. Durch 1 g Blasentang kann diese Jodzufuhr erreicht werden, allerdings nicht mit den angepriesenen schnellen Verlust an Körperfett, dafür aber mit der Gefahr von unerwünschten Nebenwirkungen. In den Prospekten für Präparate mit Meeresalgen wird jedoch nicht das Jod als wirksamer Bestandteil erwähnt, sondern es werden die angeblich fettzehrenden, fettabschmelzenden Kräfte der Alge als Erklärung angegeben. Solche Wirkungsmechanismen entbehren jeder wissenschaftlichen Grundlage.

Schlankheitsmittel auf der Basis der *Süßwasseralge Spirulina* sollen „bis zu 18 Pfund Fett in nur 14 kurzen Tagen ohne Hungern oder Turnen" zum Verschwinden bringen. Diese behauptete Wirkung soll durch die appetithemmende Eigenschaft des Algeneiweißes zustande kommen. Eine derartige Wirkung konnte jedoch in Doppelblindstudien nicht nachgewiesen werden und wäre auch aus biochemischer Sicht nicht erklärbar.

Durch *Präparate mit Enzymhemmern* soll die Verdauung der Stärke aus Lebensmitteln verhindert werden. Hierfür wurden Konzentrate eines Amylaseinhibitors aus rohen Kidneybohnen in den Handel gebracht. Derartige Präparate scheinen beim Menschen jedoch unwirksam zu sein. Vermutlich reicht die im Verdauungstrakt verfügbare hohe Menge an Amylase dazu aus, um selbst bei höherer Dosierung des Hemmstoffs eine vollständige Verdauung der Stärke zu ermöglichen.

Kräuterzubereitungen und *Tees* zeigten bei Untersuchungen und Tests nicht die angepriesene Wirkung; sie wirkten lediglich abführend und entwässernd.

Die Wundermittel im Lichte der Gesetze

Die Behauptungen beim Vertrieb von Wundermitteln zur Gewichtsreduktion sind demzufolge fast immer unzutreffend oder zumindest irreführend. Als rechtlicher Hintergrund für den Vertrieb von speziellen Schlankheitsmitteln kommen v. a. folgende *Gesetze* in Betracht:
– das Arzneimittelgesetz (AMG);
– das Lebensmittel- und Bedarfsgegenständegesetz (LMBG).

Wenn Wundermittel nicht dem Ernährungszweck dienen, fallen sie in den Geltungsbereich des AMG und unterliegen der Zulassungspflicht und den Vorschriften des Gesetzes über die Werbung auf dem Gebiet des Heilwesens. Sie werden jedoch praktisch nie als Arzneimittel angemeldet. Dienen sie überwiegend dem Ernährungszweck, sind die Vorschriften des LMBG zu beachten, die insbesondere eine irreführende oder gesundheitsbezogene Werbung verbieten. Offenkundig finden jedoch zum Nachteil der Übergewichtigen diese gesetzlichen Bestimmungen beim Vertrieb der „Wundermittel zur Gewichtsreduktion" überwiegend keine Beachtung.

Computerprogramme für richtiges Ernährungsverhalten

Zusätzlich zu den bereits abgehandelten Vorschriften und Ratschlägen zur Gewichtsreduktion werden seit etwa 15 Jahren regelrechte *Programme mit computergestützter Ernährungsberatung* angeboten, die neuerdings auch die praktischen und ökonomischen Vorteile der Massenmedien mit den individuellen klientenspezifischen Aspekten verbinden. Diese Programme lassen sich einteilen in:
- Programme, die Beratungsfachkräften helfen, Routineberechnungen durchzuführen und individuelle Menüpläne mit Einkaufshilfen zu erstellen;
- Programme, die Ernährungsinformationen ohne Mittlerkräfte an die Klienten weitergeben.

Individuelle Beratungsbriefe

Die Programme der ersten Gruppe werden in der klassischen Ernährungs- und Diätberatung eingesetzt. Den Programmen der zweiten Gruppe liegt das Prinzip einer mehrmonatigen Betreuung Übergewichtiger ausschließlich durch den Computer zugrunde. Die *Betreuung* erfolgt im *Dialogsystem:* Der Computer erstellt aufgrund persönlicher Angaben der Teilnehmer und regelmäßiger Rückmeldungen nach vorprogrammierten Datensätzen die *individuellen Beratungsbriefe.*
Je nach Programm liegen die Schwerpunkte der Beratung in *Speiseplänen* und *Menüvorschlägen* oder in *verhaltenstherapeutischen Maßnahmen,* jeweils abgestimmt auf Ernährungsverhalten, Nahrungsmittelpräferenz, Wünsche und Erwartungen der Teilnehmer. Broschüren, Bücher und Merkblätter mit allgemeingültigen Aussagen vervollständigen die Betreuung.

Das Programm der AOK

Die *Allgemeine Ortskrankenkasse* (AOK) bietet seit 1987 ebenfalls ein Programm mit folgenden Zielsetzungen an:
- Modifikation des Eßverhaltens;
- Veränderung der Energiezufuhr bei Op-

timierung der Nährstoffrelation zur realistischen Gewichtsreduktion;
- Training der Gewichtsstabilisierung.
Ein wesentliches Prinzip dieses Programms ist, daß keine festen Diätpläne eingesetzt werden. Der Teilnehmer soll aufgrund seines ausgewerteten Ernährungsprotokolls und mit Hilfe persönlicher Hinweise lernen, sein Ernährungsverhalten in Selbsthilfe umzustellen.

Vorteile und Nachteile computerunterstützter Ernährungsberatung

In den letzten Jahren wurden immer mehr computergestützte Beratungsprogramme mit dem Ziel der Gewichtsreduktion angeboten und genutzt. *Die Vorteile* sind:
- Langzeitberatung und Breitenwirkung bei relativ geringem Aufwand an Personal, Kosten und Zeit;
- Motivation durch das neue und für viele attraktive Medium „Computer";
- Aktualität mit Hilfe individueller Information und Beratung;
- Interaktion durch Rückmeldungen und Widerspiegeln des individuellen Verhaltens;
- Verstärken des Lernerfolgs durch Erfolgskontrolle.
Als *Nachteil* hat sich das Fehlen von persönlichen Kontakten zwischen Klienten und Berater und zwischen den Klienten als „Leidensgenossen" untereinander herausgestellt. Diese Problematik sollte nicht unterschätzt werden; sie stellt eine Herausforderung an die Anbieter dar, entsprechend neue Programme zu entwikkeln.

Selbsthilfegruppen und Geführte Gruppen

Selbsthilfegruppen werden verstärkt zur Behandlung von Übergewichtigen, d. h. bei der Durchführung von *Schlankheitskuren*, eingesetzt. Aufbauend auf Erfahrungen in den USA (z. B. von A. J. Stunkard, R. Stuart und B. Davis), haben in Deutschland Psychologen und Soziologen wie M. Reiss, M. L. Moeller, J. C. Brengelmann, R. Ferstel, V. Pudel und W. Kappus die Idee der Selbsthilfegruppen aufgegriffen, auf deutsche Gegebenheiten übertragen und in der Praxis durchgeführt.

Selbsthilfegruppen sind Erfahrungsgruppen, die ihre Probleme durch eigenes Handeln ohne professionell geschulte Anleitung durch Psychologen, Ernährungsberater, Ärzte u. a. zu beheben versuchen. Das entscheidende Merkmal ist die Selbstbetroffenheit und die Tatsache, daß jeder in eigener Sache aktiv ist. Die Beziehungen zwischen den Teilnehmern sind die Gleichstellung innerhalb der Gruppe und das gemeinsame „Leid". Die Teilnehmer sind Leidensgenossen.

Die *Geführte Gruppe* unterscheidet sich von der Selbsthilfegruppe dadurch, daß ein geschulter *Gruppen(ernährungs)berater,* ein Psychologe oder auch ein Laie, nach einem mit der Gruppe erarbeiteten oder vorgegebenen Programm die Gruppensitzungen führt. Er entscheidet über Zielsetzungen, Ablauf und Inhalte.

Bekannte Selbsthilfegruppen in der BR Deutschland sind: die Anonymen Übergewichtigen, Brigitte-Clubs, Gruppen der Deutschen Gesellschaft für Ernährung und Gruppen der Krankenkassen. An Geführten Gruppen sind verbreitet: die Weight Watchers, Gruppen von Kurkliniken, Rehabilitationszentren, Krankenkassen, Volkshochschulen, Verbraucherzentralen und anderen Institutionen.

Gruppengrundsätze

Selbsthilfegruppen und Geführte Gruppen arbeiten nach ähnlichen *Grundsätzen:*
- Gruppen von 6 bis maximal 12 Personen treffen sich wöchentlich; alle Teilnehmer haben Gewichtsprobleme.

- Die Gruppenmitglieder entscheiden gemeinsam über Zielsetzung, Aktivitäten und die Hinzuziehung von Experten. Sie entscheiden gemeinsam, welche diätetischen Maßnahmen, welches Trainingsprogramm und welche schriftlichen Unterlagen eingesetzt werden.
- Die Teilnehmer praktizieren das *Dreistufenmodell zur Selbstkontrolle.* Die drei Stufen sind: Selbstbeobachtung, Selbstbewertung und Selbstbelohnung.
- Die Gruppenmitglieder wiegen sich gegenseitig und besprechen die Gewichtsab- und -zunahmen.
- Sie tauschen Erfahrungen aus, korrigieren die eigene Meinung und messen die eigenen Erfolge und Mißerfolge am Gruppendurchschnitt.
- Die Dauer der Programme liegt zwischen 2 und 12 Monaten.
- Zur Verstärkung der regelmäßigen Teilnahme werden zum Teil Vertragsabschluß, Kaution oder Sanktionen gefordert.

Die Fülle der Empfehlungen zur Reduzierung des Übergewichtes ist ein Zeichen dafür, wie schwer für die meisten Menschen das Abnehmen und das Stabilisie-

Abnehmen ist schwer

ren des Körpergewichtes sind. Mit Unterstützung der Gruppe und mit Hilfe der Selbsterfahrung ist ein neuer Weg gefunden, der für viele Menschen sicheren Erfolg verspricht.

Offen bleibt allerdings die Frage, ob das neue, in Gruppen erlernbare Ernährungsverhalten den Empfehlungen für eine richtige, vollwertige Ernährung entspricht. Die angebotenen Programme zur Gewichtsreduktion beruhen meist auf einem verhaltenstherapeutischen Konzept, in dem die Ernährung nur am Rande behandelt wird. Welche Gewichtung die Ernährung einnimmt, hängt vom Gruppenleiter, dessen Vorbildung und Einstellung ab.

Selbsthilfegruppen und Geführte Gruppen

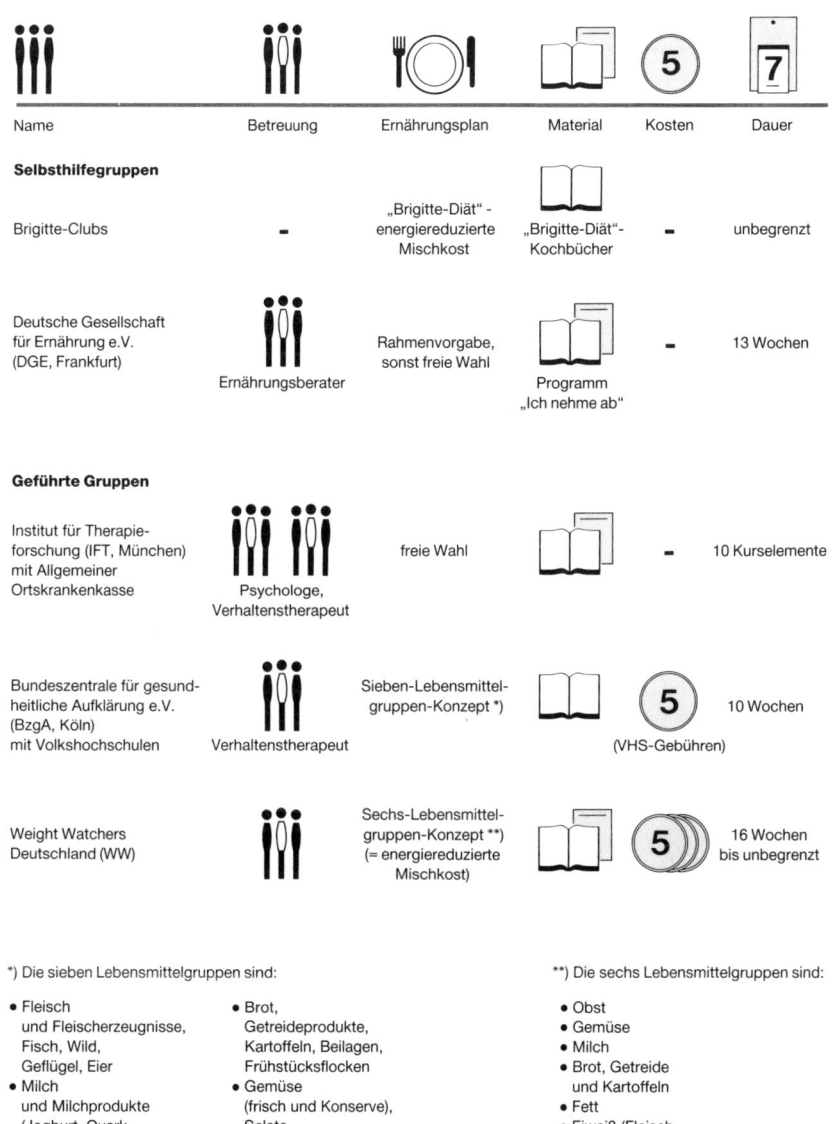

Name	Betreuung	Ernährungsplan	Material	Kosten	Dauer

Selbsthilfegruppen

Brigitte-Clubs · „Brigitte-Diät" - energiereduzierte Mischkost · „Brigitte-Diät"- Kochbücher · - unbegrenzt

Deutsche Gesellschaft für Ernährung e.V. (DGE, Frankfurt) · Ernährungsberater · Rahmenvorgabe, sonst freie Wahl · Programm „Ich nehme ab" · - 13 Wochen

Geführte Gruppen

Institut für Therapie-forschung (IFT, München) mit Allgemeiner Ortskrankenkasse · Psychologe, Verhaltenstherapeut · freie Wahl · - 10 Kurselemente

Bundeszentrale für gesund-heitliche Aufklärung e.V. (BzgA, Köln) mit Volkshochschulen · Verhaltenstherapeut · Sieben-Lebensmittel-gruppen-Konzept *) · 5 (VHS-Gebühren) · 10 Wochen

Weight Watchers Deutschland (WW) · · Sechs-Lebensmittel-gruppen-Konzept **) (= energiereduzierte Mischkost) · 5 · 16 Wochen bis unbegrenzt

*) Die sieben Lebensmittelgruppen sind:

- Fleisch und Fleischerzeugnisse, Fisch, Wild, Geflügel, Eier
- Milch und Milchprodukte (Joghurt, Quark, Käse u.a.)
- Fette (Butter, Margarine, Schmalz), Öle, Mayonnaise, Halbfette
- Brot, Getreideprodukte, Kartoffeln, Beilagen, Frühstücksflocken
- Gemüse (frisch und Konserve), Salate
- Obst (frisch und Konserve)
- Verschiedenes (Getränke, Zucker, Süßwaren, Nüsse, Kuchen, Gebäck)

**) Die sechs Lebensmittelgruppen sind:

- Obst
- Gemüse
- Milch
- Brot, Getreide und Kartoffeln
- Fett
- Eiweiß (Fleisch, Fisch, Geflügel, Eier, Käse, Quark)

Abb.
Selbsthilfegruppen und Geführte Gruppen (ausgewählte Beispiele)

Allgemeine Kriterien der Lebensmittelqualität

Die *Qualität von Lebensmitteln* ist nicht durch eine einzelne Meßgröße zu erfassen. Je nach Zielsetzung und Ansprüchen von Erzeuger, Verarbeiter, Händler, Verbraucher, Gesetzgeber und Wissenschaft stehen vielmehr unterschiedliche wertgebende und wertmindernde, möglichst durch Analysen nachprüfbare, objektiv vergleichbare und bewertbare Produkteigenschaften als Qualitätskriterien im Vordergrund:

Die *äußere Beschaffenheit* oder *sensorische Qualität (Genußwert)* bilden u. a. die Grundlage von Handelsklassen. Der *Gebrauchs-* oder *Eignungswert* kennzeichnet für die *Lebensmittelverarbeitung* wesentliche Eigenschaften (z. B. bei Brotgetreide die Backfähigkeit, die Transport- und Lagerfähigkeit, die Haltbarkeit). *Bearbeitungs-* und *Verarbeitungsverfahren* können ihrerseits zur besseren Verdaulichkeit, Verwertbarkeit, Bekömmlichkeit oder Schmackhaftigkeit pflanzlicher und tierischer Lebensmittel beitragen.

Der *ernährungsphysiologische Wert (Nährwert)* umfaßt v. a. den Gehalt positiv zu bewertender Inhaltsstoffe, den Energiegehalt, das Verhältnis der Nährstoffmenge zur Nahrungsenergie *(Nährstoffdichte),* die Proteinqualität, die Verdaulichkeit der Nahrung, die Nährstoffverfügbarkeit und -resorption sowie Wechselwirkungen zwischen den einzelnen Nährstoffen.

Der Gehalt negativ zu bewertender Bestandteile (natürliche Giftstoffe, Rückstände und Verunreinigungen) ist ein Maß für die *toxikologisch-hygienische Lebensmittelqualität* (s. S. 188 ff.).

In ökologischer Betrachtungsweise werden die Gesundheits-, die Umwelt- und die Sozialverträglichkeit der Nahrungsmittelproduktion *(ökologischer Wert)* hervorgehoben; u. a. definierte Anbauweise und Nahrungserzeugung, verringerte Umweltbelastung (s. S. 262 ff.).

Weiterhin spielen *psychologisch-soziologische* (individuelle Vorstellungen über Lebensmitteleigenschaften, Sozial- bzw. Prestigewert von Lebensmitteln), *politisch-ökonomische* oder *kulturell-ideologische Qualitätskriterien* eine Rolle.

Eine *allgemeine gesellschaftliche Anforderung* besteht darüber hinaus durch das Verbot, gesundheitsschädigende Lebensmittel herzustellen oder in Verkehr zu bringen.

Begriffe wie „frisch", „fein", edel", „Delikateß-", „Auslese" u. a. geben *Qualitätshinweise* für Lebensmittel, die nicht immer eindeutig geregelt sind. „Frische" wird vom Verbraucher oft mit besonders hoher

Qualitätshinweise sind nicht immer eindeutig

Qualität gleichgesetzt. „Frische" kann jedoch ein Beschaffenheitsmerkmal (frisches Aussehen von Obst und Gemüse) oder ein Zustand (roh, unverarbeitet) sein, „Frische" kann sich ferner auf den Geschmack (sensorische Qualität) beziehen oder auch nur ein Zeitfaktor (altes und frisches Brot) oder Gattungsbegriff (Frischkäse) sein.

In *unterschiedlichen Ernährungssituationen* können Qualitätskriterien verschieden bewertet werden. Z. B. wird in Hungerzeiten der Energiegehalt höher eingeschätzt als im Wohlstand. Alte Menschen, Heranwachsende, Schwangere und Stillende weisen dagegen einen erhöhten Bedarf an essentiellen Nährstoffen auf (Abb.; s. auch S. 54 ff.).

Die *Nährstoffdichte* errechnet sich aus dem Gehalt eines (essentiellen) Nährstoffs, bezogen auf den Energiegehalt des betreffenden Lebensmittels. Die *korrigierte Nährstoffdichte* berücksichtigt daneben auch die Resorptionsrate. Das Verhältnis der tatsächlichen Ist-Nährstoffdichte der täglichen Nahrungszufuhr zur Soll-Nährstoffdichte ergibt den *Index of nutritional quality (INQ).*

Für eine ausreichende Versorgung mit *kritischen Nährstoffen* (Mineralstoffe, Vitamine) werden Lebensmittel empfohlen, deren INQ $\geq$ 1 ist.

Allgemeine Kriterien der Lebensmittelqualität

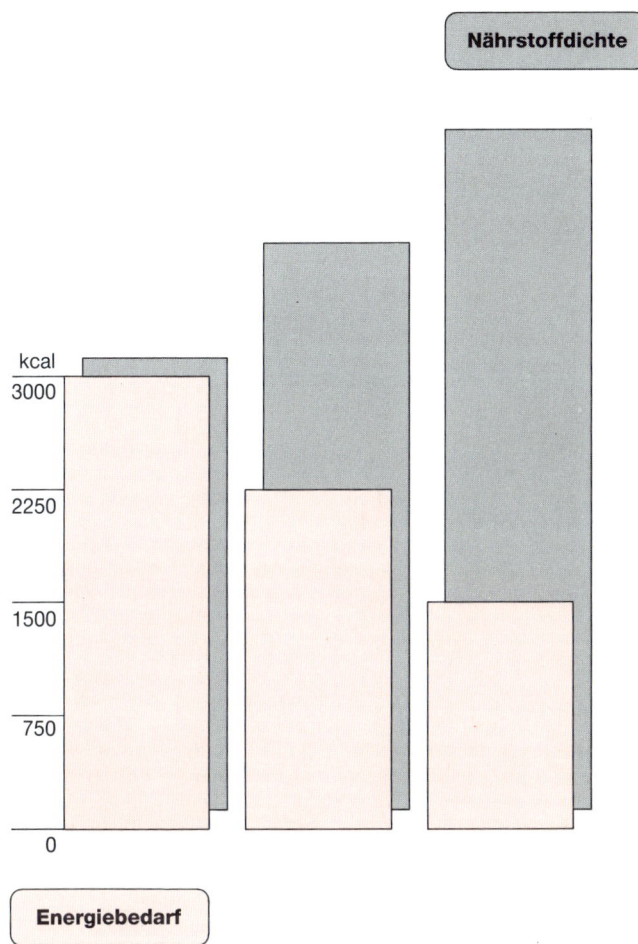

Abb.
Nährstoffdichte in Abhängigkeit vom Energiebedarf
(nach Deutsche Gesellschaft für Ernährung)

Getreide und Getreideprodukte

Getreide und daraus hergestellte Erzeugnisse sind seit Jahrtausenden die wichtigste Nahrungsgrundlage des Menschen. Nahezu die Hälfte der durch die Erdbevölkerung aufgenommenen Nahrungsenergie und über ein Drittel des Nahrungsproteins stammen aus Getreide. Außerdem leisten Getreide- und Getreideerzeugnisse einen wesentlichen Beitrag zur Versorgung mit B-Vitaminen, Mineralstoffen und Spurenelementen.

Getreidearten

Die wichtigsten *Getreidearten* sind in der Reihenfolge ihres Anteils an der Welternte: Weizen (28%), Reis (25%), Mais (25%), Gerste (10%), Hirse (7%), Hafer (3%) und Roggen (2%); vgl. Abb. 1. Hinzugerechnet wird aus lebensmittelkundlicher Sicht auch der Buchweizen (ein Knöterichgewächs). Als *Brotgetreide* gelten nur Weizen und Roggen (Abb. 1).

Getreideinhaltsstoffe

Die wichtigsten *Inhaltsstoffe* im Getreide sind die *Kohlenhydrate,* die aus ernährungsphysiologischer Sicht als Energieträger (Stärke, Dextrine, verschiedene Zucker) und Ballaststoffe (Cellulose, Hemicellulosen) von Bedeutung sind. Auch Schleimstoffe, wie das Lichenin des Hafers, sowie die Pentosane des Roggens, die für die Struktur des Brotteigs wichtig sind, werden zu diesen gerechnet. Der *Eiweißgehalt* im Getreidekorn unterliegt beträchtlichen Schwankungen je nach Art, Sorte, Boden, Düngung und klimatischen Verhältnissen. Er nimmt außerdem von außen nach innen im Korn ab. Die *biologische Wertigkeit von Getreideprotein* wird in erster Linie durch den relativ geringen Gehalt an der essentiellen Aminosäure Lysin begrenzt. Weizenmehl enthält *Klebereiweiß (Gluten),* eine elastische, gummiartige Eiweißsubstanz, die aus den zwei Komponenten Gliadin und Glutenin besteht. *Gliadin* ist die Ursache der *Zöliakie,* einer Verdauungsstörung des Klein-

kindes, die zu einem Verzicht auf Nahrungsmittel mit Weizenanteilen zwingt. Der *Fettgehalt* der Getreidekörner ist gering (1–2%); Fett ist dabei v. a. im Keimling lokalisiert. Nur der Hafer hat einen höheren Fettgehalt (6%), der über das gesamte Korn verteilt ist.

Die Grundlage der Mehltypisierung

Die *Mineralstoffe* im Getreide finden sich – ebenso wie die *B-Vitamine* – bevorzugt in den Außenschichten des Korns. Beim Weizen enthält die Schale etwa zwanzigmal soviel Mineralstoffe wie der Mehlkörper. Diese unterschiedliche Verteilung ist die Grundlage der *Mehltypisierung,* die erkennen läßt, ob ein *Mehl* hoch oder niedrig ausgemahlen ist. Für die Mehltypenbestimmung wird das Mehl bei 910°C zu Asche verbrannt. Die zurückbleibende Aschemenge, die dem Anteil an Mineralstoffen entspricht, wird in mg auf 100 g Mehltrockensubstanz angegeben und als *Mehltype* bezeichnet. Je niedriger die Mehltype, desto niedriger ist der Ausmahlungsgrad. Mehltype 405 bezeichnet beispielsweise ein ernährungsphysiologisch minderwertiges Weizenmehl, bei dem die mineralstoffreichen und vitaminreichen Außenschichten des Korns fast völlig aus dem Mehl entfernt wurden (Abb. 2). Auch der *Ballaststoffanteil in Mehl* hängt vom Ausmahlungsgrad ab. Den höchsten Anteil haben hochausgemahlene Mehlsorten. Wenn das gesamte Korn ohne Trennung in Kleie und Mehlkörper in Mehl verwandelt wurde, spricht man von 100% Ausmahlung (entspricht der Mehltype 1700 bei Weizenmehl).

Vollkornprodukte haben einerseits einen hohen Gehalt an essentiellen Mineralstoffen, Vitaminen und Ballaststoffen, andererseits enthalten sie aber auch *Phytin,* das Calcium, Magnesium, Zink und Eisen zu unverdaulichen Komplexen binden kann. An *Vitaminen* enthält Getreide außer den B-Vitaminen Thiamin (Vitamin B_1), Riboflavin (Vitamin B_2), Pyridoxin (Vitamin

Getreide und Getreideprodukte

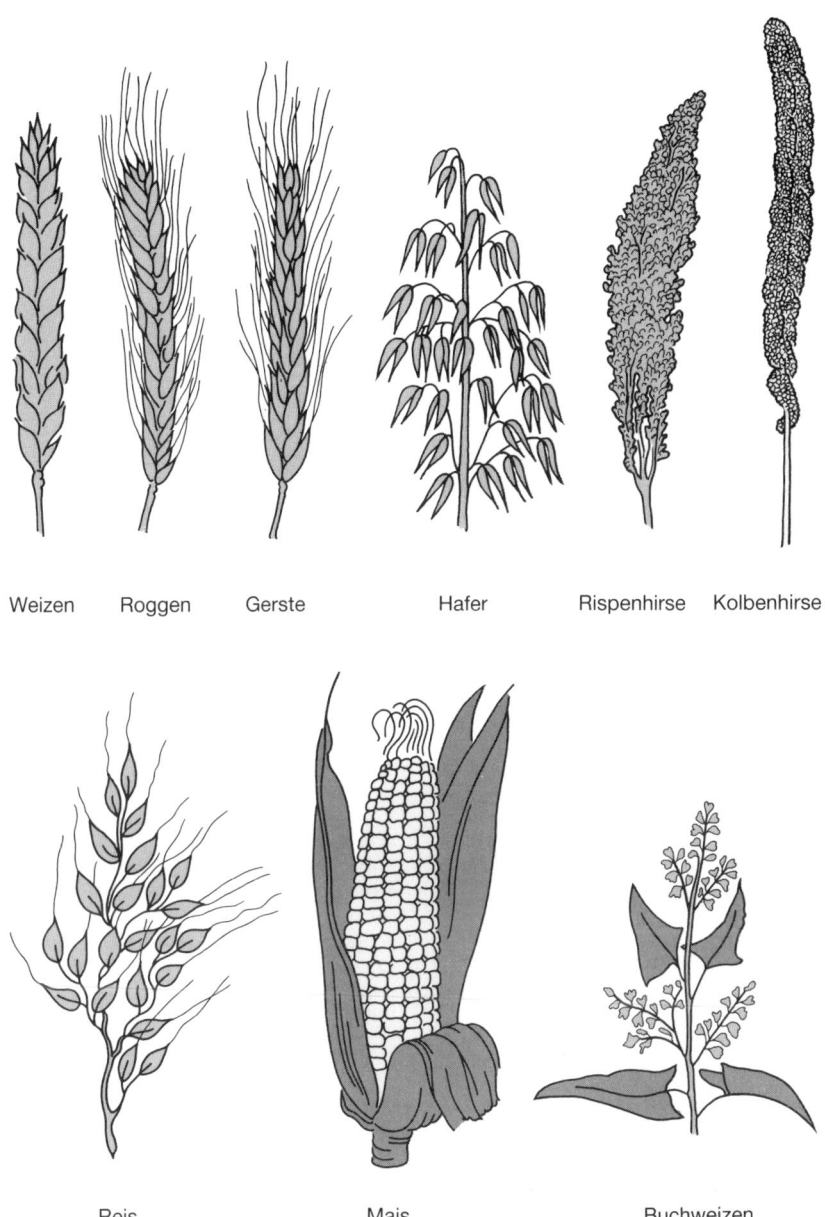

| Weizen | Roggen | Gerste | Hafer | Rispenhirse | Kolbenhirse |

| Reis | Mais | Buchweizen |

Abb 1.
Getreidearten

Getreide und Getreideprodukte (Forts.)

B_6) und Niacin auch Tocopherol (Vitamin E), jedoch kein Vitamin A, C oder D. Neben den bereits erwähnten Nährstoffen finden sich im Getreidekorn u. a. stärke-, eiweiß- und fettspaltende *Enzyme*, natürliche *Farbstoffe* (Anthocyane, Flavonoide u. a.) und geringe Mengen an *organischen Säuren* (Äpfelsäure, Zitronensäure u. a.), die bei der Verarbeitung und Lagerung sowie bei der Keimung eine Rolle spielen, jedoch ernährungsphysiologisch praktisch ohne Bedeutung sind. Bei der *Keimung* von Getreidekörnern kommt es zu einer Erhöhung der Gehalte an den Vitaminen B_1, B_2 und E.

Abgesehen von der Verwendung als *Frischkornmüsli*, werden *Nahrungsmittel aus Getreide* hauptsächlich in Form von Brei oder in Form von Teigwaren, Fladen, Brot und sonstigen Backwaren verzehrt, die sämtlich durch Erhitzen leichter verdaulich gemacht werden.

Reis und seine Besonderheiten

Eine Sonderstellung nimmt der *Reis* ein, der seit über 5000 Jahren für etwa die Hälfte der Menschheit Bestandteil der Hauptmahlzeit ist. Er eignet sich nicht zur Mehl- oder Brotbereitung, sondern wird gekocht. Beim Reis bilden Frucht- und Samenschale mit der dünnen Aleuronschicht das sog. *Silberhäutchen*, in dem v. a. die B-Vitamine enthalten sind. Um dem Reis ein „schöneres", glänzenderes, besonders weißes Aussehen zu verleihen, wird dieses Silberhäutchen abgeschliffen. *Braunreis (Naturreis, Reformreis)* enthält noch das Silberhäutchen und ist daher dem geschliffenen Reis als das wertvollere Nahrungsmittel vorzuziehen. Die Bezeichnung *Vollreis* besagt lediglich, daß es sich um ganze Körner handelt (im Gegensatz zu *Bruchreis*), und hat nichts mit „Vollwertigkeit" zu tun. – *Parboiled-Reis* (halbgekochter Reis) wird vor dem Schleif- und Polierprozeß mit warmem Wasser vorbehandelt, um einen Teil der Vitamine aus den äußeren Schichten des Reiskorns in das Innere zu bringen und damit dem polierten Reis zu erhalten.

Hirse dient v. a. in Afrika in Form von Brei oder Fladen als Nahrung.

Gerste wird in erster Linie zur Bierherstellung (sog. *Braugerste*) und als Futtermittel *(Futtergerste)* verwendet. Daneben werden aus Gerste in relativ geringem Umfang *Graupen* (geschälte und auf Schmirgelmaschinen gerundete Gerstenkörner als Suppeneinlage) und Kaffee-Ersatzmittel (gekeimte, gedarrte Gerstenkörner) hergestellt.

Hafer dient ebenfalls nur in geringem Umfang als Nahrungsmittel für den Menschen, besonders in Form von *Haferflocken* (mit Dampf aufgeschlossene, dann enthülste und in Flockenwalzstühlen gequetschte Haferkörner).

Als *Buchweizen* werden die dreikantigen, braunen Früchte des Knöterichgewächses Fagopyrum esculentum bezeichnet, die als Suppenmehl oder Pfannkuchenmehl Verwendung finden. Buchweizen enthält

Das Knöterichgewächs Buchweizen zählt lebensmittelkundlich zu den Getreiden

einen fluoreszierenden Farbstoff (Fagopyrin), der durch Kochen zerstört werden muß, da er sonst an belichteten Hautstellen zu Entzündungen führen kann *(Fagopyrismus)*.

Mais wird überwiegend als Futterpflanze verwendet, dient aber auch in erheblichem Umfang direkt (in Breiform als Polenta, als Maiskuchen oder Tortilla) und als *Maisstärke* der Ernährung des Menschen. Ferner wird Mais bei Sprue und Zöliakie als diätetisches Lebensmittel eingesetzt, wenn eine Unverträglichkeit von Weizenprodukten vorliegt.

Stärke, die v. a. aus Getreide, besonders aus Mais und Weizen, gewonnen wird, ist das Polysaccharid (Mehrfachzucker) mit der größten Bedeutung für die Ernährung des Menschen (s. S. 22 f.). Sie wird in isolierter Form u. a. für Puddingpulver, Suppen und Saucen verwendet. Das stärkeähnliche *Inulin*, ein aus Fructoseresten aufgebautes Polysaccharid, kommt nur in Korbblütlern (Kompositen)

98

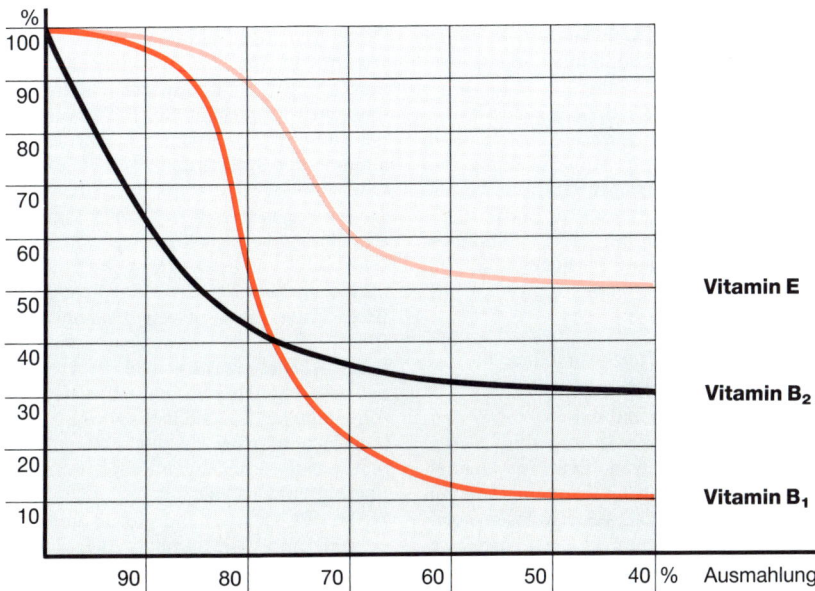

Abb. 2
Vitaminverluste bei Mehl in Abhängigkeit vom Ausmahlungsgrad

Getreide und Getreideprodukte (Forts.)

und den daraus hergestellten Lebensmitteln vor, z. B. in Artischocken, Schwarzwurzeln, Topinambur. Inulin ist nicht insulinpflichtig und daher als diätetisches Lebensmittel für Diabetiker geeignet. *Modifizierte Stärkeformen* (erhitzte, dann getrocknete, wäßrige Aufschwemmungen oder mit Phosphorsäure verestert) werden besonders für *Convenience foods* („bequeme Lebensmittel"; z. B. Instantdesserts, Tiefkühlkost, Fertiggerichte und Kindernährmittel) verwendet.

Die Brotgetreide Weizen und Roggen

Die Getreidearten mit der größten Bedeutung für unsere Ernährung sind *Weizen* und *Roggen*. Weizen dient zur Herstellung von Teigwaren, Brot und anderen Backwaren. Als *Teigwaren* werden kochfertige, gut lagerfähige Erzeugnisse bezeichnet, die bevorzugt aus Weizengrieß oder -mehl der Type 550 durch Anteigen mit Wasser, mit oder ohne Eizusatz und maximal 1 % Salz, Formung und anschließende Trocknung in Warmluft ohne Gär- und Backprozeß hergestellt werden (Nudeln, Spaghetti, Makkaroni, Suppeneinlagen). In der BR Deutschland werden etwa 80 % der Teigwaren als *Eierteigwaren* produziert mit einem Mindesteigehalt von 2 1/4 Eiern auf 1 kg Weizengrieß. Nährwerteinbußen durch die Verarbeitung sind bei Teigwaren gering.

Brot

Das wichtigste Getreideerzeugnis für unsere Ernährung ist das *Brot*. Brot wird aus Weizen- oder Roggenmehl oder aus einer Mischung beider Mehlarten unter Zusatz von Wasser, Salz (1,5–2 g pro 100 g Mehl) und Teiglockerungsmitteln hergestellt. Die *Brotherstellung* umfaßt die Teigbereitung, die Teiglockerung (*Sauerteig* bevorzugt bei Roggen- und Roggenmischbroten, *Hefe* bei Weizenbroten aus niedrig ausgemahlenen Mehlen) und den Backvorgang bei Temperaturen von 200 bis 250 °C für die Dauer von 30–50 Minuten

je nach Größe und Form des Brotes (Abb. 3). Hitze und Feuchtigkeit beim Backprozeß führen zur Verkleisterung der Stärke und zur Bildung der leichter verdaulichen Brotkrume. Bei 180 °C verwandelt sich ein Teil der Stärke in Dextrin, vor allem in der Brotkruste.
Die beim Backen einwirkende Hitze führt zur teilweisen Zerstörung von Vitaminen. Die Thiaminverluste liegen beim Brot zwischen 17–23 %, bei Kuchen und Kleingebäck zwischen 23 und 33 %. Rösten des Brotes führt zu weiteren Thiaminverlusten.
Beim *Altbackenwerden* von Brot macht der ursprünglich klebrige, leimartige Zusammenhang der Teilchen aufgrund einer kolloidchemischen Umwandlung der Stärke einer bröckeligen oder krümeligen Beschaffenheit Platz.
In der BR Deutschland gibt es über 200 verschiedene *Brotsorten,* überwiegend Roggen- und Weizenmischbrote. Unter den zahlreichen Spezialbroten gelten aus ernährungsphysiologischer Sicht vor allem die *Vollkornbrote* und *Schrotbrote* durch ihren hohen Anteil an Mineralstoffen, Vitaminen und Ballaststoffen als empfehlenswert. Als weniger empfehlenswert gilt *Toastbrot* aus niedrig ausgemahlenen Mehlen, das zusätzlich noch einen Fettgehalt von etwa 10 % aufweist (vgl. Tab.).
Als *diätetische Brote* werden eiweißarme, glutenfreie, natriumarme und Diabetikerbrote mit verringertem Anteil an insulinpflichtigen Kohlenhydraten bezeichnet.
Als *Kleingebäck* gelten Backwaren, die sich vom Brot in der Regel nicht durch ihre Bestandteile, sondern durch Größe, Form und Gewicht unterscheiden.

Dauerbackwaren und *Kuchen* sind teilweise durch andere Teiglockerungsmethoden (Backpulver) und einen hohen Gehalt an Fett und Zucker gekennzeichnet; ernährungsphysiologisch fallen bei ihnen v. a. ein meist erheblich höherer Energiewert und oft erhebliche Verluste an Vitaminen und Mineralstoffen ins Gewicht.

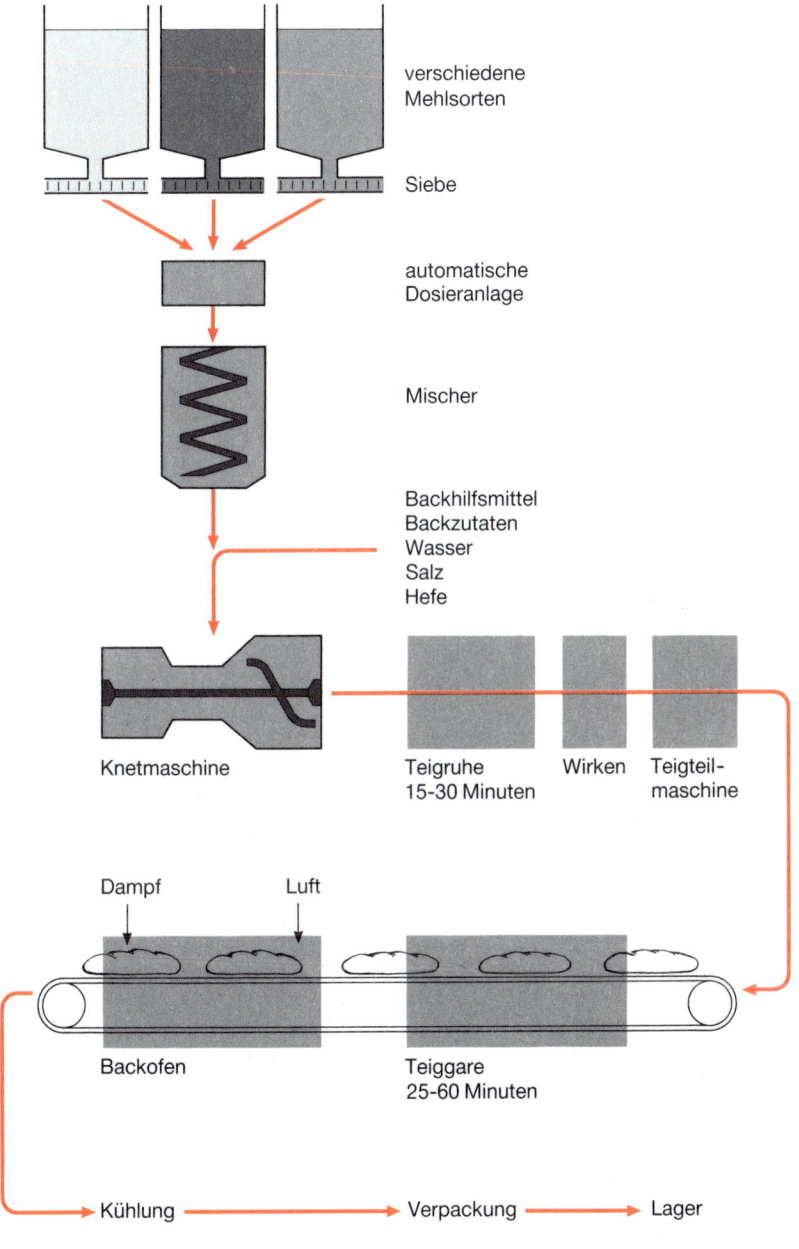

verschiedene
Mehlsorten

Siebe

automatische
Dosieranlage

Mischer

Backhilfsmittel
Backzutaten
Wasser
Salz
Hefe

Knetmaschine

Teigruhe   Wirken   Teigteil-
15-30 Minuten   maschine

Dampf   Luft

Backofen   Teiggare
                25-60 Minuten

Kühlung ———→ Verpackung ——→ Lager

Abb. 3
Ablauf der Brotherstellung

Milch und Milchprodukte

Unter *Milch* wird im handelsüblichen Sinne ausschließlich *Kuhmilch* verstanden. Die Milchgewinnung von Ziegen, Schafen und anderen Milchtieren hat in der BR Deutschland kaum Bedeutung. Von den rund 4 500 kg Milch, die eine Kuh pro Jahr erzeugt, werden etwa ein Viertel zu Trinkmilch, Sahne, Sauermilch und Milchmischgetränken und etwa drei Viertel zu Butter, Käse, Kondensmilch und Milchpulver verarbeitet.

Milchsorten

Dem Verbraucher stehen verschiedene *Milchsorten* zur Verfügung. *Rohmilch* wird weder erhitzt noch molkereimäßig bearbeitet. Sie darf nur mit amtlicher Genehmigung vom Erzeuger selbst auf seinem Hof als „Milch-ab-Hof" oder als Vorzugsmilch über den Handel verkauft werden. *Vorzugsmilch* ist eine amtlich besonders überwachte Milchsorte, die in ihrer natürlichen Beschaffenheit (roh) mit unverändertem Fettgehalt (jedoch mindestens 3,5%) in den Verkehr gebracht wird. Zur Abtötung etwaiger Krankheitserreger wird die Milch wärmebehandelt, vielfach homogenisiert und auf einen bestimmten Fettgehalt eingestellt *(Konsummilch);* derart wärmebehandelte Trinkmilch ist die *Vollmilch.* Sie muß einen natürlichen Fettgehalt von mindestens 3,5% Fett aufweisen, oder ihr Fettgehalt muß auf mindestens 3,5% eingestellt sein. *Teilentrahmte Milch* hat einen Fettgehalt von mindestens 1,5% und höchstens 1,8%. *Entrahmte Milch (Magermilch)* enthält höchstens 0,3% Fett.

Wärmebehandlung der Milch

Nach der Einstellung des Fettgehaltes wird die Milch *homogenisiert,* um das Aufrahmen (Abscheiden von Sahne) der Milch zu vermeiden. Die anschließende *Wärmebehandlung* tötet die Mikroorganismen, v.a. Krankheitserreger und ihre Sporen, ab: Beim *Pasteurisieren* werden diese größtenteils so abgetötet, daß dabei die wertvollen Inhaltsstoffe nicht zerstört werden. Die Haltbarkeit der pasteurisierten Milch im Kühlschrank beträgt 3–4 Tage. Beim *Ultrahocherhitzungsverfahren (UHT-Verfahren)* wird die Milch für einige Sekunden auf Temperaturen von 130–150 °C erhitzt. Dadurch enthält UHT-Milch fast keine vermehrungsfähigen Mikroorganismen mehr und ist ungekühlt mindestens 6 Wochen haltbar. Die hohe Temperatur verändert (denaturiert) jedoch die Eiweißbausteine. B-Vitamine sind in UHT-Milch in geringeren Mengen vorhanden als in pasteurisierter Milch. *Sterilmilch* ist wegen der starken Hitzeeinwirkung beim Sterilisieren aus ernährungsphysiologischer Sicht nicht unbedingt empfehlenswert.
Milch ist ein sehr nährstoffreiches Lebensmittel. *Milcheiweiß* ist neben Hühnereiweiß das biologisch hochwertigste Eiweiß. Es besteht zu 80% aus Casein und zu 20% aus Molkenprotein. Mit einem halben Liter Milch pro Tag können u.a. 75% der empfohlenen Zufuhr an Calcium gedeckt werden, 53% an Vitamin B_2, 42% an Vitamin B_{12}, 33% an Jod und 30% des Gesamtproteinbedarfs eines Erwachsenen.

Milcherzeugnisse aus Kuhmilch

Aus Kuhmilch wird eine Vielzahl von *Milcherzeugnissen* hergestellt (Abb. 1). Besonders umfangreich ist das Angebot an gesäuerten Milcherzeugnissen, die mit spezifischen Milchsäurebakterien und anderen Mikroorganismen hergestellt werden. *Sauermilch* und *saure* Sahne entstehen unter Zusatz von Milchsäurebakterien. *Crème fraîche* muß mindestens 30% Fett enthalten und durch spezifische Milchsäurebakterien gesäuert werden. *Joghurt* wird aus erhitzter und eingedickter Milch unter Zusatz besonderer Bakterienkulturen hergestellt (Lactobacillus bulgaricus und Streptococcus thermophilus). *Kefir* wird mit Hilfe der sog. *Kefirkörner* (Symbiose aus Hefepilzen, Milchsäurebakterien und anderen speziellen Mikroorganismen) zubereitet. Neben der

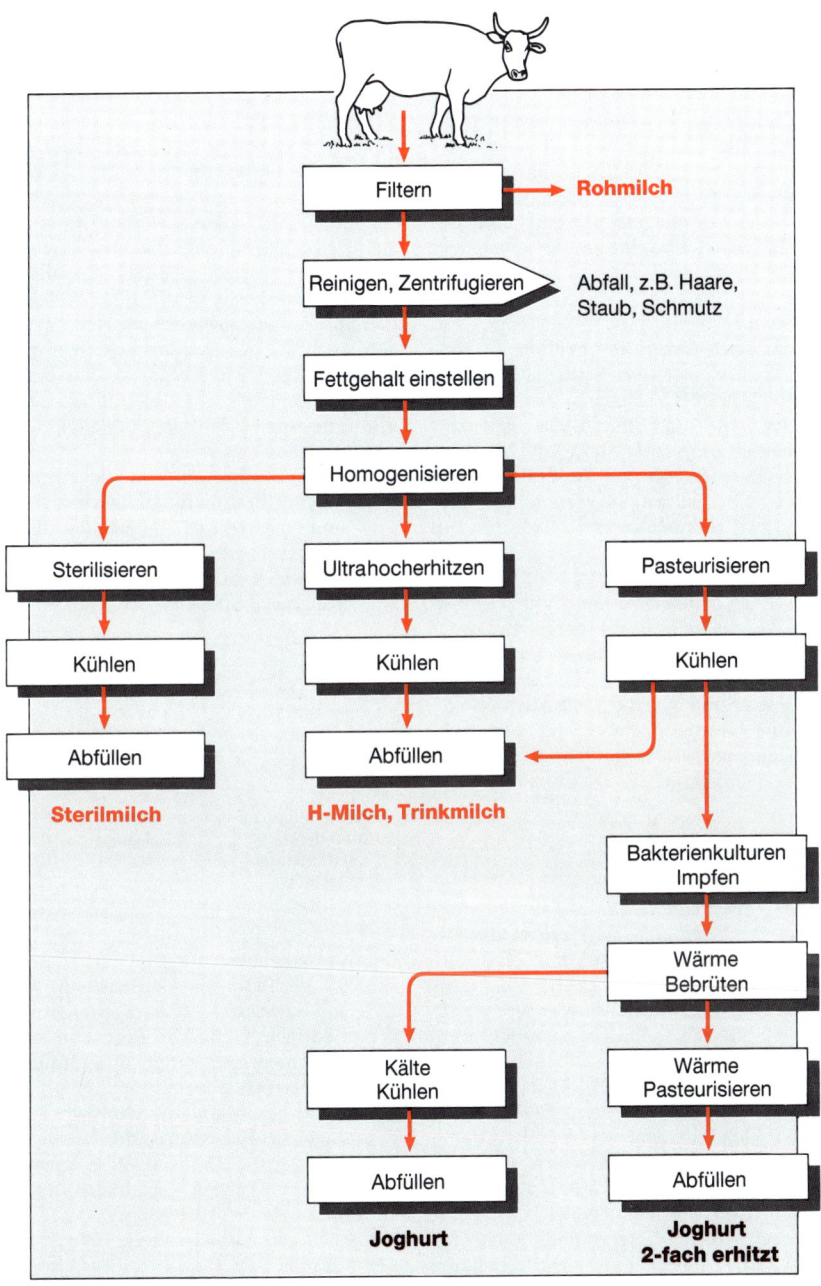

Abb. 1
Die Milchverarbeitung

Milch und Milchprodukte (Forts.)

Milchsäuregärung läuft zusätzlich eine leichte alkoholische Gärung ab (Mindestgehalt 0,05 % Alkohol). Bei der Verwendung von *Stutenmilch* anstelle von Kuhmilch wird das so gewonnene Produkt *Kumys* genannt.

Molke ist das Produkt, das bei der Käsebereitung nach Abscheidung der Käsemasse (hauptsächlich Casein) und des Fettes verbleibt. Molke enthält neben dem Molkenprotein reichlich Mineralstoffe und Vitamine.

Buttermilch ist die bei der Herstellung von Butter nach deren Abscheidung verbleibende Flüssigkeit. Der Fettgehalt der Buttermilch beträgt höchstens 1 %.

Schlagsahne muß mindestens 30 % Fett enthalten, *Kaffeesahne* mindestens 10 %. Als eingedickte Milch ist die *Kondensmilch* zu betrachten. Sie wird mit maximal 15 % Fett (kondensierte Kaffeesahne) in den Handel gebracht.

Ein Trockenmilcherzeugnis ist *Milchpulver*, das aus Vollmilch oder teilentrahmter Milch unter weitgehendem Entzug von Wasser hergestellt wird. Trockenmilcherzeugnisse sind in erster Linie Vorprodukte für die Herstellung von Säuglingsmilchnahrungen, Instantmilchpulver und Milchschokolade.

Käse und Käseherstellung

Käse zählt ebenfalls zu den Milchprodukten. Der Verbrauch an Käse in der BR Deutschland betrug 1986 pro Person 16 kg, wovon etwa die Hälfte allein als *Quark* verzehrt wurde. Ausgangsprodukte für die Käseherstellung sind Milchsorten verschiedener Tiere: Kuhmilch, Schafmilch und Ziegenmilch. Käse wird aus Casein und Milchfett hergestellt. Casein und Milchfett werden im Käselaib durch bakteriell-enzymatische Vorgänge teilweise abgebaut, wobei die charakteristischen Aromastoffe entstehen.

Je nach Art der Caseinfällung kann man zwischen Sauermilch- und Labkäse (Abb. 2) unterscheiden. Bei *Sauermilchkäse* werden der pasteurisierten Milch

Milchsäurebakterien zugesetzt, die Säure bilden. Daneben wird die Milch auch direkt angesäuert. Dadurch wird das Casein von der Molke getrennt. Der entstehende Sauermilchquark wird als Ausgangsprodukt für Käsesorten verwendet. Bei *Labkäse* wird die Milch mit unterschiedlichem Fettzusatz und *Labenzym* versetzt (für die Labgewinnung werden das Lab aus Kälbermägen oder bakteriell gebildete Labenzyme verwendet). Es bildet sich der *Käsebruch,* der in Formen gegeben und bis zur gewünschten Reife gelagert wird. Die *Käsereifung* bewirken Mikroorganismen wie Hefepilze, Bakterien oder Schimmelpilze. Labkäsesorten sind u. a. Emmentaler, Tilsiter, Gouda und Camembert.

Käsesorten werden aufgrund lebensmittelrechtlicher Bestimmungen nach *Fettgehalt* und *Wassergehalt* angeboten. Die Fettgehaltsstufe gibt den Fettgehalt in der Trockenmasse (Fett i. Tr.) an (Tab.; Klassifizierung nach Schlieper).

Fettgehaltsstufe	Fett i. Tr.	
Doppelrahmstufe	höchstens	85 %
	mindestens	60 %
Rahmstufe	mindestens	50 %
Vollfettstufe	mindestens	45 %
Fettstufe	mindestens	40 %
Dreiviertelfettstufe	mindestens	30 %
Halbfettstufe	mindestens	20 %
Viertelfettstufe	mindestens	10 %
Magerstufe	weniger als	10 %

Die Wassergehaltsstufe zeigt den Wassergehalt in der fettfreien Käsemasse an. Ein Käse mit einer hohen Wassergehaltsstufe, d. h. niedrigem Gehalt an Trockenmasse, und einer niedrigen Fettgehaltsstufe enthält also besonders wenig Fett. Ernährungsphysiologisch wertvoll sind besonders die Käsesorten, die einen hohen Eiweiß- und Calciumgehalt aufweisen. Der Eiweißgehalt verhält sich in den einzelnen Käsesorten umgekehrt zum Fettgehalt. So enthalten z. B. 100 g Doppelrahmkäse 31 g Fett und 15 g Eiweiß, Käse der Viertelfettstufe (z. B. Magerquark) nur 1 g Fett, aber 17 g Eiweiß.

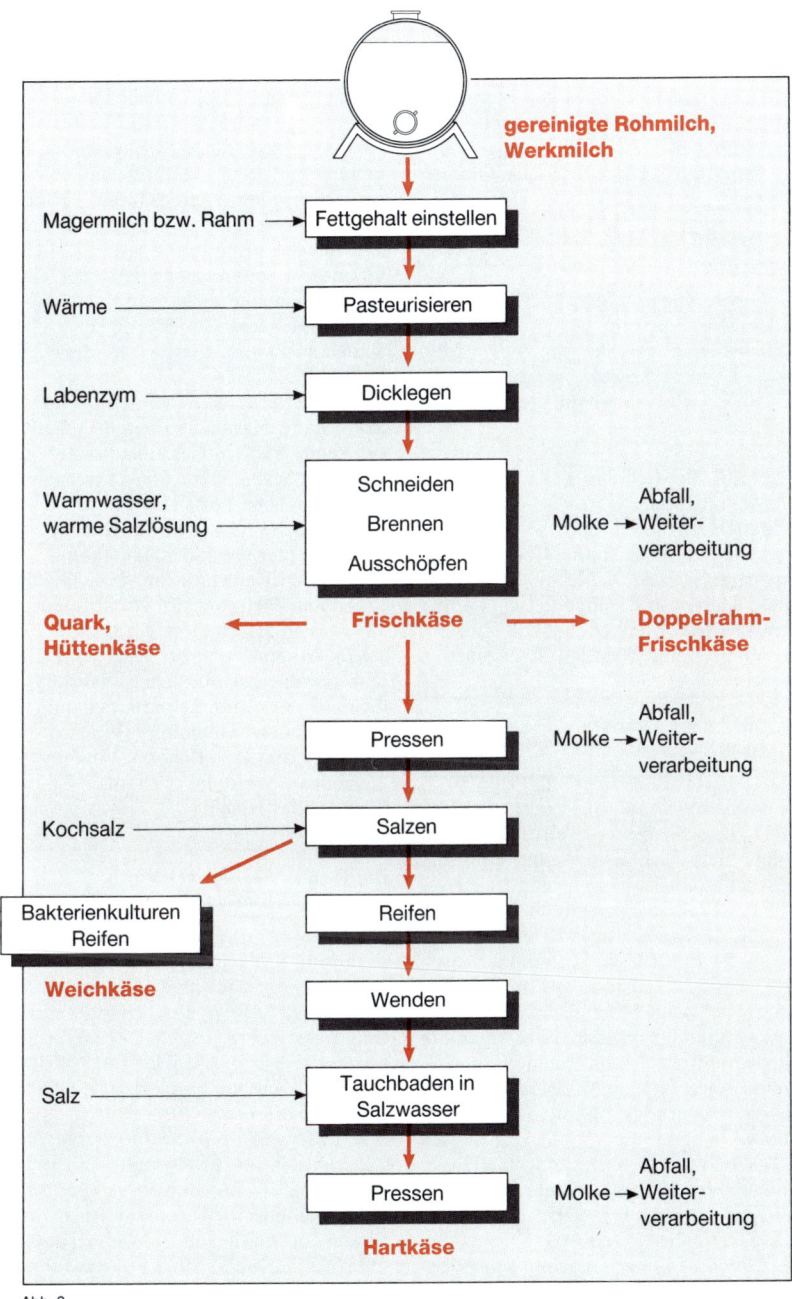

Abb. 2
Die Käseherstellung (nach Billen-Girmscheid u. Schmitz)

Fleisch und Fleischwaren

Unter *Fleisch* versteht man aus lebensmittelrechtlicher Sicht alle Teile von geschlachteten und erlegten warmblütigen Tieren, die zum Genuß für den Menschen bestimmt sind: *Muskelfleisch* (mit oder ohne Knochen, Fett- und Bindegewebe) und *Innereien* (eßbare tierische Organe,

Was versteht man unter Fleisch?

v. a. Leber, Zunge, Herz, Nieren, Lunge, Hirn, Milz, Bries). Auch aus dem Schlachtkörper gewonnene *Fette* (Talg, Speck, Flomen, Schmalz) sowie *Fleisch-* und *Wurstwaren* gelten in diesem Sinne als „Fleisch".

In der BR Deutschland beläuft sich der durchschnittliche jährliche Pro-Kopf-Verbrauch an Fleisch und Fleischerzeugnissen auf ca. 70 kg (ohne Tierfutter und Verwertungsverluste). Neben Schweine-, Rind-, Kalb- und Geflügelfleisch werden auch kleinere Mengen Schaf-, Ziegen-, Pferdefleisch und Wildfleisch verzehrt.

Der Anteil der Nährstoffe im Fleisch

Die *Nährstoffzusammensetzung des Fleisches* verschiedener Teilstücke und Schlachttiere variiert in weiten Grenzen. Fleisch besteht im Durchschnitt zu etwa 20 % aus Protein (einschließlich geringer Mengen stickstoffhaltiger Extraktivstoffe, die u. a. für Fleischextrakt charakteristisch sind), je nach Teilstück zu 10–40 % aus Fett, zu 1–2 % aus Mineralstoffen (vorwiegend Kalium, Natrium [v. a. auch in Wurstwaren], Phosphor, Magnesium, Calcium, Eisen, Zink) und zu 50–70 % aus Wasser. Ernährungsphysiologisch von Bedeutung ist auch der Gehalt von Fleisch an B-Vitaminen, v. a. in Schweinefleisch. Kohlenhydrate kommen als Glykogen (tierische Stärke) nur in geringen Mengen vor (in der Leber bis zu 4 %).
Fleischprotein nimmt aufgrund seines hohen Gehaltes an essentiellen Aminosäuren in der *biologischen Wertigkeit* (s. S. 16

und S. 48) einen hohen Rang direkt hinter Eiern, Milch und Fisch ein.
Innereien enthalten etwas weniger Protein (15–20 %) und meist unter 10 % Fett. Sie gelten wegen ihres Nährstoffgehaltes als ernährungsphysiologisch hochwertig. Besonders die Leber enthält neben wertvollen essentiellen Aminosäuren verschiedene Mineralstoffe und Spurenelemente und ist reich an fett- und wasserlöslichen Vitaminen. Innereien weisen aber einen besonders hohen Gehalt an unerwünschten Purinen und Cholesterin auf. – Zur Schwermetallanreicherung in der Leber und in den Nieren s. S. 198 f.
Neben den Innereien rechnen zu den sog. *Schlachtabgängen* außerdem Blut, das wegen seines Proteinreichtums bei der Herstellung bestimmter Fleischerzeugnisse verwendet wird, ferner Därme (als Wursthüllen), Schweineschwarte, Knorpel und Knochen (zur Gelatineherstellung).
Dem Fleisch entstammen (einschließlich Innereien, Fleisch- und Wurstwaren) ca. 35 % des gesamten Protein- (55 % des tierischen Proteins) und ca. 30 % des Fettanteils der durchschnittlichen Nahrungszufuhr, 45–50 % des Retinols (Vitamin A), 35–40 % des Thiamins (Vitamin B_1), 25–30 % des Riboflavins (Vitamin B_2), 25 % des Pyridoxins (Vitamin B_6) und 35–40 % des Niacins.

Die Tauglichkeit von Fleisch

Das *Fleischhygienegesetz* vom 24. 2. 1987 sieht eine Schlachttier- und eine Fleischuntersuchung nach dem Schlachten vor. Demgemäß erfolgt eine Unterteilung in *taugliches Fleisch*, in *minderwertiges* bzw. *bedingt taugliches Fleisch* (Verkauf durch spezielle amtlich zugelassene Stellen [„Freibank"] nach „Brauchbarmachen", z. B. durch Erhitzen) und in *untaugliches Fleisch* (das als Lebensmittel nicht verkehrsfähig ist). Im Hinblick auf parasitäre Erkrankungen wird u. a. auf Bandwurmfinnen und speziell bei Schweinen auf Trichinen untersucht. Stichprobenartig oder bei besonderem Verdacht wird eine bakteriologische Fleischuntersuchung zur Ver-

Fleisch und Fleischwaren (Forts.)

meidung mikrobieller Lebensmittelvergiftungen (s. S. 194 f.) durchgeführt; damit verbunden ist eine Prüfung auf Rückstände von Tierarzneimitteln (s. S. 210). Entsprechend ist im *Geflügelfleischhygienegesetz* vom 15. 7. 1982 eine Schlachtgeflügel- und Fleischuntersuchung vorgeschrieben.

Die Fleischqualität

Die *Fleischqualität* hängt vom Alter, vom Schlachtgewicht, von den Fütterungs- und Haltungsbedingungen sowie von Rasse und Geschlecht ab. Fleisch zu alter Tiere ist zäh und geschmacklos, von zu jungen Tieren ist es wäßrig, meist fett- und bindegewebsarm. Die Muskulatur macht 30 bis annähernd 50% des Lebendgewichtes der Tiere aus.

Die Eignung verschiedener Teilstücke zum Braten, Kochen, Pökeln, Räuchern ist unterschiedlich. Allgemein sind vom Rind Hochrippe, Lende, Roastbeef, Hüfte, Schwanzstück, vom Schwein Kotelett, vom Schaf Rücken und Keule, vom Geflügel die Brustmuskulatur die begehrtesten Teile (Abb. 1–4). Im Gegensatz zum Großhandel bestehen bei Fleisch in der Endverbraucherstufe leider noch keine ernährungsphysiologisch zufriedenstellenden Handelsklassen.

Eine gute Fleischqualität besteht nicht nur in der sichtbaren Beschaffenheit des Fleisches, sondern v. a. in Saftigkeit, Zartheit und Aroma des zubereiteten Fleisches. Zur Erzielung dieser Eigenschaften muß

Fleisch muß reifen

Fleisch zwischen Schlachtung und Verzehr sachgemäß und ausreichend abgehangen und einer längeren Reifezeit unterzogen werden. Im *Reifungsprozeß* während des *Abhängens* wird Muskelglykogen zu Milchsäure abgebaut (pH-Wert-Absenkung). Durch fleischeigene Enzyme werden die Fleischfasern aufgespalten und Aromastoffe gebildet (teilweiser Eiweißabbau). Dadurch wird das Fleisch leichter

kaubar, mürber, schmackhafter und besser verdaulich.

Die Fleischzubereitung

Abgesehen von einigen Fleischdauerwaren, wird Fleisch durch *Kochen* oder *Braten* in eine für die menschliche Ernährung geeignete Form gebracht. Bei der *Zubereitung* entstehen sekretionsfördernde Extraktiv-, Geschmacks- und Röststoffe, die zur Appetitanregung beitragen. Bei konventionellen *Garverfahren* tritt eine Gewichtsabnahme v. a. durch Wasserverluste auf, die beim Kochen oder Dünsten etwa 30–40%, beim Braten und Rösten etwa 20–30% beträgt. Außerdem kommt es zu *Vitaminverlusten*. Die mittleren Verluste an Vitamin B_1 betragen beim Kochen 20–30%, beim Braten 30–50%, beim Backen 20–35% und beim Konservieren 20–30% (s. S. 162). – Zur möglichen Bildung gesundheitsschädlicher Stoffe bei der Zubereitung von Fleisch s. S. 212.

Schweinefleisch ist (blaß)rosa, feinfaserig und von Fett durchsetzt. Durch züchterische Maßnahmen wurde in den letzten 10 Jahren bei Schweinen das Fleisch-Fett-Verhältnis um 25% verbessert, verbunden mit einer rascheren Erreichung des Schlachtgewichtes.

PSE-Fleisch

Ein extrem helles, weiches und wäßriges Schweinefleisch entsteht v. a. durch eine zu rasch ablaufende Veränderung des Fleisches unmittelbar nach der Schlachtung und wird als *PSE-Fleisch* bezeichnet (PSE ist Abk. für engl. pale = blaß, engl. soft = weich und engl. exudative = wäßrig). Solches Fleisch kommt bei ca. 15% aller geschlachteten Schweine vor. Beim Braten werden Fleischstücke von PSE-Fleisch auffallend kleiner, sie schrumpfen und werden schließlich zäh. Der Wasserverlust beträgt hier ca. 30–35%. Der Anteil an PSE-Fleisch ist in der obersten und teuersten Handelsklasse E besonders hoch.

Fleisch und Fleischwaren (Forts.)

DFD-Fleisch

Ein extrem dunkles, festes bis zähes, unvollkommen gereiftes und zum Teil ungenügend ausgeblutetes, klebrig wirkendes Fleisch wird als *DFD-Fleisch* bezeichnet (DFD ist Abk. für engl. dark = dunkel, engl. firm = fest und engl. dry = trocken). Diese sowohl beim Schwein als auch beim Rind auftretende „Fleischqualität" wird dadurch verursacht, daß die Glykogenvorräte bereits vor der Schlachtung vollständig verbraucht sind, wodurch nur eine unzureichende Milchsäurebildung und Reifung stattfinden kann.

Das Fleisch verschiedener Schlachttiere

Rindfleisch weist eine tiefrote Farbe auf. Sein kräftiger Geschmack und seine stärkeren Muskelfasern verleihen ihm ein besonderes Aroma. Sein Proteingehalt ist im Mittel höher als der des Schweinefleisches. Die Vorderviertel sind fett-, sehnen- und bänderreicher als die Hinterviertel.
Kalbfleisch ist blaßrot (gefördert durch eisenarme Fütterung) und feinfaserig, hat einen niedrigen Fett- und höheren Wassergehalt. Wegen seiner leichteren Verdaulichkeit wird es u. a. in der Krankenkost angewendet.
Schaffleisch ist ein Sammelbegriff für das Fleisch verschiedener Altersklassen und Geschlechter von Schafen (Lämmer, Hammel, Schafe, Böcke). Es ist meist mit Fettgewebe durchsetzt und sollte zur besseren Verdaulichkeit heiß verzehrt werden, da das Fett schon bei Temperaturen wenig oberhalb der normalen menschlichen Körpertemperatur erstarrt.
Pferdefleisch ist hellrot bei jungen, dunkelrot bei älteren Tieren. Es darf nicht mit anderem Fleisch im gleichen Raum und nur unter deutlicher Kennzeichnung als solches verkauft werden. Gegenüber dem Pferdefleisch bestehende Abneigungen beruhen nicht nur auf dem ihm eigenen süßlichen Geschmack (etwas höherer Glykogengehalt), sondern z. T. auch auf überlieferten religiös-ethischen Vorbehalten. Pferdefleisch junger Tiere ist aber in einigen Zubereitungsarten dem Rindfleisch durchaus ebenbürtig.
Der Verbrauch an *Geflügelfleisch* wird weniger durch den Verzehr von Suppenhühnern, Gänsen und Puten bestimmt als durch den von *Brathähnchen* (noch nicht geschlechtsreife Jungtiere beiderlei Geschlechts). Geflügelfleisch ist proteinreich, fettarm, zart und weich. Ein weiterer Vorzug ist, daß es in relativ kurzer Zeit zu erzeugen ist. Größere Bedeutung erlangen vermehrt Fleisch- und Wurstwaren aus Geflügelfleisch.
Wildfleisch ist das Fleisch von erlegten jagdbaren Tieren, unterteilt in Haar- und Federwild. Zu Wildgeflügel zählen u. a. Fasanen, Rebhühner, Wildenten, zum Haarwild zählen Hase, Wildkaninchen, Reh, Rotwild und Wildschweine. Das Fleisch dieser Tiere unterliegt nur der Fleischuntersuchung. Fleisch anderer Tiere darf gegebenenfalls nur unter entsprechender Kennzeichnung angeboten werden (Rentierfleisch usw.). Das Fleisch der einzelnen Wildarten ist im Hinblick auf Aussehen, Geruch und Geschmack verschieden (feinfaserige Struktur, dunkelrote bis rotbraune Farbe, von der Nahrung, der Jahreszeit und dem Geschlechtszyklus abhängiger Geruch und Geschmack). Die meisten Wildfleischarten müssen längere Zeit abhängen, bevor das Fleisch zum vollen Geschmack ausreift. Wild hat einen niedrigen Fett- und Bindegewebsgehalt und ist gut verdaulich.

Fleischwaren

Etwa 40 % des gesamten Fleisches gelangen in verarbeiteter Form zum Verbraucher:
Hackfleisch ist fein zerkleinertes, rohes Skelettmuskelfleisch von Warmblütern ohne jeden Zusatz. Es darf nur am Tag der Herstellung in Verkehr gebracht und sollte wegen seiner kurzen Haltbarkeit vom Verbraucher am selben Tag verzehrt oder zumindest tiefgefroren werden. Der Fettgehalt darf bei *Rinderhackfleisch* nicht

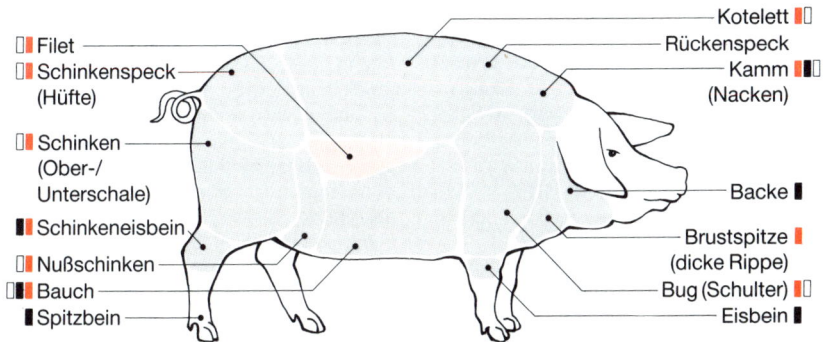

Filet
Schinkenspeck
(Hüfte)

Schinken
(Ober-/
Unterschale)

Schinkeneisbein

Nußschinken

Bauch

Spitzbein

Kotelett
Rückenspeck
Kamm
(Nacken)

Backe

Brustspitze
(dicke Rippe)

Bug (Schulter)

Eisbein

Abb. 1
Lage und Bezeichnung einzelner Fleischstücke beim Schwein
(nach Auswertungs- und Informationsdienst
für Ernährung, Landwirtschaft und Forsten e.V.)

■ = Kochen   ■ = Braten   □ = Kurzbraten

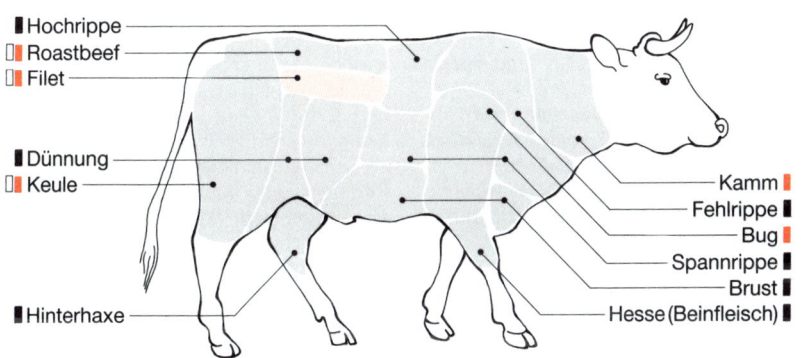

Hochrippe
Roastbeef
Filet

Dünnung
Keule

Hinterhaxe

Kamm
Fehlrippe
Bug
Spannrippe
Brust
Hesse (Beinfleisch)

Abb. 2
Lage und Bezeichnung einzelner Fleischstücke beim Rind
(nach Auswertungs- und Informationsdienst
für Ernährung, Landwirtschaft und Forsten e.V.)

109

Fleisch und Fleischwaren (Forts.)

mehr als 20%, bei *Schweinehackfleisch* nicht mehr als 35%, bei *Mischungen* von Schweine- und Rinderhackfleisch nicht mehr als 30% und bei *Schabefleisch* (Tatar) nicht mehr als 6% betragen. Schabefleisch ist fett- und sehnenfreies, rohes, fein zerkleinertes Skelettmuskelfleisch vom Rind ohne jegliche Zusätze. *Mett* ist Schweinehackfleisch mit Zusatz von Gewürzen, Salz und Zwiebeln.

Fleischsalat ist ein Feinkostsalat aus mindestens 25% Rind-, Kalb- oder Schweinefleisch oder aus brühwurstähnlicher Fleischgrundlage (Brät) mit Mayonnaise, Gurken und Gewürzen.

Fleischkonserven sind u. a.: verarbeitetes Rind- oder Schweinefleisch im eigenen Saft; Corned beef; Frühstücksfleisch.

Räucherwaren, Speck und *Schinken* sind aus frischen Fleischstücken durch Pökeln und Lagern in Salzlake hergestellte Fleischwaren.

Wurst, Wurstarten und Wurstsorten

Wurst ist eine Fleischware aus zerkleinerten Teilen von Muskelfleisch und Speck, z. T. auch von Innereien und Blut, unter Zusatz von Salz, Nitritpökelsalz (zur Umrötung und Stabilisierung der roten Fleischfarbe), Gewürzen, Zucker, Wasser, in besonderen Fällen unter Kenntlichmachung mit Zusatz von Phosphaten, aufgeschlossenem Milcheiweiß oder Blutplasma.

Die Wurstmasse, das *Wurstbrät*, wird in tierische Hüllen (Därme, Mägen, Blasen u. a.) oder in Kunstdärme gefüllt oder aber ohne Hüllen in luftdicht verschlossenen Behältnissen (Dosen, Gläser u. a.) aufbewahrt.

Man unterscheidet *Roh-, Brüh-* und *Kochwürste.* Nach sinkendem Fettanteil werden Wurstwaren eingeteilt in einfache, mittlere und Spitzenqualität. Erzeugnisse einfacher Qualität haben häufig einen niedrigeren Gehalt an bindegewebsfreiem Fleischeiweiß und daher einen geringeren Gehalt an essentiellen Aminosäuren, da dieser beim Bindegewebseiweiß geringer ist als beim Protein von Muskelfleisch.

Brühwürste (z. B. Bierschinken, Jagdwurst, Gelbwurst, Bratwürste) werden aus rohem, gewürztem, mit Nitritpökelsalz versetztem, zerkleinertem Fleisch unter Eis- oder Wasserzusatz hergestellt, heiß geräuchert und bei etwa 70 °C gebrüht. Durch Zusatz von Phosphat soll dabei das Wasserbindungsvermögen (d. h. die Saftigkeit und Zartheit) von schlachtwarmem Fleisch wieder erreicht werden. Brühwürste enthalten 20–35% Fett.

Gelbwurst ist ein nicht umgerötetes, also ohne Nitritpökelsalz hergestelltes Fleischerzeugnis.

Bratwürste werden v. a. aus grob und fein zerkleinertem Schweine- und Kalbfleisch hergestellt. Sie werden nicht immer gebrüht und meist auch nicht geräuchert.

Rohwurst ist eine Zubereitung aus rohem, zerkleinertem Muskelfleisch und aus Schlachtfetten unter Zusatz von Kochsalz oder Nitritpökelsalz und Gewürzen. Schnittfeste und streichfähige Roh- und Dauerwürste gibt es mit 35–65% Fett. *Schnittfeste Dauerwürste* (z. B. Salami) bedürfen sorgfältiger Trocknung und etwaiger Räucherung zur optimalen Entwicklung des Aromas. *Frische Rohwürste* (z. B. frische Mettwurst) werden im Schnellverfahren durch rasche Reifung bei höheren Temperatur ohne längere Trocknung hergestellt; sie werden geräuchert und sind weniger lagerfähig. *Streichfähige Rohwürste* (z. B. Teewurst) werden aus fein zerkleinertem Fleisch hergestellt. Sie enthalten gewöhnlich mehr Fett als weniger streichfähige Würste und sind ebenfalls weniger lange haltbar.

Kochwürste, Sülzen und *Aspikwaren* bestehen aus gebrühtem oder vorgekochtem Fleisch und Innereien (v. a. Leber) sowie aus Blut und Schwarten, die zerkleinert, gewürzt und nach Füllung in Därme zumeist (nochmals) gekocht und gelegentlich leicht geräuchert werden. *Leber-* und *Blutwurst* enthalten 15–50%, *Sülzwurst* 5–15% Fett.

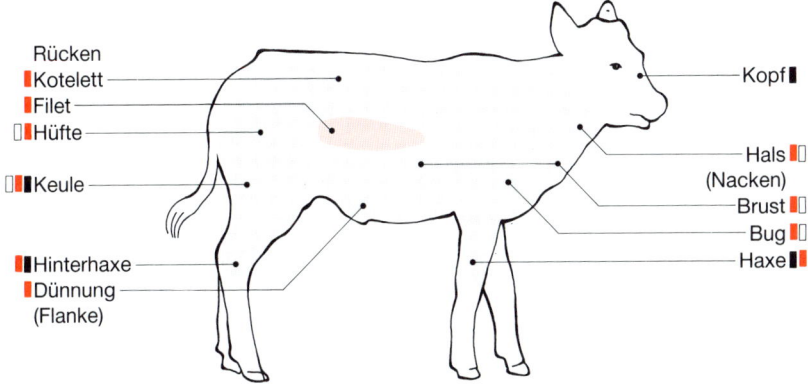

Rücken
Kotelett
Filet
Hüfte

Keule

Hinterhaxe
Dünnung
(Flanke)

Kopf

Hals
(Nacken)
Brust
Bug
Haxe

Abb. 3
Lage und Bezeichnung einzelner Fleischstücke beim Kalb
(nach Auswertungs- und Informationsdienst
für Ernährung, Landwirtschaft und Forsten e.V.)

■ = Kochen   ■ = Braten   ☐ = Kurzbraten

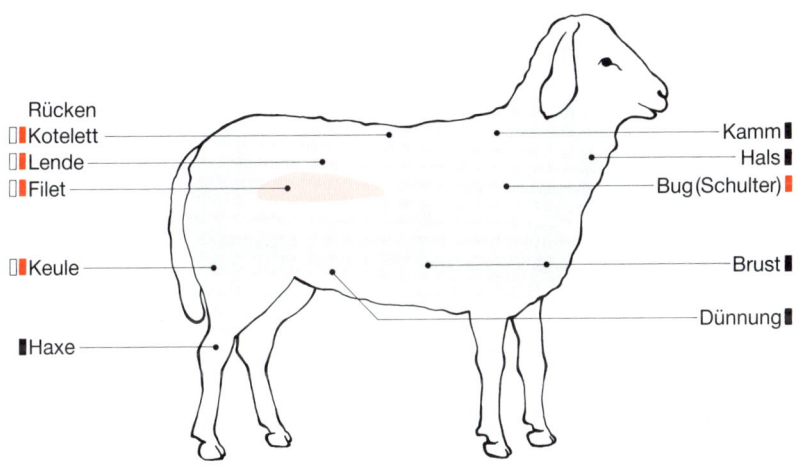

Rücken
Kotelett
Lende
Filet

Keule

Haxe

Kamm
Hals
Bug (Schulter)

Brust

Dünnung

Abb. 4
Lage und Bezeichnung einzelner Fleischstücke beim Schaf
(nach Auswertungs- und Informationsdienst
für Ernährung, Landwirtschaft und Forsten e.V.)

111

Fische · Muscheln · Krebse

See- und *Süßwasserfische* sind ernährungsphysiologisch hochwertige Lebensmittel. Der Nährwert liegt v.a. in ihrem hohen Gehalt an Eiweiß, essentiellen Fettsäuren, Mineralstoffen und Vitaminen. Der Pro-Kopf-Verbrauch beträgt in der BR Deutschland 13,6 kg (Fanggewicht), wobei in Küstennähe etwa die sechsfache Menge im Vergleich zu Süddeutschland verzehrt wird. Die wichtigsten *Seefischarten* sind Seelachs, Kabeljau und Rotbarsch (Abb. 1); Heringe spielen hauptsächlich für die Herstellung von Fischerzeugnissen eine Rolle. *Süßwasserfische* haben nur eine geringe Marktbedeutung (Pro-Kopf-Verbrauch ca. 800 g im Jahr). Die beliebtesten Süßwasserfischarten sind dabei Forellen und Karpfen, v.a. aus der Teichwirtschaft.

Fettfische und Magerfische

Neben der Unterteilung in Seefische und Süßwasserfische ist ernährungsphysiologisch eine Unterscheidung zwischen Fett- und Magerfischen wichtig. Zur Gruppe der *Fettfische* (Fettgehalt 15–20%) gehören Hering, Makrele, Lachs und Aal, zu den *Magerfischen* (Fettgehalt 1–5%) zählen Kabeljau (seine Jugend- und Ostseeform wird Dorsch genannt), Schellfisch und Seelachs. Magerfische speichern Fett überwiegend in der Leber, die zur Herstellung von Lebertran verwendet wird (Abb. 2).
Das *Fett der Fische* ist reich an essentiellen Fettsäuren, v.a. an *Omega-3-Fettsäuren,* die cholesterinsenkend wirken und die Blutgerinnungsgeschwindigkeit verlangsamen. Diese Wirkungen sind bereits durch den Verzehr von zwei Fettfischmahlzeiten pro Woche zu erreichen. Der langfristige Verzehr von 200 g Fettfisch pro Woche soll das Herzinfarktrisiko vermindern; deshalb werden seit einiger Zeit auch Fischölkapseln auf dem Markt angeboten.
Fischeiweiß gehört zu den biologisch hochwertigen Proteinen. Eine Fischportion von 200 g kann bereits den halben Tageseiweißbedarf decken.

Vitamine des B-Komplexes sind in Fisch reichlich enthalten. Fettfisch enthält außerdem in größeren Mengen Vitamin A und D.
Von den in Fisch vorkommenden *Mineralstoffen* sind Kalium und Eisen hervorzuheben. Seefische enthalten zudem noch besonders hohe Mengen an Jod. Für die Deckung des Bedarfs an diesem Spurenelement spielen Seefische eine besonders wichtige Rolle. 200 g Kabeljau enthalten die empfohlene aufzunehmende Jodmenge für mindestens einen Tag, Schellfisch sogar für mindestens vier Tage. Wei-

Seefische enthalten wichtige Mineralstoffe

tere Spurenelemente, wie z.B. Selen, sind in Seefisch ebenfalls reichlich vorhanden. Die Gewässerverschmutzung wirkt sich auch auf die Gesundheit der Fische und ihre Verwendung als Lebensmittel aus. Hochseefische, darunter besonders die fettarmen Arten wie Kabeljau und Schellfisch, enthalten in der Regel weniger *gesundheitsgefährdende Stoffe,* von denen besonders die Chlorkohlenwasserstoffe sowie Quecksilber von Bedeutung sind. *Frischfische* sind Fische, die nach dem Fang unbehandelt bleiben oder nur gereinigt, ausgenommen, zerteilt oder so gekühlt werden, daß das Fischfleisch nicht gefriert. *Seegefrostete Fische* werden an Bord der Fang- und Fabrikschiffe verarbeitet und tiefgefroren.

Fischerzeugnisse

Fischerzeugnisse sind durch Trocknen, Salzen, Säuern, Räuchern, durch Hitzesterilisierung oder durch Zugabe von Konservierungsstoffen haltbar gemacht: Das älteste Verfahren zum Haltbarmachen von Fisch ist das *Trocknen. Stockfisch* und *Klippfisch* werden aus Kabeljau und verwandten Magerfischarten hergestellt, die zwei bis drei Monate an der Luft trocknen. Stockfisch wird im Gegensatz zu Klippfisch nicht gesalzen.

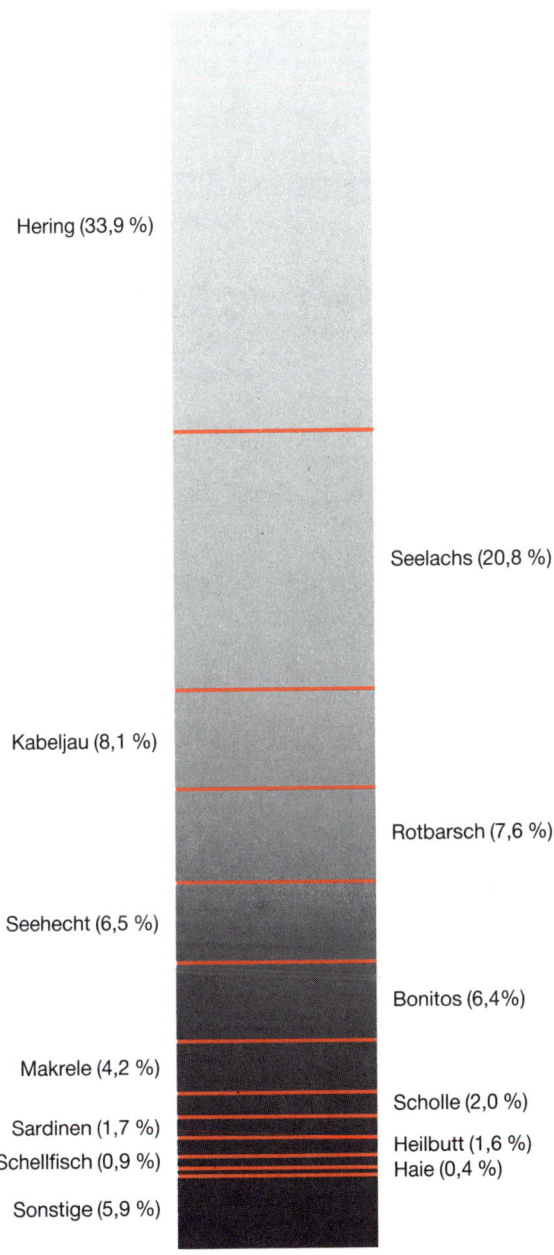

Hering (33,9 %)

Seelachs (20,8 %)

Kabeljau (8,1 %)

Rotbarsch (7,6 %)

Seehecht (6,5 %)

Bonitos (6,4%)

Makrele (4,2 %)

Scholle (2,0 %)

Sardinen (1,7 %)

Heilbutt (1,6 %)

Schellfisch (0,9 %)

Haie (0,4 %)

Sonstige (5,9 %)

Abb. 1
Marktanteile der wichtigsten Seefischarten in der Bundesrepublik Deutschland (nach Auswertungs- und Informationsdienst
für Ernährung, Landwirtschaft und Forsten e.V.)

Fische · Muscheln · Krebse (Forts.)

Räucherfische werden entweder durch *Heißräucherung* bei Temperaturen über 60 °C hergestellt oder – meist nach vorangegangener Salzgarung („Reifung" in Salzlake) – durch *Kalträucherung* bei 30 °C. Heißgeräucherte Fische sind z. B. Bücklinge.

Salzfische werden durch *Salzen* „gegart" und dadurch zeitlich begrenzt haltbar gemacht (Salzgehalt bis zu 20 g in 100 g Fisch). Der bekannteste Salzfisch ist der Salzhering. Erzeugnisse aus gesalzenen Fischen sind Sardellenfilets und Sardellenringe.

Kaviar wird aus dem Rogen verschiedener Fischarten hergestellt. Echter Kaviar stammt von Störarten, die im Schwarzen, Asowschen und Kaspischen Meer leben. Für deutschen Kaviar wird vorwiegend gesalzener Rogen von Seehasen verwendet.

Anchosen sind meist Salzfischerzeugnisse aus Hering, die unter Verwendung von Salz, Zucker und Gewürzen enzymatisch gereift sind. Die bekanntesten Anchosen sind Anchovisfilets.

Marinaden sind Fischerzeugnisse, die ohne Wärmeeinwirkung durch Behandlung mit Frucht-, Milch- oder Essigsäure und Salz hergestellt sind; dabei dürfen Konservierungsstoffe zugesetzt werden (z. B. bei Bismarckheringen, Rollmöpsen).

Bratfischwaren sind Fischerzeugnisse, die mit oder ohne Panierung durch Hitzeeinwirkung gegart werden.

Als *Fischdauerkonserven* werden Fischerzeugnisse bezeichnet, die erhitzt (sterilisiert) werden und so ohne Zusatz von Konservierungsstoffen ein Jahr lang haltbar sind.

Muscheln

Vom Menschen verzehrte *Schalentiere* sind Austern (Portugiesische Auster, Europäische Auster) und Miesmuscheln. Die *Auster* bewohnt das flache Küstenmeer der europäischen Küsten. Die in der BR Deutschland verzehrten Austern stammen ausschließlich aus dem Ausland. Die *Miesmuschel* (Pfahlmuschel) bildet in den Wattenmeeren der Nordseeküste noch ausgedehnte Muschelbänke. In künstlich angelegten Kulturen werden jährlich 10 000–15 000 t Speisemuscheln erzeugt. Miesmuscheln werden gekocht, gebraten oder mariniert verzehrt. Nur lebende Muscheln dürfen als frische Ware angeboten werden: als Merkmal gilt, daß beide Schalenhälften fest aneinander haften.

Krebse

Die für die menschliche Ernährung geeigneten *Krusten-* oder *Krebstiere* gehören zu den *Langschwänzigen Krebsen* (Hummer, Kaisergranat, Garnele) und den *Kurzschwänzigen Krebsen* (Taschenkrebs, Krabben). Beim Kochen verändern alle diese Krebsarten ihre typische Farbe, wobei z. B. *Hummer* intensiv rot wird. Da der rund um Helgoland vorkommende *Europäische Hummer* in seinem Bestand stark zurückgegangen ist, werden neben europäischen Importen auch *Amerikanische Hummer* angeboten.

Die *Languste* ähnelt dem Hummer, besitzt aber keine Krebsscheren. Ihr Verbreitungsgebiet entspricht dem des Hummers. Typisch für den bodenbewohnenden *Kaisergranat (Scampi)* sind seine langen, schmalen Scheren und die leuchtend hellrote Farbe des Panzers. Kaisergranatschwänze werden fast ausschließlich zu Konserven verarbeitet.

Nordseegarnelen (die Bezeichnung *Nordseekrabben* ist zoologisch falsch) sind kleine, bis 6 cm lange Langschwänzige Krebse. Das Fleisch der Nordseegarnelen wird frisch, tiefgefroren oder in Dauerkonserven gehandelt. *Shrimps, Prawns* und *Langostinos* sind Handelsbezeichnungen für andere Garnelenarten.

Das Fleisch der Taschenkrebse aus der Nordsee hat nur als eingedostes *Crab meat* Bedeutung.

Fische · Muscheln · Krebse

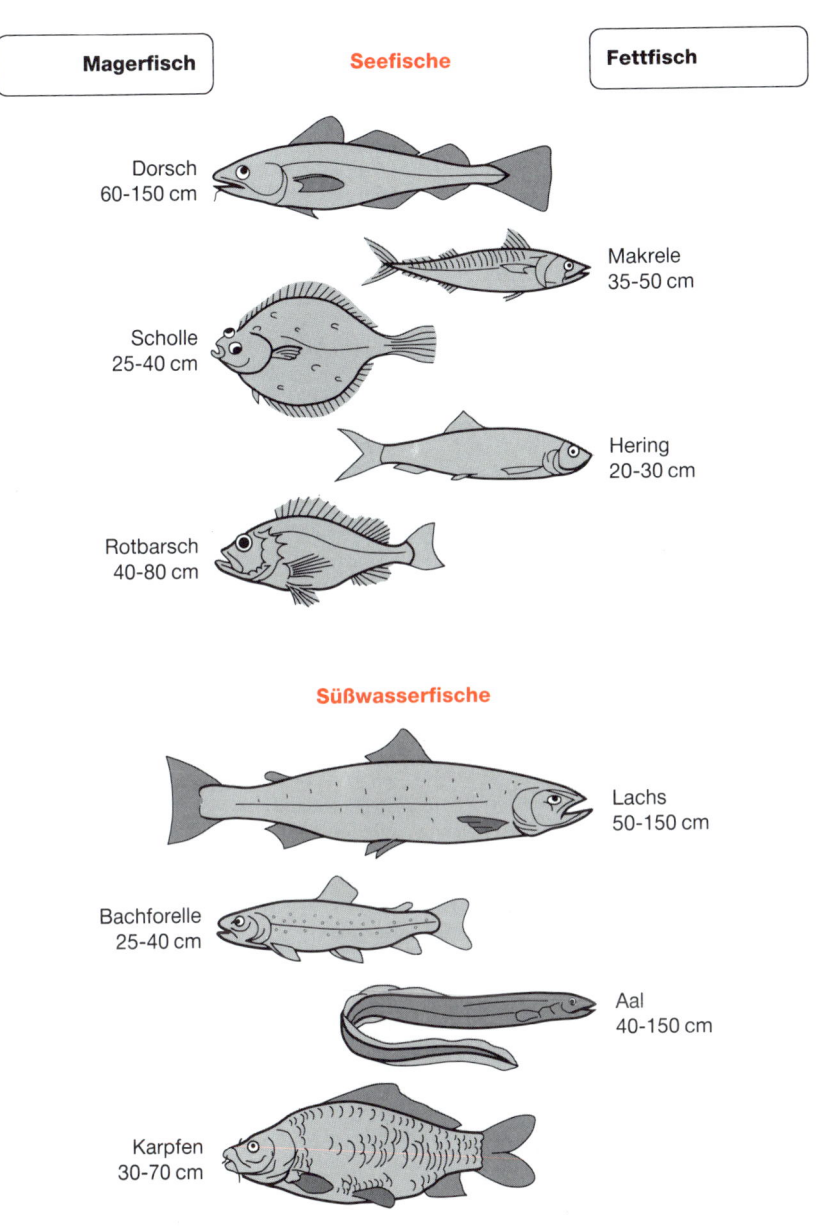

Magerfisch

Seefische

Fettfisch

Dorsch
60-150 cm

Makrele
35-50 cm

Scholle
25-40 cm

Hering
20-30 cm

Rotbarsch
40-80 cm

Süßwasserfische

Lachs
50-150 cm

Bachforelle
25-40 cm

Aal
40-150 cm

Karpfen
30-70 cm

Abb. 2
Die wichtigsten Speisefischarten (nach Schlieper)

115

Eier

Unter *Eiern* im handelsüblichen Sinne versteht man ausschließlich *Hühnereier*. Der jährliche Eierverbrauch in der BR Deutschland liegt bei 272 Stück pro Person. Weltweit betrachtet, werden nur in Israel (400 Stück) und in Spanien (300 Stück) mehr Eier verzehrt. Eier von Gänsen, Enten und Puten sind im Handel nur von geringer Bedeutung.
Ungefähr 58% des Eigesamtgewichtes entfallen auf das *Eiklar*, 32% auf den *Eidotter* und 10% auf die *Eierschale*.
Eier besitzen alle Nährstoffe, die der im Aufbau befindliche Organismus braucht. Sie gehören daher zu den biologisch wert-

Eier sind hochwertige Nahrungsmittel

vollsten Lebensmitteln. Ein Hühnerei der Gewichtsklasse 3 (60–65 g) enthält 12 g Eiweiß, 10,5 g Fett und nur 1 g Kohlenhydrate (Abb.).
Das *Eiweiß des Hühnereis* gilt als das hochwertigste Protein überhaupt. *Fett* ist im Eiklar nur in Spuren, im Dotter dagegen in Verbindung mit Lecithin und Cholesterin reichlich vorhanden. *Mineralstoffe* (Calcium, Eisen) und *Vitamine* kommen besonders im Eidotter vor. Generell gehören Eier zu den vitaminreichsten Lebensmitteln.
Der *Cholesteringehalt* in einem Ei der Gewichtsklasse 3 ist mit etwa 350 mg sehr hoch. Deshalb wird Personen mit einem erhöhten Cholesterinspiegel empfohlen, nur wenig Eier zu essen.
Rohes Eiklar enthält eine Substanz *(Avidin),* die das Vitamin Biotin bindet, so daß es im Magen-Darm-Trakt nicht mehr resorbiert werden kann. Die biotinbindende Eigenschaft des Avidins geht jedoch beim Erhitzen des Eies verloren.
Die Farbe des Eidotters kann durch den Zusatz von Carotinoiden zum Futter nach Belieben den Verbraucherwünschen angepaßt werden.
60% der Weltproduktion an Hühnereiern werden heute zu *Gefrierei* verarbeitet. Hierzu wird der homogenisierte Eiinhalt pasteurisiert und anschließend bei

– 25 °C aufbewahrt (Haltbarkeit 1 Jahr). Gefrierei wird hauptsächlich in Konditoreien und zur Mayonnaisefabrikation verwendet.
Zur Herstellung von *Trockenei* (Wassergehalt 2–4%) wird die homogenisierte Eimasse einer Sprühtrocknung unterworfen. *Flüssigei* wird zusätzlich zur Pasteurisation noch chemisch konserviert.
Die Verordnung der EG über Vermarktungsnormen für Eier bezieht sich auf eine Einteilung nach Güte- und Gewichtsklassen. Nach der Verordnung gibt es drei *Güteklassen* mit bestimmten Qualitätsmerkmalen und sieben *Gewichtsklassen* (Tab.). Für die Einteilung in Güteklassen werden die Hühnereier im Verpackungsbetrieb durchleuchtet und auf folgende Merkmale überprüft: Frischezustand, Höhe der Luftkammer, Aussehen und Beschaffenheit von Eiklar und Eigelb, Sauberkeit und Beschaffenheit der Schale sowie Geruch. Im Einzelhandel werden vorwiegend Eier der Güteklasse A und der Gewichtsklassen 1–3 angeboten.
Bei der *Hühnerhaltung* sind fünf Arten zu unterscheiden: Freilandhaltung, intensive Auslaufhaltung, Bodenhaltung, Volierenhaltung und Käfighaltung. Auf Kleinpackungen mit Eiern der Klasse A können Angaben zur Art und Weise der Legehennenhaltung gemacht werden.

Tab. 1: Güteklassen

Klasse A: frisch
Klasse B: haltbar gemacht
Klasse C: aussortiert, für die Nahrungsmittelindustrie bestimmt

Tab. 2: Gewichtsklassen

Klasse 1: 70 g und darüber
Klasse 2: 65 bis 70 g
Klasse 3: 60 bis unter 65 g
Klasse 4: 55 bis unter 60 g
Klasse 5: 50 bis unter 55 g
Klasse 6: 45 bis unter 50 g
Klasse 7: unter 45 g

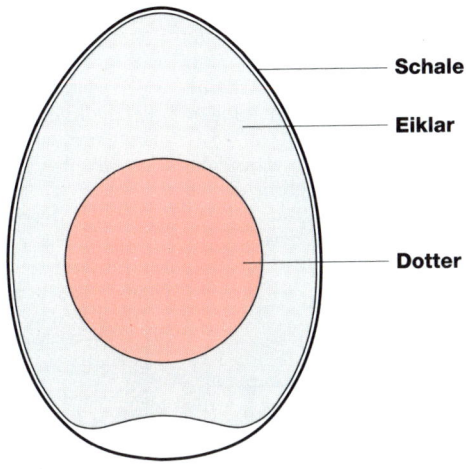

	Dotter	Eiklar	Schale	Gesamtei
Durchschnittsgewicht (g)	17	38	6	61
Wasser (%)	49	88	2	65,5
Trockenmasse (%)	51	12	98	34,5
Eiweiß (%)	16,6	10,6	3	12,1
Fett (%)	32,5	Spur	Spur	10,5
Kohlenhydrate (%)	1	1	-	1
Mineralien (%)	1	0,5	95	11

Abb.
Die Nährstoffverteilung im Hühnerei (Längsschnitt, schematisch)

Speisefette und Speiseöle

Fette sind wasserunlösliche Naturstoffe, die in Pflanzen und Tieren weitverbreitet vorkommen. Sie finden sich daher auch in fast allen Lebensmitteln, z. T. als verborgenes (feintropfig verteiltes, mit bloßem Auge nicht erkennbares) Fett. Fette entstehen durch die Umsetzung des dreiwertigen Alkohols Glycerin mit verschiedenen Fettsäuren, d. h., sie sind als Dreifachester des Glycerins bzw. als *Triglyceride* zu betrachten.

Gesättigte und ungesättigte Fettsäuren

Die Eigenschaften der Fette werden v. a. von den verschiedenartigen *Fettsäuren* bestimmt: *Gesättigte Fettsäuren* enthalten zwischen den Kohlenstoffatomen des Kettenmoleküls nur Einfachbindungen, einfach oder mehrfach *ungesättigte Fettsäuren* dagegen eine oder mehrere Doppelbindungen. Die *Konsistenz* und der *Schmelzpunkt* eines Fettes sind von der Kettenlänge und dem Sättigungsgrad seiner Fettsäuren abhängig. Je mehr gesättigte Fettsäuren vorliegen, desto härter ist das Fett; je mehr ungesättigte Fettsäuren vorhanden sind, desto weicher ist das Fett. Flüssige Fette werden als *Öle* bezeichnet. Die bekanntesten Vertreter der gesättigten Fettsäuren sind *Palmitin-* und *Stearinsäure*, die der einfach ungesättigten Fettsäuren *Ölsäure* und die der mehrfach ungesättigten Fettsäuren *Linol-* und *Linolensäure*. Fettsäuren werden im Körper als Energielieferanten und als Ausgangssubstanz zur Bildung lebensnotwendiger Stoffe benötigt.

In allen Fetten sind auch *Fettbegleitstoffe* vorhanden. Die wichtigsten sind die fettlöslichen Vitamine (A, D, E, K). Vitamin E schützt Speisefette vor dem Ranzigwerden. Weitere Fettbegleitstoffe sind Sterine (z. B. Cholesterin in tierischen Fetten), Phosphatide (z. B. Lecithin), Farbstoffe (Carotinoide, Chlorophyll) sowie Geruchs- und Geschmacksstoffe.

Fette sind neben Eiweiß und Kohlenhydraten die Hauptbestandteile der Nahrung. Der *Energiegehalt der Fette* ist doppelt so hoch wie der von Eiweiß und Kohlenhydraten (9,3 kcal bzw. 39 kJ pro g). Fette enthalten, wie bereits erwähnt, die essentiellen Fettsäuren *Linolsäure* und *Linolensäure,* aus denen der Körper bestimmte Hormone (z. B. *Prostaglandin*) bildet, die u. a. den Blutdruck und die Immunreaktionen regulieren. Der Bedarf eines Erwachsenen an Linolsäure beträgt 10 g pro Tag. Mit der Nahrung werden täglich meist höhere Mengen (17–24 g) aufgenommen, wobei fast ausschließlich pflanzliche Lebensmittel zur Linolsäurezufuhr beitragen.

Laut Empfehlung der Deutschen Gesellschaft für Ernährung soll die Zufuhr von *gesättigten Fettsäuren* nicht mehr als ein Drittel des Fettverzehrs ausmachen. Eine Erhöhung des Anteils *mehrfach ungesättigter Fettsäuren* in der Nahrung wird dagegen empfohlen, insbesondere bei erhöhtem Serumcholesterinspiegel.

Pflanzenfette und Pflanzenöle

Unter den *pflanzlichen Fetten* und *Ölen* kommt nach dem gegenwärtigen Stand dem *Sojaöl* die größte Bedeutung zu. Sojaöl wird zur Herstellung von *Speiseöl, Margarine* und *Shortenings* (Mischfette; eingesetzt als Back-, Koch- und Bratfette) verwendet. Sein Gehalt an ungesättigten Fettsäuren beträgt nahezu 90 %; davon machen Linol- und Linolensäure mehr als die Hälfte aus.

Weitere bedeutende pflanzliche Fette und Öle sind Baumwollsaatöl, Erdnußöl, Kokosfett, Maiskeimöl, Olivenöl, Palmkernfett, Palmöl, Rapsöl und Sonnenblumenöl. Aus den fettreichen *Früchten* und *Samen* mit einem Fettgehalt von 10–70 % werden die Fette und Öle durch *Pressen* und *Extraktion* gewonnen: Für die Herstellung *kaltgepreßter Öle* wird die Rohware gereinigt und zerkleinert; anschließend werden die Öle ausgepreßt (Abb. 1). Der Druck in der Schnecken-

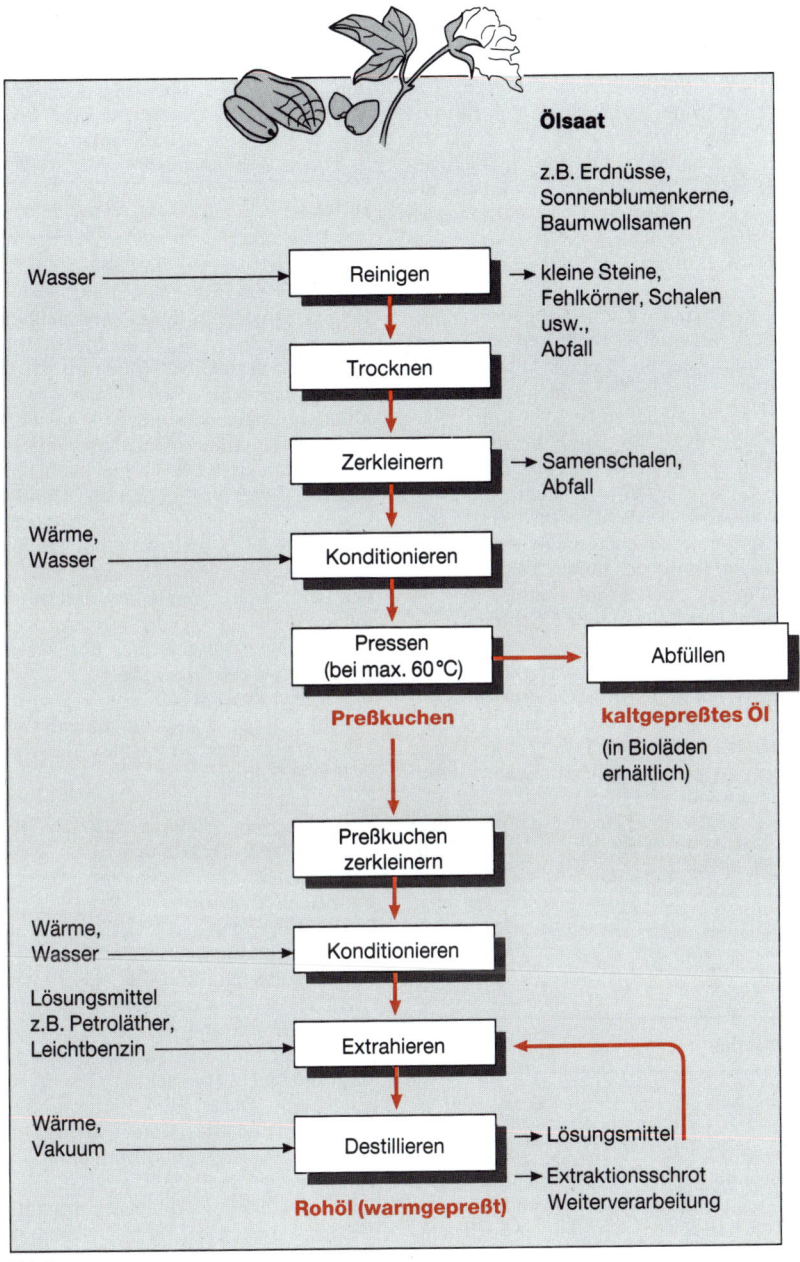

Abb. 1
Die Herstellung von Pflanzenölen
(nach Billen-Girmscheid u. Schmitz)

Speisefette und Speiseöle (Forts.)

presse führt dazu, daß die Samen bzw. Früchte etwas erwärmt werden. Die Temperatur des aus der Presse laufenden Öles darf jedoch nicht über 40 °C liegen. Eine anschließende kurzzeitige Dampfwäsche bei Temperaturen von 120–140 °C hat das Ziel, fettspaltende Enzyme zu inaktivieren, um so eine längere Haltbarkeit des Öles zu ermöglichen. Das gewonnene Öl besitzt das typische Aroma der jeweiligen Ölpflanze sowie deren Fettbegleitstoffe.

Die Rohware zur Herstellung *nicht kaltgepreßter Öle* wird gereinigt, zerkleinert und erwärmt, um die Zellen besser aufzuschließen und das Öl leichter gewinnen zu können. Anschließend erfolgt eine Erwärmung auf 80 °C, und mit Hilfe von Leichtbenzin erfolgt die Extraktion des Fettes. Das Lösungsmittel wird nachfolgend wieder abdestilliert. Bei diesem Extraktionsverfahren wird die Zusammensetzung der Fette aufgrund der hohen Temperaturen verändert; außerdem enthalten sie Fruchtrückstände und Schleimstoffe. Diese *Rohfette* bzw. *Rohöle* sind nicht zum unmittelbaren Verzehr geeignet und müssen vor einer Weiterverarbeitung *raffiniert* werden (Entschleimung, Entsäuerung, Bleichung und Dämpfung). Durch diese Vorgänge entstehen klare, neutral schmeckende und riechende Öle und weiche Fette. Bei der Dämpfung (Temperatur 200–250 °C) tritt ein 10- bis 20%iger Abbau von Vitamin E ein; die mehrfach ungesättigten Fettsäuren werden teilweise unwirksam gemacht. Sog. *Schadstoffe* werden dabei allerdings aus dem Öl entfernt.

Margarine

Margarine ist eine Emulsion aus Fett/Öl und Wasser oder entrahmter Frischmilch. Sie wird in der Regel aus pflanzlichen Ölen und Fetten hergestellt (Abb. 2). Öle müssen für die Herstellung von Margarine z. T. gehärtet werden, damit sie bei Raumtemperatur fest oder halbfest sind. Außer Fett (82%) enthält Margarine Magermilch oder Wasser (18%), Lecithin als Emulga-

tor, Vitamin A, D, E, Carotin und Kochsalz. *Pflanzenmargarine* besteht zu 98% aus Fetten pflanzlicher Herkunft; mindestens 15% der Fettsäuren sind dabei Linolsäure. *Halbfettmargarine* darf insgesamt nur 39–41% Fett enthalten.

Butter

Unter den *tierischen Nahrungsfetten* besitzt *Butter* die größte Bedeutung. Sie wird aus pasteurisiertem Rahm hergestellt und muß zu mindestens 82% aus Milchfett bestehen. Nach der Herstellungsart ist zwischen *Sauerrahmbutter* (Herstellung mit Milchsäurebakterien) und *Süßrahmbutter* (Herstellung ohne Milchsäurebakterien) zu unterscheiden. Die molkereimäßig hergestellte Butter wird in den drei Handelsklassen *Markenbutter, Molkereibutter* und *Kochbutter* angeboten, wobei Markenbutter die höchste Qualitätsstufe darstellt. Die Bezeichnung *Landbutter* darf nur für solche Butter verwendet werden, die in Milcherzeugerbetrieben aus dort erzeugter Milch hergestellt wurde. *Butterschmalz* ist reines, von Wasser und Eiweiß befreites Milchfett. Es kann deshalb stärker erhitzt werden als Butter und ist länger haltbar.

Schlachttierfette (Schweineschmalz, Rindertalg, Gänseschmalz) haben als Speisefette in den letzten Jahren immer mehr an Bedeutung verloren. Die jeweiligen Fetteigenschaften sind ausschlaggebend für die *Verwendung* der einzelnen Speisefette und -öle. Als Brotaufstrich sowie für Koch- und Backzwecke kommen Butter und Margarine in Frage. Zur Zubereitung von Salaten bieten sich aufgrund ihres typischen Geschmacks kaltgepreßte Öle an. Zum Braten sind Speisefette und -öle geeignet, die sich – im Gegensatz zu Butter und Margarine – bei Temperaturen über 150 °C nicht zersetzen. Zum Fritieren von Nahrungsmitteln (Temperaturen über 180 °C) eignen sich hitzestabile Brat- und Fritierfette.

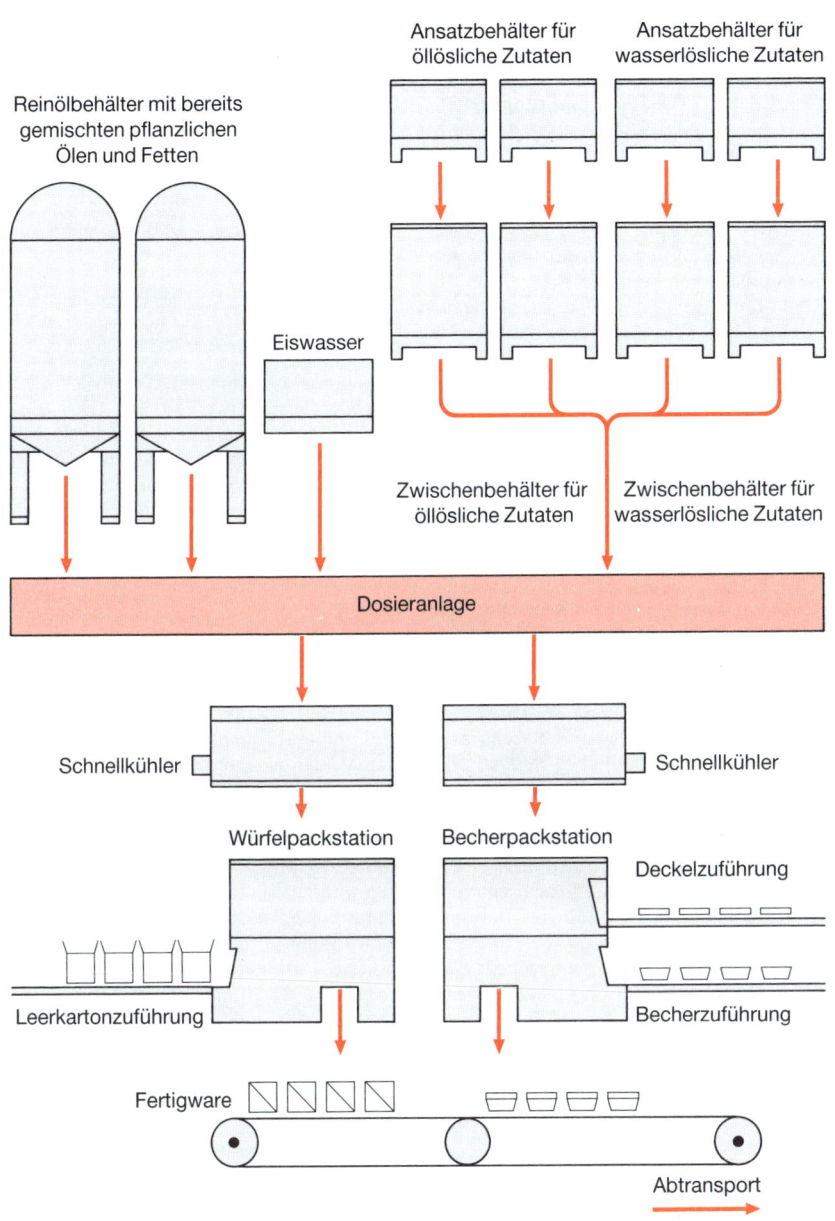

Abb. 2
Margarineherstellung (schematisch)

Gemüse · Kartoffeln · Pilze

Gemüse

Gemüse sind pflanzliche Nahrungsmittel, die lebensmittelrechtlich nach den zum Verzehr gelangenden Pflanzenteilen unterschieden werden: Wurzel-, Sproß- und Knollengemüse, Blattgemüse und Salate, Blattstiele und Blütenstände als Gemüse, Samen- und Fruchtgemüse, Zwiebelgemüse; dazu kommen die Pilze (Abb. 1). Eine Sondergruppe bilden die Hülsenfrüchte als reife, getrocknete Samen von Erbsen, Linsen, Bohnen, Sojabohnen u. a. Hülsenfrüchtlern (Leguminosen).

Der *ernährungsphysiologische Wert von Gemüsen* liegt außer in ihrem unterschiedlich hohen Gehalt an verdaulichen Kohlenhydraten und Eiweiß besonders in ihrem Gehalt an Vitaminen, Mineralstoffen, Spurenelementen und unverdaulichen Ballaststoffen. Charakteristisch für Gemüse ist das Vorkommen von Zitronen-, Äpfel-, Weinsäure, Geschmacksstoffen und Enzymen.

Die meisten Gemüsearten enthalten 80–95% Wasser, 3–6% verwertbare *Kohlenhydrate* (Glucose und Fructose, in Wurzelgemüsen vorwiegend Saccharose) und 1–5% unverdauliche *Ballaststoffe* (Pektine, Cellulose). Reife Samen von Erbsen und Bohnen enthalten 50–60% Stärke, 10–20% Ballaststoffe und 10% Wasser. *Artischocken* und *Schwarzwurzeln* enthalten *Inulin*, ein aus Fructoseeinheiten aufgebautes unverdauliches Polysaccharid.

Der *Proteingehalt* von Gemüsen liegt zwischen 1–5% (meist 1–2%), bei Hülsenfrüchten bei rund 25%, bei Sojabohnen sogar zwischen 35–40%. – Der *Fettgehalt* von Gemüsen beträgt im allgemeinen weniger als 1%, bei Hülsenfrüchtlersamen 1–2% bzw. bei den Ölsaaten Sojabohne und Erdnuß sogar 20–25% bzw. bis zu 50%. – Über *Nitrat* in Gemüse s. S. 212.

Durch den Verbrauch von 75–80 kg Gemüse und Hülsenfrüchten pro Kopf und Jahr (ohne Kartoffeln; einschließlich Verluste und Verarbeitung) werden 25% des mit der Nahrung zugeführten Vitamins A (bzw. seiner Vorstufe Carotin), ca. 32% des Vitamins C, 12% des Kaliums und 10% des Eisens abgedeckt. Einige Gemüsearten haben einen natürlich hohen Gehalt an *Oxalsäure* (v. a. Spinat und Rhabarber), die besonders Calcium und Eisen bindet, deren Resorption beeinträchtigt sowie schwerlösliche chemische Verbindungen (z. B. Calciumoxalat) bildet.

Hülsenfrüchte

Hülsenfrüchte zählen im Weltmaßstab zu den wichtigsten Eiweißquellen. Die biologische Wertigkeit von Bohneneiweiß beträgt 58, von Sojabohneneiweiß 68–77 (im Vergleich zu Ei = 100). Aufgrund der Ergänzungswirkung von Proteinen mit unterschiedlichen Anteilen an essentiellen Aminosäuren (s. S. 14 f. und S. 46 f.) haben Mischungen von Leguminosen, deren Protein arm an schwefelhaltigen Aminosäuren, aber relativ lysinreich ist, mit Getreide, bei dem Lysin die erstbegrenzende Aminosäure ist, eine hohe biologische Wertigkeit. *Leguminosen* sind vitamin- und mineralstoffreich (B-Vitamine, Kalium, Calcium, Phosphor, Eisen). Sie enthalten häufig aber auch unerwünschte Stoffe, z. B. unverdauliche Oligosaccharide (v. a. Stachyose), die in tieferen Darmabschnitten bakteriell vergoren werden und zu Blähungen führen. Verschiedene Leguminosenarten enthalten toxische Inhaltsstoffe (Proteinaseinhibitoren, Lectine, Blausäureverbindungen; s. S. 188 f.), die durch ausreichende Erhitzung zerstört oder inaktiviert werden müssen.

Sojabohnen und Sojaprodukte

Sojabohnen sind die bedeutendste Quelle von pflanzlichen Proteinen und von Lecithin. Aus Sojaprotein werden u. a. Produkte mit fleischähnlichem Charakter hergestellt (s. S. 290 f.). *Sojamilch* ist eine aus gequollenen, gemahlenen Bohnen gewonnene Suspension, die, mit Calcium und Vitaminen angereichert, v. a. in der

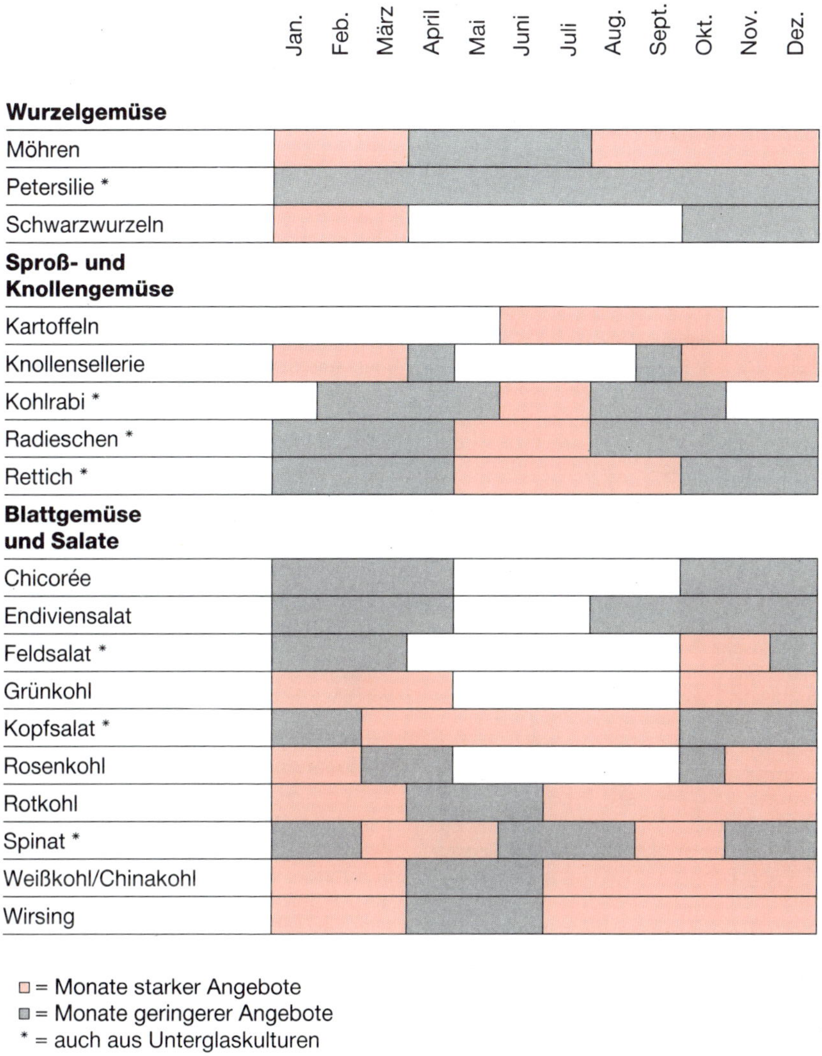

	Jan.	Feb.	März	April	Mai	Juni	Juli	Aug.	Sept.	Okt.	Nov.	Dez.
Wurzelgemüse												
Möhren												
Petersilie *												
Schwarzwurzeln												
Sproß- und Knollengemüse												
Kartoffeln												
Knollensellerie												
Kohlrabi *												
Radieschen *												
Rettich *												
Blattgemüse und Salate												
Chicorée												
Endiviensalat												
Feldsalat *												
Grünkohl												
Kopfsalat *												
Rosenkohl												
Rotkohl												
Spinat *												
Weißkohl/Chinakohl												
Wirsing												

□ = Monate starker Angebote
▨ = Monate geringerer Angebote
* = auch aus Unterglaskulturen

Abb. 1
Einteilung der Gemüsearten nach verzehrbaren Pflanzenteilen
und Gemüseangebot im Laufe des Jahres (nach Wirths)

Säuglingsernährung bei Kuhmilchunverträglichkeit eingesetzt wird. Weitere Sojaerzeugnisse sind *Tofu,* ein aus Sojamilch gefällter „Quark" mit einem Gehalt von 55% Eiweiß und 28% Fett in der Trockensubstanz, sowie die durch Vergärung von entfettetem Sojamehl (mit Reisschimmelpilzen, Milchsäurebakterien und Hefen) erzeugte *Sojasoße.*

Kartoffeln und Kartoffelerzeugnisse

Kartoffeln nehmen als bedeutende Stärkequelle (Stärkegehalt durchschnittlich 20%) aus ernährungsphysiologischer Sicht eine Sonderstellung ein (Abb. 2). Da Kartoffelstärke im Gegensatz zu Getreidestärke in rohem Zustand schlecht verdaulich ist, müssen Kartoffeln vor dem Verzehr gekocht werden. Beim Kochen geschälter Kartoffeln können die Verluste an Vitamin C 40–45%, beim Kochen mit Schale 7% betragen. Kartoffeln enthalten etwa 1–2% Protein, das eine relativ hohe biologische Wertigkeit von 67 besitzt. Mischungen von Kartoffeln mit Ei im Verhältnis 2:1 sind sogar dem Wert von reinem Vollei überlegen (s. S. 244).

Von Kartoffeln aus der jährlichen Kartoffelernte dienen ca. 30–35% als Nahrungsmittel, 25–30% als Futtermittel für Schlachttiere, 15% werden für die Produktion von Stärke und Alkohol verwendet; der Rest umfaßt Pflanzgut, Marktverluste und Ernteschwund.

Kartoffelerzeugnisse umfassen Trockenprodukte zur Herstellung von Püree, Klößen u. a., Knabbererzeugnisse, Tiefkühlprodukte, vorgebratene Produkte wie Kartoffelpuffer, Pommes frites u. a. sowie hitzesterilisierte Kartoffelkonserven. *Konservenkartoffeln* enthalten bis zu 30% weniger Vitamin C.

Die Kartoffelknolle soll von der Ernte im Spätherbst bis zum Frühsommer lager- und genußfähig sein und ihre wertbestimmenden Inhaltsstoffe möglichst erhalten. Verluste durch Schrumpfung, Keimung, Wurzelaustrieb und Grünwerden betragen innerhalb von 4 Monaten zwischen 4–20%. Bei Lagertemperaturen unter 3 °C kommt es zum Abbau von Stärke zu Zucker *(Süßwerden).* Der Gehalt der Kartoffeln an Vitamin C sinkt im Laufe der Lagerung auf 30–50% des ursprünglichen Wertes ab.

Pilze

Der ernährungsphysiologische Wert von *Pilzen* wird oft überschätzt. Im Vordergrund stehen v. a. ihr Geschmackswert und ihre vielseitige Verwendbarkeit. Kulturchampignons, wildwachsende Pfifferlinge und Steinpilze stehen mengenmäßig an der Spitze des Verbrauchs. Pilze sollen direkt nach der Ernte verzehrt werden oder sterilisiert, getrocknet, tiefgefroren oder in Essig eingelegt werden. Die geernteten Pilze werden in Sammelstellen oder im Großhandel auf ihre äußere Beschaffenheit und auf das Vorhandensein gesundheitsschädlicher Pilze überprüft. Qualitätsnormen für die Konservenindustrie legen Füllgewichte, Sortierungen und zu verwendende Pilzarten fest. Für die Verarbeitung zu Trockenpilzen gelten entsprechende Regelungen.

Die Lagerung von Gemüse

Die *Lagerfähigkeit von Gemüse* ist nach Art und Qualität verschieden. Während bestimmte Blattgemüse (Kopfsalat, Spinat), Bohnen, Erbsen, Blumenkohl, Gurken, Spargel und Tomaten nur beschränkt haltbar sind, können z. B. Wurzel- und Knollengemüse (Möhre, Kartoffel, Kohlrabi, Rote Rübe, Sellerie) sowie Zwiebeln über Monate gelagert werden.

Das Haltbarmachen von Gemüse

Gemüsekonserven haben gegenüber frischem Gemüse eine beträchtlich längere Haltbarkeit. Zur *Sterilisierung* in Gläsern und Dosen mit Hilfe von Hitze, Dampf oder kochendem Wasser kommen heute vermehrt höhere Temperaturen bei kürzeren Erhitzungszeiten zur Anwendung, um

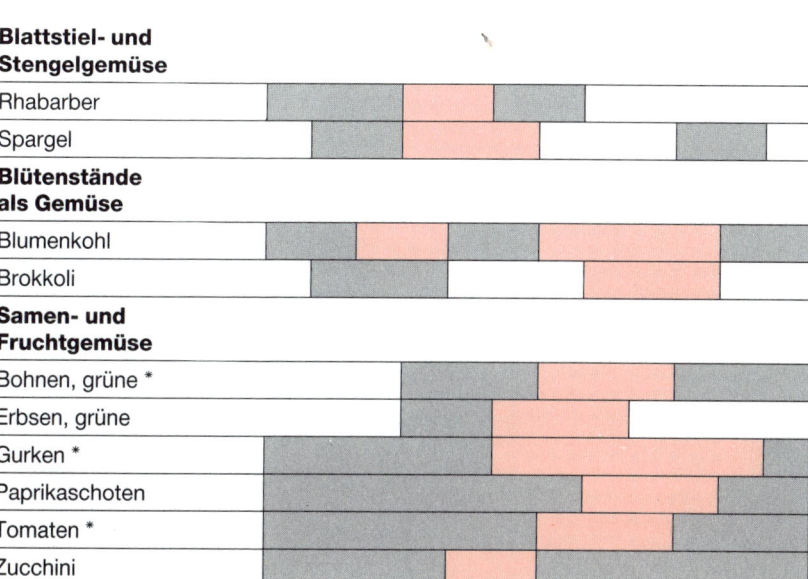

Blattstiel- und Stengelgemüse

Rhabarber

Spargel

Blütenstände als Gemüse

Blumenkohl

Brokkoli

Samen- und Fruchtgemüse

Bohnen, grüne *

Erbsen, grüne

Gurken *

Paprikaschoten

Tomaten *

Zucchini

Zwiebelgemüse

Lauch (Porree)

Zwiebeln

▢ = Monate starker Angebote
▢ = Monate geringerer Angebote
* = auch aus Unterglaskulturen

Fortsetzung Abb. 1

125

Produkte besserer Qualität zu erzeugen. Die Hitzebehandlung bringt nicht nur Nachteile durch Schädigung hitzelabiler Nährstoffe mit sich. Sie soll auch cellulosereiche Gemüsearten aufschließen, das Gewebe auflockern und verdaulicher machen. Der ernährungsphysiologische Wert von Eiweiß und Kohlenhydraten erleidet durch die übliche Hitzesterilisation keine wesentlichen Einbußen. B-Vitamin-Verluste sind bei Gemüse mit großer Oberfläche (z. B. Spinat) beim Blanchieren möglich. Der Gehalt an Vitamin C kann aufgrund seiner Wasserlöslichkeit und durch enzymatisch-chemische Abbauprozesse verringert werden.

Trockengemüse wird durch Wasserentzug auf einen Wassergehalt von 8–12%, meist nach Schwefeldioxidbehandlung, haltbar gemacht. Ernährungsphysiologisch wichtige Bestandteile, Geschmack, Aroma und Aussehen sollen bis zum Wiederaufquellen in Wasser weitgehend erhalten bleiben. Die Trocknung bewirkt eine Nährstoffkonzentrierung, die chemische Umsetzungen einleiten kann. Fette können oxidativ zersetzt werden und zu Geruchs- und Geschmacksminderungen beitragen. Aminosäuren und Kohlenhydrate können zu geschmacksverändernden nichtenzymatischen Bräunungsprodukten reagieren. Vitamine können abgebaut werden, und flüchtige Geschmacks- und Aromastoffe können verlorengehen.

Nährwertschonender ist die *Kühllagerung* bei − 1 bis 4 °C und einer relativen Luftfeuchtigkeit von 80–95%; Gewichtsverluste während der Lagerzeit können bei 2–10% liegen. Der Gehalt an Vitamin C und Carotin nimmt ab, Stärke und Proteine werden z. T. abgebaut. Beim *Einfrieren* bleibt der Nährstoffgehalt der Gemüse weitgehend erhalten. Carotin und wasserlösliche Vitamine werden bei geeigneter Blanchierung durch das Gefrieren, die Tieftemperaturlagerung und das Auftauen relativ wenig geschädigt.

Gärungsgemüse (Sauerkraut) wird durch Milchsäuregärung hergestellt, die den pH-Wert senkt und die Vermehrung schädlicher, säureempfindlicher Mikroorganismen verhindert. Gleichzeitig werden eine Lockerung des Zellgewebes, eine bessere Verdaulichkeit und Bekömmlichkeit und die Entwicklung eines typischen Aromas erzielt. Die saure Reaktion stabilisiert außerdem Vitamin C.
Im Unterschied hierzu wird *Essiggemüse* durch Übergießen des Gemüses mit heißem (oft mit vorgekochtem) Essig hergestellt (z. B. Mixed Pickles).
Salzgemüsearten sind für die Weiterverarbeitung bestimmte Halberzeugnisse aus Gemüse, das durch Zusatz von Salz (meist nach vorherigem Blanchieren), jedoch ohne Gärung haltbar gemacht wird.

Gemüsesäfte werden durch Auspressen von frischem Gemüse (v. a. Tomaten und Karotten und Mischungen mit anderen Gemüsesorten) hergestellt.

Die Güteklassen für Gemüse

Für die in der BR Deutschland gehandelten *Gemüsearten* gelten deutsche Güteklassen und *Güteklassen* der EG (Extra, I, II, III). Allgemeine Gütemerkmale der Klasse *Extra* sind ausgeprägte und charakteristische Sorteneigenschaften (fehlerlose Form-, Färbungs- und Entwicklungsmerkmale). Leichte Fehler werden der *Klasse I* zugeordnet, sofern Haltbarkeit und allgemeines Aussehen nicht beeinträchtigt werden. In *Klasse II* und *Klasse III* treten vermehrt Form-, Farb-, Entwicklungs- sowie oberflächliche Fehler auf, die die Haltbarkeit, den Handelswert und die Genießbarkeit des Produkts aber nicht ernstlich herabsetzen dürfen. Die Güteklassenbestimmungen schreiben eine Kennzeichnung der Gemüse hinsichtlich Herkunft (Händler), Art und Ursprung (Anbaugebiet) des Erzeugnisses sowie in bezug auf Handelsmerkmale (Sorte, Größe u. a.) vor.

Gemüse · Kartoffeln · Pilze

24-36 Monate	36-48 Monate	12-18 Monate	18 Monate	18-24 Monate
Gemüsekonserven		Tiefgefrorenes Gemüse		
Gurken	Bohnen, grün	bei -18°C	bei -25°C	bei -30°C
Rote Bete	Spargel			
Spinat	Erbsen			
Sauerkraut	Bohnen, dicke			
Tomatenmark	Kohlrabi			
Karotten	Schwarzwurzeln			
Sellerie	Pilze			
	Mischgemüse			
	(Hülsenfrüchte)			

Abb.2
Haltbarkeitszeiten von Gemüsekonserven und tiefgefrorenem Gemüse
(nach Wirths)

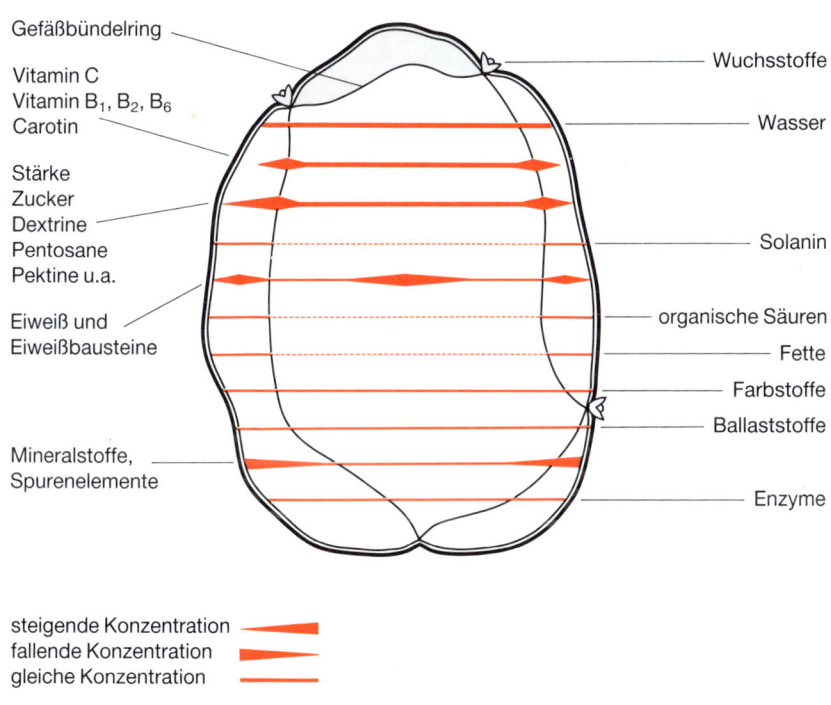

Gefäßbündelring

Vitamin C
Vitamin B₁, B₂, B₆
Carotin

Stärke
Zucker
Dextrine
Pentosane
Pektine u.a.

Eiweiß und
Eiweißbausteine

Mineralstoffe,
Spurenelemente

Wuchsstoffe

Wasser

Solanin

organische Säuren

Fette

Farbstoffe

Ballaststoffe

Enzyme

steigende Konzentration
fallende Konzentration
gleiche Konzentration

Abb.3
Verteilung der Inhaltsstoffe der Kartoffelknolle
(nach Bundesausschuß für volkswirtschaftliche Aufklärung)

Obst und Obsterzeugnisse

Als *Obst* werden Früchte und Samen kultivierter und wildwachsender mehrjähriger Pflanzen bezeichnet. Man unterscheidet Kern-, Stein- und Beerenobst, Südfrüchte, Schalenobst und Wildfrüchte (Abb. 1).

Die Inhaltsstoffe von Obst

Die meisten Obstarten (ohne Schalenobst) haben einen *Wasseranteil* von 80–90% und einen geringen *Energiegehalt* von 40–80 kcal/100 g (167–334 kJ/100 g). Energieliefernde Nährstoffe sind v. a. *lösliche Kohlenhydrate* (Glucose, Fructose, Saccharose; s. S. 22 f.) in unterschiedlichen Mengenverhältnissen bei den verschiedenen Obstarten. *Stärke* findet sich meist nur in unreifen Früchten und wird bei der Reifung zu löslichen Kohlenhydraten abgebaut. Alle Obstarten enthalten außerdem etwa 1–5% *Ballaststoffe* (Zellulose u. a.).

Der ernährungsphysiologische Wert von Obst beruht v. a. auf seinem Gehalt an *Vitaminen, Mineralstoffen* und *Spurenelementen.* Obst liefert weit mehr Kalium als Natrium und enthält Eisen in relativ gut verwertbarer Form. An Vitaminen haben v. a. Vitamin C, B-Vitamine und Carotin (Provitamin A) Bedeutung.

Der (geringe) *Eiweißanteil* von Obst besteht hauptsächlich aus Enzymen. Der *Fettanteil* von Obst ist mit 0,1–0,5% niedrig. Fettreich ist ausnahmsweise das Fruchtfleisch der Avocado.

Schalenobstarten (Cashew-, Erd-, Hasel-, Kokos-, Para-, Pekan-, Walnüsse, Edelkastanien, Mandeln, Pistazien) haben eine andere Zusammensetzung: Wasser unter 10%; Stickstoffverbindungen bzw. Protein 10–20%; Fette 50–60% (daher sehr energiereich); höherer Gehalt an Vitaminen (v. a. Vitamin B_1) und Mineralstoffen als andere Obstarten.

Der hohe Gehalt an *Fruchtsäuren* erzeugt den erfrischenden Geschmack und Genußwert verschiedener Früchte. In Kern- und Steinobst überwiegt *Äpfelsäure,* in Beerenobst und Südfrüchten *Zitronen-*

säure, Weinsäure kommt in Weintrauben vor. Der Säureanteil ändert sich witterungsabhängig, v. a. im Endstadium der Reife.

Für die charakteristischen *Aromastoffe* verschiedener Obstarten sind Alkohole, Äther, Ester, Säuren u. a. organische Verbindungen verantwortlich.

Die Obstreifung

Die *Obstreifung* beruht auf Änderungen von physikalisch-chemischen Eigenschaften und Stoffwechselabläufen in den Früchten. Neben dem Abbau von Stärke zu Zucker (Zunahme der *Süße*) wird bei verschiedenen Früchten unlösliches zu lösliches Pektin umgewandelt *(Weichwerden).* Im weiteren Reifungsverlauf kann durch Abnahme des löslichen *Pektins* (v. a. bei Äpfeln und Birnen) eine mehlige Textur ausgebildet werden. Durch Abbau des grünen Chlorophylls treten von diesem zuvor überdeckte Farbpigmente in Erscheinung. Andere Farbstoffe und (flüchtige) Aromaverbindungen werden neu gebildet (Aroma- und Farbänderungen).

Die *Pflückreife* entspricht dem geeigneten Pflückzeitpunkt des Obstes. Zu früh geerntetes Obst ist weniger aromatisch, weniger lange haltbar und sieht weniger ansprechend aus.

Die *Genußreife* ist die Zeitspanne, in der das Obst ein ausgeprägtes Aroma und einen besonders guten Geschmack besitzt. Sie hängt vom Zeitpunkt der Pflückreife und der Haltbarkeitsdauer ab.

Der *Obstverbrauch* betrug in der Bundesrepublik Deutschland 1986 einschließlich Verarbeitung und Verlusten 134 kg pro Kopf der Bevölkerung im Jahr: 94 kg Frischobst, 35 kg Südfrüchte, 3,5 kg Schalen- und 1,5 kg Trockenobst. Aus dem Verzehr dieser Obstmengen stammen rund 40% des mit der Nahrung zugeführten Vitamins C, 12% des Kaliums, 9% des Magnesiums und Eisens und 30% der Ballaststoffe.

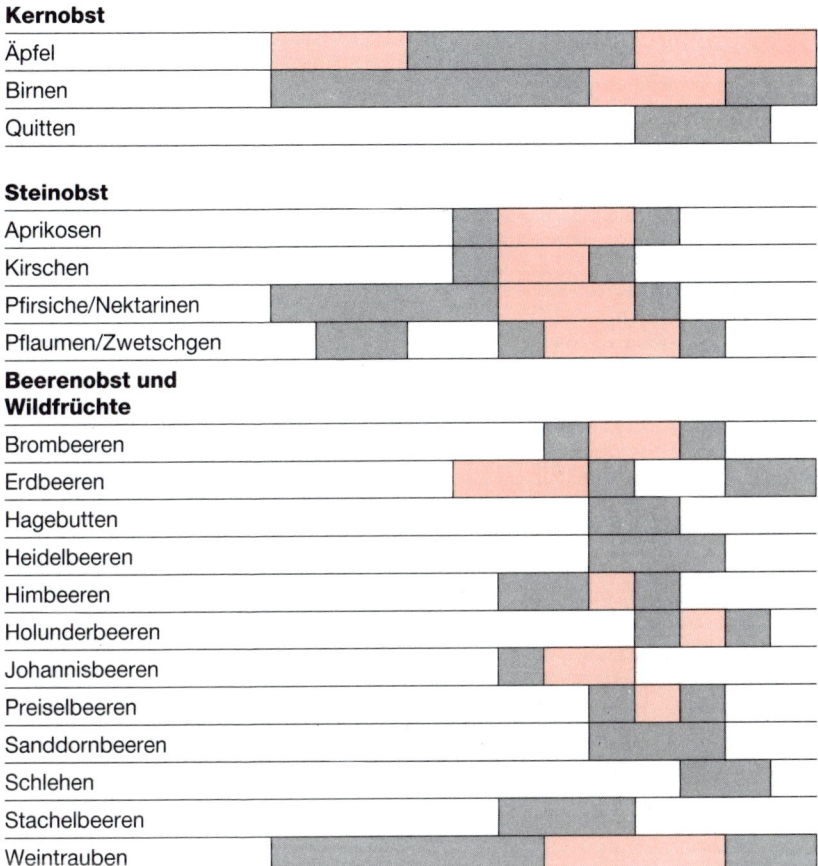

Abb. 2
Einteilung der Obstarten und Obstangebot
im Laufe des Jahres (nach Wirths)

Obst und Obsterzeugnisse (Forts.)

Wichtige Obstarten und -sorten

Der *Apfel* ist unter den *Kernobstarten* und (bei uns) allgemein die bedeutendste Obstart. Zu den an Vitamin C reichsten Sorten (mindestens 10–20 mg/100 g) zählen u. a. Berlepsch, Ontario, Klarapfel, Wintergoldparmäne, Boskop und verschiedene Renettensorten. Äpfel lassen sich über mehrere Monate lagern.

Birnen haben eine ähnliche Zusammensetzung wie Äpfel, sind aber mineralstoffreicher und enthalten mehr Carotin. Ihr Fruchtsäuregehalt ist niedriger, und ihre Lagerfähigkeit ist begrenzter (Abb. 2).

Unter den deutschen *Steinobstarten* sind Süß- und Sauerkirschen sowie Zwetschen am weitesten verbreitet; daneben spielen Aprikosen, Mirabellen, Renekloden und Pfirsiche eine Rolle. Fast alle Steinobstarten haben einen höheren Carotin- und z. T. einen höheren B-Vitamin-Gehalt als Äpfel und Birnen.

Beerenfrüchte reifen unter den Obstarten am raschesten, sind am wenigsten haltbar und schlecht zu transportieren und werden daher bevorzugt konserviert (Konfitüren, Säfte). Sie haben meist einen hohen Gehalt an Vitamin C und Fruchtsäuren.

Südfrüchte

Unter den in der BR Deutschland verbrauchten *Südfrüchten* sind neben Zitrusfrüchten in erster Linie Bananen und die Ananas von Bedeutung:

Bei *Zitrusfrüchten* unterscheidet man im wesentlichen *Orangen* (über 100 Sorten), Mandarinen, Grapefruits, Pampelmusen, Zitronen und Limetten. *Mandarinen* (einschließlich Tangerinen, Satsumas und Clementinen) sind im allgemeinen kleiner und frühreifer als Orangen. *Pampelmusen* unterscheiden sich botanisch von *Grapefruits* und sind z. T. wesentlich größer als diese. Unter den Inhaltsstoffen der Zitrusfrüchte hat Vitamin C ernährungsphysiologisch die größte Bedeutung.

Das typische *Zitrusfruchtaroma* wird durch v. a. im Schalenbereich befindliche ätherische Öle gebildet. Für den Geschmackseindruck von Orangensaft sind v. a. verschiedene Zucker entscheidend, bei Zitronensaft die Zitronensäure (60–70% in der Trockensubstanz). Das Verhältnis aus abnehmendem Säure- zu zunehmendem Zuckergehalt im Verlauf des Wachstums dient bei Orangen der Reifegradermittlung; nach dem Pflücken reifen sie nicht mehr nach.

Zur *Oberflächenbehandlung der Schale von Zitrusfrüchten* sind nach der Zusatzstoff-Zulassungs-VO Diphenyl, Orthophenylphenol, Thiabendazol (gegen Schimmelbefall) und Wachse (gegen Austrocknen) unter Kenntlichmachung zugelassen.

Bananen werden für den Verzehr in der BR Deutschland unreif geerntet und reifen beim Lagern nach. Sie haben einen hohen Carotin- und B-Vitamin-Gehalt.

Güteklassen für Obst

Für verschiedene frisch vermarktete Obstarten sind *Güteklassen* (Extra, I, II, III) zur gleichmäßigen Sortierung und Kennzeichnung vorgeschrieben. Allgemeine Gütemerkmale sind sortentypische Form-, Färbungs- und Entwicklungsmerkmale (s. S. 126).

Die Haltbarmachung von Obst

Da Obst nur zu einem kleinen Teil erntefrisch verzehrt wird und die meisten Obstarten nur wenig haltbar sind, werden verschiedene *Haltbarmachungsverfahren* angewendet:

Eine *Kühllagerung* erfolgt üblicherweise bei − 1 bis + 2 °C und einer relativen Luftfeuchtigkeit von 80–90%, z. T. als Lagerung unter kontrollierter Kohlendioxidatmosphäre. Die Lagerfähigkeit für Äpfel beträgt 4–8 Monate, für Birnen 2–6 Monate, für Weintrauben 2–3 Monate, für Erdbeeren und Himbeeren 1–2 Wochen, für Kirschen 4–5 Tage. Die Gewichtsverluste (Wasserverluste) betragen bei Kühllagerung rund 3–10%.

	Jan.	Feb.	März	April	Mai	Juni	Juli	Aug.	Sept.	Okt.	Nov.	Dez.
Südfrüchte												
Apfelsinen	S	S	S	S	S	S	L	L	L	L	S	S
Grapefruits	L	L	L	L	L	L	L	L	L	L	L	L
Limetten/Limonen	L	L	L	L	L	L	L	L	L	L	L	L
Mandarinen/Klementinen	S	L								L	L	S
Zitronen	S	S	S	S	S	L	L	L	L	S	S	S
Sonstige Südfrüchte und exotische Früchte												
Ananas	L	L	L	L	L	L	L	L	S	S	S	S
Avocados	L	L	L	L	L	L	L	L	L	L	L	L
Bananen	L	S	S	S	S	S	S	S	S	S	S	S
Granatäpfel						L	L	L	L	L	L	L
Guaven	L	L	L						L	L	L	L
Kakifrüchte	L	L	L							L	L	L
Kaktusfeigen	L	L	L	L	L				L	L	L	L
Kiwis	L	L	L	L	L	L	L	L	L	L	L	L
Litschis	L	L	L	L	L	L	L	L	L	L	L	L
Mangos	L	L	L	L	L	L	L	L	L	L	L	L
Papayas	L	L	L	L	L	L	L			L	L	L
Maracujas	L	L	L	L	L			L	L	L	L	L

■ = Monate starker Angebote
■ = Monate geringerer Angebote;
bei exotischen Früchten mit geringem
Marktaufkommen: Hauptangebotszeiten;
bei Wildfrüchten: Reifezeiten

Fortsetzung Abb. 1

Obst und Obsterzeugnisse (Forts.)

Beim *Tiefgefrieren von Obst* ist zur Vermeidung von Konzentrationsverschiebungen im Gewebe und zur Vermeidung der Bildung großer Eiskristalle rasches Einfrieren auf unter – 30 °C wichtig.

Trockenobst aus heimischen (Äpfel, Birnen, Pflaumen, Zwetschen, Aprikosen) und importierten Obstarten (Rosinen, Feigen, Datteln) hat aufgrund des Wasserentzugs einen hohen Energiegehalt (Konzentrierung des Zuckergehaltes) und ist mineralstoffreich. Der *Wasserentzug* soll die Entwicklung von Mikroorganismen hemmen und Enzyme inaktivieren. Bei Trockenobst ist zur Verhinderung von Pilzbefall und von enzymatischen und nichtenzymatischen Bräunungsreaktionen Schwefelung üblich.

Zur Herstellung von *Marmeladen* wird frisches, entkerntes bzw. entsteintes Obstfruchtfleisch oder Obstpülpe bzw. -mark mit Zucker eingekocht. Z. T. werden frische Früchte im Erntezeitraum vorkonserviert (z. B. durch Gefrieren) und später weiterverarbeitet. *Obstpülpe* oder *Obstmark* sind Halberzeugnisse aus frischen Früchten, die auch unzerteilte Früchte und große Fruchtstücke enthalten. *Konfitüren* werden aus unzerkleinerten oder gröberen Fruchtstücken hergestellt.

Obstgelee erhält man aus dem ausgepreßten Fruchtsaft durch Einkochen mit Zucker, *Fruchtmus* (z. B. Pflaumenmus) durch Einkochen der entsteinten Früchte in offenen Kesseln im eigenen Saft.

Begrenzte Bedeutung haben außerdem *Früchte in Dickzucker* (Zitronat, Orangeat) und alkoholkonservierte *Rumfrüchte*.

Die *Hitzekonservierung (Sterilisierung)* in Dosen und Gläsern ist das bedeutendste Verfahren zur Haltbarmachung von Obst. Die Zuckerkonzentration dieser Produkte liegt im allgemeinen bei 14–22 %.

Obstsaftgetränke

Fruchtsäfte und *Fruchtnektare* unterscheiden sich in ihrem Gehalt an Fruchtbestandteilen und Zucker:
Fruchtsäfte sind aus Kern-, Beeren- oder Steinobst, Wildfrüchten, Trauben oder Südfrüchten hergestellte, unvergorene Säfte. Sie werden aus reifen, frischen oder tiefgefrorenen Früchten durch Auspressen gewonnen und meist durch Wärmebehandlung haltbar gemacht. Sie können auch aus *Fruchtsaftkonzentrat* durch Zusatz der bei der Konzentrierung entzogenen Wassermenge wiederhergestellt werden. Zur Korrektur eines natürlichen Mangels an Zucker darf Fruchtsäften (außer Birnen- und Traubensaft) bis zu 15 g Zucker pro Liter (ohne Kennzeichnung) zugesetzt werden. Saurem Saft von Zitronen, Limetten und Johannisbeeren darf bis zu 200 g Zucker pro Liter, anderen Fruchtsäften (außer Apfel-, Birnen-, Traubensaft) bis zu 100 g Zucker pro Liter zugesetzt werden (Kennzeichnungspflicht).

Fruchtnektar besteht aus Fruchtsaft und/oder Fruchtmark, Wasser und Zucker. Der Mindestgehalt an Fruchtsaft bzw. -mark beträgt in der Regel 50 %. Bei Nektar aus besonders säurereichen Früchten ist der Mindestgehalt an Fruchtbestandteilen herabgesetzt (25–50 %); sie werden mit Zucker- und Wasserzusatz trinkfertig gemacht. Fruchtnektar darf bis zu 20 % zugesetzten Zucker enthalten.

Fruchtsirup ist eine dickflüssige Zubereitung aus Fruchtsaft oder Früchten und höchstens 68 % Zucker.

Fruchtsaftgetränke sind Erfrischungsgetränke aus Fruchtsäften, Fruchtsaftgemischen oder Fruchtsaftkonzentraten mit Wasser- und Zuckerzusatz. Ihr Fruchtsaftanteil hängt von der Art des verwendeten Fruchtsaftes ab. Fruchtsaftgetränke aus Zitrussäften enthalten mindestens 6 %, aus Kernobst- und Traubensäften mindestens 30 %, aus anderen Fruchtsäften mindestens 10 % Fruchtsaft. Wird bei der Herstellung der Saft einer einzigen Fruchtart verwendet, kann das Fruchtsaftgetränk nach der verwendeten Fruchtart bezeichnet werden (z. B. Apfelsaftgetränk). Der Zuckergehalt von Fruchtsaftgetränken liegt bei etwa 10 %.

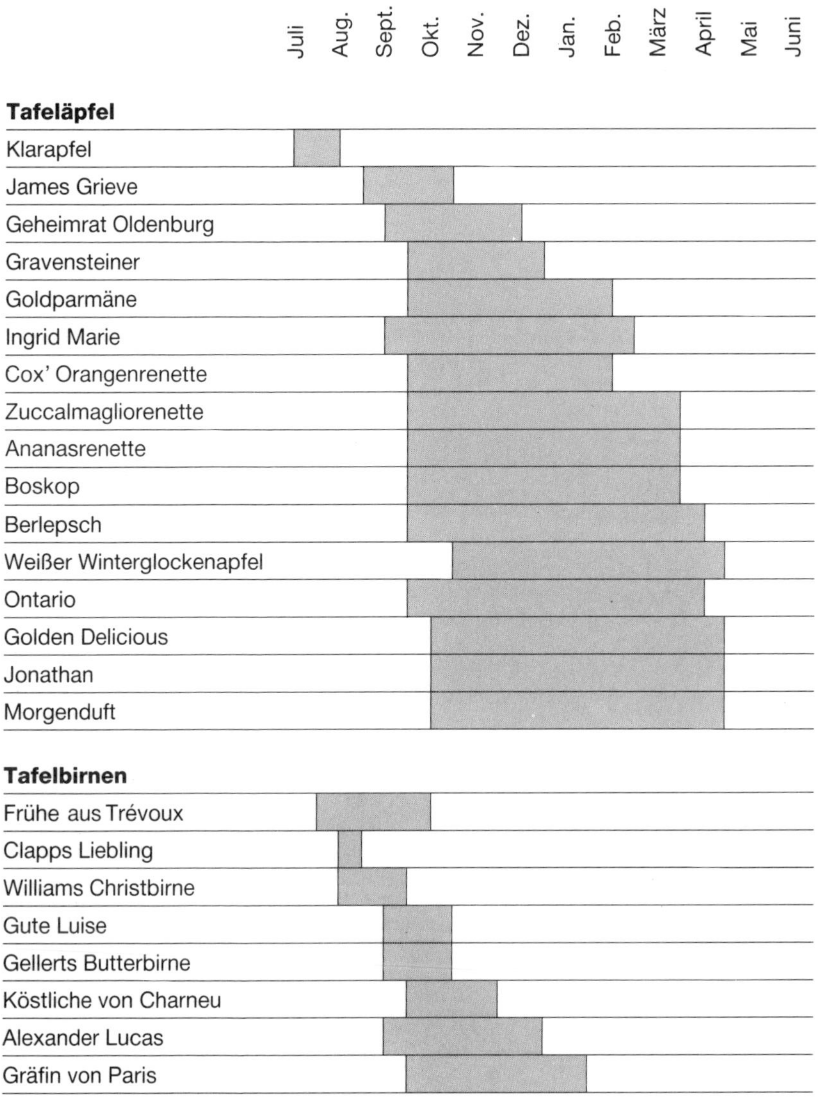

Haltbarkeitszeiten verschiedener Tafeläpfel und -birnen (nach Wirths)

Columns (months): Juli, Aug., Sept., Okt., Nov., Dez., Jan., Feb., März, April, Mai, Juni

Tafeläpfel

Klarapfel
James Grieve
Geheimrat Oldenburg
Gravensteiner
Goldparmäne
Ingrid Marie
Cox' Orangenrenette
Zuccalmagliorenette
Ananasrenette
Boskop
Berlepsch
Weißer Winterglockenapfel
Ontario
Golden Delicious
Jonathan
Morgenduft

Tafelbirnen

Frühe aus Trévoux
Clapps Liebling
Williams Christbirne
Gute Luise
Gellerts Butterbirne
Köstliche von Charneu
Alexander Lucas
Gräfin von Paris

Abb. 2
Haltbarkeitszeiten verschiedener Tafeläpfel und -birnen (nach Wirths)

Das Süßen von Lebensmitteln

Die Geschmacksqualität „süß" ist für den Menschen seit jeher begehrenswert und mit angenehmen Vorstellungen verknüpft. Zuckerhaltige Frucht- und Pflanzensäfte sowie Honig gehören daher seit Urzeiten zu seinen beliebtesten Nahrungsmitteln.

Zucker

Der heute wichtigste „Süßstoff" *Zucker* ist seit alters bekannt (erste Erwähnung von Zucker aus Zuckerrohr im 4. Jahrhundert in Indien). Im chemisch-fachsprachlichen Sinne versteht man unter Zucker zusammenfassend die kristallinen, wasserlöslichen und mehr oder weniger süß schmeckenden niedermolekularen Kohlenhydrate aus den Reihen der Mono- und Oligosaccharide (s. S. 22). Im engeren, allgemeinsprachlichen Sinne ist „Zucker" die Bezeichnung für das Disaccharid Saccharose (Sucrose), das v. a. aus Zuckerrohr (Rohrzucker) und Zuckerrüben (Rübenzucker), aber z. B. auch aus Zuckerahorn gewonnen wird.

Saccharose ist eine gut kristallisierende, angenehm süß schmeckende Substanz, die bei starkem Erhitzen in ein braungefärbtes Gemisch verschiedener Röstprodukte (Karamel) übergeht. Bei Einwirkung verdünnter Säuren wird Saccharose in ein äquimolares Gemisch der Monosaccharide D-Glucose (Traubenzucker) und D-Fructose (Fruchtzucker) hydrolysiert, den *Invertzucker*. Dieser Vorgang dient in der Lebensmitteltechnologie zur Herstellung von *Kunsthonig*. Auch die Süßkraft des Honigs beruht auf dessen Gehalt an Invertzucker.

Aus *ernährungsphysiologischer Sicht* ist *Zucker* ein reiner Energielieferant (100 g

Zucker ist ein leerer Energieträger

Saccharose = 400 kcal = 1 672 kJ). Er enthält keine weiteren (essentiellen) Nährstoffe, weder Vitamine, noch Mineralstoffe oder Ballaststoffe („leerer Energieträger").

In der sensorischen Analyse (d. h. Geschmacks- und Geruchsanalyse) gilt Saccharose als *Standardsubstanz für den Süßgeschmack*. Ihre Süßkraft wird bei den Zuckern nur noch von Fructose übertroffen, von Glucose oder Lactose aber bei weitem nicht erreicht.

Eine besondere Eigenschaft des Zuckers besteht darin, daß er *verborgene Aromastoffe freisetzen* kann und unter Umständen Geschmacksfeinheiten erst erschließt. Eine Prise Zucker gehört daher, auch in vielen nichtsüßen Gerichten, zum Repertoire jedes guten Kochs.

Die Zuckergewinnung

Bei der *Gewinnung von Saccharose aus Zuckerrüben* (*Rübenzucker;* Abb.) werden die zerkleinerten Rüben mit Wasser ausgelaugt. Der so gewonnene Rohsaft enthält 13–15 % Zucker, daneben Salze, Säuren, Proteine und Pektine. Die Nichtzuckerstoffe werden ausgefällt und abfiltriert. Der verbleibende Klarsaft wird mit Hilfe von Aktivkohle, Ionenaustauschern und gegebenenfalls auch mit Schwefeldioxid aufgehellt und anschließend so lange eingedickt, bis sich ein Teil des Zuckers als *Weißzucker* abscheidet, der durch Zentrifugieren abgetrennt wird. Durch weitere Reinigungsverfahren *(Raffination)* erhält man Saccharose in Form weißer Kristalle *(Kristallzucker)* mit einer Reinheit von 99,95 %. Aus dem Zentrifugenablauf erhält man durch wiederholtes Eindampfen und Abzentrifugieren weitere Zuckerfraktionen. Als Ablauf der letzten Stufe fällt ein brauner Sirup an, die *Melasse*. Als *Rübenkraut* wird ein aus gekochten Zuckerrüben abgepreßter und eingedickter streichfähiger Saft bezeichnet.

Die *Gewinnung von Zucker aus Zuckerrohr (Rohrzucker)* verläuft prinzipiell nach den gleichen Verarbeitungsschritten. Ein Zwischenprodukt der Raffination ist hier jedoch der *braune Zucker* oder *Rohzucker,* dessen Farbe durch restliche Anteile von Melasse verursacht wird. Ernährungsphysiologisch unterscheiden sich weißer und brauner Zucker nicht.

Das Süßen von Lebensmitteln

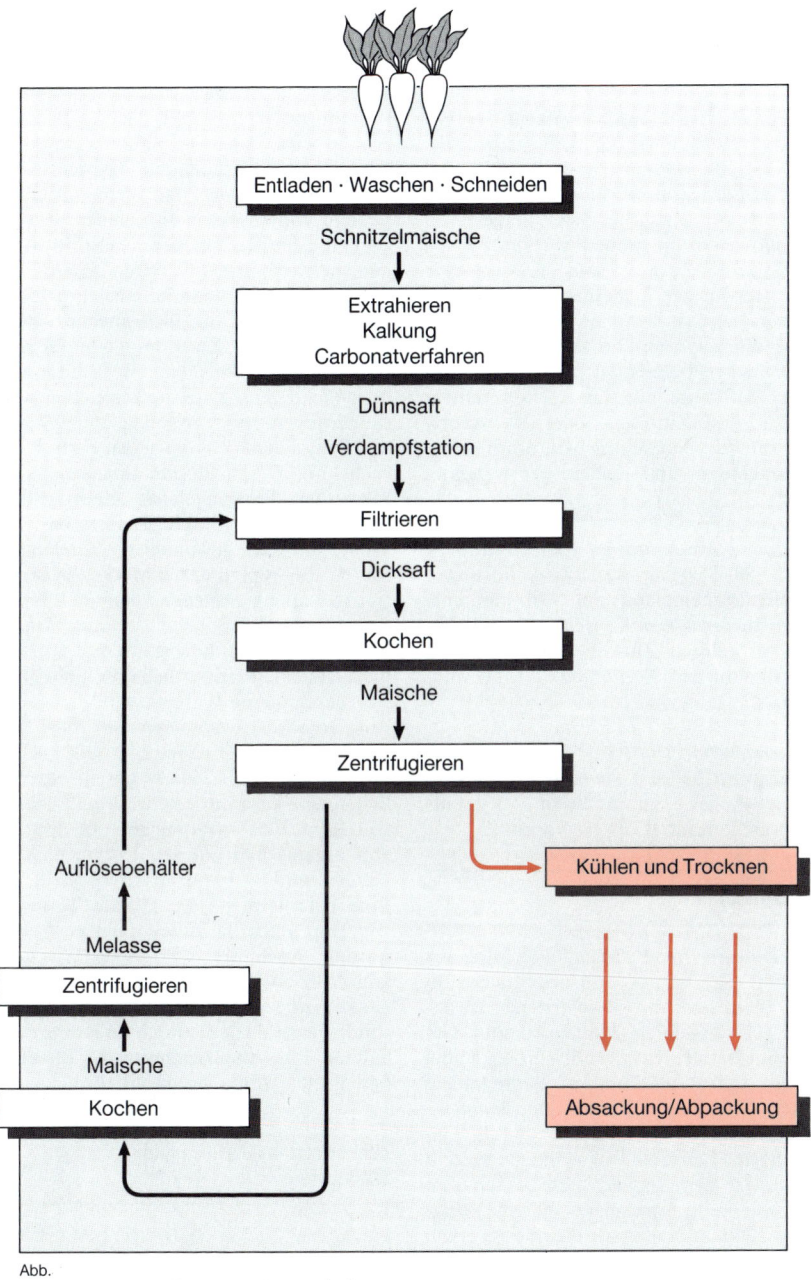

Abb.
Zuckergewinnung aus Zuckerrüben (schematisch)

Das Süßen von Lebensmitteln (Forts.)

Die Handelsformen von Zucker

Außer als Kristallzucker gelangt Saccharose als *Puderzucker* (gemahlener Kristallzucker), *Würfelzucker* und in Form von *Zuckerhüten* (durch Pressen von angefeuchtetem Kristallzucker hergestellt), *Kandiszucker* (in großen Stücken auskristallisierter Zucker) und *Flüssigzucker* (gelöster Zucker, insbesondere für die Ernährungsindustrie) in den Handel. – Als *Einmachzucker* wird besonders grobkörniger Zucker bezeichnet. *Gelierzucker* ist eine Raffinade mit Zusatz von reinem Pektin und Zitronen- oder Weinsäure, die für die Herstellung von Konfitüren, Marmeladen und Gelees Verwendung findet.

In *hoher Konzentration* (bei Konfitüren etwa 50–55%) wirken Zuckerlösungen wachstumshemmend auf Mikroorganismen. In *geringerer Konzentration* wird in Wasser gelöster Zucker durch Hefepilze in Alkohol und Kohlendioxid umgewandelt.

In *trockenem Zustand* ist Saccharose fast unbegrenzt haltbar. Sie eignet sich daher bei trockener Lagerung besonders gut als Energiekonzentrat für Notvorräte.

Zuckerwaren

Zuckerwaren sind Erzeugnisse, die aus Zucker (Saccharose) und/oder Invertzucker allein oder mit verschiedenen Zusätzen (einschließlich Farbstoffe und Geschmacksstoffe) hergestellt werden. Dabei kann unter bestimmten Bedingungen auch *Glucosesirup (Stärkesirup, Bonbonsirup)* verwendet werden, der durch kontrollierte Hydrolyse von Stärke hergestellt wird. Zu den Zuckerwaren zählen u. a. Karamellen, Fondants, Gelee-Erzeugnisse, Gummibonbons, Schaumzuckerwaren (z. B. Negerküsse), Lakritzwaren, Dragees, Eiskonfekt, Krokant, kandierte Früchte und türkischer Honig.

Honig

Honig ist ein flüssiges, dickflüssiges oder kristallines Lebensmittel, das von Bienen erzeugt wird, indem sie Blütennektar, andere Sekrete von lebenden Pflanzenteilen oder auf lebenden Pflanzen befindliche Sekrete von Insekten aufnehmen, durch körpereigene Sekrete bereichern, in Waben speichern und dort reifen lassen. Je nach Ausgangsmaterial entstehen hierbei *Blütenhonig* aus Blütennektar (z. B. Akazien-, Heide-, Kleehonig) oder *Honigtauhonig* bzw. *Waldhonig* (z. B. Tannen- oder Fichtenhonig aus zuckerreichen Absonderungen pflanzensaugender Blatt- und Schildläuse) mit typischen Farb-, Geruchs- und Geschmacksmerkmalen. Nach den *Erntemethoden* unterscheidet man *Preßhonig* (durch Auspressen aus Wabenstücken gewonnen), *Tropfhonig* (durch Austropfen der entdeckelten brutfreien Waben), *Schleuderhonig* (aus brutfreien Waben ausgeschleudert) und *Scheibenhonig* mit dem höchsten Grad an Naturbelassenheit (frisch gebaute, unbebrütete, geschnittene Waben). Aus *ernährungsphysiologischer Sicht* ist *Honig* v. a. ein Energieträger (100 g Honig = 324 kcal = 1 354 kJ), der im wesentlichen eine konzentrierte wäßrige Lösung von rund 70% Invertzucker mit Spuren von organischen Säuren, Enzymen, Vitaminen und Mineralstoffen darstellt. – Eine besondere physiologische Wirkung von Honig konnte bisher nicht bewiesen werden. Auch die biologische Wirkung von *Gelée royale,* dem Futtersaft der Bienenköniginnen, ist umstritten. – Eine Gesundheitsgefährdung durch im Honig enthaltene Pflanzenschutzmittel ist für einheimischen Honig auszuschließen.

Zuckeraustauschstoffe und Süßstoffe

Nachdem Zucker sich bei bestimmten Krankheiten als ungünstig erwiesen hatte (z. B. Diabetes; s. S. 234), als ein wesentlicher Faktor für die Entstehung der Zahn-

Das Süßen von Lebensmitteln (Forts.)

karies erkannt war (s. S. 246) und als Lieferant von überschüssiger Nahrungsenergie immer „gewichtiger" wurde (s. S. 78), haben *Zuckeraustauschstoffe* und *Süßstoffe* eine immer größere Bedeutung in der Gruppe der Süßungsmittel erlangt:

Unter dem Begriff *Zuckeraustauschstoffe* werden aus lebensmittelrechtlicher Sicht die *Polyole (Zuckeralkohole)* Sorbit, Mannit und Xylit sowie *Fructose* zusammengefaßt, die anstelle von Saccharose in diätetischen und Diabetikerlebensmitteln als Süßmittel dienen, da sie bei der Verstoffwechselung kein Insulin benötigen. Mit Ausnahme von Mannit müssen sie aber als Energielieferanten (1 g = 4 kcal = 17 kJ) voll berücksichtigt werden. Ein Nachteil ist ihre abführende Wirkung (insbesondere von Sorbit und Xylit), wenn sie in Mengen über 40–50 g verzehrt werden. *Sorbit* ist in vielen Früchten enthalten. Er wird industriell jedoch aus Maisstärke gewonnen. – *Xylit* wird aus Holzzucker (Xylose) hergestellt. – *Mannit* findet sich in zahlreichen Pflanzensäften, v. a. im Saft der Mannaesche (Name!). Künstlich wird er durch Reduktion von Fructose und Mannose hergestellt. – Als weitere (in der BR Deutschland noch nicht zugelassene) Zuckeraustauschstoffe sind *Palatinit (Isomalt;* hydrierte, enzymatisch umgewandelte Saccharose) und *Maltit* (hydrierte Maltose) von Bedeutung.
Im Gegensatz zu den Süßstoffen haben Zuckeraustauschstoffe zuckerähnliche Eigenschaften, die für die Zubereitung von Nahrungs- und Genußmitteln unabdingbar sind, insbesondere eine als „Körper" oder „Fülle" bezeichnete Konsistenz, die den Lösungen der Süßstoffe fehlt.

Süßstoffe sind synthetische und natürliche Verbindungen, die eine 35- bis

Süßstoffe sind bis zu 3000mal süßer als Saccharose

3000mal höhere Süßkraft als Saccharose, jedoch keinen entsprechenden Nähr- bzw. Energiewert haben. Sie gehen nicht in den Stoffwechsel der Kohlenhydrate ein und sind nicht vergärbar. Süßstoffe werden besonders in der Diätkost sowie in der Ernährung von Diabetikern, Übergewichtigen oder von Säuglingen mit Magen- und Darmerkrankungen eingesetzt. Sie gelten lebensmittelrechtlich als Zusatzstoffe, im Rahmen der Diätverordnung auch als diätetische Lebensmittel.
Der älteste Süßstoff ist das *Saccharin* (seit 1879 kommerziell genutzt). Es ist nicht backbeständig und hat in höheren Konzentrationen einen metallisch bitteren Nachgeschmack. Etwa 60 Jahre später kam das *Cyclamat* in den Handel, das back- und kochbeständig ist und nur einen geringen Nachgeschmack aufweist. Als geschmacklich vorteilhaft hat sich eine *Mischung von Saccharin und Cyclamat* im Verhältnis 1:10 erwiesen, da es hierbei zu einer Steigerung des Süßeffekts kommt, die über die reine Addition hinausgeht.
Als weitere Süßstoffe wurden in der BR Deutschland inzwischen zugelassen das *Aspartam,* ein Dipeptid aus den Aminosäuren L-Asparaginsäure und L-Phenylalanin, sowie das *Acesulfam-K.* In der BR Deutschland noch nicht zugelassen sind *Thaumatin* (wird aus der westafrikanischen Katemfefrucht gewonnen und ist bis zu 3000mal süßer als Saccharose) und *Steviosid* (ein aus der Pflanze Stevia rebaudiana gewonnenes Glucosid).
Einige Süßstoffe (Cyclamat, Saccharin) sind aufgrund der Ergebnisse von Tierversuchen in den USA, bei denen sie in extrem hoher Dosierung verabreicht wurden, in den Verdacht geraten, kanzerogen (krebserzeugend) zu sein. In der BR Deutschland hat sich dieser Verdacht bei langjährigen Untersuchungen und Kontrollen verschiedener Krebsforschungsinstitute nicht bestätigt. Um jedes Risiko für den Menschen auszuschalten, hat die Weltgesundheitsorganisation (WHO) eine *obere Sicherheitsgrenze (ADI-Wert;* s. S. 216) für den täglichen Süßstoffverbrauch festgelegt, die für Saccharin bei 2,5 mg, für Cyclamat bei 11 mg, für Aspartam bei 40 mg und für Acesulfam bei 9 mg pro kg Körpergewicht liegt.

Würzmittel · Gewürze

Eine *vollwertige Kost* muß nicht nur die notwendigen Nährstoffe in verwertbarer Form und richtigem Mengenverhältnis enthalten, sie muß auch *gut schmecken.* Eine Nahrung ohne Geschmacksstoffe wird erfahrungsgemäß auf die Dauer abgelehnt, auch wenn sie hinsichtlich der Nährstoffe optimal zusammengesetzt ist. Es sind also in erster Linie die *Geschmacks-* und *Aromastoffe,* die neben dem Hunger den Nahrungskonsum des Menschen bestimmen.

Würzmittel

Um seinen Speisen einen angenehmen Geschmack und Geruch zu verleihen, bedient sich der Mensch seit alters der verschiedensten *Würzmittel.* Im Vordergrund stehen hierbei Gewürze, Aromen, Speisewürzen, Kochsalz, Essig, Genußsäuren und Geschmacksverstärker (über Süßungsmittel s. S. 134).

Gewürze

Den breitesten Raum unter den Würzmitteln nehmen die *Gewürze* ein; es sind *aromatisch oder scharf schmeckende Pflanzenteile* (Früchte, Samen, Knospen, Blüten, Blätter, Wurzeln und Rinden). Für den jeweils charakteristischen Geschmack und Geruch sind meist *ätherische Öle* verantwortlich. Daneben finden sich viele sehr *unterschiedliche organische Verbindungen,* wie z. B. aromatische Aldehyde (Vanillin, Zimtaldehyd), Phenole (Thymol, Eugenol, Anisol, Myristicin), Alkaloide (Piperin, Capsaicin) oder Glucoside (Sinigrin, Sinalbin).

Das Würzen der Speisen fördert den Appetit, steigert die Speichel- und Magensaftsekretion und regt die Magen- und Darmbewegungen an, wodurch die Resorption der Nährstoffe verbessert wird. Als besonders hilfreich erweisen sich Gewürze, richtig angewandt, wenn aus therapeutischen Gründen *spezifische Diäten* eingehalten werden müssen. Bei der Zubereitung salzarmer Diäten für Hoch-

druckkranke tragen sie beispielsweise dazu bei, ohne Geschmackseinbuße den Salzgehalt zu reduzieren.

Manche Gewürze und ihre Inhaltsstoffe hätten aufgrund ihrer *potentiellen toxischen Wirkung* keine Chance, als Lebensmittelzusatzstoffe zugelassen zu werden. Als Beispiel sei die *Muskatnuß* genannt, die u. a. als (lebensgefährliches) Abortivum (Abtreibungsmittel) und Halluzinogen (Sinnestäuschungen hervorrufendes Rauschgift) benutzt wurde. Der Myristicingehalt von zwei Muskatnüssen kann bei Kindern bereits schwerste Vergiftungserscheinungen hervorrufen.

Der *Vitamingehalt von Gewürzen* (Vitamin C) ist im allgemeinen nur bei frischem Paprika und seinen Konzentraten, bei frischer Petersilie sowie bei frischem Schnittlauch, Dill oder Kerbel von Bedeutung.

Im weiteren Sinne zählen zu den Gewürzen auch die *Speisetrüffeln* als *Würzpilze* (Trüffelleberwurst, -pastete). Trüffeln sind unterirdisch wachsende, nuß- bis faustgroße Fruchtkörper von knollenförmigem Aussehen mit stark aromatischem Geschmack, die in frischem Zustand gehandelt oder in Dosen konserviert werden.

Gewürzmischungen dürfen lediglich Gewürze enthalten. Sie werden nach ihrem Verwendungszweck bezeichnet (Grill-, Wurst-, Gulaschgewürz). Nachteilig ist, daß sie häufig einen hohen Salzanteil aufweisen.

Gewürzzubereitungen und *Gewürzpräparate* müssen mindestens 60% Gewürze enthalten, *Gewürzsalze* mindestens 15% (Salzanteil mindestens 40%).

Von großer Bedeutung ist bei Gewürzen der beträchtliche *Keimgehalt,* der bis zu 100 Millionen Keime pro g betragen kann. Für die industrielle Lebensmittelherstellung werden daher bevorzugt entkeimte Gewürze verwendet.

Zur Herstellung von *Gewürzersatz* werden indifferente Trägerstoffe (Holzmehl, pulverisierte Nußschalen), aber auch Salz oder Zucker mit Geschmacksstoffen und/ oder Aromastoffen versetzt. Ein Beispiel ist *Vanillinzucker,* der mit halbsynthetisch

Trinkwasser · Mineralwasser · Erfrischungsgetränke

Tab. 1: Grenzwerte für chemische Stoffe im Trinkwasser

Stoff	Grenzwert (mg/l)	Stoff	Grenzwert (mg/l)	Stoff	Grenzwert (mg/l)
Arsen	0,04	Nitrit	0,1	Pestizide,	einzelne
Blei	0,04	Quecksilber	0,001	polychlorierte	Substanz:
Cadmium	0,005	polycycl.		und polybro-	0,0001;
Chrom	0,05	aromat. KW	0,0002	mierte Bi- und	insgesamt:
Cyanid	0,05	Trichlor-		Terphenyle	0,0005
Fluorid	1,5	kohlenstoffe	0,025		
Nickel	0,05	Tetrachlor-			
Nitrat	50	kohlenstoffe	0,003		

Tab. 2: Wassercharakter in Abhängigkeit von der Härte

Härte-bereich	Gesamt-härte (mmol/l)	Härte-grad (°d)	Wasser-charakter	Härte-bereich	Gesamt-härte (mmol/l)	Härte-grad (°d)	Wasser-charakter
1	bis 1,3	0-7	weich	3	2,5-3,8	14-21	hart
2	1,3-2,5	7-14	mittel	4	über 3,8	über 21	sehr hart

Mineral-wässer	**Fruchsaft-getränke**	**Limonaden (einschließlich Colagetränke)**	**Brausen (einschließlich Lightgetränke)**
● 1 g/l Salze und/oder ● 0,25 g/l CO_2	● 6% Fruchtsaft ● 7-12% Zucker	● 3% Fruchtsaft ● 7-12%Zucker ● Zitronensäure* ● Weinsäure* ● Essenzen ● CO_2 Genußsäuren*	● Süßstoffe* (Zuckeraustauschstoffe) ● Essenzen ● Farbstoffe ● CO_2 bei Diabetikern*

Abb.
Die Zusammensetzung einiger üblicher Getränke

Diätetische Lebensmittel

Diätetische Lebensmittel sind laut *Diätverordnung* (in der Neufassung vom 25. 8. 1988) „Lebensmittel, die bestimmt sind, einem besonderen Ernährungszweck dadurch zu dienen, daß sie die Zufuhr bestimmter Nährstoffe oder anderer ernährungsphysiologisch wirkender Stoffe steigern oder verringern oder die Zufuhr solcher Stoffe zu einem bestimmten Mischungsverhältnis oder in bestimmter Beschaffenheit bewirken. Diätetische Lebensmittel müssen sich von anderen Lebensmitteln vergleichbarer Art durch ihre Zusammensetzung oder ihre Eigenschaft maßgeblich unterscheiden."

Merkmale diätetischer Lebensmittel

Diätetische Lebensmittel weisen demnach folgende *Merkmale* auf:
1. *Lebensmitteleigenschaft:* Lebensmittel sind dazu bestimmt, in unverändertem, zubereitetem oder verarbeitetem Zustand vom Menschen verzehrt zu werden.
2. *Eignung für einen besonderen Ernährungszweck:* Dieser Anspruch wird erfüllt, wenn die Lebensmittel den Ernährungserfordernissen bei einer der folgenden Gegebenheiten entsprechen: Krankheit; Mangelerscheinungen; Funktionsanomalien; Überempfindlichkeit gegen einzelne Lebensmittel oder deren Bestandteile; Schwangerschaft; Stillzeit; Eignung für Säuglinge und Kleinkinder. Die Eignung für einen besonderen Ernährungszweck ergibt sich erstens aus einer bestimmten Herstellungs- oder Bearbeitungsweise, die zur Steigerung oder Verringerung von Nährstoffen oder anderen Wirkstoffen führt, zweitens aus der Zufuhr von Nähr- und Wirkstoffen in einem bestimmten Mischungsverhältnis und drittens aus der Zufuhr von Nähr- und Wirkstoffen in bestimmter Beschaffenheit.
3. *Unterscheidungsmerkmal:* Das diätetische Lebensmittel muß durch seine Zusammensetzung und seine Eigenschaften eine Wirkung erzielen, die vom normalen ernährungsphysiologischen Effekt der üblichen Lebensmittel abweicht.

Typische diätetische Lebensmittel

Als *Beispiele für diätetische Lebensmittel* seien genannt:
Energiereduzierte Lebensmittel dürfen pro Mahlzeit nicht mehr als 1 675 kJ (entspricht rund 400 kcal) und nicht weniger als 25 g Eiweiß, 3 g essentielle Fettsäuren, 20 g verwertbare Kohlenhydrate sowie nicht weniger als die in der Verordnung angegebenen Vitamin- und Mineralstoffmengen enthalten (entspricht etwa einem Drittel der empfohlenen Tageszufuhr).
Als *natriumarm* dürfen *Lebensmittel* bezeichnet werden, die im genußfähigen Zustand nicht mehr als 120 mg Natrium pro 100 g, als *streng natriumarm*, wenn sie weniger als 40 mg Natrium pro 100 g enthalten.
Lebensmitteln für Diabetiker dürfen keine D-Glucose, kein Invertzucker, keine Disaccharide und kein Glucosesirup zugesetzt werden; Zuckeraustauschstoffe und Süßstoffe sind erlaubt.
Zu den diätetischen Lebensmitteln zählen auch: Kochsalzersatz; Fructose, Mannose, Sorbit und Xylit als Zuckeraustauschstoffe; die zugelassenen Süßstoffe Saccharin, Cyclamat, Aspartam und Acesulfam.

Kennzeichnung und Nachweis

Diätetische Lebensmittel unterliegen einer besonderen *Kennzeichnungspflicht* bzw. *Kennzeichnungserlaubnis.* Anzugeben sind der Ernährungszweck, die Besonderheiten der Zusammensetzung sowie der durchschnittliche Gehalt an Energie und Nährstoffen.
In der sog. *Grünen Liste,* herausgegeben vom Bundesverband der diätetischen Lebensmittelindustrie, sind alle diätetischen Lebensmittel mit Angaben über die Zusammensetzung, die Indikation und die empfohlene Dosierung zusammengestellt.

142

Diätetische Lebensmittel

**Diätetika in der
Ernährungstherapie**

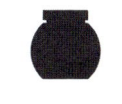

Diabetikerlebensmittel
Süßungsmittel, Brot- und Backwaren,
Konfitüre und Kompotte, Getränke,
Süßigkeiten

Eiweißarme Lebensmittel
Brot- und Backwaren, Teigwaren,
Eiersatz

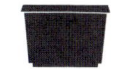

**Fette mit hohem Gehalt an
mehrfach ungesättigten Fettsäuren
und MCT*-Fette**
Margarine, Öl

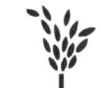

Ballaststoffreiche Lebensmittel
Weizenkleie, Vollkornprodukte

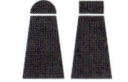

Natriumarme Lebensmittel
Brot- und Backwaren, Brotbelag,
Würzmittel, Suppen und Saucen

Glutenfreie Lebensmittel
Brot- und Backwaren, Teigwaren,
Flocken

**Formuladiäten- und
Sondennahrung**
Vollnahrung, Nährstoffkomponenten

(* = mittellangkettige Fettsäuretriglyceride)

Abb.
Ausgewählte Gruppen diätetischer Lebensmittel

Koffein · Kaffee und Tee

Die Purinalkoloide

Koffein und die diesem sehr nahestehenden Pflanzenstoffe *Theobromin* und *Theophyllin* sind chemische Verbindungen, die stickstoffhaltige Ringe aufweisen und eine spezifische Wirkung auf bestimmte Zentren des Nervensystems entfalten. Sie können in höheren Dosen toxisch sein. Chemisch gesehen, gehören sie zur Gruppe der Alkaloide *(Purinalkaloide)* und die Lebensmittel, in denen sie enthalten sind, zu den *alkaloidhaltigen Genußmitteln.*

Im Hinblick auf seine Wirkung und seine weite Verbreitung in Genußmitteln ist *Koffein (Coffein, Kaffein, Thein)* das bei weitem wichtigste Purinalkaloid. Es findet sich in Kaffeebohnen (etwa 1–2%), in Tee (2–3%), in Mate (1–2%), in Kolanüssen (2–3%) und in Kakaobohnen (0,2–0,3%).

Kaffee

Der *Kaffee* ist heute als Getränk neben Alkohol und Tabak das meistverbreitete Genußmittel unseres Kulturkreises. Nach dem Wert des Rohprodukts steht er nach dem Erdöl an zweiter Stelle in der Weltrangliste der Rohstoffe. Als Heimat des wirtschaftlich bedeutendsten Arabischen Kaffeebaums, der nur in tropischen Gebieten wächst, gilt die Provinz Kaffa in Äthiopien; Liberia-Kaffee und Robustakaffee stammen aus dem tropischen Westafrika bzw. dem Kongogebiet. Nach dem Lebensmittelrecht dürfen nur die Samen der Kaffeebaumarten und das daraus hergestellte Getränk als Kaffee bezeichnet werden. – Der derzeitige (1988) durchschnittliche Kaffeeverbrauch in der BR Deutschland liegt bei etwa 180 Liter pro Kopf und Jahr.

Rohe *Kaffeebohnen* sind geschmack- und geruchlos. Erst durch *Rösten* bei 210–300°C erhalten sie ihre typischen aromatischen Eigenschaften und werden mahlfähig. Hierbei spielt neben Karamelisierungsvorgängen vor allem die nichtenzymatische Bräunungsreaktion zwischen Aminoverbindungen und reduzierenden Zuckern eine ausschlaggebende Rolle. Der mit heißem Wasser (85–95 °C) aus gemahlenem Röstkaffee herauslösbare Anteil hängt von dem Röstgrad, von der Korngröße des Mahlgutes sowie von der Extraktionsmethode, der Menge und der Beschaffenheit des Wassers ab. Für übliche Röstkaffeezubereitungen, wozu auch der Kaffee in Gaststätten zählt, sollten etwa 5–8 g Kaffeebohnen auf eine 150-ml-Tasse verwendet werden, für *Mokka* etwa 16 g.

Die *wichtigsten Inhaltsstoffe einer Tasse Kaffee* (8 g gemahlene Kaffeebohnen auf 150 ml Wasser) sind: 80 mg Koffein, 250 mg Chlorogensäure, 480 mg Kaffeeöl, 30 mg Trigonellin.

Der *energetische (= kalorische) Wert einer Tasse Kaffee* ohne Milch und Zucker ist gleich null. Mit 10% Kaffeesahne müssen

Reiner Bohnenkaffee hat keine Kalorien

27 Kilokalorien (113 kJ), mit 10 g Zucker 39 Kilokalorien (163 kJ) und mit Kaffeesahne und Zucker 66 Kilokalorien (276 kJ) in Rechnung gestellt werden. Das Koffein ist im Kaffee als *Kalium-Koffein-Chlorogenat* an die Chlorogensäure gebunden. Diese Verbindung wird durch heißes Wasser gespalten, so daß das Koffein aus Kaffeebohnen sehr schnell zur Resorption zur Verfügung steht. Die *Chlorogensäure* ist in pflanzlichen Lebensmitteln weit verbreitet und hat im Vergleich zu Koffein nur eine vernachlässigbar geringe physiologische Wirkung. Das *Trigonellin* wird beim Röstvorgang teilweise in Nikotinsäure – ein Vitamin der B-Gruppe – umgewandelt. Mit 4 Tassen Kaffee kann der Tagesbedarf eines Erwachsenen an diesem Vitamin gedeckt werden.

Entkoffeinierter Kaffee darf maximal noch 0,1% Koffein in der Trockenmasse enthalten. Er wird durch Extraktion des Koffeins aus ungemahlenem Rohkaffee hergestellt. Früher wurden hierfür organische Lösungsmittel eingesetzt. Neuere Verfah-

Anbaugebiete

Darjeelingtee:	Assamtee:	Ceylontee:
zart, duftiges Aroma	würzig, kräftiges Aroma	stark, herbes Aroma

Blattgrößen und Blattfolge

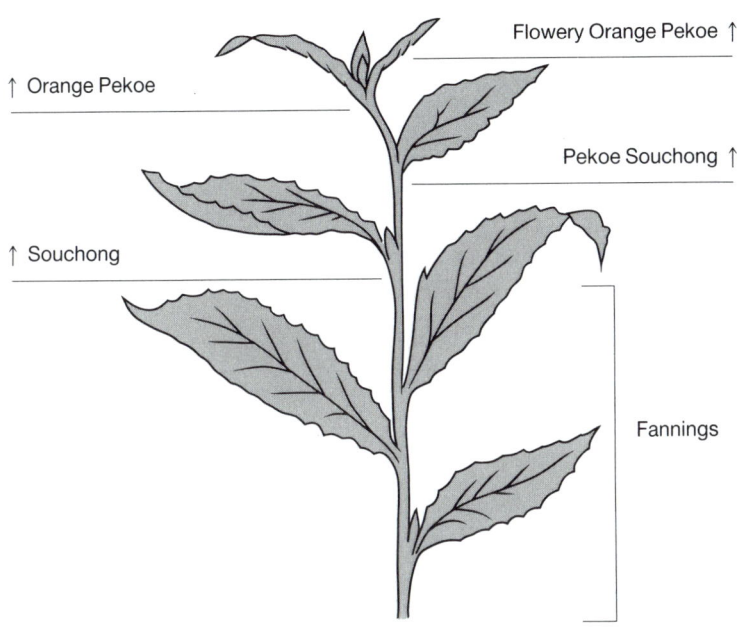

↑ Orange Pekoe

Flowery Orange Pekoe ↑

Pekoe Souchong ↑

↑ Souchong

Fannings

Sortierung

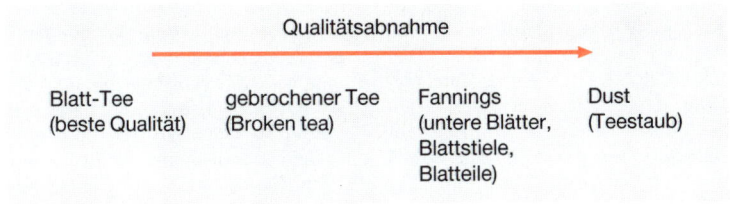

Qualitätsabnahme

Blatt-Tee (beste Qualität)	gebrochener Tee (Broken tea)	Fannings (untere Blätter, Blattstiele, Blatteile)	Dust (Teestaub)

Abb. 1
Die Unterscheidung der Teesorten nach Anbaugebieten,
nach Blattmerkmalen und nach der Sortierung

ren benutzen Kohlendioxid im überkritischen Zustand (zwischen flüssig und fest), das bei 80 °C und sehr hohem Druck (150 bar) selektiv das Koffein herauslöst und ohne Rückstand entfernt (*Destraktion = Destillation + Extraktion*). Der Gehalt an sonstigen Inhaltsstoffen wird durch die Entkoffeinierung nicht verändert.

Instantkaffee wird durch Eindampfen eines filtrierten, starken Kaffeeaufgusses hergestellt. Qualitätsunterschiede ergeben sich durch einen unterschiedlichen Gehalt an Trockenmasse (bessere Qualitäten haben einen geringeren Trockenmassenanteil) und durch das Trocknungsverfahren (bessere Qualität und Aromaerhaltung durch Gefriertrocknung). Instantkaffee enthält 4 % Koffein. Der Nikotinsäuregehalt von Instantkaffee ist geringer als der von frisch aufgebrühtem Röstkaffee.

Die *Wirkung von Bohnenkaffee* tritt etwa 20–30 Minuten nach Genuß ein. Dafür ist in erster Linie das Koffein verantwortlich. Die Röstprodukte des Kaffees können eine Reizwirkung auf den Magen ausüben und werden auch bei Erkrankungen der Gallenwege häufig schlecht vertragen.

Tee

Als Heimat des Teebaums gilt das Grenzgebiet von China, Indien und Burma. In Europa begann die Verbreitung des *Tees* als Getränk bzw. Genußmittel zur gleichen Zeit wie die des Kaffees, d. h. erst im 17. Jahrhundert. In der BR Deutschland liegt der Teekonsum z. Z. (1988) bei etwa 250 g pro Kopf und Jahr, was etwa 50 Liter Teegetränk entspricht.

Nach dem Lebensmittelrecht gelten als Tee nur die Blattknospen (Pekko) und (überwiegend jungen) Blätter des Teebaums und das daraus hergestellte Getränk. Die Qualität ist um so besser, je jünger das Teeblatt ist. Tee wird im Gegensatz zum Kaffee keiner Röstung bei hohen Temperaturen ausgesetzt, so daß hier keine Produkte der nichtenzymatischen Bräunungsreaktion als Inhaltsstoffe auftreten. Nach dem Pflücken werden die gewelkten Teeblätter einer Fermentation unterzogen, wobei die Einwirkung verschiedener Enzyme (Oxidasen, Peroxidasen, Katalasen, Amylasen u. a.) zur Entwicklung von Farb- und Aromastoffen führt. Zur Unterbrechung des Fermentationsprozesses und zur Trocknung wird die Masse abschließend kurz auf Temperaturen zwischen 95 und 200 °C erhitzt.

Nach der Art der Behandlung unterscheidet man zwischen vollfermentiertem *(schwarzer Tee)*, halbfermentiertem *(Oolong-Tee)* und nicht fermentiertem Tee *(grüner Tee;* Abb. 1).

Für einen üblichen *Teeaufguß* werden etwa 1,5 g Tee auf eine 150-ml-Tasse verwendet. Als wichtigste *Inhaltsstoffe* gelten (Durchschnittswerte in 150 ml nach einer Extraktionszeit von 5 Minuten): 150 mg Gerbstoff, 150 mg Teerubigen, 20 mg Teeflavin, 40 mg Koffein; ferner geringe Mengen an geschmackswirksamem ätherischem Teeöl, an Theophyllin und Theobromin sowie an Kalium und Fluor; 5–6 Tassen Tee liefern etwa 1 mg Fluor und können daher zur Kariesprophylaxe beitragen.

Das *Teeflavin* bewirkt die goldgelbe Farbe des Tees, das *Teerubigen* die rötliche bis dunkelbraune Farbtiefe der Aufgüsse, die von der Extraktionszeit bzw. der Verweildauer der Teeblätter im Aufgußwasser abhängig ist. Dasselbe gilt für den Koffeingehalt des Tees.

Das *Koffein des Tees* (früher als *Thein* bezeichnet) ist identisch mit dem Koffein des Kaffees, liegt jedoch im Teeblatt in ei-

Thein = Koffein

ner anderen Bindungsform vor. Nach dem Aufgießen des Tees mit kochendem Wasser werden schon in den ersten 2 Minuten etwa 75 % des Koffeins herausgelöst. In den nächsten Minuten verstärkt sich die Extraktion der *Gerbstoffe,* die mit dem Koffein teilweise einen schwer resorbierbaren *Gerbstoff-Koffein-Komplex* bilden, der beim Kälterwerden durch die Bildung eines Häutchens auf der Oberfläche des Getränks erkennbar wird. Wenn ein Tee mit höherem (resorbierbarem) Koffeinan-

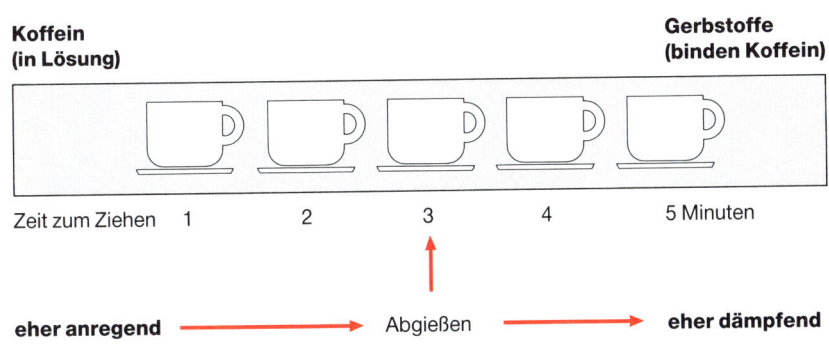

Koffein
(in Lösung)

Gerbstoffe
(binden Koffein)

Zeit zum Ziehen   1   2   3   4   5 Minuten

eher anregend ⟶ Abgießen ⟶ **eher dämpfend**

Abb.2
Die Wirkung der Hauptbestandteile des Tees

teil gewünscht wird, sollte daher der Aufguß von den Teeblättern nach 2–3 Minuten getrennt werden; er wirkt dann anregend. Soll der Aufguß dagegen einen höheren Gerbstoffgehalt aufweisen und eher
beruhigend wirken (z.B. als Therapeuti-
kum bei Magen- und Darmstörungen),
sollte er länger ziehen (Abb. 2).
Koffein wird schnell resorbiert und meta-
bolisiert. Nur 3–5% werden unverändert
ausgeschieden, überwiegend im Harn.
Schon Minuten nach der Aufnahme ist
Koffein in allen Geweben und Organen
nachweisbar, nach einer Stunde ist es im
Organismus entsprechend dem Wassergehalt verteilt. Die metabolische Halbwertszeit beträgt für Koffein etwa 3 Stunden.
Die *Ausscheidung von Koffein* erfolgt als
1-Methyl-Harnsäure. Es erfolgt aber keine
Harnsäurebildung; daher ist kein Verbot
für Gichtkranke erforderlich, die purin-
haltige Lebensmittel meiden müssen.

Die Wirkung von Koffein

Die *zentralerregende Wirkung des Koffeins*
erfaßt zuerst das Großhirn. Es kommt zu
einer zentralnervösen Stimulation mit ver-
stärktem Antrieb, gehobener Stimmung,
rascherem Gedankenflug, verbesserter

Assoziationsfähigkeit und Verkürzung der
Reaktionszeit. Höhere Koffeindosen führen dagegen zu Gedankenflucht und erhöhter Reizbarkeit, wobei allerdings erhebliche individuelle Unterschiede zu be-
obachten sind. Diffizile geistige Leistungen wie Rechenoperationen lassen sich
durch Kaffee, Tee oder Koffein daher nur
in einem sehr engen Dosisbereich steigern. Bereits nach Aufnahme von 0,5 g
Koffein können leichte *Vergiftungssymptome* auftreten mit zentraler Erregung,
Unruhe, Pulsbeschleunigung, Herzklopfen, Extrasystolen und Schlaflosigkeit.
Vollständige Erholung tritt erst nach etwa
6 Stunden ein. Solche Reaktionen sind besonders bei Herzpatienten (z.B. während
der Rehabilitation nach einem Herzinfarkt) unerwünscht. Viele Herzpatienten
vertragen die üblichen Koffeinmengen im
Kaffee oder Tee allerdings gut und ohne
Rhythmusstörungen. Als Risikofaktoren
für die Entstehung einer Arteriosklerose
oder eines Herzinfarkts gelten Kaffee und
Tee nicht.
Toxische Dosen von mehr als 1 g Koffein
führen zu gesteigerter Reflextätigkeit, zu
Muskelzuckungen und schließlich durch
zentralnervale Übererregbarkeit zu
Krämpfen. Vorboten solcher Krämpfe sind
schwerste Erregungszustände, Schwindel,

Koffein · Kaffee und Tee (Forts.)

Kopfschmerzen, Delirium, u. U. auch Übelkeit, Erbrechen und Durchfall. Die *tödliche Koffeindosis* beträgt etwa 11 g Reinsubstanz.

Koffein wirkt bereits in geringer Dosierung harntreibend (diuretisch) und als Stimulans für die Magensäuresekretion. Durch die Aktivierung des Sympathikus mit Ausschüttung von Adrenalin aus den Nebennieren kann Koffein den Blutdruck in geringem Maße steigern. Insbesondere bei alten Menschen mit zu niedrigem Blutdruck kann Koffein daher zu einer

Koffein kann bei älteren Menschen die Durchblutung verbessern

Verbesserung der Durchblutung führen und damit zu einem schnelleren Einschlafen. – Bei *Schwangeren* ist zu beachten, daß Koffein leicht die Plazenta passiert. Mehr als 2–3 Tassen Kaffee pro Tag sind im Interesse des Ungeborenen nicht zu empfehlen.

Die *sympathikomimetische Wirkung von Koffein* ist u. a. für seine mißbräuchliche Verwendung in hohen Dosierungen (über 1 g) zur Steigerung von sportlichen Ausdauerleistungen verantwortlich, weshalb Koffein von der Medizinischen Kommission des Internationalen Olympischen Komitees als *verbotenes Dopingmittel* eingestuft wurde (Abb. 3).

Zur *Wechselwirkung zwischen Kaffee (Koffein) und Alkohol* ist festzustellen, daß Koffein auch bei sehr hoher Dosierung (400 mg = 5 Tassen Kaffee) nicht in der Lage ist, die Wirkungen des Alkohols beim Menschen zu verändern. Auch zentrale Ausfallserscheinungen sind nicht zu kompensieren. Die „Tasse Kaffee nach Alkoholgenuß" führt zwar subjektiv zu einem falschen Sicherheitsgefühl, kann aber

Kaffee vermindert nicht die Alkoholwirkung

keinesfalls eine alkoholbedingte Einschränkung der Verkehrstüchtigkeit rückgängig machen.

Die menschliche Natur bedingt, daß sich aus dem Genuß eine *Genußsucht* entwikkeln kann. Unter *Sucht* versteht man das zwanghafte Verlangen, eine Droge immer wieder einzunehmen, unter allen Umständen in ihren Besitz zu gelangen, verbunden mit der Neigung, die Dosis ständig zu erhöhen, sowie das Auftreten von körperlichen Symptomen beim Entzug des Suchtmittels. In diesem Sinne sind Kaffee und Tee bzw. Koffein *keine Suchtmittel*. Die Erfahrung lehrt zwar, daß sich in der Regel eine gewisse Toleranz, d. h. eine Abschwächung der Koffeinwirkung nach wiederholtem Gebrauch, entwickelt; bei chronischem Mißbrauch koffeinhaltiger Getränke kann auch eine gewisse *psychische Abhängigkeit* mit milden Entwöhnungserscheinungen bei Koffeinabstinenz wie Kopfschmerzen und Schläfrigkeit auftreten. Dies ist jedoch keine Sucht im medizinischen Sinne.

Die Frage, ob bestimmte Krankheiten wie Bluthochdruck, Herzinfarkt, Gicht, Zuckerkrankheit, Magen-Darm-Geschwüre und Krebserkrankungen durch Kaffee oder Tee bzw. das darin enthaltene Koffein verursacht oder verschlimmert werden können, wurde in zahlreichen experimentellen und epidemiologischen Studien geprüft. Hierbei konnte bisher in keinem Falle ein gesicherter Anhaltspunkt für eine gesundheitsschädigende Wirkung gefunden werden.

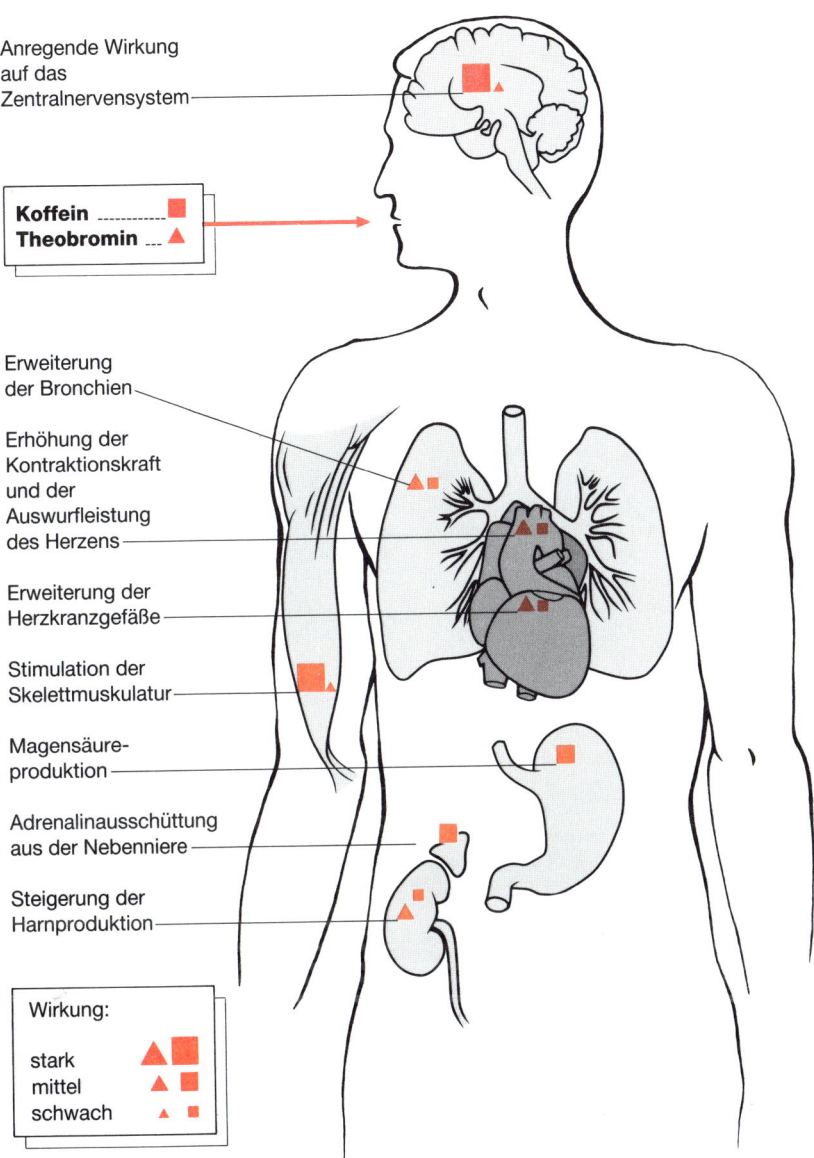

Anregende Wirkung
auf das
Zentralnervensystem

Koffein ·········· ■
Theobromin ··· ▲

Erweiterung
der Bronchien

Erhöhung der
Kontraktionskraft
und der
Auswurfleistung
des Herzens

Erweiterung der
Herzkranzgefäße

Stimulation der
Skelettmuskulatur

Magensäure-
produktion

Adrenalinausschüttung
aus der Nebenniere

Steigerung der
Harnproduktion

Wirkung:

stark   ▲ ■
mittel   ▲ ■
schwach ▲ ■

Abb. 3
Die Wirkungen von Koffein und Theobromin
auf den menschlichen Organismus

Kakao und Schokolade

Die Kakaobohnen und ihre Verarbeitung

Die Samen des Kakaobaums, die *Kakaobohnen*, sind der wichtigste Rohstoff für alle Kakaoerzeugnisse. Die Heimat des Kakaobaums ist das tropische Amerika. In Zentral- und Westafrika wird mehr als die Hälfte der Weltproduktion erzeugt. Nach der Ernte machen die Bohnen eine etwa sechs Tage dauernde Fermentation durch. Dabei werden an den Bohnen haftende Fruchtmusanteile abgelöst, die braunen Farbstoffe entstehen, und in den Kakaobohnen werden Aromastoffe vorgebildet, aus denen sich später beim Trocknen und Rösten das eigentliche Kakaoaroma entwickelt. Die anschließende Trocknung senkt den Wassergehalt auf unter 8 %. In diesem Zustand erfolgt meist der Export der Bohnen.

In den Importländern schließen sich verschiedene *Verarbeitungsgänge* an: Die Kakaobohnen werden zunächst gereinigt, anschließend erfolgt das Rösten oder Darren, wobei der feinbittere Geschmack des Kakaos entsteht. Die gerösteten Bohnen werden gebrochen und die Schalenbestandteile vom Kernbruch getrennt. Auf geheizten Walzenstühlen wird der *Kakaobruch* vermahlen, und die Kakaomasse fließt von den Walzen in Formen ab. Die *Kakaomasse* ist das aus Kakaobruch durch Mahlen und Walzen gewonnene dickflüssige Produkt, das als Ausgangsprodukt für die Herstellung von Kakaopulver, Kakaobutter und Schokolade verwendet wird (Abb.).

Für die Herstellung von *Kakaopulver* muß mindestens die Hälfte des Kakaobutter genannten Fettes abgepreßt werden. *Kakaobutter* ist ein weißgelbes Fett mit einem Schmelzpunkt von 33–35 °C. Durch Brechen, Mahlen und Sieben entsteht aus dem steinharten Preßkuchen das staubfeine Kakaopulver. Je nach Stärke der Abpressung kann stark oder schwach entölter Kakao erzeugt werden. *Schwach entölter Kakao* muß nach der Kakaoverordnung mindestens 20 % Kakaobutter enthalten, bezogen auf das Gewicht der Trok-

kenmasse. Schwach entölter Kakao schmeckt milder und voller; er ist in der Farbe etwas dunkler als der stark entölte Kakao. *Stark entölter Kakao* muß mindestens 8 % Fett enthalten.

Die Inhaltsstoffe von Kakao

Der Genußwert von Kakao gründet sich auf dem angenehmen Geschmack des Getränks. Physiologisch bedeutungsvoll ist der Gehalt an *Theobromin* (ein Purinalkaloid wie Koffein), dem der Kakao seine anregende, gegenüber dem koffeinhaltigen Kaffee jedoch weit weniger ausgeprägte Wirkung verdankt. Neben Theobromin kommt auch Koffein, allerdings in recht geringer Menge vor. Eine normale Tasse Kakaogetränk enthält 0,1 g Theobromin und 0,01 g Koffein. Die *Gerbstoffe* des Kakaos vermindern die Absonderung von Darmsekreten und verlangsamen die Darmbewegungen, weshalb Kakao verstopfend wirkt.

Schokolade

Schokolade ist eine Zubereitung aus Kakaomasse und Zucker, oft mit Zusatz von Kakaobutter und Gewürzen, Milch und Nüssen. Zur Herstellung von Schokolade werden die Rohstoffe gemischt und auf Walzenstühlen sehr fein vermahlen. Um eine intensive Vermischung der Zutaten zu erhalten, wird diese Masse in geheizten Schleifmaschinen *(Conchen)* 40–80 Stunden hin und her bewegt. Bei diesem Prozeß werden z. B. die Zuckerkristalle so weit zerkleinert, daß sie im Munde nicht mehr empfunden werden können. Die flüssige Masse wird nach dem *Conchieren* gekühlt, in Schokoladenformen gegossen und abgepackt. Bedingt durch den hohen Zucker- und Fettgehalt, besitzt Schokolade einen Brennwert, der bei 550–600 kcal (2 230–2 508 kJ) pro 100 g liegt.

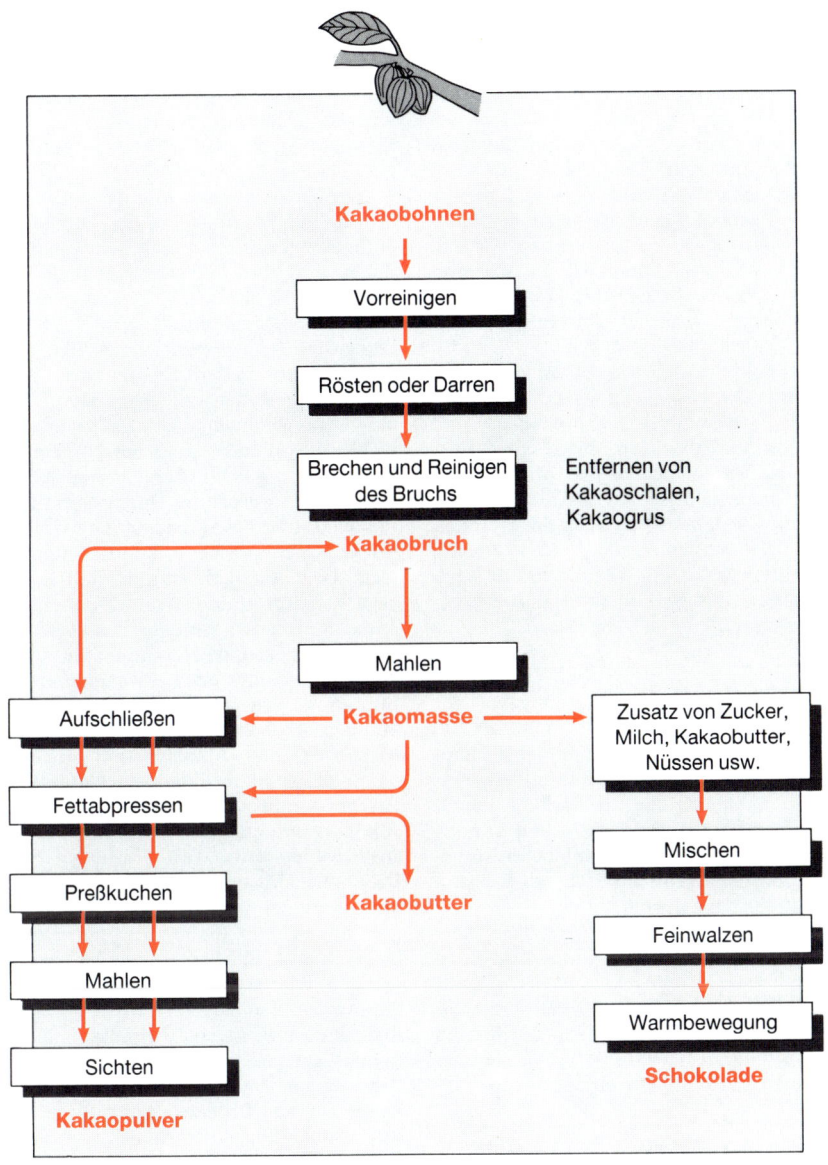

Kakaobohnen

Vorreinigen

Rösten oder Darren

Brechen und Reinigen
des Bruchs

Entfernen von
Kakaoschalen,
Kakaogrus

Kakaobruch

Mahlen

Aufschließen — **Kakaomasse** — Zusatz von Zucker,
Milch, Kakaobutter,
Nüssen usw.

Fettabpressen

Preßkuchen

Kakaobutter

Mischen

Mahlen

Feinwalzen

Sichten

Warmbewegung

Kakaopulver

Schokolade

Alkohol · alkoholische Getränke

Alkohol (Äthylalkohol, Äthanol) entsteht bei der Vergärung zuckerhaltiger pflanzlicher Rohstoffe (Weinbeeren u.a. Obst) bzw. in Zucker verwandelter Stärke (aus Getreide und Kartoffeln). Der Konsum alkoholischer Getränke entspricht derzeit (1988) in der BR Deutschland pro Kopf und Jahr umgerechnet etwa 12 Liter reinem Alkohol. Demnach liefert der Alkohol, der einen Energiewert von 7,1 kcal (= 29,7 kJ) pro Gramm hat, durchschnittlich etwa 8 % (Frauen) bis 12 % (Männer) der insgesamt pro Person aufgenommenen Nahrungsenergie! Alkoholische Getränke haben keine nennenswerten Gehalte an essentiellen Nährstoffen. Einseitiger Alkoholkonsum und Resorptionsstörungen durch alkoholbedingte Schädigungen der Magen- und Dünndarmschleimhaut bewirken daher leicht eine Unterversorgung mit essentiellen Nährstoffen (Protein, B-Vitamine), wodurch es u. a. zur Anämie und zu Schädigungen des Zentralnervensystems kommen kann.

Die Wirkung von Alkohol

Alkohol übt teils erregende, teils dämpfende Effekte auf das Zentralnervensystem und die Psyche aus. Kleine Alkoholmengen wirken beruhigend und können die Stimmung und das Wohlbefinden heben sowie psychische Hemmungen und Spannungen abbauen helfen. *Unkontrollierter, chronischer Alkoholkonsum* führt zur Sucht mit körperlicher und psychischer *Abhängigkeit.* Die Häufigkeit des *Alkoholismus* wird in der BR Deutschland auf 2–3 % geschätzt (1,5–2 Millionen Alkoholkranke), darunter 30 % Frauen und 10 % Jugendliche unter 25 Jahren.

Blutalkoholspiegel und Alkoholabbau

Trinkt ein 65 kg schwerer Mensch mit etwa 40 Liter Gesamtkörperwasser nüchtern eine Dosis von 40 g Alkohol (1 Liter Bier, 0,5 Liter Wein oder 0,1 Liter Spiri-

tuosen), so erhöht sich die Blutalkoholkonzentration auf ca. 1 g pro Liter (1‰). Die *tödliche Dosis* von Äthanol hängt von der Resorptionsgeschwindigkeit, vom Alter, vom Ernährungszustand und von der Gewöhnung an Alkohol ab; sie beträgt etwa 4–13 g pro kg Körpergewicht. Im Magen bereits können 20 % des Alkohols ins Blut aufgenommen werden. Im Dünndarm tritt der Alkohol praktisch vollständig ins Blut über. Die maximale Blutkonzentration ist meist 1–2 Stunden nach dem Alkoholgenuß erreicht. Der größte Teil des resorbierten Alkohols (90–98 %) wird in der Leber durch die Enzyme Alkohol- und Aldehyddehydrogenase über Acetaldehyd und Essigsäure zu Kohlendioxid und Wasser unter Energiegewinnung *abgebaut.* Bei mittleren Konzentrationen werden im Durchschnitt bei Frauen 0,085 g, bei Männern 0,1 g Alkohol pro kg Körpergewicht und Stunde umgesetzt. Der Blutalkoholspiegel fällt nach beendeter Resorption stündlich um einen relativ konstanten Wert von rund 0,15‰ ab. Dies bedeutet, daß das Blut eines 65 kg schweren Mannes nach Aufnahme einer Einzeldosis von 40 g Äthanol nach ca. 6 Stunden alkoholfrei ist. Durch Wechselwirkungen des Alkohols mit zentral dämpfenden Arzneimitteln (Schlafmittel, Psychopharmaka) kann der Abbau des Alkohols und/oder der Arzneimittel verzögert werden (Abb. 1). Durch die Abbaufunktion wird die Leber bei chronisch hohem Alkoholkonsum (pro Tag mehr als 20–30 g bei Frauen und mehr als 60 g bei Männern) stoffwechselmäßig überlastet bzw. durch die Toxizität des Äthanols und Acetaldehyds geschädigt. Die Folge ist eine Fettansammlung in den Leberzellen *(Fettleber),* die langfristig über eine entzündliche Reaktion zum Untergang von Leberzellen mit Bindegewebsvermehrung, Schrumpfung und Funktionseinschränkung der Leber führt *(Leberzirrhose).* Alkoholentzug kann diese Entwicklung auch in fortgeschrittenem Stadium noch aufhalten. *Chronischer Alkoholismus* kann auch Herz, Nieren, Bauchspeicheldrüse und Zentralnervensystem sowie die Leibesfrucht schädigen.

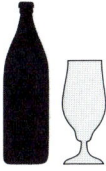

Bier

Leichtbier	2%
Weißbier	3%
Export	4%
Märzen, Bock	4,5-5,5%
Porter, Ale	6-7%

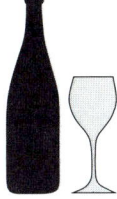

Wein

Apfelwein	5-6%
Deutsche Tafelweine	
(Mosel, Rhein, Franken)	7-10%
Spätlesen	9-12%
Burgunder, Bordeaux	8-10%
Schaumwein	7-10%
Wermut	15-17%

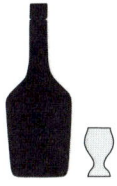

Likör und Branntwein

Likör	24-42%
Kognak	38%
Steinhäger, Obstwasser	35-45%
Whisky	40-45%
Wodka	40-50%
Arrak	50-52%
Rum	40-70%

Abb. 2
Der Alkoholgehalt (Vol.-%) verschiedener Getränke

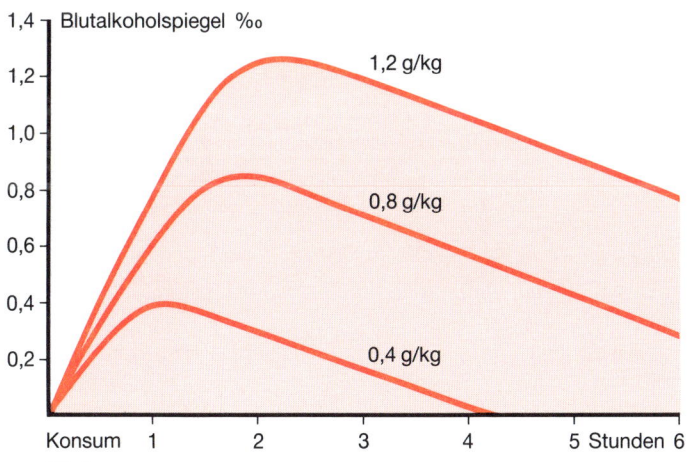

Abb. 1
Anstieg und Abfall des Blutalkoholspiegels nach einmaligem
Konsum verschiedener Alkoholmengen (in g pro kg Körpergewicht)

Alkohol · alkoholische Getränke (Forts.)

Alkoholische Getränke

Alkoholische Getränke sind Getränke, die einen bestimmten Alkoholgehalt aufweisen, sei es durch Gärung oder durch Zusatz von Alkohol. Neben dem Alkohol beeinflussen Gerbstoffe, Zucker und Gewürze die Qualität von alkoholischen Getränken. Man unterscheidet im wesentlichen Bier, Wein, Schaumwein/Sekt und Spirituosen (Abb. 2):

Bier und Bierbereitung

Bier darf nach dem Biersteuergesetz („Reinheitsgebot") in der BR Deutschland nur aus Wasser, Gerstenmalz (für bestimmte obergärige Biersorten auch Weizenmalz), Hopfen und Hefe gebraut werden. Die Einteilung der Biere erfolgt nach der verwendeten Bierhefe (unter- und obergärige *Bierarten*), nach dem Stammwürze- und dem Alkoholgehalt *(Biergattungen)* und nach der Herkunft (*Biersorten* und *Biertypen; z.B.* Pilsener Bier). – 1987 betrug der Bierverbrauch in der BR Deutschland 144 Liter pro Kopf der Bevölkerung.

Bierbereitung: Zur Gerstenmalzherstellung wird stärkereiche, eiweißarme Braugerste 2–3 Tage in Wasser eingeweicht. Man läßt sie dann eine Woche bei etwa 15–20 °C keimen (Mälzen), wodurch in der Gerste stärke- und eiweißabbauende Enzyme aktiviert werden. Dieses *Grünmalz* wird durch Trocknen in mehr oder weniger dunkles, aromatisches *Darrmalz* überführt, die Keimung wird unterbrochen. Dabei bilden sich aus bereits vorliegenden Stärke- und Eiweißabbauprodukten Farb- und Aromastoffe. Im Maischbottich wird das geschrotete Malz mit Wasser zu einer *Maische* vermengt und dann in der Maischpfanne erhitzt. Durch malzeigene Enzyme wird Stärke zu niedermolekularen Dextrinen und Maltose abgebaut, die Malzinhaltsstoffe werden weitgehend extrahiert. Die Maische gelangt in den Läuterbottich, in dem der ge-

löste *Extrakt* (die klare Würzelösung) vom *Treber* (unlösliche Malzrückstände) abgetrennt wird.

Die Würze wird unter Zugabe von Hopfen (je nach Bierart und -qualität 50–400 g/hl) in der Würzpfanne (Hopfenkessel) 70–120 Minuten gekocht. Dabei gelangen Bitter-, Aroma- und Gerbstoffe des Hopfens in die Würze, die dem Bier Bittergeschmack, Schaumvermögen und Haltbarkeit verleihen; außerdem bewirkt Hopfen die Eiweißfällung in der Würze und die Enzyminaktivierung.

Die abgekühlte, vom Hopfen befreite Würze wird durch *Hefe* im Gärbottich bis zu 10 Tage vergoren. Dabei entstehen aus Maltose und anderen Zuckern Alkohol und Kohlendioxid, während die für den Extrakt erwünschten niedermolekularen Dextrine erhalten bleiben. Zur Herstellung von Lagerbier, Pilsener Bier und Exportbier wird *untergärige Hefe* (bei 6–10 °C) verwendet, die sich im Gärungsverlauf auf dem Boden der Gärgefäße absetzt, zur Herstellung von Weizenbier, Kölsch und Altbier *obergärige Hefe* (bei 18–25 °C), die sich während der Gärung an der Oberfläche des Biers abscheidet. In Lagertanks gärt das Jungbier nach und reift 1–2 Monate bei 1–2 °C, bis es filtriert und abgefüllt wird (Abb. 3).

Alkoholgehalt und Stammwürze von Bier

Bier enthält 87–93 % Wasser. Sein *Brennwert* beträgt je nach Biersorte 400–600 kcal (1672–2508 kJ) pro Liter. Der *Alkoholgehalt* einzelner Biersorten variiert zwischen 1–6 Gewichts-%; sog. Lagerbiere haben einen Alkoholgehalt von etwa 3,5–4,5 Gewichts-%. Auch der Anteil an *alkoholfreiem Extrakt* (noch vergärbare Zucker) ist bei verschiedenen Biertypen unterschiedlich; er beträgt 2–3 % bei einfachen, 8–10 % bei Starkbieren. Die *Stammwürze* ist der Extraktgehalt (Menge an löslichen Substanzen) der Bierwürze vor der Gärung (v.a. Maltose und Dextrine). Einfachbiere haben 2–5,5 %, Schankbiere 7–8 %, Vollbiere 11–14 %

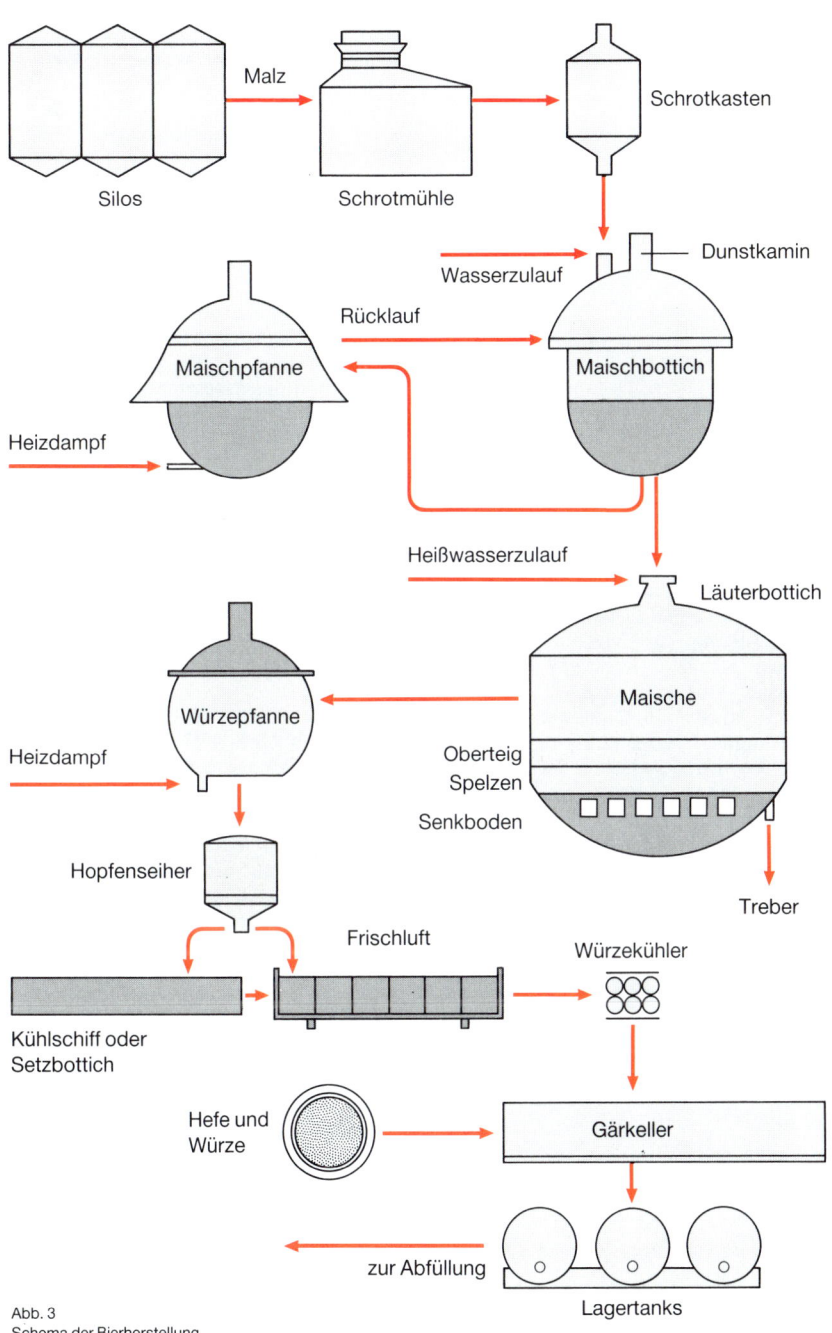

Silos

Malz

Schrotmühle

Schrotkasten

Wasserzulauf

Dunstkamin

Rücklauf

Maischpfanne

Maischbottich

Heizdampf

Heißwasserzulauf

Läuterbottich

Würzepfanne

Maische

Heizdampf

Oberteig
Spelzen
Senkboden

Hopfenseiher

Treber

Frischluft

Würzekühler

Kühlschiff oder
Setzbottich

Hefe und
Würze

Gärkeller

zur Abfüllung

Lagertanks

Abb. 3
Schema der Bierherstellung

Alkohol · alkoholische Getränke (Forts.)

und Starkbiere über 16% Stammwürze (ca. ein Drittel davon ist Alkohol).

Wein und Weinherstellung

Wein wird durch alkoholische Gärung aus frischen, auch gemaischten, Weintrauben oder Traubenmost hergestellt. Die Weintrauben werden *entrappt* (Entfernen der Stiele) und mit Traubenmühlen zerquetscht *(gemaischt)*. Bei *Weißweinen* wird die Traubenmaische sofort *gekeltert,* d. h. der Traubensaft *(Most)* wird von den Schalen (Tresterrückstand) abgepreßt. Der süße Most wird zum Schutz gegen mikrobiellen Verderb, Geschmacks- und Farbveränderungen geschwefelt und vorgeklärt. Zur Einleitung der Gärung werden Reinzuchthefen zugesetzt.
Bei der *Rotweinherstellung* werden z. T. nicht entrappte rote Trauben auf der Maische (ohne Kelterung) vergoren. Dabei werden Farb- und Gerbstoffe vom gebildeten Alkohol aus Schalen, Stielen und Kernen gezogen. *Gerbstoffe* geben dem Rotwein Aroma, Geschmack und Haltbarkeit. Nach 8–10 Tagen werden Trester und Jungwein getrennt. – Für *Roséweine* (z. B. Weißherbst) wird der Saft nach einigen Stunden von der Rotweintraubenmaische abgekeltert und wie weißer Most vergoren. Wird Maische roter Trauben nur angegoren oder keltert man weiße mit angegorenen roten Trauben, erhält man *Rotling* (z. B. Schillerwein), der etwas Farbe aus den roten Schalen aufgenommen hat.

Maßnahmen zur *geschmacklichen Verbesserung* von Weinen sind *Entsäuerung,* Zugabe unvergorenen Mostes als *Süßreserve* bei geringem natürlichen Zuckergehalt des Weines oder *Verschnitt* fertiger Weine.

Die Inhaltsstoffe von Wein

Die *Inhaltsstoffe des Weins* schwanken je nach Klima, Boden, Rebsorte, Zeitpunkt der Lese, Qualitätsstufe und Jahrgang und bedingen gebietstypische Geschmacks-

und Geruchseigenschaften. Rotwein hat meist einen höheren Gehalt an Alkohol und Extraktstoffen als Weißwein. 1 Liter Wein (600–700 kcal = 2508–2926 kJ) setzt sich durchschnittlich zusammen aus 730–900 g Wasser, 60–120 g Alkohol (schweren Dessertweinen mit mehr als 15 Vol.-% Alkohol wie Sherry, Portwein, Madeira wird Alkohol zugesetzt), 20–60 g Extraktstoffen und ca. 2 g Mineralstoffen. Deutscher Wein hat einen *Säureanteil* (Weinsäure u. a.) von 5,5–8,5 g pro Liter. Über 400 *Bukettstoffe* (Ester, höhere Alkohole, Säuren, Aldehyde) sind für das *Bukett* und das *Aroma* des Weins mitentscheidend. Fertig ausgebaute Weine dürfen bis zu 50 mg/l freie *schweflige Säure* enthalten.
In der BR Deutschland werden etwa 50 *Rebsorten* angebaut. Die wichtigsten sind: unter den *Weißweinen* Müller-Thurgau, Riesling, Silvaner, Kerner, Scheurebe, Morio-Muskat, Traminer, Ruländer, Weißburgunder; unter den *Rotweinen* Blauer Spätburgunder, Portugieser und Trollinger.

Deutsche Anbaugebiete und Rebsorten

Der durchschnittliche Verbrauch an Trinkwein erreichte 1987 in der BR Deutschland 21 Liter pro Kopf der Bevölkerung. – Die deutsche *Rebfläche* (80% Weißwein) konzentriert sich auf die Gebiete des Ober- und Mittelrheins und seiner Nebenflüsse. Gesetzlich festgelegt sind vier Weinbaugebiete für Tafel- (Rhein-Mosel, Bayern, Neckar, Oberrhein) und elf Anbaugebiete für Qualitätswein (Ahr, Hessische Bergstraße, Mittelrhein, Nahe, Rheingau, Rheinhessen, Rheinpfalz, Mosel-Saar-Ruwer, Franken, Württemberg und Baden).

Deutsche Weingüteklassen

Deutsche Weine werden generell in vier *Güteklassen* unterteilt: Tafelwein, Landwein, Qualitätswein bestimmter Anbauge-

Alkohol · alkoholische Getränke (Forts.)

biete und Qualitätswein mit Prädikat. Für *Kabinettweine* muß der gewonnene Most ein Mostgewicht von mehr als 73 Grad Öchsle aufweisen; für Spätlese bis Trockenbeerenauslese sowie Eiswein sind höhere Ausgangsmostgewichte, für jedes Anbaugebiet und jede Rebsorte nach dem Prädikat abgestufte *Ausgangsmostgewichte* vorgeschrieben. Bei *Spätlesen* müssen die Weintrauben in einer späten Lese und in vollreifem Zustand geerntet sein. Für *Auslesen* dürfen nur besonders gut entwickelte, vollreife Weintrauben edler Sorten, für *Beerenauslesen* nur edelfaule oder wenigstens überreife Beeren, für *Trockenbeerenauslesen* nur eingeschrumpfte, edelfaule Beeren verwendet werden. Für *Eiswein* müssen die Trauben bei der Lese und Kelterung gefroren sein. – Die Geschmacksangabe *trocken* bezeichnet einen Wein mit einem Restzuckergehalt von 4–9, *halbtrocken* einen Restzuckergehalt bis maximal 18 Gramm pro Liter. Für *lieblich* und *süß* gibt es keine festgelegten Werte. Spät- und Auslesen enthalten bis zu 50, Beerenauslesen bis zu 80 Gramm Zucker pro Liter. – Das *Deutsche Weinsiegel* der Deutschen Landwirtschafts-Gesellschaft kennzeichnet liebliche *(rot),* halbtrockene *(grün)* und trockene Weine *(gelb).*

Schaumwein

Sekt oder *Traubenschaumwein,* der durch eine zweite Gärung aus Wein hergestellt wird und aufgrund seines hohen Gehaltes an gelöstem Kohlendioxid beim Öffnen der Flasche schäumt, enthält mindestens 9,5 Vol.-% Weinalkohol. Der durchschnittliche Pro-Kopf-Verbrauch an Sekt betrug 1987 in der BR Deutschland 4,7 Liter. – Beim Sekt werden *Schaumweine* und *Qualitätsschaumweine* unterschieden. Die Bezeichnung *Sekt* ist Spitzenerzeugnissen vorbehalten, *Champagner* ausschließlich dem Schaumwein aus der nordfranzösischen Landschaft Champagne. Nach steigendem Restzuckergehalt von weniger als 15 auf über 50 Gramm pro Liter unterscheidet man bei Sekt die Ge-

schmacksstufen „herb", „sehr trocken", „trocken", „halbtrocken" und „mild".

Spirituosen

Spirituosen sind alkoholische Getränke, in denen nach Vergärung zuckerliefernder Ausgangsstoffe durch Brennverfahren (d. h. *Destillation*) konzentrierter Alkohol als wertbestimmender Anteil enthalten ist. Ihr Brennwert beträgt bis zu 2 500 kcal (= 10 450 kJ) pro Liter bei einem durchschnittlichen Alkoholgehalt von 25–40 %. Prinzipiell werden nach Art der Zusammensetzung Branntweine, Liköre, Punschextrakte und alkoholhaltige Mischgetränke unterschieden. Als Rohstoffe für die Herstellung von *Branntwein* werden in der BR Deutschland v. a. Kartoffeln, Getreide und Melasse verwendet. Soweit nicht nur der Alkohol, sondern auch aromatische Duft- und Geschmacksstoffe aus dem Ausgangsmaterial stammen, spricht man von *Edelbranntwein.* – *Whisky* ist aus Destillaten verzuckerter und vergorener Maischen verschiedener Getreidearten hergestellter Branntwein (Mindestalkoholgehalt 43 Vol.-%). – *Weinbrand* (Kognak) ist Qualitätsbranntwein aus Wein (Mindestalkoholgehalt 38 Vol.-%). Die Bezeichnung *Cognac* ist Weinbrand aus bestimmten Gebieten Frankreichs (Charente) vorbehalten. – *Rum* wird durch Destillation von vergorenem Zuckerrohrsaft, Rohrzuckersirup oder aus Nebenprodukten der Rohrzuckerherstellung gewonnen. Jamaika-Rum gelangt 75%ig nach Deutschland und wird auf Trinkstärke von 40 Vol.-% verdünnt. – *Obstbranntweine* aus Steinobst, Kernobst und Beeren werden gemaischt, vergoren und destilliert, während Maischen für *Obstgeiste* nach Alkoholzusatz ohne Vergärung destilliert werden. – *Likör* ist ein stark alkoholhaltiges Dessertgetränk mit Zusatz von Zucker oder Stärkesirup und aromatischen Stoffen, Fruchtsäften, Essenzen und ätherischen Ölen. Liköre müssen 20–35 Vol.-% Alkohol und einen Extraktgehalt von mindestens 220 Gramm pro Liter aufweisen.

Techniken der Lebensmittelverarbeitung

Was versteht man unter Lebensmitteltechnologie?

Unter dem Begriff *Lebensmitteltechnologie* versteht man verschiedene Verfahren der *Lebensmittelverarbeitung* und *Lebensmittelzubereitung.* Der Zweck ihrer Anwendung besteht darin, aus den vorhandenen Rohstoffen bestimmte, für den menschlichen Organismus notwendige Nähr- und Wirkstoffgruppen abzutrennen oder aufzubereiten, damit sie eine gut verdauliche und biologisch wertvolle, dabei geschmacklich ansprechende und auch sättigende Nahrung liefern. Vielfach erfahren die Rohstoffe dabei eine ernährungsphysiologisch bedeutsame Qualitätssteigerung. Besonders erwähnenswert ist z. b. die lebensmitteltechnologische Aufarbeitung billiger Biomasseprodukte zu hochwertigen Eiweißnahrungsmitteln. Zur Lebensmitteltechnologie gehören auch sämtliche Verfahren, die der leichteren Handhabung, der Konservierung, Verpackung und Lagerung der Lebensmittel dienen (s. S. 162 ff.).
Je nach Art der Behandlungsweise erhält man weitgehend *naturbelassene Produkte* (Müsli, Vollkornerzeugnisse und dgl.) oder auch Erzeugnisse, die dem Wunsch bestimmter Verbrauchergruppen entgegenkommen, die eine hochkonzentrierte (z. B. eiweißreiche Sportlernahrung) oder eine *durch Reinigung veredelte und verfeinerte Nahrung* (z. B. niedrig ausgemahlene Mehle) verlangen, obwohl dies aus ernährungsphysiologischer Sicht häufig abzulehnen ist.
Veränderungen in der Zusammensetzung der einzelnen Lebensmittel können auch bei der Herstellung von *Diätprodukten* eine Rolle spielen; z. B. Abtrennung cholesterinhaltiger Inhaltsstoffe.

Verfahren, die zur Herstellung von lebensmitteltechnologisch veränderten Produkten benutzt werden, sind z. T. altbekannt, z. T. aber auch erst in den letzten Jahren entwickelt worden. Sie beruhen auf den bekannten *physikalischen Prinzipien* der mechanischen Zerkleinerung, Trennung,

Mischung, Verdichtung und Erwärmung sowie auf chemischen und biochemischen Reaktionen:
Primitive *mechanische Zerkleinerungsmethoden* sind z. B. das Schlagen und Klopfen von Fleisch zur Auflockerung der Gewebestruktur. Als eine etwas gehobene Technologie dieser Art könnte man das Schroten von Getreide (Abb. 1) ansehen, während die Feinausmahlung unter Abtrennung des reinen Mehlkörpers zur höheren Technologie zählt.
Mechanische Trennungsvorgänge können im Absieben wertloser Bestandteile (z. B. Spreu beim Getreide), in der Sedimentation und im Dekantieren, d. h. dem Abschütten vom Bodensatz z. B. bei der Gewinnung von Kartoffelstärke, bestehen. In ähnlicher Weise läßt sich das Putzen von Gemüse, das Ausbeinen und Entsehnen von Fleischstücken verstehen.
In den Bierbrauereien und Molkereien, bei der Stärkegewinnung, der Getränkeverarbeitung und der Fettgewinnung spielen das *Abpressen, Zentrifugieren, Filtrieren,* das *Extrahieren* mit organischen Lösungsmitteln und das *Auslassen* (z. B. bei Schmalz) eine Rolle.
Ein besonderes Verfahren ist das sog. *Schaumbrechen,* bei dem in speziellen Schaumzentrifugen der auf den Flüssigkeiten entstandene „stabile" Schaum durch die auftretenden Scherkräfte zerstört wird. Antischaummittel wie Öle, Silikone, Ketone u. a. verändern die Grenzfläche und beseitigen dadurch den Schaum bzw. verhindern die Schaumbildung.

Wärmeverfahren in der Lebensmittelverarbeitung

Ein großes Gebiet der Technologie umfaßt Methoden der Lebensmittelverarbeitung, die unter Einsatz von *Wärme* durchgeführt werden. Zu diesen Verarbeitungstechniken sind u. a. auch das *Trocknen* und *Verdampfen* sowie das *Gefriertrocknen* zu rechnen. Die Anwendung dieser Methoden erleichtert einerseits die Herstellungsprozesse und führt damit zu ver-

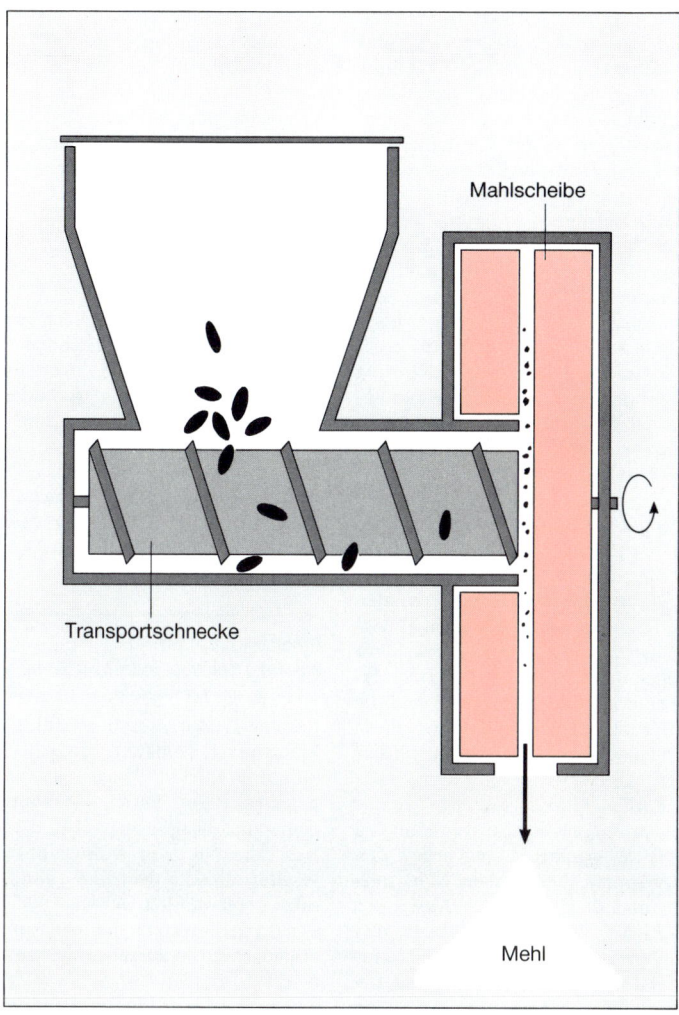

Abb. 1
Haushalts-Getreidemühle
(nach Billen-Girmscheid u. Schmitz)

wertbaren Nahrungsprodukten, andererseits wird aber so eine Reihe von Nährstoffen zerstört oder eliminiert, wodurch der ernährungsphysiologische Wert dieser Lebensmittel gemindert wird.

Außer zur Steigerung der Verdaulichkeit, zur Entwicklung spezifischer Aromastoffe und zur Vernichtung krankheitserregender und Lebensmittelverderbnis herbeiführender Mikroorganismen sind *Erhitzungsprozesse* technologisch zur Inaktivierung störender und nährstoffabbauender Enzymsysteme (z. B. Anwendung beim Blanchieren von Gemüse), zur Ausschaltung von Hemmstoffen (z. B. Zerstörung von Trypsininhibitoren bei Sojabohnen) oder zur Zerstörung schädlicher bzw. giftiger Inhaltsstoffe (z. B. bei grünen Bohnen) von Bedeutung.

Die *wichtigsten Wärmeverfahren* sind das Kochen, das Braten, das Rösten, das Grillen und das Schmoren. Wie schon an anderer Stelle erwähnt wurde, laufen bei den wärmetechnologischen Verfahren sowohl erwünschte als auch unerwünschte Prozesse nebeneinander ab (s. S. 182 ff.). *Erwünscht* sind z. B. das Aufquellen und die Denaturierung der Stärke, wodurch diese für den menschlichen Körper verwertbar wird. Auch die Verbesserung der Kaufähigkeit durch Veränderung der Textur (z. B. bei Fleisch) ist als positiver Effekt zu betrachten. *Unerwünscht* sind neben den schon erwähnten thermischen Nährstoffverlusten und den durch das Auslaugen wasserlöslicher Bestandteile bedingten Wertminderungen auch direkte chemische Reaktionen zwischen einzelnen Lebensmittelinhaltsstoffen. Zu erwähnen sind hier die Reaktionen zwischen Aminosäuren (bzw. Aminen) und reduzierenden Zuckern. Die dabei gebildeten *Maillardprodukte* (z. B. Aroma- und Bräunungsstoffe von gebratenem Fleisch, geröstetem Kakao u. a.) können zwar den Geschmack bestimmter Speisezubereitungen günstig beeinflussen, mindern aber die Verfügbarkeit bestimmter Aminosäuren für den Organismus und damit die biologische Wertigkeit des Gesamteiweißanteils.

Zur Lebensmitteltechnologie gehören auch bestimmte *biochemische Prozesse* wie die alkoholische Gärung bei der Wein- und Bierbereitung (Abb. 2), das Reifen von Käse oder Fleisch, die Herstellung von Butter und Sauermilcherzeugnissen, die Teigbereitung und andere *Fermentationsprozesse*.

Raffination und Hydrierung

Ein wichtiger lebensmitteltechnologischer Prozeß in der fettverarbeitenden Industrie ist neben der *Raffination* (Veredlungsverfahren) zur Entfernung störender krankheitserregender und Lebensmittelverderbnis herbeiführender Begleitstoffe die *Hydrierung*. Dabei können durch Wasserstoffeinlagerung flüssige Fischöle (allerdings unter Zerstörung der essentiellen Fettsäuren) in feste Fette umgewandelt werden.

Ionenaustauscher bei der Trinkwasseraufbereitung

Bei der Trinkwasseraufbereitung, bei der Meerwasserentsalzung und in der Zuckerindustrie spielen *Ionenaustauscher* eine wichtige Rolle. Durch sie können Calcium- und Magnesiumsalze, die sich als Kesselstein u. a. in Rohren ablagern, in leichter lösliche Natrium- und Kaliumsalze umgewandelt werden. Sämtliche Produkte, die lebensmitteltechnologischen Prozessen unterworfen wurden, müssen den hohen *Sicherheitsanforderungen des Lebensmittelgesetzes* entsprechen. Zugesetzte Hilfsstoffe wie Treibgase, Schwermetallkatalysatoren, Filterstoffe und dgl. müssen vor der Freigabe zum Verzehr bis auf technisch unvermeidbare Spuren restlos aus den betreffenden Lebensmitteln entfernt werden.

Techniken der Lebensmittelverarbeitung

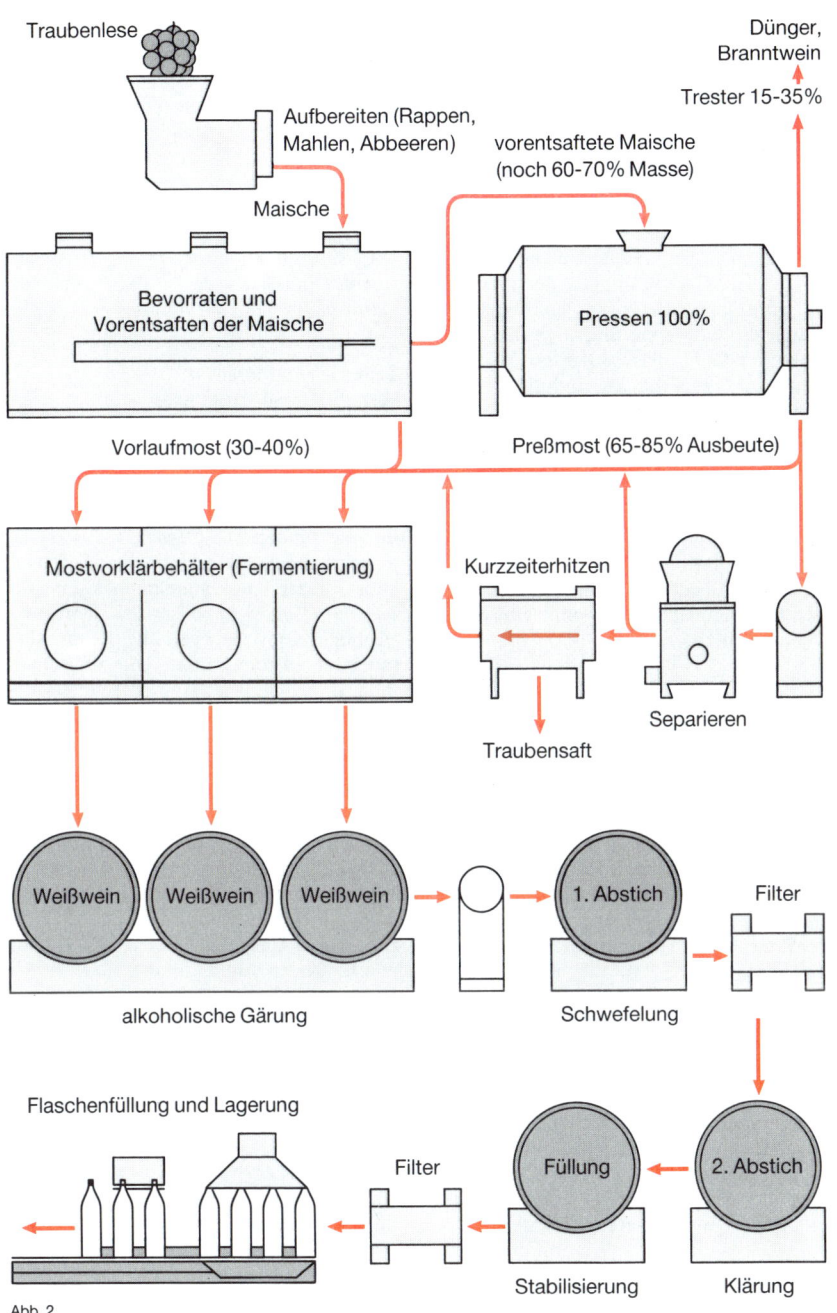

Abb. 2
Schema der Weißweinherstellung

Die Konservierung auf physikalischem Wege

Das Bestreben, Lebensmittel, die insbesondere während der Sommermonate in großen Mengen anfallen, für die Winterzeit haltbar zu machen und damit Hungersnot vorzubeugen, ist so alt wie die Menschheit selbst. Ein Großteil der heute angewandten modernen Konservierungsverfahren geht auf klassische Methoden der Lebensmittelerhaltung zurück. Während man früher das Bestreben hatte, lediglich die Genußfähigkeit der Produkte zu garantieren, ist man heute bemüht, durch die Konservierung auch den *Nährwert* und die *biologische Wertigkeit* der Lebensmittel zu erhalten und den Eigenschaften frischer Lebensmittel anzugleichen.

Die *physikalischen Methoden der Lebensmittelkonservierung,* die heute neben der chemischen Konservierung (s. S. 170 f.) angewandt werden, kann man unterteilen in: Kühl- und Gefrierverfahren; Wärmeverfahren; Haltbarmachung durch Wasserentzug; Behandlung mit energiereichen Strahlen:

Kühl- und Gefrierverfahren zur Lebensmittelkonservierung

Das Prinzip der *Kältekonservierung* beruht auf der Tatsache, daß die Vermehrung von Mikroorganismen und die Tätigkeit nährstoffabbauender Enzymsysteme mit sinkender Temperatur abnimmt. Die *Kühllagerung* bewegt sich im Bereich von + 5 bis − 3 °C bei einer relativen Luftfeuchtigkeit zwischen 85 % und 90 % und ist nach unten durch den Gefrierpunkt des Zellsaftes der meisten Obst- und Gemüsesorten begrenzt (Abb. 1). Innerhalb dieses Temperaturbereiches tritt zwar eine starke Verlangsamung der Lebensfähigkeit von Mikroorganismen im Kühlgut ein, diese ist jedoch zeitlich begrenzt und schädigt die Bakterien in ihrer Entwicklung zu wenig. Die Kühllagerung erfolgt in *Kühlschränken* und größeren *Kühlräumen.*

Die Nährstofferhaltung ist unter den gegebenen Bedingungen bei der Kühllagerung als mäßig zu bezeichnen und von der Art der Lebensmittel abhängig. So nimmt bei Spinat und grünen Bohnen der Vitamin-C-Gehalt in 3 Tagen um 25–30 % ab. Die Vitamine der B-Gruppe und insbesondere die fettlöslichen Vitamine werden dagegen weniger geschädigt.

Beim normalen *Gefrierprozeß* wird die Temperatur des kältebehandelten Gutes soweit gesenkt, daß sie unter den Gefrierpunkt der Zellsäfte (etwas unterhalb von 0 °C) sinkt. Bei *langsamem Einfrieren* entstehen innerhalb der Zellen zunächst kleine Eiskristalle, die immer weiter wach-

Schnelles Einfrieren ist vorteilhafter als langsames

sen, indem sie dem umliegenden Gewebe das Wasser entziehen. Dabei werden durch das Eis die Zellstrukturen zerstört und das umliegende Gewebe z. T. so stark ausgetrocknet, daß es nach dem Auftauen kein Wasser mehr annehmen kann und das betreffende Lebensmittel dann eine strohige Konsistenz erhält. Beim Auftauen von Lebensmitteln, die unsachgemäß, d. h. bei zu langsamer Temperatursenkung, eingefroren wurden, kommt es deshalb zu unerwünschten Saftverlusten. Beim *schnellen Einfrieren* bilden sich dagegen nur kleine, meist innerhalb der Zelle lokalisierte Eiskriställchen. Diese Art des Einfrierens, die meist durch eine schnelle Umwälzung tiefgekühlter Luft in Windkanälen erreicht wird, senkt außerdem im Gefrierablauf den Einfluß von zelleigenen Enzymen sowie die Aktivität von Bakterien und Schimmelpilzen durch Entzug des für die Lebensvorgänge notwendigen Wassers.

Da bei der *Lagerung des Tiefgefriergutes* ständig ein Teil des Wassers verdunstet, müssen Lebensmittel *gut verpackt* sein. Die *Gefriergeschwindigkeit,* d. h. die Eindringtiefe des Frostes, sollte pro Stunde mindestens 1 cm betragen, so daß etwa ein 10 cm dickes Fleischstück in 5 Stunden durchgefroren ist. Eine *wirtschaftliche Gefriertemperatur* liegt bei − 40 °C, die *Lagertemperatur* bei − 18 °C.

Lebensmittel, die nicht zum Rohverzehr vorgesehen sind, wie z. B. Gemüse und

Die Konservierung auf physikalischem Wege

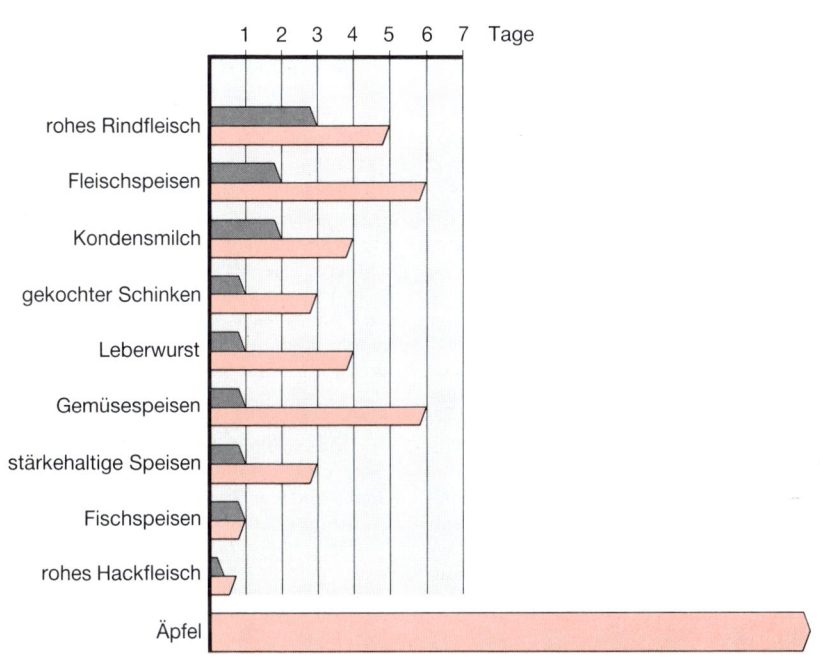

optimale Lagerung
mit unverändertem
Frischegrad

maximal mögliche
Lagerung

1 2 3 4 5 6 7 Tage

rohes Rindfleisch
Fleischspeisen
Kondensmilch
gekochter Schinken
Leberwurst
Gemüsespeisen
stärkehaltige Speisen
Fischspeisen
rohes Hackfleisch
Äpfel

ca. 30 Tage

Abb. 1
Die Haltbarkeit von Nahrungsmitteln im Kühlschrank
bei 2-6°C (modifiziert nach Borneff)

Die Konservierung auf physikalischem Wege (Forts.)

Obsterzeugnisse, sollten vor dem Einfrieren kurz in Wasser oder Dampf erhitzt werden *(Blanchieren).* Die damit verbundene Enzyminaktivierung führt zu einer wesentlich besseren Nährstoff-, insbesondere Vitaminerhaltung während der Lagerung.

Wichtig ist, daß nur *einwandfreie Lebensmittel* tiefgefroren werden, da die Qualität der Lebensmittel nicht verbessert, im günstigsten Falle bestenfalls erhalten werden kann.

Eine wesentliche Aufgabe stellen der *Transport* und der *Vertrieb* der Gefrierkonserven dar. Bei vorschriftmäßiger Behandlung dieser Konserven sollte die Temperatur, bei der das Lebensmittel eingefroren bzw. gelagert wurde, möglichst bis zum Verbrauch aufrechterhalten werden, d. h. die *Tiefkühlkette* sollte nicht unterbrochen werden.

Die *Qualität* der genußfähigen Gefrierware hängt wiederum stark vom *Auftauprozeß* ab, bei dem die Temperatur des Gefriergutes, insbesondere von Fleisch, allmählich auf die der Außentemperatur gebracht werden soll. Fleisch wird nach dem Auftauen zum Ablagern hingelegt. Fisch wird im allgemeinen durch Eintauchen in kaltes Leitungswasser aufgetaut. Erbsen, Bohnen, Suppenerzeugnisse und dgl. werden in noch gefrorenem Zustand in heißes Wasser geschüttet und sofort zum Garen gebracht.

Vom *ernährungsphysiologischen Standpunkt* aus gesehen, ist das Einfrieren von Lebensmitteln unter die besonders empfehlenswerten Verfahren der Lebensmittelerhaltung zu rechnen, da hierbei neben den Nährstoffen auch andere Wirkstoffe, besonders Vitamine (insbesondere das sehr labile Vitamin C), sowie die Farbe, das Aroma und andere den Genußwert bestimmende Komponenten am besten erhalten bleiben.

Haltbarmachung durch Wärmeverfahren

Pasteurisations- und *Sterilisationsverfahren* haben zum Ziel, die in den Lebensmitteln vorhandenen Mikroorganismen abzutöten oder in ihrem Wachstum stark zu hemmen (Abb. 2). Bei der Anwendung dieser Methoden spielt die Frage der beabsichtigten *Haltbarkeitsdauer* eine große Rolle. Soll sich die Konservierung über einen kürzeren Zeitraum erstrecken, so wird man nur kurze Zeit erhitzen und auf diese Weise zu *Halbkonserven* gelangen, die neben dem Mindesthaltbarkeitsdatum den Aufdruck „zu alsbaldigem Verbrauch bestimmt" tragen müssen. *Vollkonserven* besitzen dagegen eine nahezu unbegrenzte Haltbarkeit.

Weißblechkonservendosen sind innen und außen mit einer dünnen Zinnschicht überzogen, um sie vor Korrosionsschäden zu schützen. Pflanzensäuren können bei längerer Lagerung diese Zinnschicht auflösen, wobei sich Wasserstoff bildet; es kommt dadurch zu einer *Bombage* der Dosen mit Aufwölbung des Deckels, der sich nicht eindrücken läßt. Diese Bombage ist ebenso wie die durch Überfüllung der Dose auftretende Bombage harmloser Natur und beeinflußt im allgemeinen den Genußwert der Speisen nicht. Bombagen können aber auch bei ungenügend sterili-

Vorsicht vor Konservendosen mit aufgewölbtem Deckel!

siertem Doseninhalt oder unvollständig geschlossenen Dosen durch die Tätigkeit von Lebensmittelverderbnis erzeugenden Mikroorganismen entstehen. Da der Verbraucher nicht feststellen kann, welche Art der Bombage vorliegt, sollten Lebensmittel aus gewölbten Dosen, deren Deckel sich nicht dauerhaft eindrücken läßt, nicht zum Verzehr gelangen.

Die *Dampfsterilisation* wird heute im Autoklaven in der Regel bei 123 °C und einem Überdruck von ca. 2 bar für 20 Minuten durchgeführt. Sie hat gegenüber der *Normalsterilisation* bei 100 °C (Siedetemperatur des Wassers) den Vorteil, daß bei der Ausdehnung des Doseninhaltes keine Deformation der Dose auftreten kann. Für die Sterilisation sehr hitzeempfindli-

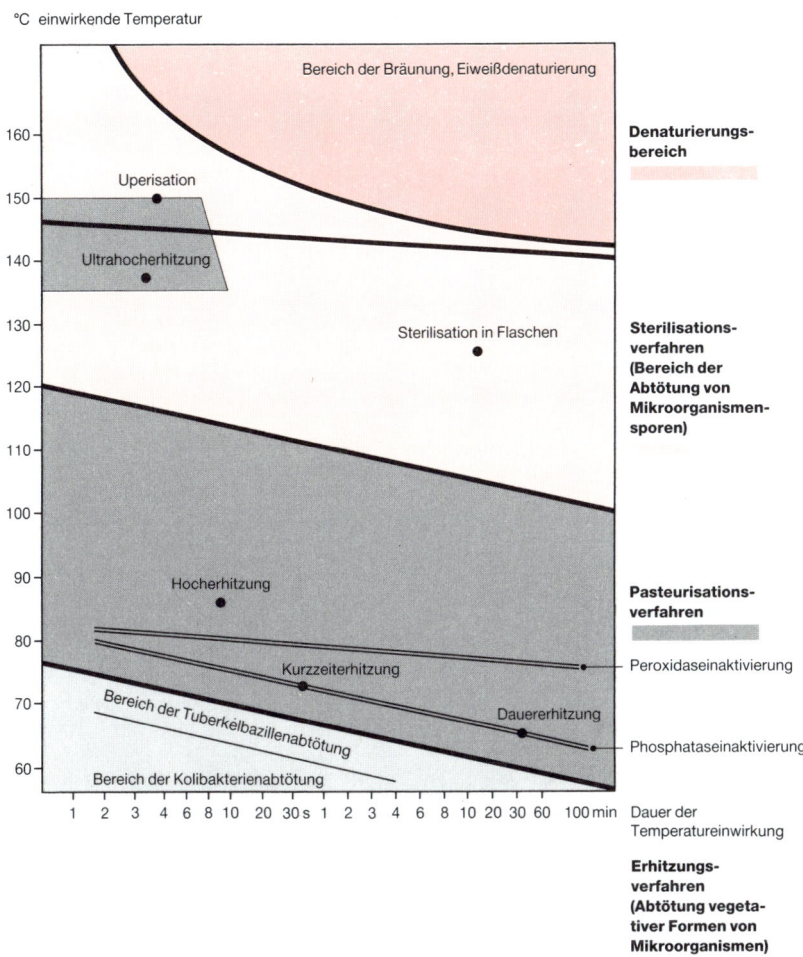

°C einwirkende Temperatur

Bereich der Bräunung, Eiweißdenaturierung

Denaturierungs-
bereich

Uperisation

Ultrahocherhitzung

Sterilisation in Flaschen

Sterilisations-
verfahren
(Bereich der
Abtötung von
Mikroorganismen-
sporen)

Hocherhitzung

Pasteurisations-
verfahren

Kurzzeiterhitzung

Peroxidaseinaktivierung

Bereich der Tuberkelbazillenabtötung

Dauererhitzung

Bereich der Kolibakterienabtötung

Phosphataseinaktivierung

Dauer der
Temperatureinwirkung

Erhitzungs-
verfahren
(Abtötung vegeta-
tiver Formen von
Mikroorganismen)

Abb.2
Die Hitzesterilisation von Flüssigkeiten bei verschiedenen Temperaturen und verschieden langen
Einwirkungszeiten
● = Temperatur-Zeit-Relation üblicher Konservierungsmethoden
(modifiziert nach Bundes-Versuchs- und Forschungsanstalt für Milchwirtschaft)

Die Konservierung auf physikalischem Wege (Forts.)

cher Lebensmittel hat man das sog. *Tyndallisieren* eingeführt. Dies ist eine fraktionierte Sterilisation, die bei Temperaturen bis 100 °C für jeweils 20 Minuten an drei aufeinanderfolgenden Tagen durchgeführt wird. Da die Dauerformen (Sporen) verschiedener Bakterien bei niedrigen Temperaturen überleben, erfaßt die erneute Sterilisation die inzwischen ausgekeimten Sporen bzw. die vegetativen Formen.

Pasteurisation und Uperisation

Die *Pasteurisation* wird bei empfindlichen flüssigen Lebensmitteln, wie z. B. Milch, Obstsäften, Süßmosten, durchgeführt, da diese durch Temperaturen von 100 °C und darüber in ihrem Aussehen, ihrem Geschmack und ihrer Nährstoffzusammensetzung, insbesondere ihrem Vitamin-C-Gehalt, geschädigt werden. Je nach Temperatur und Einwirkungsdauer unterscheidet man:
1. *Dauererhitzung* bei 62–65 °C über 30 Minuten;
2. *Kurzzeiterhitzung* zwischen 71–74 °C über 30–40 Sekunden;
3. *Hocherhitzung* auf mindestens 85 °C über einen Zeitraum von 10 Sekunden.
Die Haltbarkeit pasteurisierter Lebensmittel ist nur für kurze Zeit garantiert. Eine bessere Konservierung wird durch die *Ultrapasteurisation (Uperisation)* bewirkt. Bei diesem Verfahren kann man z. B. Milch für Bruchteile einer Sekunde auf 150 °C erhitzen, so daß auch die meisten Dauerformen der Bakterien vernichtet werden. Durch sofortiges Abkühlen wird der sonst bei solch hohen Temperaturen schnell auftretende Kochgeschmack verhindert. Die Nährstoffe werden weitgehend erhalten. Milch der genannten Art kommt als *H-Milch* in den Handel.

Sterilfiltration

Bei der Herstellung von *Obstsäften* wird häufig die *Sterilfiltration* angewendet. Die Entkeimung wird hierbei schonend, ohne Wärmeeinfluß und nur durch Filtration, erreicht. Man preßt den zuvor durch Zentrifugieren geklärten Obstsaft mit Hilfe von Druckluft durch Porzellan-, Asbest- oder Glassintertiegel von so geringer Porenweite, daß alle Arten von Bakterien zurückgehalten werden. Bei dieser Methode bleiben alle Duft- und Aromastoffe sowie der Nährwert und der Eigengeschmack des Erzeugnisses erhalten. Wegen der weiterbestehenden Enzymaktivität ist jedoch die Haltbarkeit begrenzt. Schon nach kurzer Zeit kommt es zu enzymatischen Abbaureaktionen, bei denen v. a. die Vitamine zerstört werden (Abb. 3).

Haltbarmachung durch Wasserentzug

Das *Trocknen* gehört zu den ältesten Verfahren der Lebensmittelindustrie. Während man früher hauptsächlich Sonne und Wind zum Trocknen benutzte, sind heute neben den auf den alten Prinzipien Wärme und Luftbewegung beruhenden Methoden vielfach moderne Verfahren wie die *Sprühtrocknung (Zerstäubungstrocknung)* und die *Vakuumtrocknung* im Einsatz. Bei allen Trocknungsverfahren wird der Wasserentzug unter kontrollierten Bedingungen bis zu einem spezifischen Endpunkt durchgeführt. Je nach Zucker- oder Salzgehalt des betreffenden Lebensmittels kann dieser Endpunkt bei einem Restwassergehalt von 8–14 % liegen. Trocknet man über diesen Endpunkt hinaus noch weiter, so wird das spätere Wasseraufnahmevermögen des Lebensmittels beeinträchtigt, und man erhält strohige Produkte von schlechtem Genußwert.

Zum Trocknen geeignet sind Kartoffelprodukte, Karotten, Zwiebeln, Knoblauch, Pfefferschoten, Milch, Eier, Hefe, Kuchenteigmischungen, Suppen- und Saucenerzeugnisse, Trockenobst und Pilze. (Bei Blattgemüse bevorzugt man dagegen hauptsächlich das Tiefgefrierverfahren bzw. die Naßkonserve.)
Das Ziel aller Trocknungsverfahren ist es, den einzelnen Lebensmitteln so viel Was-

Die Konservierung auf physikalischem Wege

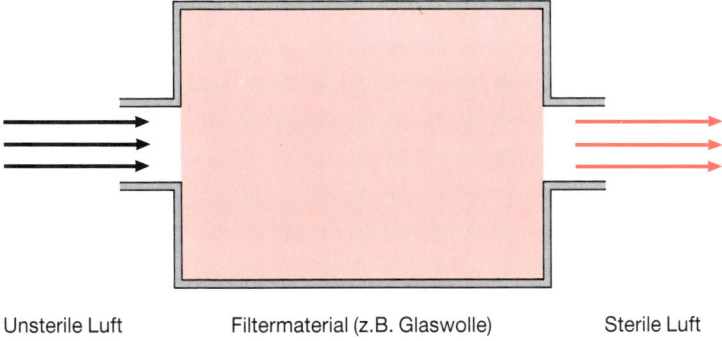

Unsterile Luft   Filtermaterial (z.B. Glaswolle)   Sterile Luft

Abb. 3
Schematische Darstellung der Entkeimung von Luft
durch Sterilfiltration (nach Rehm)

ser zu entziehen, daß Mikroorganismen keine wesentliche Möglichkeit zur Fortentwicklung mehr finden und daß die auf einen bestimmten Wassergehalt angewiesene Enzymaktivität ausgeschaltet wird.
Trotz aller Vorsichtsmaßnahmen ist die *Nährwerterhaltung* von an der Luft getrockneten Lebensmitteln als *schlecht* zu bezeichnen. Neben der Verunreinigung mit Bakterien und der Gefahr des Ungezieferbefalls kommt es zu Schrumpfung, Verhornung, verminderter Quellfähigkeit sowie zu Aroma-, Vitamin- und anderen Nährstoffverlusten.

Sprühtrocknung und Walzentrocknung

Werterhaltende und schonende Verfahren sind die *Sprühverfahren (Sprühtrocknungsverfahren),* wie sie zur Herstellung von Tee, Trockenmilch, Kaffee und anderen Produkten verwendet werden. Bei diesen Verfahren wird ein Extrakt der genannten Stoffe (bzw. die schon eingedickte Milch) durch eine Düse einem warmen, trockenen Luftstrom entgegen zerstäubt, wobei die kleinen Milch- bzw. Extraktpartikel noch in der Luft getrocknet werden und als feinstes, pulverförmiges Granulat zu Boden sinken (Abb. 4). Die Abfüllung des sehr stark wasseranziehenden Pulvers erfolgt unter Vakuum in gas- und wasserundurchlässige Behältnisse.
Bei den Sprühtrocknungsverfahren wird das zu verarbeitende Gut nur sehr kurze Zeit dem trocknenden Medium ausgesetzt. Die Nährwerterhaltung ist daher in diesen Produkten allgemein besser als bei dem früher hauptsächlich durchgeführten *Walzentrocknungsverfahren* für flüssige Lebensmittel. Dieses heute hauptsächlich noch in Molkereien übliche Verfahren zur schnellen und billigen Gewinnung von Trockenmagermilchpulver führt zu Erzeugnissen mit schlechterer Wasserlöslichkeit und höheren Nährstoffverlusten durch die Erhitzung auf der Walze.

Die Konservierung auf physikalischem Wege (Forts.)

Instantprodukte

Eine Weiterentwicklung der Sprühtrocknung finden wir bei der Herstellung sog. *Instantprodukte.* Hier wird durch ein besonderes Verfahren die Löslichkeit der Produkte noch weiter erhöht, so daß allein durch die Zugabe von Wasser ohne mechanische Behandlung eine schnelle Auflösung der Substanzen erreicht wird. Instantprodukte sind wie alle Sprühprodukte stark hygroskopisch (wasseranziehend) und müssen durch entsprechend sorgfältige Verpackung gegen das Zusammenbacken geschützt werden. Technisch gesehen, geht dem *Instantisieren* immer eine normale Sprühtrocknung voraus. Die dabei gebildeten kleinen Körnchen werden dann mit Wasserdampf benetzt und anschließend schlagartig nachgetrocknet. Durch diesen Prozeß werden die Oberfläche der kleinen Körnchen aufgelöst und die einzelnen Partikel miteinander verbunden. Im folgenden Arbeitsgang wird das Produkt gemahlen und besitzt nun eine leichte und voluminöse Struktur mit einer noch erheblich vergrößerten Oberfläche im Vergleich zu den sprühgetrockneten Produkten. Auf diese Weise ist eine noch schnellere und wirksamere Benetzung mit Wasser möglich.

Gefriertrocknung

Die sog. *Gefriertrocknung (Lyophilisation)* dient dazu, empfindliche Güter einzufrieren und ihnen anschließend das ausgefrorene Wasser bei niedriger Temperatur (unter −70 °C) unter einem (Hoch)vakuum durch Sublimation (direkte Überführung des Eises in Wasserdampf) zu entziehen. Prinzipiell können alle Lebensmittel gefriergetrocknet werden; z.B. Fleisch, Fisch, Geflügel, Milch, Eier, Obst und Obstsäfte, Gemüse, Pilze, Zwiebeln, auch Kartoffeln, Suppen und Kaffee. *Vorzüge der Gefriertrocknung* sind vor allem die große Haltbarkeit und die weitestgehende Erhaltung des Gefüges und der äußeren Form, außerdem gute Löslichkeit

bei pulverförmigen Produkten und eine recht gute Wiederaufnahme von Wasser bei der Zubereitung der Speisen. Hinzu kommt die Verminderung des Gewichtes und, damit verbunden, geringe Transport- und Lagerkosten. Gefriergetrocknete Güter eignen sich auch als Zwischenprodukte in der Lebensmittelindustrie, z. B. als gefriergetrocknete Früchte für die Herstellung von Backwaren.

Mit Hilfe der Gefriertrocknung gelingt es, Produkte zu entwässern, die nach der konventionellen Methode nicht oder nur unvollständig zu trocknen wären. Das Verfahren ist allerdings sehr energieaufwendig und daher sehr teuer. Ernährungsphysiologisch ist es durchaus zu empfehlen, eignet sich aber vorwiegend nur für die Herstellung von nichtfetthaltigen Lebensmitteln. Da die gefriergetrockneten Produkte später bei Zimmertemperatur unter Luftabschluß gelagert werden, kann es bei längerem Aufbewahren zu autooxidativen Veränderungen der Fette kommen, die bei entsprechender Tiefkühlung wesentlich später eintreten.

Für die sog. Krisenverpflegung eignen sich gefriergetrocknete Lebensmittel nicht, da sie nur mit erheblichen Wassermengen wieder in eine eßbare Form überführt werden können. (Da die Wasserversorgung in Krisenzeiten schwierig sein kann, ist die Naßkonserve besser zur Notbevorratung geeignet.)

Konservierung mit energiereichen Strahlen

Eine *Behandlung von Lebensmitteln mit energiereichen Strahlen* (Elektronen-, Gamma- und Röntgenstrahlen) ist in der BR Deutschland nach der Lebensmittel-Bestrahlungs-VO vom 19. 12. 1959 nur zu Kontroll- und Meßzwecken zulässig. Mit ultravioletten Strahlen dürfen die Oberflächen von Obst- und Gemüseerzeugnissen sowie Hartkäse bei der Lagerung behandelt werden.

Die Konservierung auf physikalischem Wege

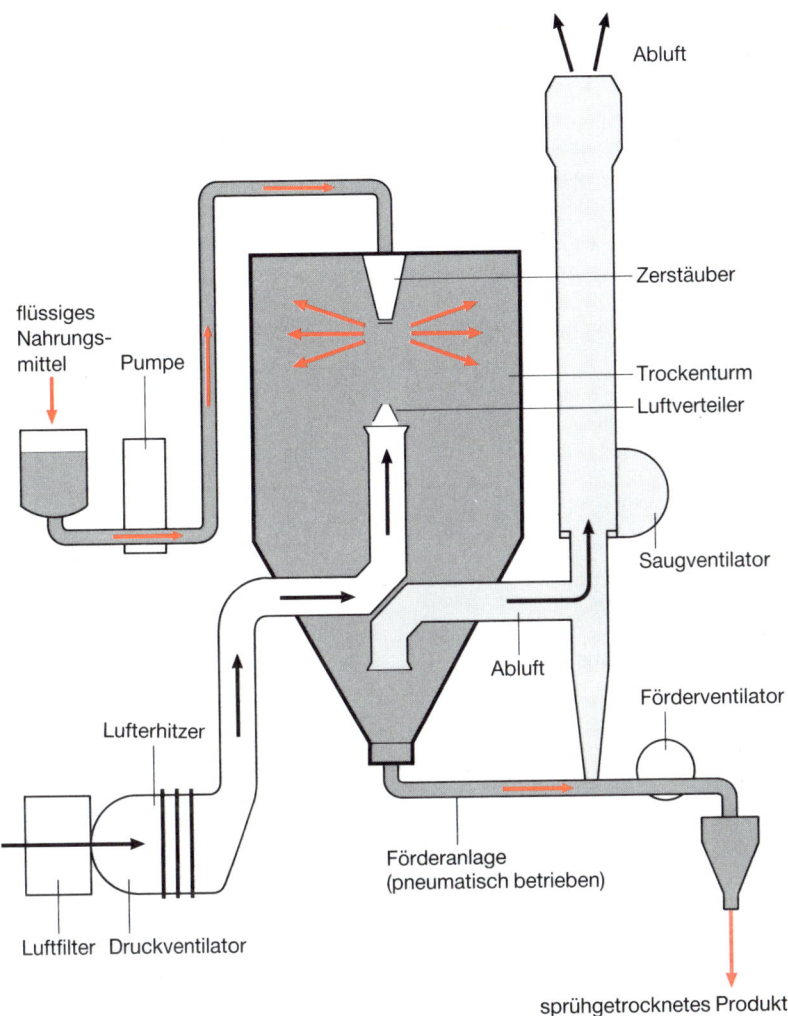

Abluft

Zerstäuber

flüssiges
Nahrungs-
mittel

Pumpe

Trockenturm

Luftverteiler

Saugventilator

Abluft

Förderventilator

Lufterhitzer

Förderanlage
(pneumatisch betrieben)

Luftfilter   Druckventilator

sprühgetrocknetes Produkt

Abb. 4
Schema einer Anlage zum Sprühtrocknen
(nach Schormüller)

Die chemische Konservierung

Chemische Konservierungsstoffe

Konservierungsstoffe sind chemische Verbindungen, die den mikrobiellen Verderb eines Lebensmittels verhindern oder verzögern. Unter *mikrobiellem Verderb* versteht man alle durch Bakterien oder Pilze (einschließlich Hefen) verursachten unerwünschten Veränderungen in einem Lebensmittel, wodurch dieses seine Genußfähigkeit verliert. Nicht jede mikrobiologische Veränderung ist aber als Lebensmittelverderb anzusehen. So sind Reifungsvorgänge beim Abhängen des Fleisches, die Milchsäuregärung bei der Herstellung von Sauerkraut und Käse und die alkoholische Gärung ernährungsphysiologisch durchaus erwünschte Vorgänge, welche die Genußfähigkeit und Verdaulichkeit mancher Speisen erhöhen und verbessern. Eine extrem verlängerte Einwirkungsdauer der gleichen Mikroorganismen kann jedoch beim gleichen Lebensmittel zum Verderb und damit zur Vergiftungsgefahr beim Menschen führen.

Die Anwendungsmöglichkeiten der Konservierungsstoffe einschließlich der Antioxidanzien und Schutzgase sind in der *Zusatzstoff-Zulassungsverordnung* vom 22. 12. 1981 und in der *Zusatzstoff-Verkehrsverordnung* vom 20. 2. 1977 geregelt. Diese Verordnungen führen in einer Liste alle Lebensmittel auf, die mit den genannten Stoffen versetzt werden dürfen (mit Angabe der mengenmäßigen Begrenzung der angewendeten Stoffe; in mg/kg Lebensmittel) bzw. in den Verkehr gebracht werden dürfen (mit Angabe der zugesetzten Stoffe). Werden mehrere Konservierungsstoffe gleichzeitig angewendet, erniedrigt sich die höchstzulässige Menge entsprechend der Zahl der verwendeten Stoffe, d. h. bei Verwendung von zwei Stoffen auf jeweils die Hälfte, bei drei Stoffen auf jeweils ein Drittel der zugelassenen Höchstmengen. Auf diese Weise soll eine zu hohe Belastung der Lebensmittel mit Konservierungsstoffen verhindert werden.

Kein Konservierungsstoff besitzt die Fähigkeit, gegenüber allen Mikroorganismen gleich wirksam zu sein. Daher werden in der Praxis oft mehrere Konservierungsstoffe gleichzeitig eingesetzt (s. o.). Prinzipiell unterscheidet man Konservierungsstoffe, die *in die Lebensmittel hineingebracht* und bei bestimmungsmäßigem Gebrauch mitverzehrt werden, und Konservierungsstoffe, die zur *Oberflächenbehandlung* eingesetzt werden. Zur ersten Gruppe gehören die *Sorbinsäure*, die *Benzoesäure* mit ihren Natrium-, Kalium- und Calciumverbindungen, die *PHB-Ester*, die *Ameisensäure* und die *Propionsäure*. Die Propionsäure wird wegen wahrscheinlich von ihr ausgehender gesundheitlicher Gefahren in der nächsten Zeit für die Lebensmittelkonservierung verboten werden.

Konservierung durch Schwefelung

In vielfältiger Weise wird die *schweflige Säure* einschließlich ihrer Natrium-, Kalium- und Calciumsalze als Konservierungsstoff in Lebensmitteln und zur Oberflächenbehandlung eingesetzt. Im Wein dient sie seit über 2 000 Jahren als Stabilisator, als Desinfektionsmittel, zur Unterdrückung von Wildhefenwachstum sowie zur geschmacklichen Neutralisation bestimmter bei der Gärung entstehender, vom Verbraucher nicht gewünschter Verbindungen (z. B. Acetaldehyd). In gasförmiger Form wird sie als *Schwefeldioxid* u. a. zur Behandlung von Trockenobst und Weinbeeren verwendet. Hier dient sie der Farberhaltung sowie als Schutz gegen den Befall durch Mikroorganismen und Fraßschädlinge (Milben, Maden und dgl.). Die Anwendung von schwefliger Säure bzw. von Schwefeldioxid ist auf nur wenige, in der Zusatzstoff-Zulassungsverordnung genannte Lebensmittel beschränkt. Den höchsten Gehalt an schwefliger Säure dürfen derzeit Trockenaprikosen mit 2 000 mg pro kg, den niedrigsten Essiggemüse und Zitronat/Orangeat mit 20 mg bzw. 30 mg pro kg aufweisen. Lebensmittel, die nicht in der Verordnung aufgeführt sind,

Die chemische Konservierung

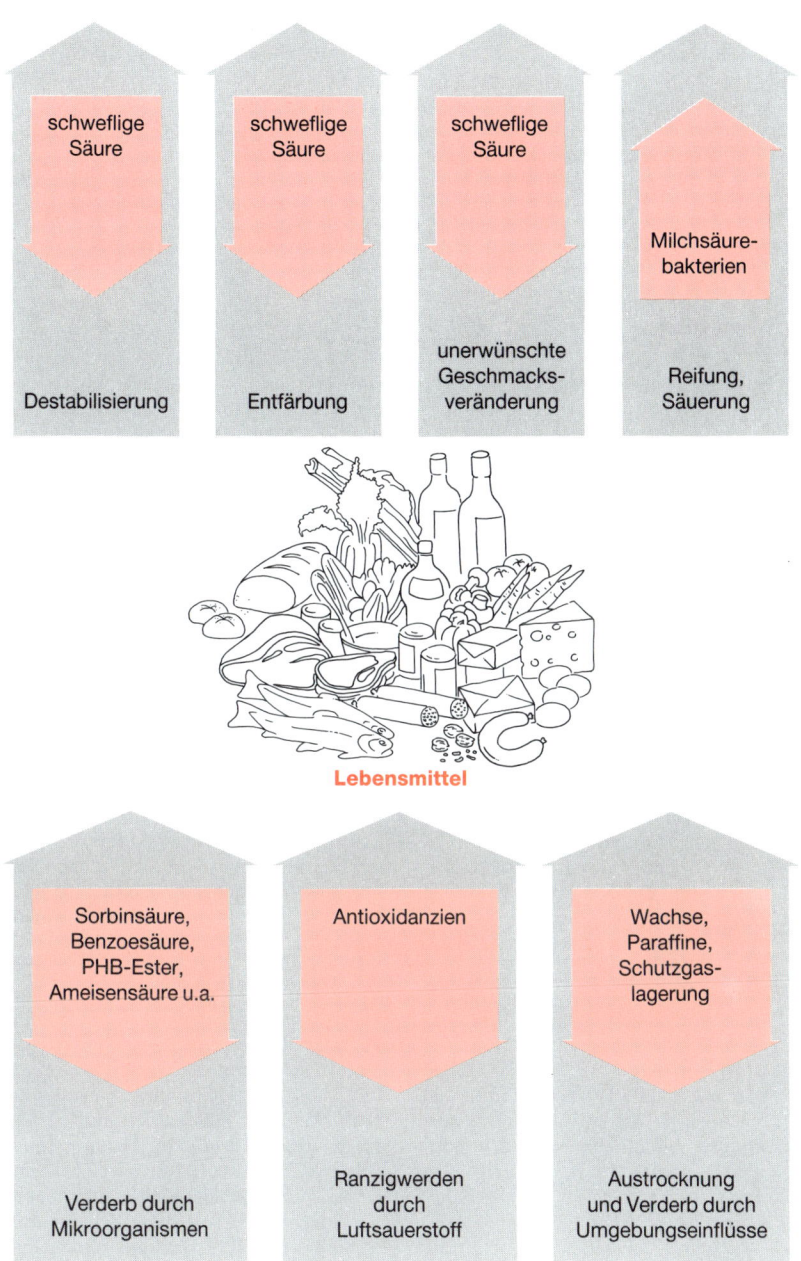

schweflige Säure

Destabilisierung

schweflige Säure

Entfärbung

schweflige Säure

unerwünschte Geschmacksveränderung

Milchsäurebakterien

Reifung, Säuerung

Lebensmittel

Sorbinsäure, Benzoesäure, PHB-Ester, Ameisensäure u.a.

Verderb durch Mikroorganismen

Antioxidanzien

Ranzigwerden durch Luftsauerstoff

Wachse, Paraffine, Schutzgaslagerung

Austrocknung und Verderb durch Umgebungseinflüsse

Abb.
Innere und äußere Einflüsse auf ein Lebensmittel und ihre Bekämpfung oder Unterstützung durch chemische Konservierungsstoffe

Die chemische Konservierung (Forts.)

dürfen maximal 10 mg schweflige Säure (berechnet als Schwefeldioxid) pro kg enthalten; diese Spuren stammen entweder aus geschwefelten Korken bei Säften u. a. Getränken oder aus reduziertem Sulfat wie beim Bier. Die Schwefelung muß dem Verbraucher gegenüber mit dem Hinweis *geschwefelt* kenntlich gemacht werden.

Andere Stoffe zur Oberflächenbehandlung von Lebensmitteln

Zu denjenigen Konservierungsstoffen, die in erster Linie zur Oberflächenbehandlung von Lebensmitteln, besonders von Zitrusfrüchten, vorgesehen sind, gehören das *Diphenyl,* das *Orthophenylphenol* und das *Thiabendazol,* ferner *Wachse* und *Paraffine*. Diphenyl und Orthophenylphenol wirken hauptsächlich gegen Schimmelpilze. Sie schützen die Zitrusfrüchte bei den oft langen Transportzeiten in die Verbraucherländer vor dem Verderb. Paraffine und Wachse entfalten ihre Wirkung, indem sie die Poren der Fruchtschalen verschließen. Sie verhindern damit einerseits das Eindringen von Pilzen, andererseits gewährleisten sie einen wirksamen Verdunstungsschutz, so daß der Saftgehalt in den Früchten erhalten bleibt. Jede Schalenbehandlung muß mit dem Hinweis „mit Diphenyl", „mit o-Phenylphenol" oder „mit Thiabendazol" kenntlich gemacht werden.

Antioxidanzien

Eine spezielle Gruppe der Konservierungsstoffe stellen die *Antioxidanzien (Antioxidantia)* dar. Wie ihr Name ausdrückt, sollen sie oxidative Verderbniserscheinungen in den Lebensmitteln verhindern. Viele natürliche Bestandteile von Lebensmitteln, wie z. B. das Vitamin E, haben antioxidative Eigenschaften, die jedoch bei der technischen Aufbereitung der Lebensmittel verlorengehen können. Die Wirkung der Antioxidanzien beruht im wesentlichen darauf, daß sie den Sau-

erstoff „abfangen" und chemisch binden, bevor er seine schädlichen Einflüsse auf das Lebensmittel (z. B. Zerstörung der essentiellen Fettsäuren) ausüben kann. Die Antioxidanzien werden chemisch verändert, d. h. verbraucht, und können daher z. B. den Beginn der Fettranzigkeit nur über einen gewissen Zeitraum verzögern, aber niemals ganz aufhalten. Da weder Kühllagerung noch Tiefkühlung den Verderbnisprozeß (z. B. bei Fetten) vollständig hemmen können, müssen andere, zusätzliche Maßnahmen ergriffen werden. Wichtige Antioxidanzien sind: Ascorbinsäure (Vitamin C) und deren Salze; Ester der Ascorbinsäure; Tocopherole (Vitamin E); Ester der Gallussäure (Propyl- und Octylgallat); tert.-Butylhydroxyanisol (BHA); Butylhydroxytoluol (BHT).

Sauerstofffreie Lagerung

In bestimmten Fällen, wie z. B. bei fetthaltigen Produkten, aber auch bei Obst und Gemüse, kann eine wesentliche Verlängerung der Haltbarkeitsdauer dadurch erreicht werden, daß man den *Zutritt von sauerstoffhaltiger Luft* verhindert. Dies geschieht in der Regel durch die *Lagerung in sauerstofffreier Umgebung*. Als gasdichte Verpackung kommen undurchlässige, kleine Behälter und Plastiktüten in Frage, zur Lagerung meist größerer Lebensmittelmengen hermetisch abschließbare Lagerräume. Anstelle der normalen Außenluft werden die Räume mit Kohlendioxid oder Stickstoff, z. T. auch mit Gemischen aus beiden Gasen gefüllt. Durch die Gasatmosphäre werden bei Obst und Gemüse die normalerweise auch noch nach der Ernte ablaufenden Atmungsvorgänge weitgehend eingeschränkt bzw. völlig unterdrückt. Somit bleiben bestimmte Nährstoffe dieser Produkte, hauptsächlich Kohlenhydrate wie Stärke und Zucker erhalten. Derartig behandeltes Obst behält sein frisches, pralles Aussehen bis zum Frühjahr. Da die *Schutzgase* auch eine Hemmung des Bakterienwachstums bewirken, haben sie zusätzlich eine konservierende Wirkung.

Besondere Zusatzstoffe

Zusatzstoffe werden Lebensmitteln zur Beeinflussung ihrer Beschaffenheit oder zur Erzielung bestimmter Eigenschaften oder Wirkungen zugesetzt; z. B. Konservierungsmittel und Antioxidanzien (s. S. 170 f.). Unter der Bezeichnung *besondere Zusatzstoffe* haben wir die folgenden Stoffe bzw. Stoffgruppen zusammengefaßt: Emulgatoren, Verdickungsmittel, Feuchthaltemittel und Überzugsstoffe, Trockenhaltemittel und Trennmittel, Backtriebmittel, Kutterhilfsmittel.

Emulgatoren

Emulgatoren sind Stoffe, die in Emulsionen das Zusammentreten der dispergierten Tröpfchen durch Herabsetzen der Grenzflächenspannung verhindern und somit ein Entmischen der einzelnen Phasen unmöglich machen. Aufgrund ihrer besonderen molekularen Struktur sind sie in der Lage, sich sowohl mit wäßrigen als auch mit nichtwäßrigen Stoffen (z. B. Fetten) innig zu vermengen. Auf diese Weise verhindern sie z. B. das Aufrahmen von Milch.
Es gibt *natürliche Emulgatoren*, die z. B. im Eigelb und in Erdnußrückständen vorkommen, und *synthetische Emulgatoren*, die vorwiegend für technische Produkte verwendet werden. Chemisch handelt es sich dabei um Ester, d. h. Mono- oder Diglyceride von pflanzlichen und tierischen Fettsäuren und Genußsäuren (Essigsäure, Milchsäure, Weinsäure u. a.), sowie um Polysaccharide einschließlich Pflanzenschleime und Polyoxyverbindungen. Emulgatoren spielen z. B. bei *Öl-in-Wasser-Emulsionen* (u. a. Milch, Mayonnaise, Dressings) und bei *Wasser-in-Öl-Emulsionen* (z. B. Backfette, Margarine, Butter) eine Rolle; bei letzteren ist das Wasser im Fett sehr fein verteilt. Weitere Anwendungsgebiete für Emulgatoren sind Wurstwaren, um Fettabscheidungen während der Lagerung zu verhindern, und Backwaren, bei denen das Fett durch die Emulgatoren im Teig gehalten und somit ein vorzeitiges Weichwerden der Kruste verhindert wird.

Verdickungsmittel

Zu den *Verdickungsmitteln* rechnet man eine Reihe von pflanzlichen Quellstoffen, z. B. Agar-Agar, Alginate (pektinähnliche Algenpolysaccharide), Obstpektine, Johannisbrotkernmehl, Guarmehl und Gelatine. Durch ihren chemisch-physikalischen Aufbau sind sie in der Lage, Wassermoleküle wie eine Hülle zu umgeben und deren freie Beweglichkeit einzuschränken. Derartig behandelte Produkte quellen und werden zähflüssig bis gelatinös. Wichtige Anwendungsgebiete der Verdickungsmittel sind Cremespeisen, Puddings, Milchprodukte (z. B. Joghurt) und Suppen. Da Verdickungsmittel unverdaulich sind und, Lebensmitteln zugesetzt, deren Energiedichte herabsetzen, werden sie bei der Produktion *brennwertreduzierter Lebensmittel* eingesetzt.

Schaumstabilisatoren

Stoffe, deren Wirkungsweise sowohl mit Emulgatoren als auch mit Verdickungsmitteln vergleichbar ist, sind die sog. *Schaumstabilisatoren*, wie sie z. B. in Schlagschäumen eingesetzt werden. Eine ähnliche Wirkung besitzen auch *Trübstabilisatoren*, die in der obstverarbeitenden Industrie benutzt werden, um das Absetzen von kleinen Fruchtpartikeln in Säften zu verhindern. Derartig behandelte Säfte werden als „naturtrüb" bezeichnet.

Mittel zum Schutz vor Austrocknung und Aromaverlusten

Backwaren und bestimmte Süßwaren trocknen häufig bei längerer Lagerung aus und werden dadurch unansehnlich. Um dieses zu verhindern, läßt der Gesetzgeber die Verwendung bestimmter als *Feuchthaltemittel* bezeichneter Stoffe zu. Die Feuchthaltemittel vermögen aufgrund ihrer physikalisch-chemischen Eigenschaften eine gewisse Menge Feuchtigkeit aus der Luft anzuziehen und auf die Lebens-

Besondere Zusatzstoffe (Forts.)

mittel zu übertragen. Zu den Feuchthaltemitteln zählen z. B. die Salze der Milchsäure (Lactate), Glycerin und Zuckeraustauschstoffe (Sorbit u. a.).
Dem Schutz vor Austrocknung und Geschmacksveränderung (Aromaverluste) dienen auch bestimmte *Überzugsstoffe*. Die Überzugsstoffe bestehen aus Substanzen, die z. T. verzehrbare, z. T. aber auch unverzehrbare Überzüge auf den Lebensmitteln bilden und damit die Wasserverdunstung einschränken. *Verzehrbare Substanzen* sind z. B. Gelatine-Glycerin-Gemische, wie sie zum Überziehen von Nußschinken und anderen Produkten verwendet werden, sowie Pektine bei Gelee-Erzeugnissen. *Ungenießbar* sind: Hartparaffinüberzüge, z. B. auf bestimmten Käsearten („Geheimratskäse"); Kunststoffdispersionen auf Polyäthylen- und Polyvinylacetatbasis bei Wursthüllen; Wachse bei Zitrusfrüchten.

Mittel zur Erhaltung der Rieselfähigkeit

Für den Verbraucher ärgerlich und schlecht zu handhaben sind verklumptes Kochsalz und verklebter Puderzucker. Auch hier hat die *Lebensmitteltechnologie* eine Reihe von Substanzen entwickelt, die man in ihrer Gesamtheit als *Mittel zur Erhaltung der Rieselfähigkeit* bezeichnet und durch deren Verwendung ein Zusammenballen und Verkleben der Teilchen verhindert wird. Das Gut bleibt während der Lagerung auch in großen Behältern und unter dem Druck des eigenen Gewichtes rieselfähig. Die verwendeten Mittel sind meist staubfein gemahlene, wasserunlösliche Stoffe, wie z. B. Kieselsäuren und deren Calciumsalze, Mehl oder Stärke, Salze der Stearinsäure, gelbes Blutlaugensalz.

Trennmittel

Von den genannten Mitteln zur Verbesserung der Rieselfähigkeit müssen die sog. *Trennmittel* unterschieden werden. Diese bestehen z. T. aus Ölen und Fetten, Wachsen, Silikonen oder Laktose, z. T. aber auch aus geriebenen Nußschalen und Mandelschalen. Sie dienen hauptsächlich zum Trennen von Backwaren (z. B. angeschobene Brote) von den Backformen.

Backtriebmittel

Backtriebmittel dienen der Lockerung von Backwaren. Dies geschieht in der Regel durch Substanzen, die dem Teig zugesetzt werden und die in der Lage sind, durch die Bildung von Kohlendioxid während des Backprozesses eine feinporige, lokkere Teigstruktur zu bewirken. Bei den Backtriebmitteln unterscheidet man solche, die das Kohlendioxid auf biologischem Weg erzeugen (z. B. *Hefe*), und solche, bei denen im Teig eine chemische Reaktion ausgelöst wird, die das Gas erzeugt. Hierzu rechnet man Natron (Natriumhydrogencarbonat), *Hirschhornsalz* (2 Teile Ammoniumhydrogencarbonat + 1 Teil Ammoniumcarbonat), *Pottasche* (Kaliumcarbonat) und Backpulver (Natriumhydrogencarbonat + Weinsäure oder Zitronensäure).

Kutterhilfsmittel

Kuttern nennt man das Zerkleinern von Fleisch zum Zwecke der Wurstherstellung. Da einige Wurstsorten, wie z. B. Brühwurst, unter Zusatz von Wasser hergestellt werden, damit das Produkt eine saftige Konsistenz erhält, war man früher gezwungen, noch schlachtwarmes Fleisch zu verarbeiten, da nur dieses ein ausreichendes Wasserbindungsvermögen aufweist. Da die Beschaffung von schlachtwarmem Fleisch heute schwierig geworden ist, werden der zerkleinerten Wurstmasse (Brät) Substanzen zugesetzt, die durch Quellung Fremdwasser dauerhaft einbinden *(Kutterhilfsmittel)*. Gesetzlich zugelassen sind u. a. *Gemische aus Kochsalz und Salzen organischer Genußsäuren* (Zitronensäure, Weinsäure, Milchsäure u. a.) sowie *Natriumdiphosphat* (für die jeweilige Fleischmenge beschränkt; Kennzeichnungspflicht: „mit Phosphat").

Besondere Zusatzstoffe

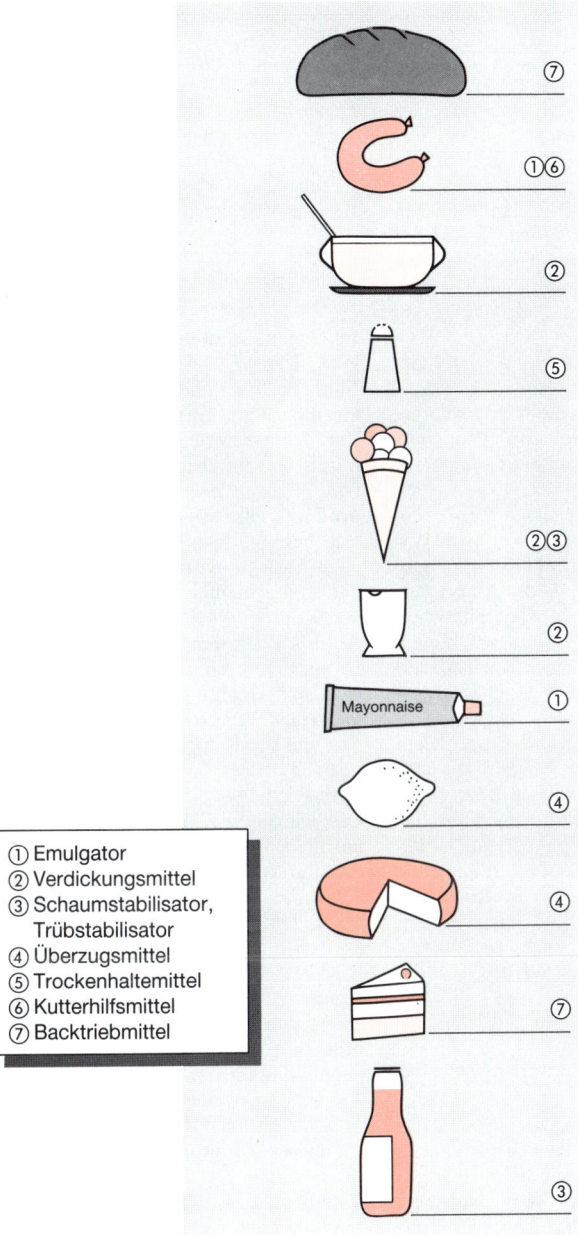

⑦

①⑥

②

⑤

②③

②

①

④

④

⑦

③

① Emulgator
② Verdickungsmittel
③ Schaumstabilisator,
   Trübstabilisator
④ Überzugsmittel
⑤ Trockenhaltemittel
⑥ Kutterhilfsmittel
⑦ Backtriebmittel

Abb.
Alltägliche Speisen und die in ihnen enthaltenen Zusatzstoffe

Aromen und Geschmacksverstärker

Seifig - sauer - salzig - bitter

Zu den Stoffen mit geschmacklich wahrnehmbaren Wirkungen gehören bestimmte *Alkaliverbindungen*. Da diese meistens einen *seifigen Geschmack* haben, werden sie in Lebensmitteln wenig verwendet. Ausnahmen sind alkalische Mineralwässer, in denen sie von Natur aus vorkommen, und Laugengebäck (Salzbrezeln, Salzstangen und dgl.), das vor dem Backen in eine 4%ige Natronlauge getaucht wird.

Als *sauer schmeckende*, v.a. der Geschmacksabrundung dienende *Stoffe*, werden meist organische Genußsäuren, Weinsäure, Äpfelsäure und Phosphorsäure (letztere besonders bei Colagetränken) verwendet.

Zu den *salzig schmeckenden Stoffen* rechnet man v.a. das *Kochsalz*. Für seine Anwendung bei normalen Lebensmitteln gibt es keine Beschränkung. Lediglich bei Personen, die an bestimmten Nierenerkrankungen oder an hohem Blutdruck leiden, ist eine Einschränkung des Kochsalzverbrauchs notwendig. Nach der Diätverordnung dürfen *Kochsalzersatzpräparate* in den Handel gebracht werden, bei denen Natrium durch Kalium, Magnesium oder Calcium ausgetauscht ist (s. S. 142).

Eine in Lebensmitteln manchmal erwünschte Geschmackskomponente ist *bitter*. Bitterstoffe des Hopfens spielen bei der Zubereitung von Bier eine Rolle, bittere chininhaltige Verbindungen werden Erfrischungsgetränken zugesetzt, die als „Tonic water" gehandelt werden.

Geschmacksverstärker

Zur Intensivierung des Eigengeschmacks vieler Speisen dienen sog. *Geschmacksverstärker*. Dabei handelt es sich um chemische Verbindungen ohne oder mit nur geringem Eigengeschmack (z.B. Natriumglutamat, Inosin-5'-monophosphat, Guanosin-5'-monophosphat), die anderen Speisen zugesetzt werden und deren charakteristische Geschmacksrichtung verstärken. Haupteinsatzgebiete für Geschmacksverstärker auf Glutaminsäurebasis sind Suppenerzeugnisse, Saucengrundstoffe sowie Zubereitungen aus Fisch, Geflügel und anderen Fleischarten. Bei Süßwaren, Schokolade, Erfrischungsgetränken und Backwaren wird der Geschmacksverstärker *Maltol* eingesetzt, der sich beim Erhitzen von Maltose bildet.

Aromatisierende Stoffe

Im Gegensatz zu den Geschmacksverstärkern drängen die sog. *aromatisierenden Stoffe* den damit behandelten Speisen ihre eigentümliche Geschmacksrichtung auf. Zur Aromatisierung werden sowohl chemisch einheitliche Stoffe als auch Teile von Pflanzen und Tieren, Stoffwechselprodukte von Mikroorganismen und deren Auszüge benutzt. Nach der gesetzlichen Auslegung unterscheidet man natürliche, naturidentische und künstliche Aromastoffe:

Natürlich werden alle *Aromastoffe* genannt, die durch physikalische Verfahren (z.B. mit Alkohol oder Wasserdampf) zumeist aus Pflanzenteilen extrahiert werden und somit den Geschmack der jeweiligen Pflanzen wiedergeben. Hauptgeschmacksträger sind oft die ätherischen Öle, wie sie in Kümmel-, Fenchel-, Anisfrüchten, Zitrusschalen, Melissenblättern und dgl. vorkommen.

Naturidentisch nennt man *Aromastoffe*, die in den betreffenden pflanzlichen oder tierischen Produkten von Natur aus als Hauptgeschmacksträger (meist als Einzelkomponente) vorkommen. Typische Beispiele sind das Vanillearoma aus den Vanilleschoten und das ähnlich schmeckende, synthetisch erzeugte Äthylvanillin.

Künstliche Aromastoffe werden synthetisch hergestellt. Oft haben sie eine andere chemische Zusammensetzung als die entsprechenden natürlichen Verbindungen, aber einen diesen ähnlichen oder gar noch verstärkenden Geschmack.

Aromen und Geschmacksverstärker

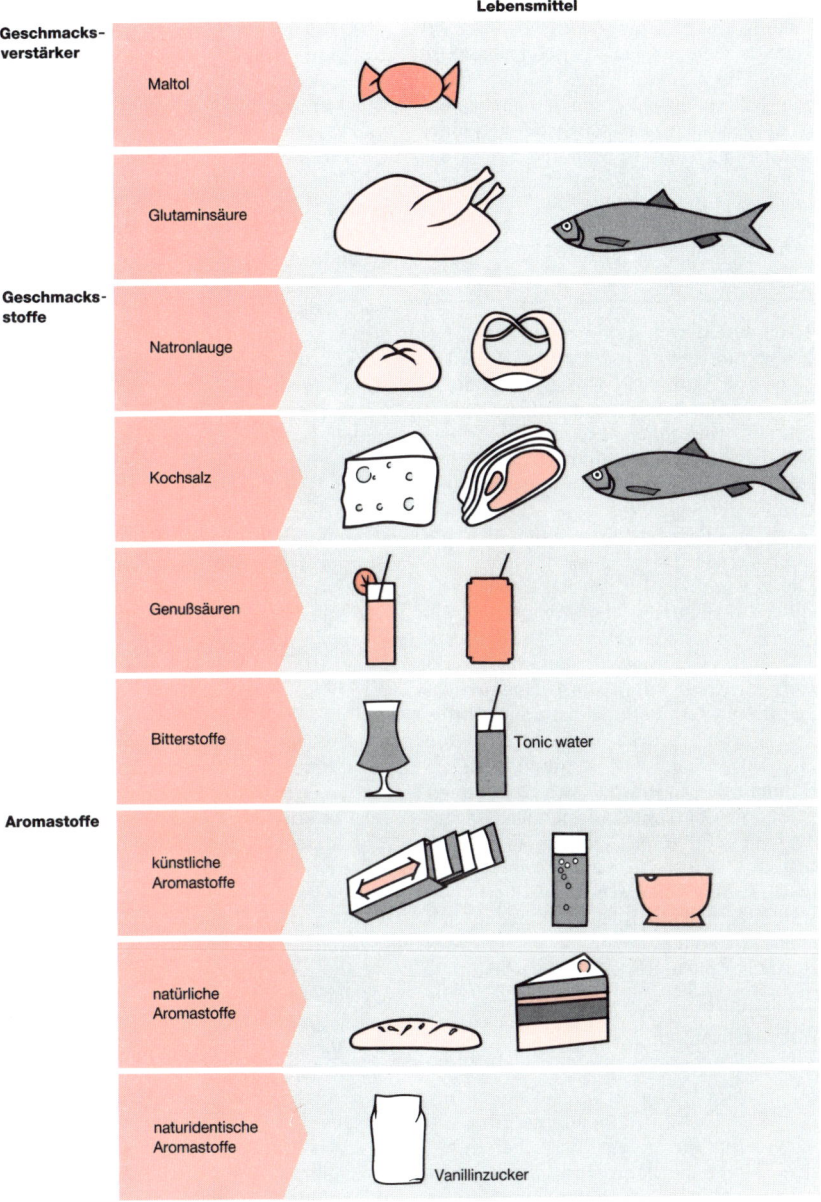

Abb.
Aromen und Geschmacksverstärker und ihre Verwendung bei Lebensmitteln

Die Färbung von Lebensmitteln

Viele Lebensmittel verlieren bei der Bearbeitung und Lagerung einen Teil ihrer arteigenen Geruchs- und Geschmacksstoffe sowie ihrer natürlichen Farbe. Diese Stoffe zu stabilisieren und den ursprünglichen Zustand des Lebensmittels möglichst zu erhalten, ist Sinn und Zweck des Zusatzes und der Verwendung entsprechender Hilfsstoffe.

Farbstoffe

Nach dem derzeit gültigen deutschen Lebensmittelrecht dürfen nur bestimmte Lebensmittel mit den in der Zusatzstoff-Zulassungsordnung namentlich aufgeführten *Farbstoffen* behandelt werden. Der dabei erzielte Farbton soll den des frischen Lebensmittels nicht übertreffen. Grundnahrungsmittel wie Milch, Brot, Gemüse, Butter und Eier sollten nicht gefärbt werden.

Die meisten derzeit zugelassenen Farbstoffe sind *Vitamine, Provitamine* und *natürliche pflanzliche Inhaltsstoffe*, z. B. Carotinoide, Chlorophyll, Betanin (Farbstoff der Roten Bete). Die Unbedenklichkeit dieser Verbindungen ist unumstritten und allgemein anerkannt. Dagegen wurde die Anwendung von *Azofarbstoffen* im Rahmen des Gesundheitsschutzes immer mehr eingeschränkt. Die wichtigsten, aber auch umstrittensten Vertreter dieser Lebensmittelfarbstoffe sind *Tartrazin-Gelb (E 102)* und *Amaranth-Rot (E 123)*. Obwohl sie toxikologisch als unbedenklich eingestuft sind, kann ihnen ein gewisses Restrisiko nicht abgestritten werden.

Farbstabilisatoren

Die *Farbstabilisatoren* unterscheiden sich von den Farbstoffen dadurch, daß sie selbst keine färbenden Eigenschaften besitzen, aber die natürliche Färbung von Lebensmitteln während der Verarbeitung und Lagerung zu stabilisieren oder unerwünschte Färbungen zu verhindern vermögen. So können das beim Pökeln von Fleischwaren verwendete *Pökelsalz*, ein 0,4 % Natriumnitrit enthaltendes Kochsalz, sowie der *Salpeter* (Natrium- bzw. Kaliumnitrat) als Farbstabilisatoren angesehen werden. Sie wandeln den roten Muskelfarbstoff in einen stabilen koch- und backbeständigen Farbkomplex um, der verhindert, daß die Farbe von Fleisch und Fleischwaren nach einer gewissen Lagerzeit von „rot" nach „grau" umschlägt. Obwohl die Verwendung von *Nitrit* aus gesundheitlicher Sicht nicht als völlig harmlos angesehen werden kann, kann man in der Praxis noch nicht auf seine Anwendung verzichten. Denn Nitrit besitzt starke bakterienhemmende und -abtötende Eigenschaften, die entscheidend zur Verbesserung der Haltbarkeit von Lebensmitteln (u. a. Abtötung von Botulismuserregern) beitragen.

Einen farbstabilisierenden Effekt hat auch die *schweflige Säure*. Durch die Hemmung bestimmter farbverändernder Enzyme trägt sie zur Erhaltung des ursprünglichen Aussehens der Lebensmittel (z. B. bei Trockenfrüchten) bei.

Grünen

Eine früher häufig angewendete Praxis, die grüne Farbe bei verschiedenen Gemüsearten (z. B. Spinat, Erbsen, grünen Bohnen) zu erhalten, ist das *Grünen*. Hierbei schwenkte man die betreffenden Produkte kurze Zeit in Kupfergefäßen. Bekanntlich werden beim Kochen die im grünen Blattfarbstoff (Chlorophyll) enthaltenen Magnesiumatome ausgewaschen, wodurch die grüne Gemüsefarbe in einen graugrünen Farbton umschlägt. Bei Anwesenheit von *Kupferionen* setzen sich diese anstelle des Magnesiums in das Chlorophyllmolekül, wodurch dieses eine beständige grasgrüne Farbe erhält. Das Grünen ist in der BR Deutschland heute nicht mehr erlaubt, da dieses Verfahren den Verbraucher über den wahren Zustand eines Gemüseprodukts täuscht; außerdem vermögen u. U. bereits kleinste Kupfermengen in kürzester Zeit den gesamten Vitamin-C-Gehalt von Gemüse zu zerstören.

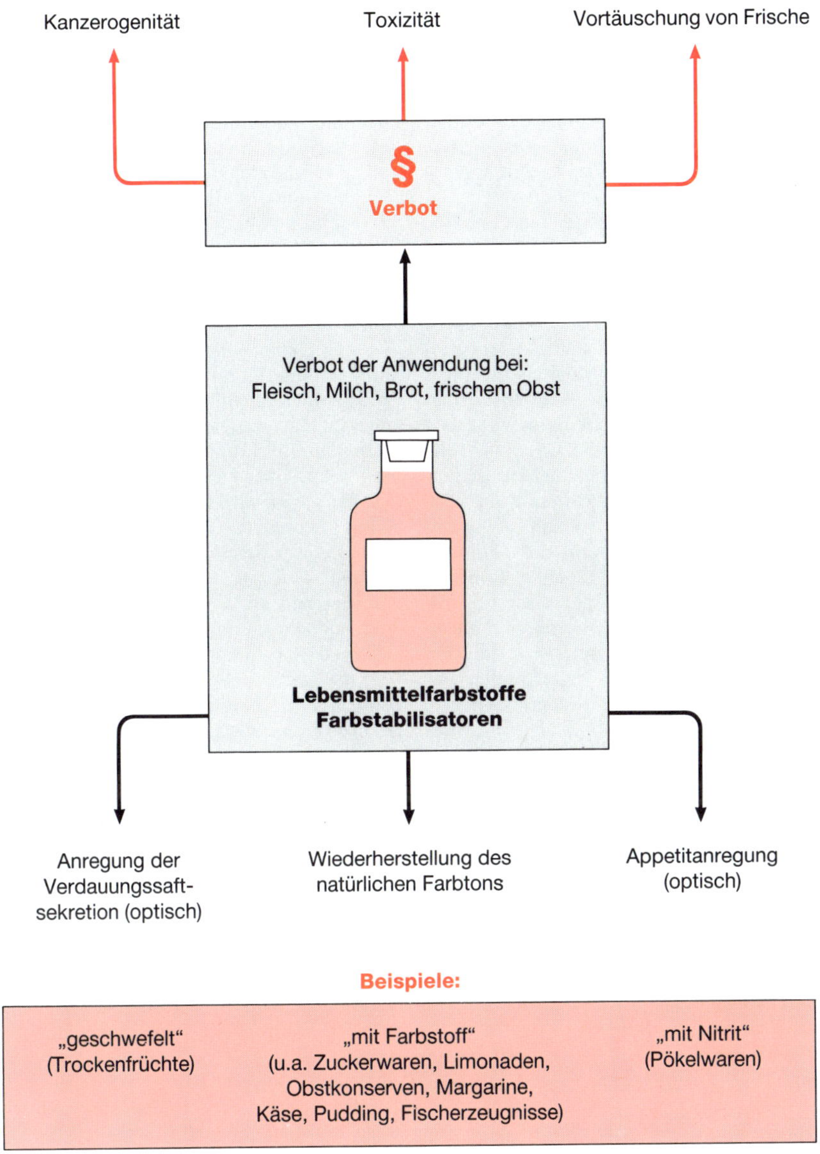

Kanzerogenität   Toxizität   Vortäuschung von Frische

§
Verbot

Verbot der Anwendung bei:
Fleisch, Milch, Brot, frischem Obst

Lebensmittelfarbstoffe
Farbstabilisatoren

Anregung der
Verdauungssaft-
sekretion (optisch)   Wiederherstellung des
natürlichen Farbtons   Appetitanregung
(optisch)

Beispiele:

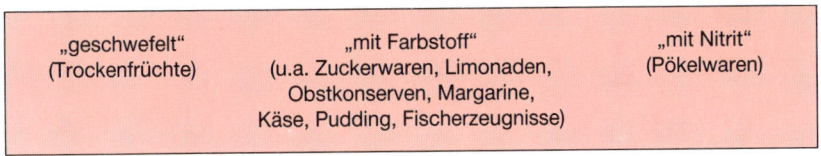

„geschwefelt"
(Trockenfrüchte)   „mit Farbstoff"
(u.a. Zuckerwaren, Limonaden,
Obstkonserven, Margarine,
Käse, Pudding, Fischerzeugnisse)   „mit Nitrit"
(Pökelwaren)

Abb.
Die Anwendung von Farbstoffen und Farbstabilisatoren bei Lebensmitteln (Ziele und Verbote)

Die Anreicherung von Lebensmitteln

Als *Anreicherung* bezeichnet man die Zumischung von essentiellen Nährstoffen oder von nährstoffreichen Naturprodukten oder Konzentraten zu Lebensmitteln, um deren Zusammensetzung dem ernährungsphysiologischen Bedarf anzupassen. Bei (überwiegendem) Zusatz von Vitaminen spricht man von *Vitaminierung*.

Nährstoffe werden in erster Linie solchen Lebensmitteln zugesetzt, bei deren Verarbeitung Verluste an diesen Nährstoffen eingetreten sind. Die zugesetzten Nährstoffmengen sollen dem Vorkommen in unverarbeiteten Lebensmitteln entsprechen. Andere als ursprünglich in einem Lebensmittel enthaltene Nährstoffe oder höhere Mengen können dann zugesetzt werden, wenn sie für die *Gesundheit der Bevölkerung* von entscheidender Bedeutung sind. Beispiele hierfür sind der *Jodzusatz zu Speisesalz* (zur Bekämpfung des endemischen Kropfs) und die *Fluoridierung von Trinkwasser* (zur Bekämpfung der Zahnkaries). Dies gilt auch für den *Zusatz biologisch hochwertiger Proteine* oder *essentieller Aminosäuren,* die den biologischen Wert des betreffenden Lebensmittelproteins merklich erhöhen.

Der erhöhte Nährstoffgehalt eines Lebensmittels darf jedoch auch bei gelegentlichem exzessivem Verzehr des Lebensmittels nicht schädlich sein. Die Höhe des Zusatzes zur Ergänzung der üblichen Nahrung richtet sich dann nach den *Empfehlungen für die wünschenswerte Nährstoffzufuhr* (Recommended dietary allowances; s. S. 54 ff.).

Gibt es eine natürliche Harmonie der Nahrung?

Neben den ernährungsphysiologischen sind auch *psychologische Gesichtspunkte* zu beachten. So hat die Einführung von Anreicherungsmaßnahmen verschiedentlich zu heftigen Diskussionen Anlaß gegeben, da der Zusatz reiner Nährstoffe zu Lebensmitteln aus der gefühlsbetonten Einstellung heraus abgelehnt wurde, daß durch die Anreicherung die „natürliche Harmonie" der Nahrung gestört werde.

Dem ist entgegenzuhalten, daß gerade eine *Harmonie der Nährstoffe* erforderlich ist, um eine optimale Ernährung zu gewährleisten. Eine natürliche und vorbestimmte Harmonie der Lebensmittel gibt es allerdings nicht. Außer der Muttermilch für die ersten Lebensmonate ist kein Lebensmittel in der Natur nur für den Zweck bestimmt, dem Menschen als Nahrung zu dienen.

In *zahlreichen Staaten* wird inzwischen die *Anreicherung* bestimmter Lebensmittel auf *gesetzlicher Basis* durchgeführt. V. a. werden *Getreidemehle* niedriger Ausmahlung mit den Vitaminen B_1, B_2 und Niacin sowie mit Calcium und Eisen angereichert. Dem *polierten Reis* werden ebenfalls Vitamin B_1 und B_2, Niacin und Eisen zugesetzt. Über 80 % der Weltproduktion an *Margarine* wird mit Vitaminen angereichert (Vitamin A, D und E). – Für die *Ernährung des Säuglings* erfolgt häufig ein *Vitamin-D-Zusatz zur Milch.*

Zahlreichen anderen Lebensmitteln werden jedoch Vitamine und Mineralstoffe zugesetzt, um ihnen für den Verbraucher ein *gesünderes Image* zu geben (s. o.), ohne daß hierfür eine Empfehlung aus ernährungsphysiologischer Sicht gegeben

Eine Anreicherung nur aus Imagegründen ist kritikwürdig

werden könnte. Abzulehnen ist in diesem Zusammenhang beispielsweise der Zusatz von Vitaminen zu Bonbons und anderen Süßwaren, um dann hierfür mit dem Attribut „gesund" werben zu können.

In der *BR Deutschland* besteht keine gesetzliche Verpflichtung zur Anreicherung von Lebensmitteln. Das „In-den-Verkehr-Bringen" angereicherter Lebensmittel wird durch die Verordnung über diätetische Lebensmittel und durch die Verordnung über vitaminisierte Lebensmittel geregelt.

Die Anreicherung von Lebensmitteln

Lebensmittel		Empfohlene bzw. übliche Zusätze pro Kilogramm Lebensmittel

Weizenmehl
(niedriger Ausmahlung)

- 2,0-5,0 mg Vitamin B_1
- 1,2-5,0 mg Vitamin B_2
- 10-40 mg Niacin
- 1000-2000 mg Calcium
- 17-30 mg Eisen
- 4000 mg Lysin
- 3000 mg Threonin

Maismehl

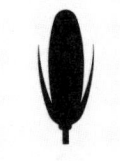

- 4,4-6,6 mg Vitamin B_1
- 2,6-4,0 mg Vitamin B_2
- 35-53 mg Niacin
- 1100-1650 mg Calcium
- 29-35 mg Eisen

Reis
(poliert)

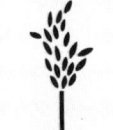

- 4,4 mg Vitamin B_1
- 2,7 mg Vitamin B_2
- 33 mg Niacin
- 28,5 mg Eisen

Margarine

- 6-9 mg Vitamin A
- 7,5-20 µg Vitamin D
- 250-800 mg Vitamin E

Milch

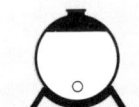

- 10 µg Vitamin D

Speisesalz

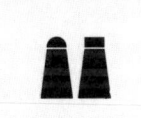

- 15-25 mg Jod

Trinkwasser

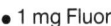

- 1 mg Fluor

Fruchtsäfte

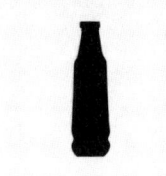

- 150-1000 mg Vitamin C

Abb.
Beispiele für die Anreicherung von Lebensmitteln mit Nährstoffen

Die Zubereitung von Lebensmitteln

Vorbereiten – Garen – Aufbereiten

Es gibt nur wenige Lebensmittel, die vor dem Verzehr nicht in irgendeiner Form zubereitet werden. Grundsätzlich kann man bei der Verarbeitung und Zubereitung die Abschnitte Vorbereiten, Garen und Aufbereiten unterscheiden. Je nach Art und Zustand des Lebensmittels und dem gewünschten Endprodukt erfolgt beim *Vorbereiten* eine mechanische und/oder thermische, beim *Garen* eine thermische und beim *Aufbereiten* eine thermische und/oder mechanische Behandlung. Wünschenswert ist dabei die Verbesserung der hygienischen, sensorischen (d. h. den Geschmacks-, den Geruchs- und den Berührungssinn betreffenden) und der ernährungsphysiologischen Eigenschaften. Obwohl empfohlen wird, Obst und ausgewählte Gemüsesorten roh oder als Rohkost zu verzehren, besteht kein Grund, auf das *Garen* ganz zu verzichten; kann doch eine „Denaturierung" eine Verbesserung der Verdaulichkeit und der Verfügbarkeit der Nährstoffe (bes. Eiweiße, Kohlenhydrate, Vitamine) bewirken: So ist beispielsweise die Stärke der rohen Kartoffel unverdaulich; das β-Carotin (Vorstufe von Vitamin A) wird aus der gegarten Möhre besser resorbiert als aus der rohen; grüne Bohnen sind nur gekocht unbedenklich genießbar, da sie hitzelabile Giftstoffe enthalten.

Häufig wird auch eine intensivere Wahrnehmung von Duft- und Aromastoffen durch die thermische Behandlung erreicht. Je nach Intensität von einwirkenden Faktoren bei der Lebensmittelzubereitung (Wärme, Luft, Wasser, Licht, Zerkleinerung) kann es aber auch zu Nährstoffveränderungen oder sogar -zerstörungen kommen.

Für die Lebensmittelzubereitung im Haushalt werden bis zu 15 verschiedene *Garverfahren* angewandt (Abb.). Die Zubereitungsarten lassen sich nach den wärmeübertragenden Medien sowie nach der Höhe der Gartemperatur und des Partialdampfdrucks im Garprodukt in zwei Gruppen einteilen: Garen in feuchter und Garen in trockener Hitze:

Garen in feuchter Hitze

Beim *Garen in feuchter Hitze* erfolgt der Wärmetransport durch Dampf, Wasser oder leicht überhitzten Dampf. Feuchte Garverfahren werden hauptsächlich für kollagenreiche Fleischteile, Fisch, Gemüse, Kartoffeln, stärkehaltige Beilagen, Hülsenfrüchte und Obst angewandt. Bei dieser Garmethode entsteht kein oder nur ein leichter Röstgeschmack. Das Gargut erreicht meistens die Temperatur des Garmediums und liegt zwischen 80 und 125 °C. Man unterscheidet im Prinzip *vier feuchte Garverfahren*: Kochen, Dämpfen, Dünsten und Schmoren. Diese Verfahren können auch im Drucktopf *(Schnellkochtopf)* angewendet werden; die Garzeit ist dann mindestens um die Hälfte vermindert.

Garen in trockener Hitze

Beim *Garen in trockener Hitze* wird Wärme von der Energiequelle zum Gargut durch Luft, Fett oder Kontakt übertragen. Diese Verfahren werden angewendet für die Zubereitung von Fleisch, Fisch, Kuchen, Brot und Kartoffeln sowie einiger spezieller Gemüse- und Obstarten. Die Temperatur des Garmediums bzw. Garraums liegt je nach Verfahren zwischen 140 und 275 °C. Im Inneren („Kern") des Lebensmittels treten, bedingt durch das Wärmeleitvermögen und den ständigen Wärmeentzug durch Wasserverdampfung, selten höhere Temperaturen als 95 °C auf. Aufgrund der hohen Temperaturen und der niedrigen Feuchtigkeit laufen in den Außenschichten intensive Trocknungsvorgänge ab. Schon nach kurzer Zeit tritt ein äußerlich erkennbarer Bräunungsvorgang auf, der an der Ausbildung der Kruste beteiligt ist und den typischen Braten- und Röstgeruch sowie den charakteristischen Geschmack bewirkt. Die wichtigsten angewandten *Garmethoden mit trok-

Die Zubereitung von Lebensmitteln

Garverfahren
Temperatur in °C
(Umgebung/Kern)

feuchte Hitze	Merkmale	Beispiele
Kochen (Sieden) (98-100/80-100)	Garen in reichlich Flüssigkeit	Fleisch, Gemüseeintöpfe, Hülsenfrüchte
Dämpfen (98-100/80-100)	Garen in strömendem Wasserdampf im Siebeinsatz	Salzkartoffeln, Blumenkohl
Dünsten (98-100/80-100)	Garen im eigenen Saft ohne Bräunung; geringe Fett-, evtl. wenig Flüssigkeitszugabe	Möhren, Lauch, Kohlgemüse
Schmoren (160-200/ -) (98-100/80-95)	in heißem Fett bei höheren Temperaturen bräunen; bei verminderter Temperatur mit wenig Flüssigkeit fertig garen	Fleisch, Geflügel, gefülltes Gemüse
Garziehen (75-100/75-95)	Garen in Flüssigkeit unterhalb der Siedetemperatur	Fisch, Gemüse, aufgeschlagene Eier
Druckgaren (104-120/110-120)	Garen in Wasserdampf (Druckdämpfen), in wenig Flüssigkeit (Druckdünsten), in reichlich Flüssigkeit (Druckkochen)	für alle Lebensmittel

Abb.
Übersicht der Garmethoden

183

Die Zubereitung von Lebensmitteln (Forts.)

kener Hitze sind: Backen, Braten, Grillen, Kontaktgrillen, Fritieren.

Garen durch Mikrowellen

Beim *Garen durch Mikrowellen* wird die Wärme im Lebensmittel direkt durch Molekülschwingungen erreicht. Dadurch entsteht Wärme, die das Lebensmittel auftaut, erwärmt oder gart. Ein kombinierter Wärmeaustausch kann durch zusätzliche Unter- oder Oberhitze, Umluft und Grill erzeugt werden. Zum Garen im Mikrowellengerät eignet sich Geschirr aus Glas, Porzellan ohne Metalldekor, Keramik und hitzebeständiges Kunststoffgeschirr, jeweils mit Deckel. Folgende *Garverfahren* können angewandt werden: Braten, Kochen, Dünsten, Schmoren (ergänzend: Auftauen, Erwärmen).

Für das Gelingen aller Garmethoden und für nährwertschonende Zubereitung ist prinzipiell der Einsatz *hochwertiger Kochgeschirre* erforderlich. Günstig sind Edelstahlgeschirre mit Wärmeleitboden, damit

Auf das Kochgeschirr kommt es an!

die kritische Ankochphase, insbesondere bei Gemüse, schnell durchlaufen wird. Bei Erreichen der Gartemperaturen von 70–100 °C setzt dann eine Inaktivierung der Oxidasenenzyme ein, so daß Vitamin C (Ascorbinsäure) nicht weiter zerstört wird; darauf folgen thermische Abbau- und Auslaugverluste. Wichtig ist außerdem ein gut schließender Topfdeckel, damit der Luftzutritt zu dem Kochgut eingeschränkt und der Verlust an Feuchtigkeit, Aroma und Farbstoffen begrenzt wird.

Die *ernährungsphysiologische Bewertung der Garverfahren* erfolgt für *Obst* und *Gemüse* durch die quantitative Bestimmung der aufgetretenen *Vitaminverluste,* bei *Fleisch* zusätzlich durch die Bestimmung der *Gewichts-, Nährstoff-* und *Mineralstoffverluste:*

Vitamin C gilt als Indikator für die Erhaltung von Farbe, Konsistenz und Ge-

schmack bei zubereitetem *Gemüse.* Die Verluste im Gargut betragen im Durchschnitt für Vitamin C 45% beim Kochen, 26% beim Dämpfen und 23% beim Dünsten. (Die höheren Verluste beim Kochen sind durch die Auslaugverluste zu erklären. Wird die Garflüssigkeit einbezogen, ist der wärmebedingte Vitaminverlust

Gemüse und Obst verlieren beim Garen v. a. Vitamine

beim Kochen und Dämpfen mit 15–16% gleich hoch.) Die Verluste an *Vitamin B₁* (Thiamin) betragen im Mittel 40% beim Kochen, 21% beim Dämpfen und 14% beim Dünsten im gegarten Gemüse; bei Weiterverwendung des Koch- und Dämpfwassers sind die Verfahren gleichwertig. Der Verlust an *Vitamin B₂* (Riboflavin) liegt beim Kochen von Gemüse im Mittel mit 30% dreimal so hoch wie beim Dämpfen und Dünsten.

Die schwerwiegendste Veränderung bei der *Fleischzubereitung* ist der *Gewichtsverlust.* Er beträgt beim Kochen, Dämpfen und

Fleisch verliert beim Garen v. a. an Gewicht

Dünsten etwa 35% für Rind-, 30% für Kalb-, 40% für Schweine- und 30% für Hühnerfleisch. Genaue Angaben über *Nähr-* und *Mineralstoffverluste* lassen sich für Fleisch nur schwer machen: Gesamteiweiß etwa 2–12%, Fett 2–50%, Mineralstoffe 8–65%. Die Vitamin-B₁-Verluste sind durchschnittlich beim Kochen und Schmoren von Fleisch am höchsten (bei mitverwendeter Garflüssigkeit 16–62%). Die geringeren Verluste beim Braten und Grillen sind damit zu erklären, daß hier meist zartes Fleisch verwendet wird, welches nicht lange der Wärme ausgesetzt wird.

Die Zubereitung von Lebensmitteln

Garverfahren
Temperatur in °C
(Umgebung/Kern)

trockene Hitze	Merkmale	Beispiele

Backen

Teige
(165-225/80-100)

Aufläufe mit rohen Zutaten (200-225/80-100)	Garen unter leichter oder stärkerer Bräunung	Teig, Aufläufe mit rohen oder garen Zutaten

Aufläufe mit
garen Zutaten
(200-250/80-100)

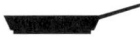

Braten

in der Pfanne (160-200/55-85)	Bräunen und Garen im heißen Fett	
im Bratgeschirr auf dem Herd (160-200/80-95)	Bräunen und Garen mit Fett und evtl. etwas Flüssigkeit	„Kurzbratenfleisch", Fisch, größere Fleischteile,
im Backofen auf dem Rost (160-275/55-95)	Bräunen und Garen in heißer Luft, evtl. etwas Flüssigkeit	ganze Fische
im Backofen im Bratgeschirr (200-275/80-95)	im offenen Bratgeschirr	

Grillen (180-200/55-95)	Rösten oder Garen unter Bräunung durch hohe Strahlungshitze; beim Kontaktgrillen durch direkten Kontakt mit den beiden Heizflächen	zartes Fleisch, Geflügel oder Fisch

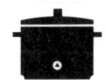

Fritieren (170-180/80-95)	in viel Fett schwimmend ausbacken; Garen und Bräunen	panierte Fleisch- und Fischstücke, Pommes frites

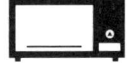

Mikrowellengaren	Garen mit Hilfe von Mikrowellen; Fett und Flüssigkeit können, müssen aber nicht zugegeben werden	ausgesuchte Fleischteile, Geflügel, Fisch, Kartoffeln, Gemüse; für alle Lebensmittel

Abb.
Übersicht der Garmethoden (Forts.)

Die Verpackung von Lebensmitteln

Lebensmittel für die Lagerung und den Transport mit einer schützenden Schicht, d. h. einer *Verpackung,* zu umgeben und damit vor ungewollten äußeren Einflüssen zu schützen, ist eine seit Jahrhunderten geübte Praxis. Es darf aber nicht übersehen werden, daß sich dabei manchmal der angestrebte Zweck in das Gegenteil verkehrte. Früher wurden Lebensmittel oft in Zeitungspapier eingeschlagen, mit der Folge, daß die bleihaltige Druckerschwärze die Oberfläche der Produkte verunreinigte. Mit Bakterien behaftete Packmaterialien können einwandfrei saubere Lebensmittel manchmal mehr verunreinigen als schützen.

Viele Lebensmittel werden uns von der Natur bereits in einer „natürlichen Verpackung" geliefert (z. B. Eier, einige Früchte und Samen wie Bananen und Nüsse). Hier dient eine Verpackung lediglich als *Transportbehältnis.*

Hygienische und physikalische Schutzfunktionen der Verpackung

Bei der heutigen, *modernen Verpackungstechnologie* stehen für Lebensmittel sowohl *hygienische* (d. h. mikrobiologische) als auch *physikalische Schutzfunktionen* im Vordergrund. Dabei gilt es zum einen, das Füllgut vor einer nachträglichen bakteriellen Besiedlung zu bewahren, zum anderen lassen sich zusätzlich durch die Verpackung diejenigen Faktoren, die zum nicht bakteriell bedingten Verderb führen (z. B. Licht, Sauerstoff, Schmutz und Feuchtigkeit, fremde Geruchs- und Geschmacksstoffe, Insektenbefall und dgl.), weitgehend ausschließen.

Eine produktgerechte Verpackung ist daher heute in der Lage, vielfältige Funktionen zu erfüllen, die nicht zuletzt dazu beitragen, sowohl das Aussehen der Ware als auch bestimmte Lebensmittelinhaltsstoffe, letztlich also die Qualität, zu erhalten. Der durch die Verpackung bedingte unmittelbare *Berührungsschutz* in Verbindung mit einer häufig *verbesserten Lager-*

fähigkeit der Erzeugnisse waren eine wichtige Voraussetzung für die Einrichtung von Selbstbedienungsläden und Supermärkten in ihrer heutigen Form.

Vor- und Nachteile der verschiedenen Packmaterialien

Das gegenwärtige Angebot an *Packmaterial* umfaßt sowohl das altbekannte Papier bzw. die Pappe in vielfältiger Ausführung als auch Metall- und Kunststofffolien, Schaumstoff- und Kunststoffumhüllungen und nicht zuletzt Glas, keramische Stoffe und Holz. Beim Einsatz in der Lebensmittelindustrie macht man sich die unterschiedlichen physikalischen Eigenschaften dieser Stoffe zunutze. So sind z. B. die Wasserdampf- und Sauerstoffdurchlässigkeit oder auch die mechanische Widerstandsfähigkeit und Siegelfähigkeit von der Art des Kunststoffs (z. B. Polyurethan, Polyäthylen, Zellglas) abhängig. Einige *Kunststofffolien* wurden in der Vergangenheit wegen der Abgabe bestimmter Feuchthaltemittel bzw. Weichmacher an die damit verpackten Lebensmittel beanstandet. Diese Stoffe (z. B. Laurylsulfat, Diäthylenglykol) dürfen nach der am 20. 5. 1987 in Kraft getretenen *Zellglas-Bedarfsgegenstände-Verordnung,* wenn überhaupt, nur noch spurenweise in der Folie vorhanden sein. Gleichfalls ist durch gesetzliche Regelungen, nämlich die *Fleischhygiene-Verordnung* vom 21. 1. 1982 und die Ausführungsverordnung vom 15. 5. 1931 zum *Milchgesetz* vom 31. 7. 1930 (mit späteren Änderun-

Von Packstoffen dürfen keine mikrobiellen Kontaminationen ausgehen

gen), sichergestellt, daß Packstoffe nicht Ursache mikrobieller Verunreinigungen sind. Dies gilt insbesondere für Mehrwegbehältnisse zur Aufnahme von Fleisch und Fleischerzeugnissen. Ultrahocherhitzte Milch darf nur in vorher sterilisierte Gefäße abgefüllt werden.

Die Verpackung von Lebensmitteln (Forts.)

Vakuumverpackung und Schutzbegasung

Beim Verpacken von Lebensmitteln unter Anwendung der *Vakuumtechnik* oder beim Befüllen von Kunststoffbeuteln mit *Schutzgasen* muß man sich über die Lebens-, Wachstums- und Vermehrungsbedingungen der einzelnen gesundheitsgefährdenden Mikroorganismen im klaren sein. Bestimmte Bakterienarten (Aerobier) und Hefen benötigen zu ihrem Wachstum reichlich Sauerstoff. Wird ihnen dieser durch *Evakuation* (Luftleermachen) der Packung entzogen, so sind die so verpackten Lebensmittel bei entsprechender Kühlung wesentlich länger haltbar als unter offenen Lagerbedingungen. Auf diese Weise ist es möglich, selbst große Fleischstücke z. B. vom Rind, Schaf, Wild mehrere Wochen lang ohne nennenswerte Qualitätseinbußen auf dem Schiffsweg zu transportieren.

Andere Mikroorganismen dagegen, darunter der gefährliche Erreger des Botulismus, wachsen am besten unter Sauerstoffmangel (sog. Anaerobier). Hier wäre eine Evakuation ohne vorherige Erhitzung des betreffenden Lebensmittels unwirksam. Auch das Begasen von mit Lebensmitteln gefüllten Plastikbehältern oder -tüten mit Stickstoff oder Kohlendioxid kann das Wachstum bestimmter Mikroorganismen unterdrücken oder zumindest hemmen.

Die Vorzüge, die sich aus einer *Vakuumverpackung* mit oder ohne Verwendung von Schutzgasen ergeben, dürfen aber nicht überschätzt werden und zu einer Vernachlässigung der hygienischen Sorgfaltspflicht verleiten. Die eingeschlossenen Mikroorganismen, z. B. auch die Salmonellen, werden bei dieser Behandlung nicht abgetötet und können sich daher bei einer nicht ausreichend durchgeführten Begasung oder nach dem Entweichen von Gasanteilen aus den Verpackungsmaterialien wieder vermehren. Es empfiehlt sich daher, vakuumverpackte Lebensmittel in jedem Fall bei *Kühlschranktemperaturen*

unter *5 °C* zu lagern und sorgfältig auf Veränderungen des Aussehens zu achten. Bei vakuumverpackten Fleischwaren (z. B. Schinken, Wurst) kommt es durch Sauerstoffeintritt (sog. *Luftzieher*) schon frühzeitig zu farblichen Abweichungen (sog. *Grauwerden*).

Aluminiumfolie als Verpackungsmaterial

Aluminiumfolie ist als Verpackungsmaterial zum Frischhalten von Lebensmitteln gut geeignet, da sie schädliche Licht- und Lufteinflüsse ausschaltet. Unangenehme Reaktionen können jedoch dann auftreten, wenn säuerliche Speisen in Metallbehältern, z. B. aus Edelstahl, mit diesem Material abgedeckt werden. Hier kann es durch Bildung galvanischer Elemente zum Auflösen der Aluminiumfolie und einem damit verbundenen unangenehmen, metallischen Geschmack der Speisen kommen.

Pflanzliche und tierische Gifte in Lebensmitteln

Einige Pflanzen und Tiere, die der menschlichen Ernährung dienen, enthalten neben den essentiellen Nährstoffen natürlicherweise zahlreiche andere, z. T. gesundheitsschädliche oder giftige Stoffe, die vor dem Verzehr durch Be- und Verarbeitungsverfahren oft ganz oder teilweise beseitigt oder inaktiviert werden müssen.

Alkaloide und Glykoside

Zu den wirksamsten Stoffen dieser Art zählen die *Alkaloide,* basische Stickstoffverbindungen, die meist bereits in geringer Menge eine spezifische Wirkung auf das Nervensystem entfalten: Das Steroidalkaloid *Solanin* wird in grünen, unreifen Teilen von Nachtschattengewächsen (Kartoffeln, Tomaten, Auberginen) gebildet. Bei Kartoffeln enthalten die oberirdischen Pflanzenteile viel, die Knollen wenig Solanin (mit Ausnahme vergrünter Knollen und der Keime, die jedoch vor dem Verzehr entfernt werden). *Solaninvergiftungen* treten bei Solaninkonzentrationen von mehr als 0,04 % auf. Sie verursachen Übelkeit, Kopfschmerzen, Brechdurchfall und schließlich Bewußtlosigkeit, Krämpfe sowie Atemlähmung; die tödliche Dosis für Erwachsene liegt bei über 400 mg.

Capsaicin kommt als scharf schmeckendes Alkaloid in Paprika und v. a. in Cayennepfeffer (bis zu 1 %) vor. Hohe Dosen (1 mg/kg) erzeugen Schleimhautschäden im Magen-Darm-Trakt und können u. U. die Nährstoffresorption beeinträchtigen.

Saponine sind stickstofffreie *Glykoside* (Verbindungen mit Kohlenhydraten), die in Nahrungspflanzen wie Spinat, Hülsenfrüchte, Spargel, Rote Bete und Zuckerrüben vorkommen, aber schlecht resorbiert werden. Sie schädigen die Membran der roten Blutkörperchen, so daß Blutfarbstoff austritt; diese Hämolyseaktivität wird durch Erhitzen z. T. zerstört.

Glycyrrhicin, ein saponinartiges Glykosid in Lakritze, kann bei Aufnahme in großen Mengen zu Bluthochdruck, Hemmung der Kochsalz- und Wasserausscheidung sowie erniedrigtem Blutkaliumspiegel führen.

Blausäure

Blausäurehaltige Glykoside finden sich in vielen Samen von Stein- und Kernobst (u. a. bittere Mandeln, Aprikosen, Pfirsiche, Pflaumen, Kirschen, Äpfel, Birnen) u. a. in Form des *Amygdalins* sowie in Mondbohnen, Leinsamen und Maniokknollen u. a. als *Phaseolunatin.* Die *Blausäure* wird im Verdauungstrakt durch bakterielle Enzyme bzw. durch pflanzeneigene Enzyme (nach mechanischer Zerstörung des Pflanzengewebes oder mehrstündigem Einweichen in Wasser) freigesetzt; sie wird jedoch durch die Bildung von Thiocyanat rasch entgiftet. *Blausäurevergiftungen* treten nur bei Aufnahme großer Mengen entsprechender Nahrungsmittel auf. 5–10 bittere Mandeln können bei Kindern tödlich sein, ca. 60 Stück bei Erwachsenen. Die giftige Wirkung der Blausäure beruht auf einer Blockierung der Zellatmung und „Erstickung" auf zellulärer Ebene. Regelmäßiger Verzehr der genannten Pflanzen kann zu chronischen neurologischen Störungen führen (vgl. Abb. 1).

Giftstoffe in Hülsenfrüchten

Platt- und *Kichererbsen* enthalten Giftstoffe (β-Aminopropionitril u. a.), die bei einseitigem, längerem Verzehr zu Lähmungen, Krämpfen und Bewegungsstörungen oder auch zu Störungen im Knochen- und Bindegewebsaufbau führen können. Die toxischen Inhaltsstoffe werden zum größten Teil durch Erhitzen zerstört.

Zahlreiche Gemüsepflanzen, v. a. *Hülsenfrüchtler* (Gartenbohne, Sojabohne und Saubohne), enthalten *Proteaseinhibitoren.* Diese bilden v. a. mit den Bauchspeicheldrüsenenzymen Trypsin und Chymotrypsin inaktive Komplexe und hemmen deren eiweißspaltende Wirkung. Die Aktivität der meisten Proteaseinhibitoren kann bei ausreichender Erhitzung (5–15 Minuten) oder beim Keimen (enzymatisch) weitgehend gemindert werden.

Pflanzliche und tierische Gifte in Lebensmitteln

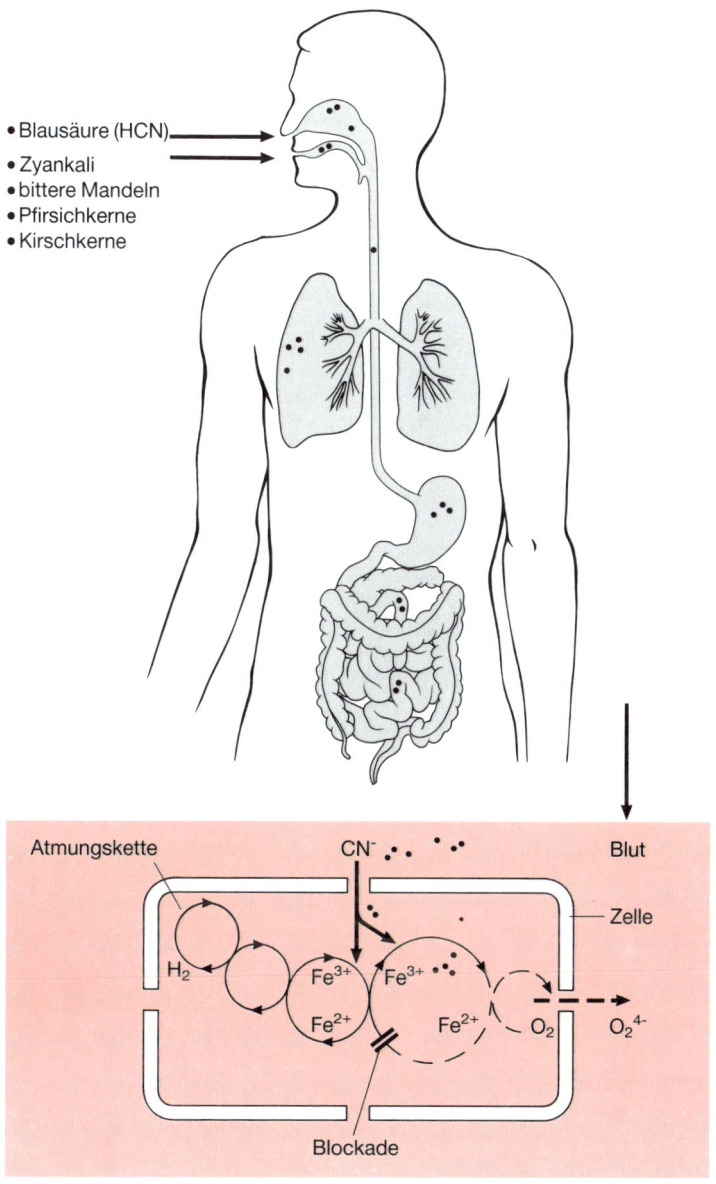

- Blausäure (HCN)
- Zyankali
- bittere Mandeln
- Pfirsichkerne
- Kirschkerne

Atmungskette

CN^-

Blut

Zelle

H_2

Fe^{3+} Fe^{3+}

Fe^{2+} Fe^{2+} O_2 O_2^{4-}

Blockade

Abb. 1
Die Giftwirkung der Blausäure im Organismus

Pflanzliche und tierische Gifte in Lebensmitteln (Forts.)

Viele *Hülsenfrüchtlersamen,* v. a. von Gartenbohne, Feuerbohne und Sojabohne, enthalten *Phytohämagglutinine (Lektine).* Diese giftigen Eiweißkörper bewirken beim Menschen z. T. blutgruppenspezifisch eine Erythrozytenagglutination (Zusammenballung der roten Blutkörperchen). Schon der Verzehr von fünf bis sechs *rohen grünen Bohnen,* die *Phasin* enthalten, kann innerhalb weniger Stunden zu akuten, u. U. tödlich ausgehenden Vergiftungen führen. Die hitzelabilen Lektine werden durch 15minütiges Kochen weitgehend inaktiviert.

Der Verzehr roher *Saubohnen* (Vicia faba) kann bei Personen mit einem erblichen Mangel an Glucose-6-phosphat-Dehydrogenase (verbreitet bei Mittelmeervölkern, Asiaten und Negern), deren Reserven an für den Erythrozytenstoffwechsel erforderlichem, reduziertem *Glutathion* vermindert sind, *Fabismus (Favismus)* hervorrufen. Aus den Glykosiden *Vicin* und *Convicin* der Saubohne werden im Verdauungstrakt Pyrimidinderivate freigesetzt, die das vorhandene Glutathion oxidieren. Es treten hämolytische Anämie, Hämoglobinurie und Leberschwellungen auf, ebenso Übelkeit, Erbrechen, Durchfall und Fieber; in schweren Fällen kommt es zum Tod durch Versagen der Harnausscheidung. Die Giftigkeit der Glykoside wird durch längeres Kochen reduziert.

Hülsenfrüchtler (Leguminosen) enthalten das unverdauliche Oligosaccharid *Stachyose,* das in tieferen Darmabschnitten bakteriell vergoren werden und zu Flatulenz führen kann.

Andere pflanzliche Giftstoffe

Buchweizen enthält einen fluoreszierenden Stoff, der durch Erhitzen zerstört wird, in rohem Zustand jedoch durch Empfindlichkeitssteigerung gegen Sonnenlicht zu Hautschäden führt *(Fagopyrismus).*

Viele Nahrungspflanzen enthalten *goitrogene (kropferzeugende) Substanzen,* die bei längerdauerndem, einseitigem Verzehr und knapper Jodzufuhr Kropfbildung begünstigen. Am weitesten verbreitet sind die *Goitrogene der Kreuzblütler* (Kohlarten, Raps, Senf, Rettich). Meist handelt es sich um *Thioglykoside,* aus denen *Thiocyanate* abgespalten werden, die eine Anreicherung von Jod im Schilddrüsenepithel und dessen Einbau in Schilddrüsenhormone verhindern. (Die Kropfbildung bei gestörter Hormonsynthese ist eine kompensatorische Hypertrophie des Organs.)

Oxalsäure findet sich in hohen Konzentrationen in Spinat, Roten Beten, Mangold, Rhabarber, Sauerampfer und Stachelbeeren, z. T. als freie Säure oder leichtlösliches Salz, z. T. als schwerlösliches *Calciumoxalat.* Große Mengen freier Oxalsäure in der Nahrung können den Blutspiegel an Calciumionen senken, wodurch die Blutgerinnung gestört wird. Im Stoffwechsel natürlicherweise gebildete und die aus der Nahrung aufgenommene Oxalsäure werden im Harn ausgeschieden. Hohe Oxalsäurekonzentrationen erhöhen aber das Harnsteinrisiko.

Phytinsäure (mit Phosphorsäure mehrfach verestertes Inosit) ist eine wichtige Phosphatquelle des Pflanzenkeimlings und daher in hoher Konzentration in *Getreide* und *Hülsenfrüchten* enthalten. Die Phosphorsäurereste binden Calcium, Magnesium, Eisen und Zink und vermindern deren Verfügbarkeit für den menschlichen Organismus. Ein hoher Phytatanteil in der Nahrung beeinträchtigt daher eine optimale Mineralstoffversorgung.

Baumwollsamen enthalten phenolische *Gossypolpigmente.* Während Baumwollsaatöl gossypolfrei ist, sind für die als Kraftfutter verwendeten Rückstände der Ölgewinnung Mengenbegrenzungen an *Gossypol* oder Entgiftungsmaßnahmen erforderlich. *Gossypolvergiftungen* traten in Hungerzeiten durch Verzehr von Baumwollsamen und primitiv gewonnenem Baumwollsaatöl auf; sie führten zu Störungen des Elektrolyt- und Wärmehaushaltes und zur Sterilität bei Männern.

Die meist lokale Reizwirkung *ätherischer Öle,* die in zahllosen Pflanzen enthalten

190

Pflanzliche und tierische Gifte in Lebensmitteln

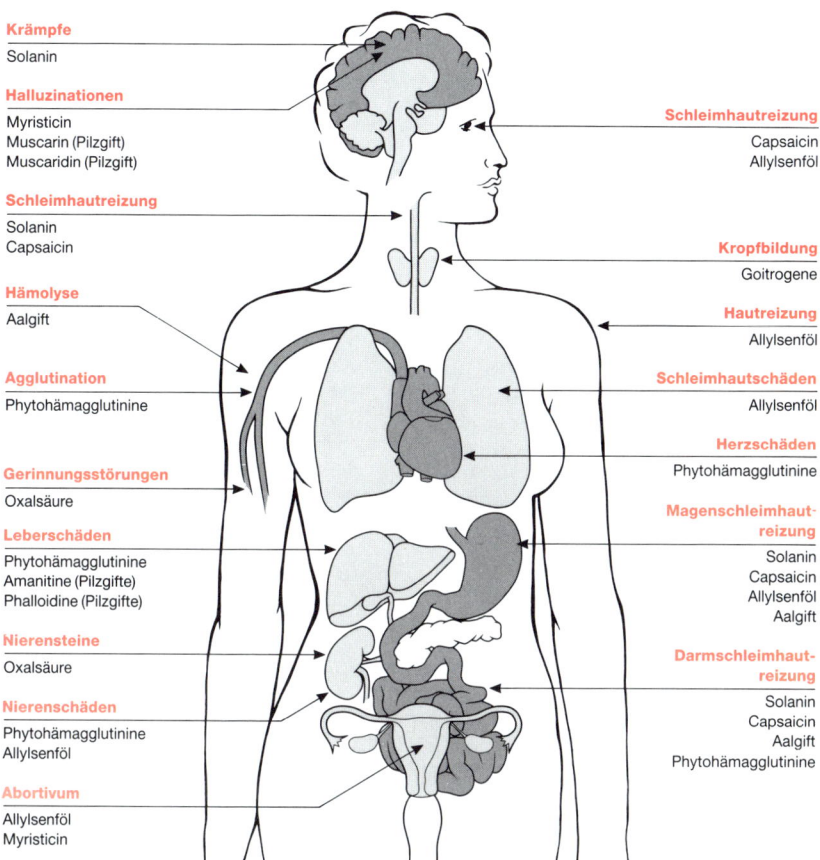

Krämpfe
Solanin

Halluzinationen
Myristicin
Muscarin (Pilzgift)
Muscaridin (Pilzgift)

Schleimhautreizung
Solanin
Capsaicin

Hämolyse
Aalgift

Agglutination
Phytohämagglutinine

Gerinnungsstörungen
Oxalsäure

Leberschäden
Phytohämagglutinine
Amanitine (Pilzgifte)
Phalloidine (Pilzgifte)

Nierensteine
Oxalsäure

Nierenschäden
Phytohämagglutinine
Allylsenföl

Abortivum
Allylsenföl
Myristicin

Schleimhautreizung
Capsaicin
Allylsenföl

Kropfbildung
Goitrogene

Hautreizung
Allylsenföl

Schleimhautschäden
Allylsenföl

Herzschäden
Phytohämagglutinine

**Magenschleimhaut-
reizung**
Solanin
Capsaicin
Allylsenföl
Aalgift

**Darmschleimhaut-
reizung**
Solanin
Capsaicin
Aalgift
Phytohämagglutinine

Abb. 2
Die Giftwirkung verschiedener pflanzlicher und tierischer
Stoffwechselprodukte auf den menschlichen Organismus (Auswahl)

Pflanzliche und tierische Gifte in Lebensmitteln (Forts.)

sind (Gewürze), kann bei hoher Konzentration hämorrhagische Gastroenteritis (zu Blutungen neigende Magen-Darm-Entzündungen) mit Übelkeit und Erbrechen hervorrufen (z. B. *Allylsenföl* in Senf, Meerrettich, Rettich, Knoblauch, Zwie-

Ätherische Öle in hoher Konzentration sind nicht harmlos

beln). Ätherische Öle können die Blut-Hirn-Schranke passieren und Erregung, Atemlähmung, Krämpfe oder Koma (Bewußtlosigkeit) hervorrufen. Toxische Dosen werden zumeist unverändert im Urin ausgeschieden, führen allerdings auf dem Weg dahin über eine Reizwirkung zu Parenchym- und Gefäßschädigungen mit Blutungen im Bereich der Nieren und der Harnwege.
Wacholderöl in Schnäpsen verstärkt die schädliche Wirkung des Äthylalkohols.
Wermutöl führt bei chronischem Absinthlikörkonsum zu zerebralen Störungen. (Die Herstellung von Absinthlikör ist deshalb in der Bundesrepublik Deutschland verboten.)
Der chemisch dem Mescalin und den Amphetaminen ähnliche Muskatnußwirkstoff *Myristicin* kann u. a. Schweißausbrüche, Harndrang, Kopfschmerzen, Halluzinationen, Übelkeit, Erbrechen, Erregung oder Beklemmungsgefühle auslösen. Bei Kindern kann der Verzehr von einer *Muskatnuß* bereits zum Tode führen.
Cumarin, das u. a. in *Waldmeister* vorkommt, führt bei verschiedenen Tierarten zu Leberschäden und zur Hemmung der Blutgerinnung (Cumarinderivate werden als Rattengift eingesetzt). Obwohl Cumarin für den Menschen eine geringere Toxizität hat, unterliegt die Verwendung cumarinhaltiger Pflanzen(teile) in Waldmeisterbowle und Trinkbranntweinen gesetzlichen Beschränkungen.

Pilzgifte

Todesfälle durch *Giftpilze* kommen meist durch Verwechslungen mit eßbaren, un-

giftigen Pilzen vor. Unterschieden werden weniger starke *Gifte mit lokaler Reizwirkung* auf den Magen-Darm-Trakt (Satanspilz u. a.), stärkere *Nervengifte* (Fliegen- und Pantherpilz) und die lebensgefährlichen *Zellgifte* der Knollenblätterpilze. Giftstoffe in eßbaren Frühjahrslorcheln, deren Symptome weitgehend denen bei Knollenblätterpilzvergiftungen entsprechen (Übelkeit, Erbrechen, wäßrige Durchfälle), können durch zweimaliges Abkochen und Wegschütten des Kochwassers oder Trocknen und mehrmonatiges Lagern entfernt werden.

Giftstoffe in Speisefischen

In den Fortpflanzungsorganen und in der Leber von *Kugelfischen* (geschätzte Speisefische in den Pazifikküstenländern) sind hohe Konzentrationen des Giftstoffs *Tetrodotoxin* enthalten. Die vollständige Entfernung der toxischen Gewebe muß ohne Verunreinigung der zum Verzehr bestimmten Anteile vorgenommen werden, da Tetrodotoxin sehr hitzestabil ist (10minütiges Kochen unter Druck bei 117 °C zerstört das Gift nicht vollständig) und Kugelfische zudem meist roh zubereitet werden. Nach etwa 15 Minuten eintretende Vergiftungssymptome sind v. a. eine Blockierung der nervösen Erregungsleitung mit Sensibilitätsstörungen im Bereich der Lippen und der Zunge, mit Erbrechen, Hypothermie (Untertemperatur) und Kreislaufkollaps, motorischer und Atemlähmung sowie starker Blutdrucksenkung. Die tödliche Dosis für den Menschen liegt unter 1 mg.
In den Keimdrüsen verschiedener *anderer Fischarten* (Barbe u. a.) bilden sich während der Laichzeit thermostabile Toxine ähnlicher Art; weiterhin finden sich im Blutserum bzw. in der Leber von *Aalen* thermolabile *Fischtoxine* (Abb. 2).

Mikrobielle Gifte in Lebensmitteln

Zu den *mikrobiellen Giften* zählt man einerseits die giftigen Stoffwechselprodukte (Mykotoxine) der niederen Pilze (im Gegensatz zu den Mykotoxinen der höheren Pilze; s. hierzu das Kapitel „Pflanzliche und tierische Gifte in Lebensmitteln", S. 188 ff.), andererseits die giftigen Stoffwechselprodukte der Bakterien (Bakterientoxine).

Mykotoxine niederer Pilze

Unter den *Mykotoxinen der niederen Pilze* sind besonders die *Schimmelpilzgifte* von Bedeutung, die während des Pilzwachstums auf Lebensmitteln *(Schimmelbildung)* entstehen. Je nach Beschaffenheit des Lebensmittels kann das Pilzgeflecht über die eigentliche Schimmelstelle hinaus, ohne daß man das erkennt, in das Lebensmittel hineinwachsen. Mykotoxine können auf diese Weise in das Produkt hineinwandern. Bei Brot oder Äpfeln ist diese Gefahr relativ gering; hier können neugebildete, begrenzte Schimmelstellen großzügig ausgeschnitten werden. Obstarten mit weicher Gewebsstruktur hingegen,

Wie gefährlich sind verschimmelte Lebensmittel?

ferner flüssige und halbflüssige Nahrungsmittel, in denen sich die Toxine leicht verteilen können, sowie großflächig befallene Nahrungsmittel sollte man sicherheitshalber wegwerfen. Schimmel auf Marmelade kann weiträumig abgehoben werden.
Getreidekörner (v. a. von Roggen) können vom *Mutterkornpilz* befallen werden, der die giftigen Mutterkornalkaloide bildet. Vergiftungen durch Mutterkornpilz *(Ergotismus)* führen akut zu Übelkeit, Kopfschmerzen, Krämpfen und Parästhesien (Kribbeln), chronische Formen außerdem zu zentralnervalen Störungen.
Hochgiftige *Aflatoxine* werden von Aspergillus flavus und Aspergillus parasiticus gebildet, die v. a. ölhaltige Samen, Nüsse und Getreide(produkte), seltener Fleisch und Milchprodukte befallen; Wachstum und Toxinbildung erfolgen hier optimal bei Temperaturen um 25–40 °C, bei hoher Feuchtigkeit und bei einem pH-Wert von 2,5–6. Aflatoxine werden erst bei Temperaturen von 100–120 °C inaktiviert. Unterschieden werden Aflatoxin B_1, B_2, G_1 und G_2. Mit dem Futter aufgenommene B_1 und/oder B_2 kann im Säugetierkörper zu M_1 und/oder M_2 umgewandelt werden und in tierische Produkte (Milch, Fleisch, Eier) übergehen. Akute Vergiftungen durch Aflatoxine wurden bei Tieren durch verschimmeltes Futter ausgelöst, beim Menschen sind sie wegen der dazu nötigen großen Aufnahmemenge verschim-

Vorsicht vor Aflatoxinen!

melter Lebensmittel unwahrscheinlich. Die chronische Toxizität von Aflatoxin kann zu Leberschäden und Krebs führen. Aflatoxin B_1 ist einer der stärksten bisher bekannten krebserzeugenden Stoffe.
Die *Aflatoxin-Verordnung* begrenzt für Erd-, Hasel-, Wal- und Paranüsse, Pistazien, Mandeln, Aprikosen- und Pfirsichkerne, Kokosraspeln, Mohn, Sesam, Getreide und daraus hergestellte Produkte den Aflatoxingehalt insgesamt auf 10 µg/kg, den Gehalt an Aflatoxin B_1 auf 5 µg/kg. Ein Änderungsentwurf sieht Höchstmengen an Aflatoxin M_1 in Anlieferungsmilch von 50 ng/kg bzw. für Milch als diätetisches Lebensmittel sowie für Säuglings- und Kleinkindernahrung von 10 ng/kg (= 0,01 µg) vor. Einzelfuttermittel mit mehr als 200 µg Aflatoxin B_1 pro kg Trockensubstanz sind nach der Futtermittel-Verordnung nicht verkehrsfähig. Die wichtigste Schimmelpilzgattung neben *Aspergillus* ist *Penicillium* mit über 200 Arten, deren Vertreter zum Teil Giftstoffe bilden, während andere, nichttoxinbildende Arten in der Lebensmitteltechnologie (Rohwurst-, Camembert-, Blau- und Grünschimmelkäse-Herstellung) bzw. in der Medizin (als Antibiotikabildner) genutzt werden:
Ochratoxin wird von Aspergillus ochraceus und Penicillium viridicatum v. a. auf

Mikrobielle Gifte in Lebensmitteln (Forts.)

Getreide, Ölsamen und Nüssen gebildet. Es ist leber- und nierenschädigend und führte im Tierversuch zu Mißbildungen. Ochratoxin A kann über Futtermittel in tierische Lebensmittel übergehen.

Patulin ist ein kanzerogenes und neurotoxisches (als Nervengift wirkendes) Mykotoxin verschiedener Aspergillus- und Penicilliumarten und von Byssochlamys nivea, das v. a. in Früchten und Fruchtsäften vorkommt (Äpfel, Apfelsaft). Es wird erst durch Kochen zerstört. Der Patulingehalt in Fruchtsäften ist auf maximal 50 µg/kg begrenzt.

Zearalenon ist ein *Fusariumtoxin* mit einer dem weiblichen Geschlechtshormon Östrogen entsprechenden Wirkung bei Säugetieren. Fusariumarten bilden auch *Trichothecene* (T-2-Toxin), die zu Magen-Darm-Beschwerden, zu DNS- und Proteinsynthesehemmung und zum Tod führen können. Sie sind Auslöser der *alimentären toxischen Aleukie,* einer Blutkrankheit mit Verarmung an bestimmten weißen Blutkörperchen (Abb. 1).

Bakterien als Lebensmittelverderber

Bakterielle Gesundheitsrisiken in der Ernährung gehen von vermehrungsfähigen Infektionserregern in Lebensmitteln *(Lebensmittelinfektion)* aus oder von Toxinen, die manche Bakterienarten beim Wachstum im Lebensmittel bilden, ohne daß die entsprechenden Mikroorganismen lebend mit der Nahrung aufgenommen werden müssen *(Lebensmittelintoxikation).* Andere Bakterienarten werden durch Lebensmittel übertragen und siedeln sich im Magen-Darm-Trakt an, wo sie sich weitervermehren und krankmachende Toxine bilden. Die Grenze zwischen Lebensmittelinfektion und -intoxikation ist nicht immer eindeutig; beide gehen mit Erbrechen, Durchfall und Unterleibskrämpfen einher (Abb. 2).

Eine klassische Lebensmittelinfektion ist die durch *Salmonellen* hervorgerufene *Salmonellose.* Lebensmittel können bei ihrer Gewinnung und Verarbeitung durch Kontakt mit anderen Lebensmitteln, Gegenständen oder Personen mit Salmonellen verunreinigt werden. Fleisch(erzeugnisse) und Fleischgerichte stehen an der Spitze u. U. von Salmonellen befallener Lebensmittel, gefolgt von Geflügel, Eiprodukten, Milcherzeugnissen (z. B. Eiscreme), Feinkostsalaten, Saucen, Fischerzeugnissen und Muscheln. Krankheitssymptome einer Salmonellose sind Kopf-

Salmonelleninfektionen sind hochansteckend

schmerzen, Unwohlsein, Erbrechen, Bauchschmerzen, Fieber und Durchfälle. Die Inkubationszeit beträgt 6–48 Stunden. Mit Beginn des Durchfalls kann der „Ausscheider" seine Umgebung mit Erregern infizieren. – Salmonellenhaltige Lebensmittel sind nach ausreichender Erhitzung auf 100 °C ohne gesundheitliche Bedenken verzehrbar. Tiefgefrieren vermindert die Lebensfähigkeit der Salmonellen nicht!

Andere *infektiöse Dünndarmentzündungen (Enteritiden)* werden v. a. durch pathogene *Escherichia-coli-Stämme* ausgelöst. *Escherichia coli* ist ein allgemein verbreitetes, darmbewohnendes Bakterium beim Menschen und vielen Tierarten und dient als Indikatororganismus für Fäkalverunreinigungen in Lebensmitteln und in Wasser. Infektiöse Erreger rufen eine ruhrähnliche Durchfallerkrankung hervor.

Campylobacter jejuni gehört zu den häufigsten bakteriellen Erregern von Durchfallerkrankungen, die als Dünndarmentzündung oder ruhrartige Infektion verlaufen. Überträger sind meist Lebensmittel tierischer Herkunft, u. a. Rohmilch.

In Käse wurden aufgrund von Hygienemängeln gelegentlich *Listerien* gefunden, die u. a. in Silage, Wasser und im Erdboden vorkommen. Die *Listerieninfektion* äußert sich als fieberhafte Erkrankung, u. U. mit Entzündungen verschiedener Organe. Bei Kindern kann sie zu Hirnhautentzündung führen. Andere Risikogruppen sind Schwangere und das ungeborene Kind.

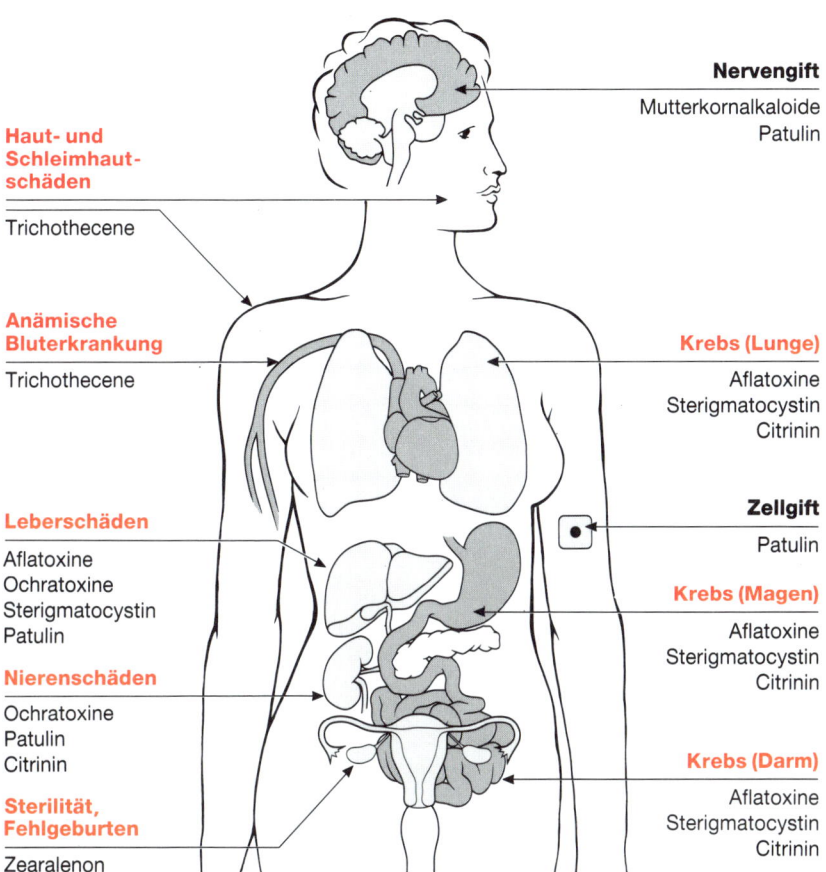

Nervengift
Mutterkornalkaloide
Patulin

**Haut- und
Schleimhaut-
schäden**

Trichothecene

**Anämische
Bluterkrankung**

Trichothecene

Krebs (Lunge)
Aflatoxine
Sterigmatocystin
Citrinin

Leberschäden

Aflatoxine
Ochratoxine
Sterigmatocystin
Patulin

Zellgift
Patulin

Krebs (Magen)
Aflatoxine
Sterigmatocystin
Citrinin

Nierenschäden

Ochratoxine
Patulin
Citrinin

**Sterilität,
Fehlgeburten**

Zearalenon

Krebs (Darm)
Aflatoxine
Sterigmatocystin
Citrinin

Abb. 1
Die wichtigsten Mykotoxine und ihre Wirkungen auf den Organismus

Mikrobielle Gifte in Lebensmitteln (Forts.)

Bei der Entstehung von Lebensmittelintoxikationen spielen tierische Lebensmittel eine große Rolle, v. a. Fleischerzeugnisse und -gerichte. Im Vordergrund stehen Intoxikationen mit Enterotoxinen von *Staphylococcus aureus,* die nach kurzer Latenzzeit (2–6 Stunden nach dem Verzehr) Übelkeit, schwere Brechdurchfälle und Krämpfe hervorrufen und zu Kreislaufkollaps führen können. *Staphylokokken* werden grundsätzlich bei mangelnder Hygiene durch den Menschen über offene Wunden und bei Erkältungen aus dem Rachen- und Nasenraum auf Lebensmittel übertragen. Die Erreger als solche werden beim Kochen abgetötet, die von ihnen in das Lebensmittel abgegebenen Exotoxine sind dagegen hitzebeständig.

Die gefährlichste, glücklicherweise selten auftretende Lebensmittelvergiftung wird durch Exotoxine von *Clostridium botulinum* hervorgerufen. Die *Botulismus* genannte Vergiftung führt nach längerer Latenzzeit (8–12 Stunden nach Nahrungsaufnahme) zu Übelkeit, Kopfschmerzen, Seh-, Schluck- und Sprachstörungen, Beeinträchtigung der Willkürmotorik, Läh-

Botulismus ist lebensgefährlich

mungen von Blase, Darm oder sekretorischen Verdauungsdrüsen und durch Atemlähmung oder Herzstillstand schließlich zum Tod.
Sechs *Typen von Botulinustoxinen* sind bekannt, deren letale Dosis für den Menschen zwischen 0,1–1 µg liegt. Besonders in eiweißreichen, hausgemachten Lebensmittelkonserven (Hülsenfrüchte, Gemüse, Fleisch) kann es unter Sauerstoffabschluß zur Vermehrung von Clostridium botulinum kommen (unter pH 5,4 ist keine Vermehrung möglich); industrielle Konserven sind wegen strenger Sterilisationsbestimmungen nur selten betroffen. Der Inhalt aufgegangener Weckgläser sollte nur nach gründlichem Durchkochen verzehrt werden. Alle Toxintypen von Clostridium botulinum sind hitzelabil und werden bei einer Hitzebehandlung von 30 Minuten

bei 80 °C oder 5 Minuten bei 100 °C zerstört. Der Inhalt durch Gasbildung aufgetriebener („bombierter") Konservendosen ist, auch wenn er vom Geruch oder Geschmack her unverändert erscheint, immer genußuntauglich!
Clostridium perfringens benötigt zur Vermehrung ebenfalls ein nahezu luftfreies Milieu; nur hohe Keimzahlen lösen eine Erkrankung mit Durchfällen, Übelkeit und Erbrechen aus.

Muschel- und Austerngifte

In *Muscheln* und *Austern* können sich unter bestimmten Bedingungen Durchfall, manchmal sogar Lähmungen (u. U. Atemlähmung) erzeugende Giftstoffe anreichern (z. B. *Saxitoxin*), die von als Nahrung aufgenommenen einzelligen Kleinstlebewesen des Planktons (Dinoflagellaten) gebildet werden. Kochen und andere Zubereitungsformen zerstören die „Muschelgifte" nicht sicher. Vorbeugende Maßnahmen sind eine Überwachung der Fanggebiete und stichprobenartige Untersuchung der Fänge.
Die Häufigkeit mikrobieller Lebensmittelschädigungen (in der BR Deutschland jährlich 40000 bis 50000 Erkrankungs- und etwa 50 Todesfälle durch Lebensmittelinfektionen und -intoxikationen) verdeutlicht eine weitverbreitete Unkenntnis bzw. Fehlbeurteilung lebensmittelhygienisch-mikrobiologischer Risiken beim Verbraucher. Die Mehrzahl der Lebens-

Die meisten mikrobiellen Lebensmittelvergiftungen entstehen durch mangelnde Hygiene

mittelinfektionen und -intoxikationen in Großverpflegungseinrichtungen und im Haushalt wird durch Nichtbeachtung erforderlicher Hygienemaßnahmen und fehlerhafte thermische Behandlung verursacht (unzureichende Kühlung oder Erhitzung, zu lange Warmhalteperioden im Risikobereich unter 65 °C).

Mikrobielle Gifte in Lebensmitteln

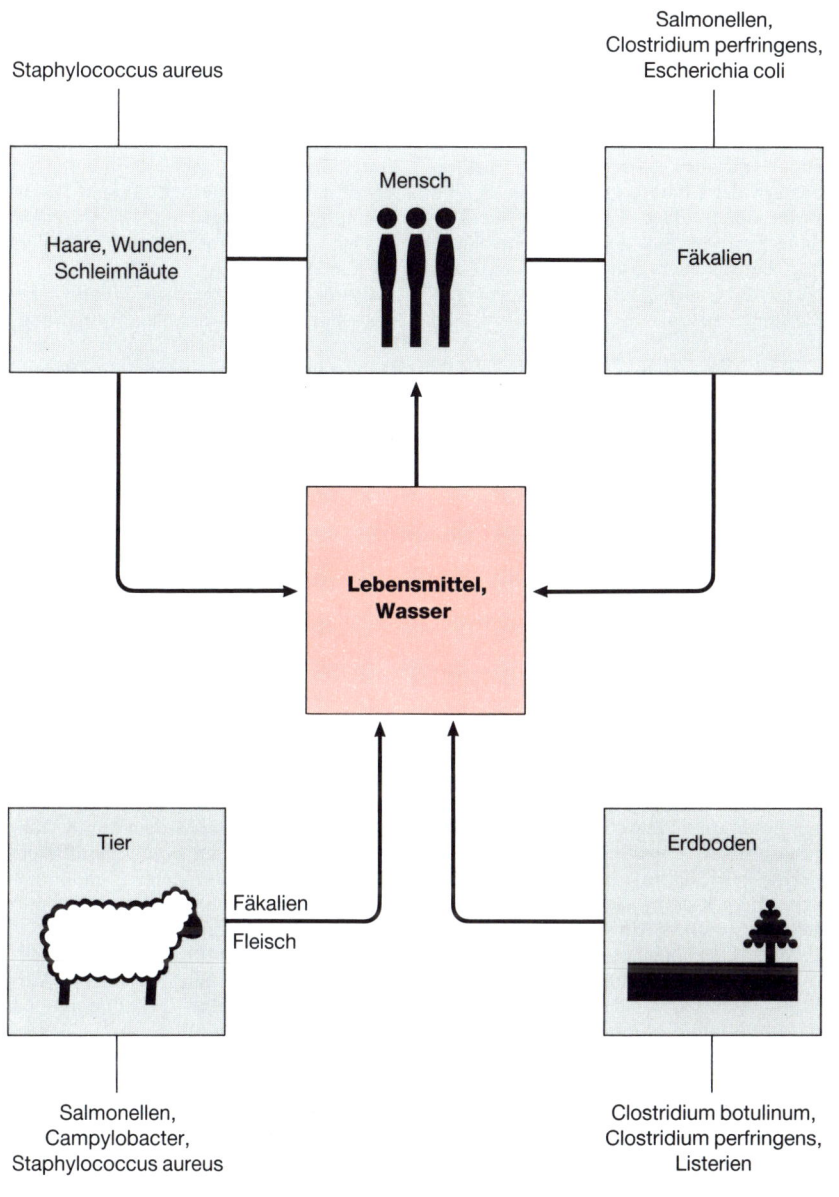

Abb. 2
Der Ursprung der bakteriellen Kontamination von Lebensmitteln (modifiziert nach Krämer)

Schwermetalle und Arsen

Die Gruppe der *Schwermetalle* umfaßt u. a. einige für Mensch, Tier und Pflanze unentbehrliche Spurenelemente (Eisen, Zink, Kupfer, Mangan, Kobalt, Molybdän; s. S. 28 ff.). Auch diese lebensnotwendigen Nährstoffe können bei überhöhter Zufuhr schädlich wirken, was jedoch in der Ernährungspraxis kaum eine Rolle spielt. Das eigentliche Gefährdungspotential aus toxikologischer Sicht liegt bei den Schwermetallen Blei, Cadmium und Quecksilber sowie (im weiteren Sinne) bei Arsen.

Blei

Blei wird u. a. für Bleifarben, Akkumulatoren und in Form von Bleitetraäthyl als Antiklopfmittel im Benzin verwendet. Bei der Verhüttung sowie der Verbrennung von Kraftstoffen und Steinkohle gelangen anorganische Bleiverbindungen in feinster Verteilung in die Atmosphäre und werden in dieser Form mit der Atemluft aufgenommen (50–80% davon werden resorbiert). Die *Kontamination pflanzlicher Lebens- und Futtermittel* mit Blei erfolgt überwiegend aus der Luft, aber auch über den Boden (Abb. 1). Betroffen sind in erster Linie Pflanzen mit großer Blattoberfläche (z. B. Gras, Spinat, Grünkohl, Petersilie) durch Schwebstaubpartikelablagerungen sowie Wurzelgemüse. Die Aufnahme von Blei aus dem Boden und die Verstoffwechselung des Bleis innerhalb der Pflanze sind gering. Durch industrielle und küchentechnische Verarbeitung (Waschen, Putzen, Schälen) lassen sich bis zu 70% des Bleis von der Pflanzenoberfläche entfernen. Hauptspeicherorgane für Blei bei Tieren sind die Knochen, aber auch Leber und Nieren; Muskelfleisch, Milch und Eier enthalten dagegen nur geringe Bleikonzentrationen.

Fünf Sechstel der gesamten Bleizufuhr des Menschen stammt aus Lebensmitteln. Die Resorption von Blei durch den Magen-Darm-Trakt beträgt bei Erwachsenen 5–10%, bei Kindern bis zu 50%! 90–95% des inkorporierten (in den Organismus aufgenommenen) Bleis werden (größtenteils lebenslang) in den Knochen akkumuliert. Die biologische Halbwertszeit für Blei beträgt ca. 28 Jahre. Symptome der *chronischen Bleivergiftung* können ab einem Bleigehalt von 0,6–1 µg pro Milliliter Blut auftreten (Abb. 2): u. a. Anämie durch eine Störung des blutbildenden Systems, Gelenkschmerzen, Magen-Darm-Krämpfe, Lähmungen und Beeinträchtigungen der Gehirnfunktion (besonders bei Kindern).

Als *vorläufig tolerierbare Bleiaufnahme* Erwachsener werden von der Weltgesundheitsorganisation (WHO), 3,5 mg pro Woche genannt. Die *tatsächliche Bleiaufnahme* über Trinkwasser und Nahrung in der BR Deutschland beläuft sich auf etwa 30–40% dieses Wertes.

Cadmium

Cadmium kommt in Blei-, Kupfer- und Zinksulfiderzen vor. Es wird in der Hauptsache für Pigmente, Stabilisatoren für Kunststoffe, Halbleiter, Photozellen, in Nickel-Cadmium-Batterien sowie in der galvanischen Industrie verwendet. Cadmium gelangt u. a. bei der Metallerzeugung und -bearbeitung, bei der Verbrennung cadmiumhaltiger Brennstoffe oder von Müll in Form staubförmiger Partikel in die Abluft, außerdem durch Düngung mit Phosphaten oder in größerem Ausmaß durch Ausbringen von cadmiumhaltigem Klärschlamm in den Boden und in die Sedimente von Gewässern. Wegen der gleichmäßigen Verteilung des Cadmiums im Pflanzengewebe ist im Vergleich zum Blei eine Dekontamination (Entgiftung) durch Waschen, Kochen, Entfernung von Hüllen oder äußeren

Raucher nehmen mehr Cadmium auf als Nichtraucher

Blättern nur begrenzt möglich. Rauchen kann die Cadmiumzufuhr erheblich steigern. Cadmium wird in der Leber und v. a. in der Nierenrinde angereichert. Nur rund 10% des resorbierten Cadmiums werden

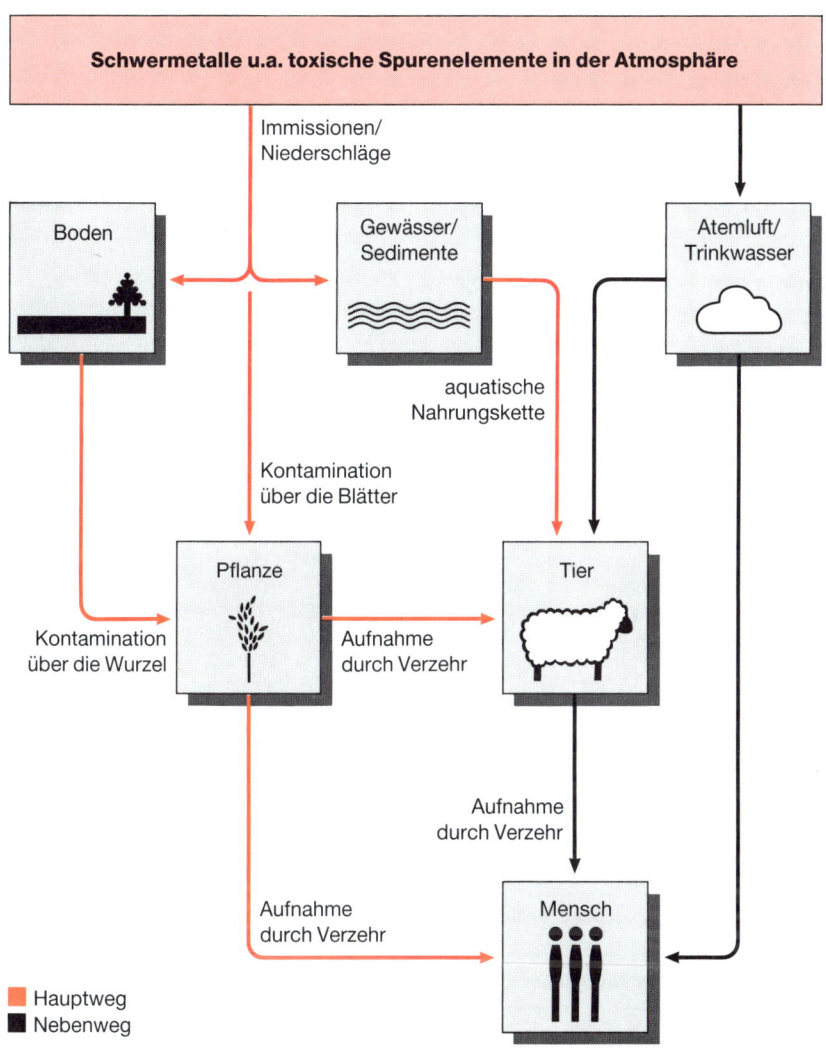

Abb. 1
Wege von Schwermetallen in der Kontaminationskette mit dem Menschen als Endglied
(modifiziert nach Umweltbundesamt [Hrsg.])

Schwermetalle und Arsen (Forts.)

wieder ausgeschieden. Die biologische Halbwertszeit für Cadmium beträgt ca. 20–30 Jahre.

Als Folge einer *chronischen Cadmiumvergiftung* können ab einer Konzentration von 200 µg Cadmium pro Gramm Nierenrinde Nierenschäden auftreten (Abb. 2). Die von der WHO festgesetzte *vorläufig duldbare wöchentliche Cadmiumaufnahme* von 0,5 mg pro Person wird in der Praxis im allgemeinen bei weitem nicht erreicht.

Quecksilber

Verbindungen von *Quecksilber* kommen weitverbreitet in der Erdkruste vor. Durch menschliche Aktivitäten (z. B. Metallerzeugung, Verwendung von Quecksilberelektroden, Verwendung von Quecksilber in Katalysatoren, Einsatz von organischen Quecksilberverbindungen als Schädlingsbekämpfungsmittel in der Landwirtschaft) gelangten regional beträchtliche Quecksilbermengen in den Boden und die Gewässer und von dort in die menschliche Nahrungskette; derartige Quecksilberverbindungen wurden inzwischen wegen ihrer Giftigkeit und ihrer zum Teil sehr langen Beständigkeit in der Umwelt durch weniger bedenkliche Substanzen ersetzt.

Gewässerbewohnende Mikroorganismen können aus anorganischem Quecksilber hochgiftiges *Methylquecksilber* bilden. Hierdurch kann auch der Gehalt an Me-

Hochgiftiges Methylquecksilber

thylquecksilberverbindungen in Fischen und anderen Wasserorganismen relativ hoch sein; dieser Quecksilbergehalt kann durch Verarbeitungsprozesse wegen der festen Bindung von Methylquecksilber an Proteine nicht vermindert werden. Die Halbwertszeit für Methylquecksilber im menschlichen Organismus beträgt 70–80 Tage. Die Gefahr einer zunehmenden Giftwirkung durch Anreicherung (Kumulation) ist daher groß. Infolge ihrer hohen Lipoidlöslichkeit werden *organi-*

sche Quecksilberverbindungen im Darm leicht resorbiert und in roten Blutkörperchen sowie besonders im Zentralnervensystem gespeichert, wo sie ihre Hauptgiftwirkung entfalten: bei *akuter Quecksilbervergiftung* u. a. Unruhe, Tremor (Zittern), Krämpfe, Lähmung, bei *chronischer Quecksilbervergiftung* zusätzlich zentralnervale Symptome wie Gedächtnis-, Konzentrations-, Empfindungsstörungen sowie nervöse Reizbarkeit (Abb. 2). Als *tolerierbare wöchentliche Aufnahme* mit der Nahrung werden 0,3 mg Quecksilber angesehen, davon höchstens 0,2 mg als Methylquecksilber. Diese Toleranzdosis wird nur zu etwa einem Drittel ausgeschöpft.

Arsen

Anorganische Arsenverbindungen reichern sich durch Metallverarbeitungs- und Verbrennungsprozesse in der Umwelt an. Die meisten Arsenverbindungen werden rasch resorbiert. Geringe Dosen können bei akuter Verabreichung durch Blockierung enzymatischer Prozesse, Blutkapillarschädigungen und Magen-Darm-Entzündungen mit heftigen Durchfällen (Wasser-, Elektrolyt- und Eiweißverluste) zum Tod führen. Bei *chronischen Arsenvergiftungen* treten Nervenentzündungen, Bewegungsstörungen, Pigmentierungs- und Verhornungsstörungen an Haut und Schleimhäuten auf, u. a. gefolgt von Haut- und Bronchialkrebs. Die von der WHO zeitweilig vorgeschlagene *vorläufig duldbare wöchentliche Arsenaufnahme* von ca. 20–25 mg wird erfreulicherweise bei weitem nicht erreicht.

Schwermetalle und Arsen

Blei

Aufnahme und Verteilung

Zielorgane der Toxizität
- blutbildendes System
- glatte Muskulatur (Krämpfe)
- peripheres und zentrales Nervensystem (Beeinträchtigung der Gehirnfunktion, Lähmung)

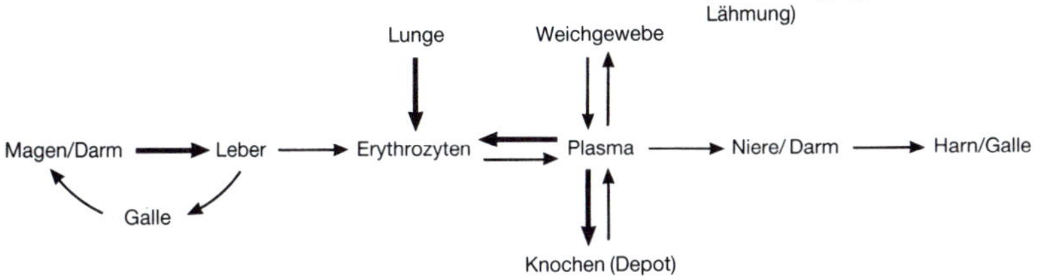

Lunge   Weichgewebe

Magen/Darm ➜ Leber ➜ Erythrozyten ⇄ Plasma ➜ Niere/Darm ➜ Harn/Galle

Galle

Knochen (Depot)

Cadmium

Aufnahme und Verteilung

Zielorgane der Toxizität
- Niere (Parenchymschädigung, Funktionsstörungen: Proteinurie, Aminoacidurie, Glukosurie)
- Schleimhäute (entzündliche Degeneration, Epithelzerstörung)
- Knochen

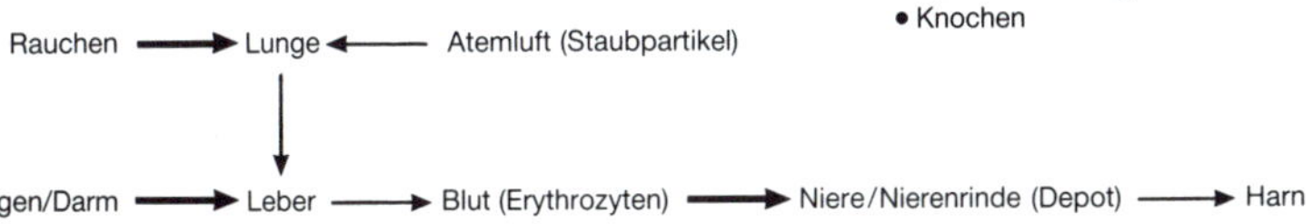

Rauchen ➜ Lunge ⬅ Atemluft (Staubpartikel)

Magen/Darm ➜ Leber ➜ Blut (Erythrozyten) ➜ Niere/Nierenrinde (Depot) ➜ Harn

Quecksilber

Aufnahme und Verteilung

Zielorgane der Toxizität
- Zentralnervensystem (Enzephalopathie)

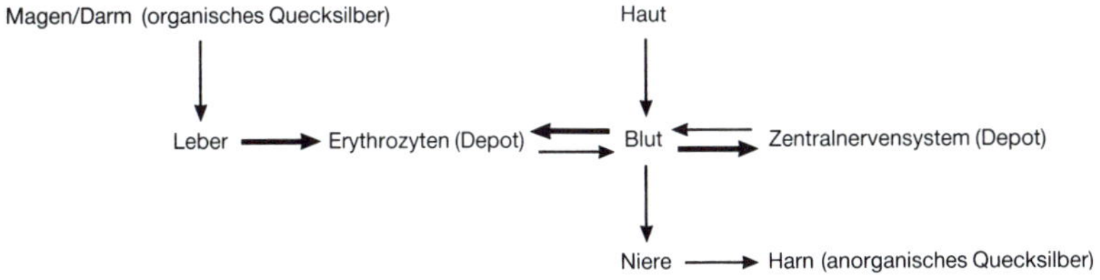

Magen/Darm (organisches Quecksilber)   Haut

Leber ➜ Erythrozyten (Depot) ⇄ Blut ⇄ Zentralnervensystem (Depot)

Niere ➜ Harn (anorganisches Quecksilber)

Abb. 2
Aufnahme und Verteilung von Blei, Cadmium und Quecksilber im menschlichen Organismus und Zielorgane der Toxizität

Radioaktive Isotope · Radionuklide

Radioaktive Isotope sind instabile Atomkerne eines chemischen Elements mit gleicher Ordnungszahl, aber verschiedener Masse (gleiche Protonen-, aber unterschiedliche Neutronenzahl; z. B. Tritium, ^{3}H, als instabiles Isotop des Wasserstoffs, ^{1}H). Sie wandeln sich durch radioaktiven Zerfall spontan bis zum Erreichen eines stabilen Endzustandes um, indem sie einen Teil ihrer Kernmasse unter Freisetzung von Energie als Strahlung emittieren. Die Gesamtheit der verschiedenen Atomarten, die radioaktiv zerfallen können, bezeichnet man als *Radionuklide*.

Radioaktivität tritt bei Elementen mit Ordnungszahlen > 80 natürlich auf (bei wenigen Ausnahmen auch ≤ 80), künstlich wird sie durch Kernreaktionen erzeugt. Die Aktivität eines radioaktiven Stoffs gibt die Zahl der zerfallenen Atomkerne pro Zeiteinheit an und wird in Becquerel gemessen:

$$1\,Bq = 1\,s^{-1} = 27\,pCi$$

Bei den *Strahlungsarten* unterscheidet man *Korpuskular-* oder *Teilchenstrahlung* (α- und β-Strahlen) und *elektromagnetische Wellenstrahlung* (γ-Strahlen).

Alphastrahlen

Alphastrahlung (α-Strahlung), die aus zweifach positiv geladenen Heliumkernen (2 Protonen und 2 Neutronen) besteht, hat in der Luft eine Reichweite von wenigen Zentimetern. Ihre Eindringtiefe in tierisches und pflanzliches Gewebe beträgt nur einige Mikrometer. Bei Einwirkung von außen kann sie in erster Linie zu Schädigungen der Haut führen, die menschliche Oberhaut (Epidermis) kann sie jedoch nicht durchdringen. Besonders gefährlich ist sie bei Inkorporation (Aufnahme in den Körper; über Wunden, den Verdauungs- und Atmungstrakt), da α-Teilchen aufgrund ihrer elektrischen Ladung und relativ hohen Masse gegenüber β- und γ-Teilchen eine wesentlich höhere Ionisationsdichte und biologische Wirksamkeit haben und ihre Energie auf kurzem Wege hochkonzentriert abgeben.

Betastrahlen

Betastrahlung (β-Strahlung) besteht aus negativ oder positiv geladenen Teilchen mit der Masse eines Elektrons. Ihre Eindringtiefe in tierisches und pflanzliches Gewebe beträgt, abhängig von der Anfangsenergie, einige Millimeter. β-Strahlen können daher auch in tieferliegende Hautbereiche vordringen.

Gammastrahlen

Die energiereiche *Gammastrahlung* (γ-Strahlung) wird unmittelbar nach einem vorausgegangenen α- oder β-Zerfall emittiert. Bei einer Strahlenexposition durch äußere Strahlenquellen besitzt Gammastrahlung von allen drei Strahlungsarten die höchste Gewebedurchdringungsfähigkeit und kann auf diese Weise auch zu Schädigungen innerer Organe führen.

Die Wirkung von radioaktiven Strahlen auf den lebenden Organismus

Die *biologische Wirkung radioaktiver Strahlung* beruht auf Ionisierungs- und Anregungsprozessen, d. h. auf der Abgabe von Energie an Moleküle und Atome des durchstrahlten Gewebes. Hierdurch können direkt oder indirekt über die Bildung von sekundären Zellgiften (insbes. Radikale) intrazellulär biochemisch-strukturelle Veränderungen an Biomolekülen (Aminosäuren, Proteine, Nukleinsäuren) ausgelöst werden und in der Folge zu akuten oder chronischen Gesundheitsschäden führen.

Aus ernährungstoxikologischer Sicht von Interesse sind weniger die durch Strahlung von außerhalb des Organismus hervorgerufenen als vielmehr die nach Inkorporation von Radionukliden möglichen *chronischen Strahlenwirkungen*. Hierdurch sind nicht nur besonders strahlenempfindliche Organe gefährdet, d. h. Zel-

Radioaktive Isotope · Radionuklide

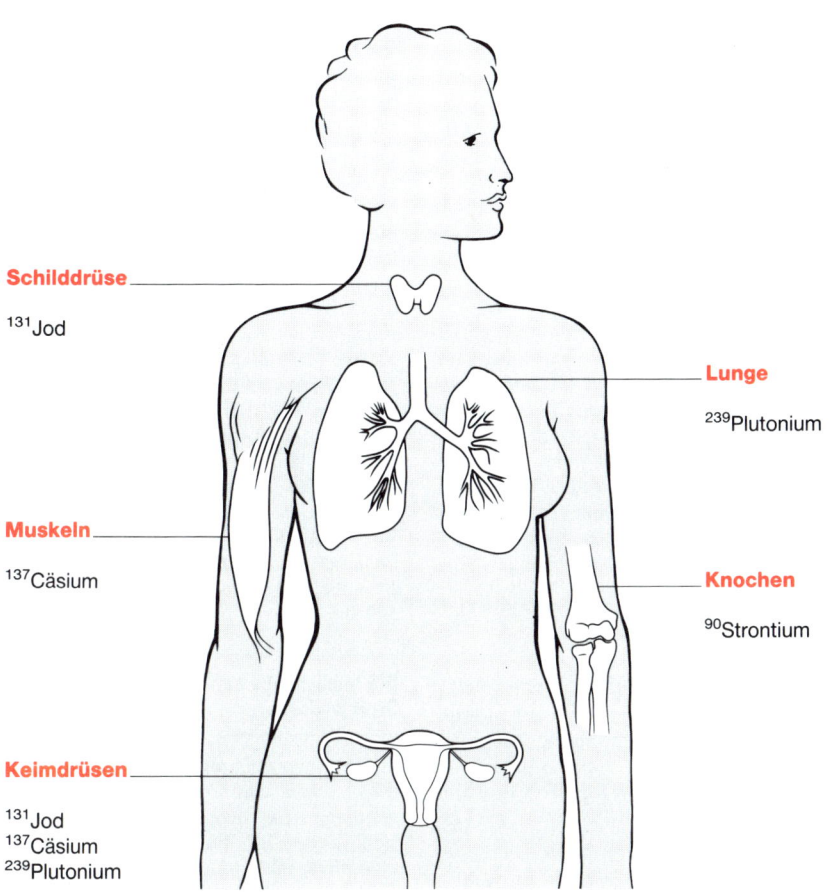

Schilddrüse

^{131}Jod

Lunge

^{239}Plutonium

Muskeln

^{137}Cäsium

Knochen

^{90}Strontium

Keimdrüsen

^{131}Jod
^{137}Cäsium
^{239}Plutonium

Abb.
Anreicherung von Radionukliden im menschlichen Körper

Radioaktive Isotope · Radionuklide (Forts.)

len mit hoher Teilungsrate wie lymphatische Gewebe, Keimdrüsen, blutbildende Organe, Knochenmark, Dünndarmepithel, sondern auch diejenigen Organe, in denen es aufgrund einer besonderen Affinität zu einer Anreicherung der Radionuklide kommt, z. B. Jod 131 in der Schilddrüse, Strontium 90 in den Knochen, Cäsium 137 intrazellulär (besonders in der Muskulatur), Plutonium 239 in der Lunge (Abb.).

Durch die von inkorporierten Radionukliden ausgehende Strahleneinwirkung kann es außer zu somatischen (Gewebszerstörungen oder Gewebsneubildungen, das heißt Krebs) auch zu genetischen Schäden kommen (Mutation von Keimzellen, Entwicklungshemmungen und Mißbildungen der Folgegeneration bei Mensch und Tier), die stark von der Intensität und Reichweite der Strahlung abhängen.

Das radiologische Risiko für Strahlenschäden

Zur Beurteilung des tatsächlichen radiologischen Risikos für Strahlenschäden wird die *mittlere effektive Äquivalentdosis* als *Körpergesamtdosis* der Strahlenexposition herangezogen. Sie wird in Sievert (Sv) angegeben:

$$1\,Sv = 1\,J/kg = 1\,m^2/s^2 = 100\,rem$$

Unterschieden werden *stochastische* (vom Zufall abhängige) *Strahlenschäden,* bei denen man von der Hypothese ausgeht, daß auch die kleinste Strahlendosis einen negativen biologischen Effekt haben kann (z. B. karzinogene, das heißt krebsauslösende, oder genetische Effekte), und *nichtstochastische* (nicht dem Zufall unterworfene) *Strahlenschäden,* bei denen unterhalb eines Dosisschwellenwertes Wirkungen nicht in linearer Abhängigkeit von der Dosis zu erwarten sind. Oberhalb von etwa 0,5 Sv (50 rem) Ganzkörperdosis ist hingegen mit nachweisbaren, im Schweregrad proportional zur Dosis zunehmenden, gesundheitsschädigenden Wirkungen zu rechnen.

Die Exposition für ionisierende Strahlung

Der Mensch ist seit jeher natürlicherweise *ionisierender Strahlung* ausgesetzt. Diese setzt sich zusammen aus: 1. der kosmischen Strahlung; 2. der natürlichen Radioaktivität von Boden und Gebäuden (terrestrische Strahlung); 3. der Strahlung, die durch den Zerfall von natürlichen radioaktiven Stoffen entsteht, die über Nahrung, Trinkwasser und Atemluft in den Körper aufgenommen werden. Ionisierende Strahlung ist im menschlichen Organismus vor allem auf die Anwesenheit von Kalium 40 (etwa 4000 Bq), Kohlenstoff 14 (knapp 3000 Bq), aber auch von Radium 226, Thorium 232 u. a. Radionukliden zurückzuführen (insgesamt über 7000 Bq). Die tägliche Aufnahme an natürlicher Radioaktivität beläuft sich für Männer und Frauen auf über 190 bzw. 150 Bq.

Die tatsächliche natürliche Strahlendosis

Unter *Hinzurechnung der medizinisch-radiologischen Strahlenanwendung* (Röntgendiagnostik, Röntgentherapie) ergibt sich in der BR Deutschland insgesamt eine *tatsächliche natürliche Dosis* (mittlere effektive Äquivalentdosis) von etwa 1–4 mSv pro Person und Jahr. Verglichen hiermit, ist die Strahlungsexposition durch Kernkraftwerke oder (als Folge der Kernwaffentests in den 1950er und 1960er Jahren) durch radioaktive Niederschläge (Fallouts) gering: Kernkraftwerke 0,01 mSv pro Jahr; Fallout 0,04–0,05 mSv pro Jahr. Durch den Reaktorbrand in Tschernobyl wurde die natürliche Dosis in der BR Deutschland 1986 um etwa 1–4% gesteigert.

Für die *Ernährung* des Menschen sind *aus toxikologischer Sicht* die Radionuklide Jod 131 (Iod 131, ^{131}I), Cäsium 137 (^{137}Cs) und Strontium 90 (^{90}Sr) von besonderem Interesse, da sie sich im menschlichen

Körper in bestimmten Zielorganen bzw. -geweben mit zum Teil sehr langen biologischen Halbwertszeiten anreichern können. Während die *physikalische Halbwertszeit* (T_p) den Zeitraum angibt, in der die Hälfte der Kerne eines Radionuklids zerfallen sind bzw. nach dessen Ablauf nur noch die Hälfte der ursprünglichen Aktivität vorhanden ist, ist die *biologische Halbwertszeit* (T_b) die Zeit, in der die Hälfte einer inkorporierten Radionuklidmenge durch physiologische Vorgänge aus dem Körpergewebe eliminiert wird.

Jod 131

Jod 131 (ein γ-Strahler) stellt bei einem zeitlich begrenzten Fallout (z. B. als Folge des Reaktorunfalls in Tschernobyl) wegen seiner kurzen physikalischen Halbwertszeit von ca. 8 Tagen kein Langzeitproblem dar, ist aber bei erntereif genossenen pflanzlichen Produkten sowie bei Produkten von Tieren (Milch, Fleisch), die kontaminiertes Grünfutter aufgenommen haben, zu beachten. Eine Kontamination durch Jod 131 über die Pflanzenwurzeln ist unbedeutend. Etwa 30 % des zugeführten Jods 131 reichern sich, ebenso wie nichtradioaktives Jod, selektiv in der Schilddrüse an. Die effektive Halbwertszeit beträgt für dieses Organ 6–7 Tage. In die Muttermilch gelangen nur etwa 10 % der zugeführten Menge an Jod 131.

Cäsium 137

Cäsium 137 (ein γ-Strahler) hat eine physikalische Halbwertszeit von ca. 30 Jahren und eine biologische Halbwertszeit von etwa 100 Tagen (bei Kindern von etwa 20 Tagen). Cäsium wird zu 60–90 % aus dem Magen-Darm-Trakt resorbiert und ist im menschlichen und tierischen Organismus ähnlich wie Kalium intrazellulär in allen Geweben verteilt. Bei der Kontamination von Pflanzen mit ^{137}Cs unterscheidet man drei Formen: 1. eine äußerliche, teilweise abwaschbare Kontamination; 2. Resorption von der Pflanzenoberfläche ins Pflan-

zeninnere und Verteilung durch das Gefäßsystem der Pflanze; 3. Aufnahme aus dem Boden über die Wurzeln (ca. 5 %; Wildpilze und Flechten können allerdings beträchtliche Mengen ^{137}Cs aus dem Boden akkumulieren).

Strontium 90

Strontium 90 (ein β-Strahler) hat eine physikalische Halbwertszeit von ca. 28 Jahren. Es wird auf verschiedenen Wegen in den Organismus aufgenommen, u. a. über die Milch, in die es zu einem geringeren Prozentsatz gemeinsam mit Calcium gelangen kann, da es diesem in seinen chemischen Eigenschaften ähnlich ist. Da ^{90}Sr von Pflanzen zusammen mit Calcium aufgenommen wird, enthalten alle calciumhaltigen Lebensmittel etwas Strontium, seit den ersten Kernwaffentests daher auch ^{90}Sr. Die gegenüber ^{137}Cs größere Pflanzenverfügbarkeit des im Boden vorhandenen ^{90}Sr bewirkt, daß die ^{90}Sr-Gehalte in der Nahrungskette langsamer abnehmen als die ^{137}Cs-Gehalte. Die Resorptionsrate von ^{90}Sr beträgt durchschnittlich etwa 30 %; der Resorptionsort ist ähnlich wie bei Calcium in den oberen Zweidritteln des Dünndarms lokalisiert. Da Strontium wie Calcium überwiegend in den Knochen deponiert wird, ist der heranwachsende Organismus, der besonders viel Calcium zum Aufbau der Knochensubstanz benötigt, stärker betroffen von einer ^{90}Sr-Aufnahme. In hohen Dosen kann die Inkorporation und Einlagerung von ^{90}Sr im Knochengewebe zu Leukämie, Knochen(marks)schädigungen oder Sarkombildung führen. Da die Strahlenbelastung durch inkorporierte Radionuklide nur einen Bruchteil der gesamten natürlichen Strahlenbelastung ausmacht, ist nach heutigem Kenntnisstand hierdurch selbst bei extremer Ernährungsweise eine erkennbare Beeinträchtigung des Gesundheitszustandes unwahrscheinlich.

Pestizide · Tierarzneimittel · Futtermittelzusätze

Pestizide

Pestizide (Schädlingsbekämpfungsmittel) sind chemische Verbindungen zur Bekämpfung von tierischen und pflanzlichen Schädlingen (einschließlich Mikroorganismen), die im Pflanzenbau und in der Vorratshaltung gezielt angewendet werden zur Verringerung von Ertrags- und Lagerungsverlusten. Die bedeutendsten Gruppen von Pestiziden sind *Herbizide* (zur Unkrautbeseitigung), *Fungizide* (gegen Pilzbefall) und *Insektizide* (gegen Insekten).

In der BR Deutschland eingesetzte Pestizide müssen von der *Biologischen Bundesanstalt* für Land- und Forstwirtschaft und dem *Bundesgesundheitsamt* im Sinne des *Pflanzenschutzgesetzes* zugelassen sein. Weniger durch die unmittelbare Behandlung von Anbauflächen und Vorratslagern als vielmehr durch unsachgemäße Anwendung, Kontamination (Verschmutzung) aus behandelten Nachbarkulturen mit Wind und Wasser, Nichteinhaltung gesetzlich vorgeschriebener Wartezeiten sowie durch langfristig im Boden verweilende (persistente) Pestizide können Rückstände dieser Substanzen mit pflanzlichen Lebensmitteln oder (bedingt durch rückstandshaltige Futtermittel) mit Milch und anderen Nahrungsmitteln tierischer Herkunft aufgenommen werden (Abb. 1).

Geduldete Rückstandsmengen nach der Höchstmengenverordnung

In der *Höchstmengenverordnung* (HVO Pflanzenbehandlungsmittel) sind zum Schutz des Verbrauchers (bei guter landwirtschaftlicher Praxis technisch unvermeidbare) *geduldete Rückstandsmengen von Pestiziden* in und auf Lebensmitteln pflanzlicher und tierischer Herkunft angegeben, die bei täglicher lebenslanger Aufnahme – unter Berücksichtigung einer duldbaren täglichen Gesamtaufnahme des betreffenden Schadstoffs und einer durchschnittlichen täglichen Verzehrs-

menge des betreffenden Nahrungsmittels – kein gesundheitliches Risiko erwarten lassen. Selbst gelegentliche Überschreitungen der zulässigen Höchstmenge oder der duldbaren täglichen Aufnahme bedeuten noch keine gesundheitliche Gefährdung.

Herbizide und Wachstumsregulatoren

In *Industriestaaten* werden am häufigsten *Herbizide* und (natürliche und künstliche) *Wachstumsregulatoren* angewendet (z. B. Halmverkürzung bei Getreide, Keimhemmung für eingelagerte Kartoffeln). Die Herbizide sind im allgemeinen für Warmblüter wenig giftig und werden außerdem meist in frühen Wachstumsstadien angewendet. Die Herstellung der als Hemmstoff des Pflanzenwachstumshormons eingesetzten *2,4,5-Trichlorphenoxyessigsäure* wurde in der BR Deutschland eingestellt, da als Nebenprodukt und Verunreinigung die besonders toxischen, vermutlich kanzerogenen *Dioxine* entstehen können.

Insektizide

Insektizide sind aufgrund ihrer langen Persistenz von besonderem Interesse. Ihre Anwendung ist in manchen Gebieten der Erde jedoch unentbehrlich, da Insekten große Teile der Ernte vernichten oder Überträger von Krankheitserregern sind (Beispiel: Einsatz von DDT zur Bekämpfung der „Malariamücken"). Insektizide wirken als *Atemgifte* (Einsatz nur in unbewohnten Räumen und Gebieten erlaubt), als *Fraßgifte* (darunter sog. *Systeminsektizide* mit Aufnahme über die Wurzeln und Verteilung in der ganzen Pflanze und sog. *tiefenwirksame Insektizide,* die von der Oberfläche ins Blattinnere wandern) und, am häufigsten, als *Kontaktgifte,* die über die Chitinhülle in die Insekten eindringen und deren Nervensystem lähmen. Die wichtigsten *Insektizidgruppen* sind die persistenten *Chlorkohlenwasserstoffe* sowie *organische Phosphorsäureester* (z. B. Parathion = E 605) und *Carbamate,* deren

Pestizide · Tierarzneimittel · Futtermittelzusätze

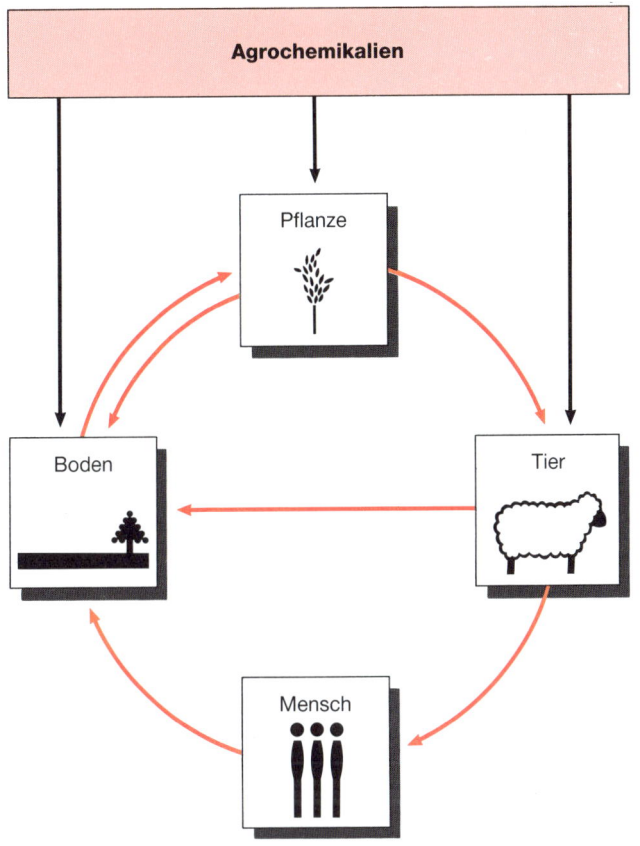

Abb. 1
Der Kreislauf der Agrochemikalien (Pestizide, Dünger)

Wirkung auf einer Hemmung des Enzyms Acetylcholinesterase beruht (überschießende Nerven- und Muskelerregungen; Krampfanfälle). Phosphorsäureester sind für Warm- und Kaltblüter gleichermaßen sehr giftig, werden aber in Pflanzen oder im Boden relativ rasch zu unbedenklichen Verbindungen abgebaut. Orientiert am biologischen Abbau, sind *Wartezeiten* zwischen der letzten Anwendung und der Ernte bzw. dem Inverkehrbringen von Lebensmitteln gesetzlich vorgeschrieben, so daß zulässige Höchstmengen nicht überschritten werden.

Chlorkohlenwasserstoffe

Unter den *Chlorkohlenwasserstoffen* hat v. a. *DDT* (Dichlordiphenyltrichloräthan) infolge jahrzehntelanger weltweiter Anwendung Eingang in die Nahrungskette des Menschen gefunden (Abb. 2). In handelsüblicher, gelöster Form wird es aus dem Verdauungstrakt resorbiert und aufgrund seiner hohen Fettlöslichkeit v. a. im Depot- oder Organfett des Menschen gespeichert. Durch Fettabbau (Verringerung der Körperfettdepots) kann es aber wieder freigesetzt und u. a. ins Zentralnervensystem (verursacht Atemlähmung, Herzstillstand) oder in die Muttermilch gelangen. Innerhalb eines Jahres wird nur etwa die Hälfte des in den Körper aufgenommenen DDTs wieder ausgeschieden. Von *Hexachlorcyclohexan (HCH)* ist nur das Isomer γ-HCH *(Lindan)* als Insektizid wirksam. Seine akute Giftigkeit für höhere Lebewesen ist größer als die von DDT. Es wird ebenfalls im Fettgewebe gespeichert und besitzt eine große Persistenz.

Trotz vereinzelt recht hoher Anreicherungen von DDT und anderen Organochlorverbindungen im menschlichen Organismus sind chronische Vergiftungen (u. a. ein erhöhtes Krebsrisiko) noch nicht abschließend nachgewiesen.

Da unter normalen Bedingungen die weltweit in die Umwelt gelangten *Organochlorverbindungen* chemisch nur sehr langsam abgebaut werden können, wurde die Anwendung von DDT, HCH, Dieldrin, Aldrin, Hexachlorbenzol und anderen *Chlorkohlenwasserstoffen* in der BR Deutschland und anderen Ländern vollständig verboten oder zumindest stark eingeschränkt. Daher weisen etwa zwei Drittel der Proben von pflanzlichen Lebensmitteln Konzentrationen von Organochlorverbindungen unterhalb der analytischen Nachweisgrenze auf. Auch bei tierischen Produkten werden die Höchstmengen selten erreicht.

In der Muttermilch dagegen werden verschiedene Organochlorverbindungen in Konzentrationen gefunden, die zehn- bis zwanzigmal höher sind als in Kuhmilch, ebenso die nicht zu den Pestiziden gehörenden *polychlorierten Biphenyle (PCB;* eine Vielzahl gleichartiger Verbindungen mit unterschiedlichen toxikologischen Eigenschaften), die früher als technische Zusatzstoffe beispielsweise in Weichmachern für Kunststoffe verwendet wurden. Ein gestillter Säugling nimmt je kg Körpergewicht im Durchschnitt höhere Konzentrationen an Chlorkohlenwasserstoffen auf als ein Erwachsener. (Die Expertenkommission zur Prüfung von Rückständen in Lebensmitteln der Deutschen Forschungsgemeinschaft bewertet den Nutzen des Stillens im ersten Lebenshalbjahr dennoch höher als ein möglicherweise vorhandenes Gesundheitsrisiko für den Säugling durch Rückstände in der Muttermilch.)

Pharmakologisch wirksame Stoffe in der landwirtschaftlichen Tierhaltung

Die moderne *Massentierhaltung* hat in der Landwirtschaft zu einem breitgestreuten *Einsatz von pharmakologisch wirksamen Stoffen* (u. a. als *Futtermittelzusatzstoffe*) geführt, der zur Therapie und Vorbeugung von Krankheiten, aber auch aus wirtschaftlichen Gründen erfolgt. Bei nicht genügend langer Wartezeit zwischen der Anwendung solcher Präparate und der Gewinnung tierischer Produkte können beim Verzehr durch den Menschen Rück-

Pestizide · Tierarzneimittel · Futtermittelzusätze

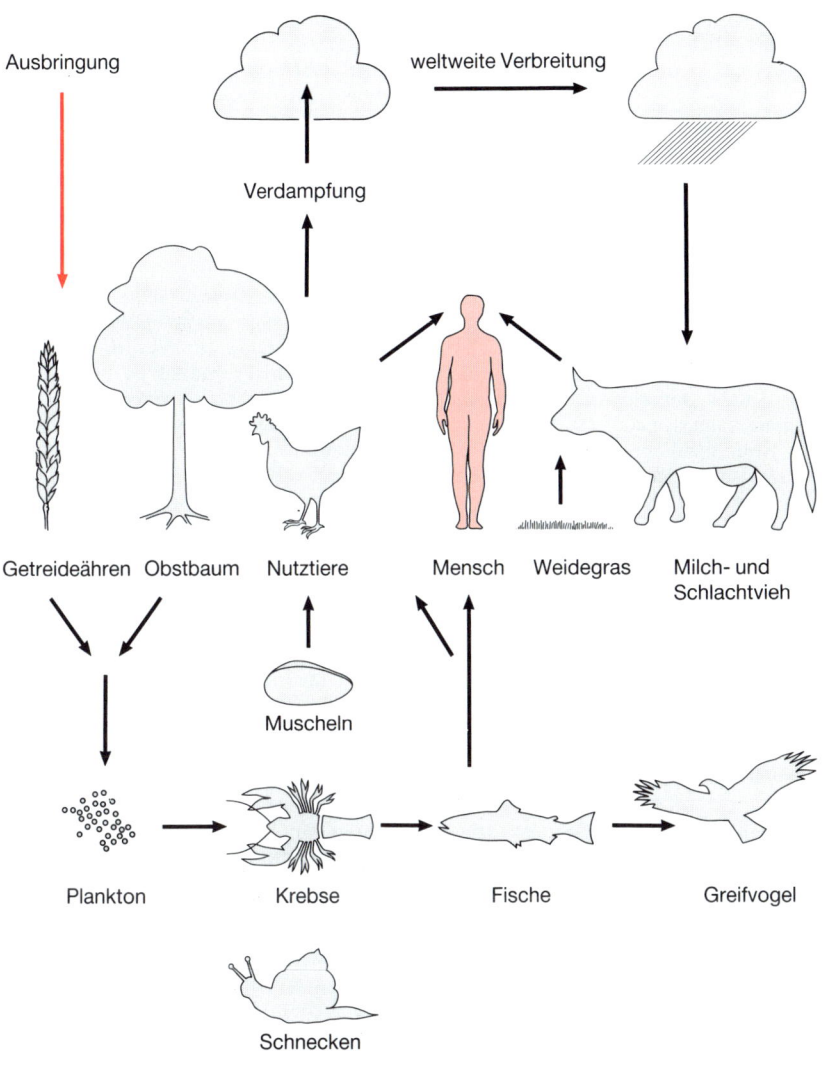

Abb. 2
Verbreitung von DDT und anderen Organochlorpestiziden in der Umwelt
durch weltweite Anwendung in der Landwirtschaft und die Einschleusung in Nahrungsketten

 stände dieser Substanzen in kleinen, aber kontinuierlichen Mengen aufgenommen werden (Abb. 3).

Antibiotika

Die Anwendung von *Antibiotika* zur Behandlung und Vorbeugung von Infektionskrankheiten bewirkt bei landwirtschaftlichen Nutztieren u. a. auch eine Wachstumssteigerung und höhere Futterverwertung. Ein unsachgemäßer, z. T. ständiger Einsatz kann zur Bildung von Bakterienstämmen führen, die gegenüber bestimmten Antibiotika resistent sind. Hieraus kann sich auch für den Menschen ein gesundheitliches Risiko ergeben, da etwaige auftretende bakterielle Infektionen gegebenenfalls mit den betreffenden Antibiotika nicht mehr behandelt werden können. Als Futtermittelzusatzstoffe sind in der BR Deutschland nur solche Antibiotika zugelassen, die ihre Wirkung im Darm des tierischen Organismus ausüben, aber praktisch nicht resorbiert werden bzw. aus anderen Gründen keine Rückstände hinterlassen.

Tranquillanzien

Tranquillanzien (Tranquilizer) werden zur Ruhigstellung von Schlachttieren (insbesondere auf dem Weg zum Schlachthof) eingesetzt, um die Streßbereitschaft und das Transportrisiko zu vermindern (Verletzungen, Herztod, Gewichtsverluste, Veränderung der Fleischqualität). Da die Schlachtung meist wenige Stunden nach der Anwendung erfolgt, sind Rückstandsbildungen möglich, deren Auswirkungen aber nicht bekannt sind.

Thyreostatika

Die Produktion und Abgabe der Schilddrüsenhormone kann durch sog. *Thyreostatika* gehemmt werden. Sie führen eine Schilddrüsenunterfunktion künstlich herbei, um bei Schlachttieren bei erniedrig-

tem (Ruhe)energieumsatz eine bessere Futterverwertung und höhere Mastleistung zu erreichen (in der BR Deutschland verboten). Ob Rückstände dieser Präparate auch zu Schilddrüsenstörungen beim Menschen führen können, ist nicht bekannt.

Substanzen mit Östrogenwirkung

Substanzen mit Östrogenwirkung haben eiweißaufbauende (anabole) Eigenschaften. Ihre Anwendung zur Verringerung des Futterverbrauchs und zur Steigerung des Gewichtszuwachses ist verboten, da eine erhöhte Aufnahme derartiger Rückstände mit tierischen Produkten beim Menschen schwere *hormonelle Fehlsteuerungen* (Zyklusanomalien, Fertilitätsstörungen) auslösen kann. Z. B. weist das synthetische Sexualhormon *Diäthylstilböstrol* eine zehnfach stärkere Wirkung und eine erheblich längere Verweildauer im Organismus auf als körpereigenes Östradiol und soll zudem in hoher Dosierung karzinogene (krebsauslösende) und teratogene (Mißbildungen hervorrufende) Wirkungen ausüben.

Zulassung, Anwendung, Wartezeiten, Rückstandsverhalten und -nachweisverfahren von Tierarzneimitteln und Futtermittelzusatzstoffen bei Tieren, die der Lebensmittelgewinnung dienen, sind in entsprechenden gesetzlichen Bestimmungen (Futtermittel-, Arzneimittel-, Lebensmittel-, Bedarfsgegenstände- und Fleischhygienegesetz) geregelt. Bei Einhaltung der gesetzlichen Vorschriften sind Rückstände der angeführten Stoffe in Lebensmitteln tierischer Herkunft in gesundheitlich bedenklicher Höhe nicht zu erwarten.

Pestizide · Tierarzneimittel · Futtermittelzusätze

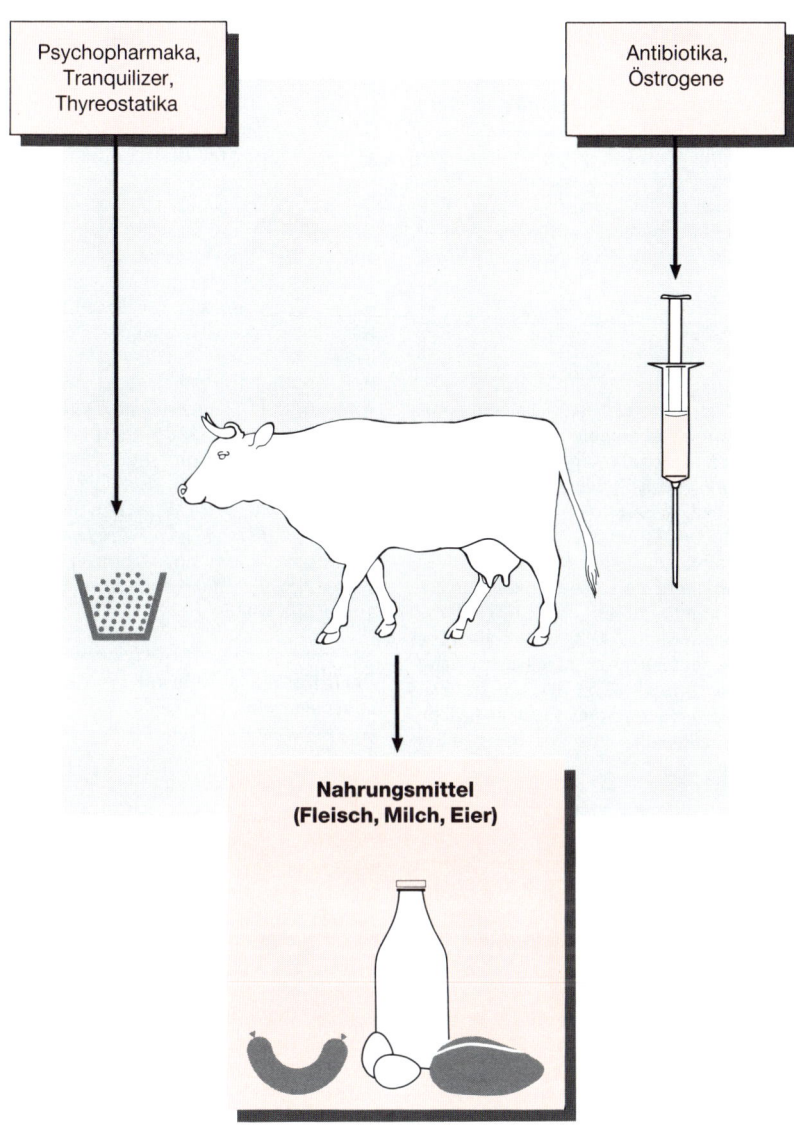

Psychopharmaka, Tranquilizer, Thyreostatika

Antibiotika, Östrogene

Nahrungsmittel (Fleisch, Milch, Eier)

Abb. 3
Rückstände von Tierarzneimitteln in Lebensmitteln

PAK und Nitrosamine

Stoffe mit potentiell kanzerogener (krebserzeugender) Wirkung, die bei der Zubereitung von Lebensmittel entstehen, z. T. aber auch schon als Rückstände darin enthalten sein können, sind die aus mehreren Benzolringen aufgebauten *polycyclischen aromatischen Kohlenwasserstoffe (PAK),* deren analytische Leitsubstanz das Benzopyren (Benzpyren, 3,4-Benzopyren) ist, sowie die *N-Nitrosoverbindungen (Nitrosamine).*

PAK

Zahlreiche kanzerogene *PAK* entstehen bei der unvollständigen Verbrennung organischen Materials (Holz, Kohle, Erdölprodukte) und gelangen auf dem Weg über Boden, Wasser und Luft als Verunreinigung in pflanzliche Nahrungsmittel. Sie entstehen auch beim Rauchen sowie beim Räuchern und Grillen von Fleisch. Grillen und Fritieren bei kontrollierten Temperaturen um 200 °C gelten als unbedenklich; im Gegensatz zu stärkerer Erhitzung von abtropfendem Fett auf mehr als 500 °C. In geräuchertem Fleisch darf der Benzopyrengehalt 1 µg/kg nicht überschreiten.

Nitrosamine

Nitrosamine entstehen bei der Reaktion von salpetriger Säure bzw. Nitriten mit organischen Stickstoffverbindungen (z. B. sekundäre biogene Amine). Von Bedeutung sind hierbei die aus der Stickstoffdüngung in der Landwirtschaft resultierenden, z. T. nicht unerheblichen Nitratgehalte pflanzlicher Lebensmittel. *Nitrate* gelangen auch ins Trinkwasser (Grenzwert für die BR Deutschland 50 mg pro Liter). Aus Nitrat kann durch Mikroorganismen in aufgewärmten Speisen nach unsachgemäßer Kühlung, in mit nitratreichem Wasser zubereiteter Fertignahrung und im Verdauungstrakt (Mundhöhle, Darm, bei zu geringem Säuregrad auch im Magen) *Nitrit* gebildet werden. Dieses kann im Blut zu einer vermehrten Bildung von *Methämoglobin* führen, das keinen Sauerstoff mehr binden und transportieren kann (Abb.).

Säuglinge, deren Magensaft einen noch geringen Säuregrad besitzt, sind in den ersten drei Lebensmonaten besonders gefährdet, da ihr fetales Hämoglobin leicht angreifbar ist und sie noch nicht über ein ausgereiftes Enzymsystem zur Entgiftung verfügen. Der Nitratgehalt von diätetischen Lebensmitteln für Säuglinge und Kleinkinder wurde daher auf 250 mg/kg begrenzt.

Im Magen kann Nitrit mit sekundären Aminen u. U. kanzerogene *Nitrosamine* bilden, da das pH-Optimum für diese chemische Reaktion, die sog. Nitrosierung, bei pH 1–3 liegt.

Die Belastung des Menschen durch die *endogene Bildung von Nitrosaminen* ist quantitativ kaum abzuschätzen, da beschleunigende und hemmende Faktoren eine Rolle spielen.

Die Nitrosamingehalte von Lebensmitteln

Lebensmittel, in denen bereits Nitrosamine vorliegen können, sind geräucherte oder gepökelte Fleischwaren, gewisse Schnittkäsesorten (Zusatz von Nitrat zur Käsereimilch) und fermentierte Fischerzeugnisse (Anchosen). Durch geänderte Mälzverfahren konnte das Vorkommen von Nitrosaminen in dunklen und Starkbieren weitgehend reduziert werden. Die *Nitrosamingehalte von Lebensmitteln* liegen im allgemeinen unter 10 µg/kg. Höhere Konzentrationen können beim Braten oder Grillen gepökelter Fleischwaren entstehen. Die tägliche exogene Nitrosaminzufuhr liegt bei ca. 0,4–0,5 µg. Bei Rauchern kommen ca. 15 µg hinzu.

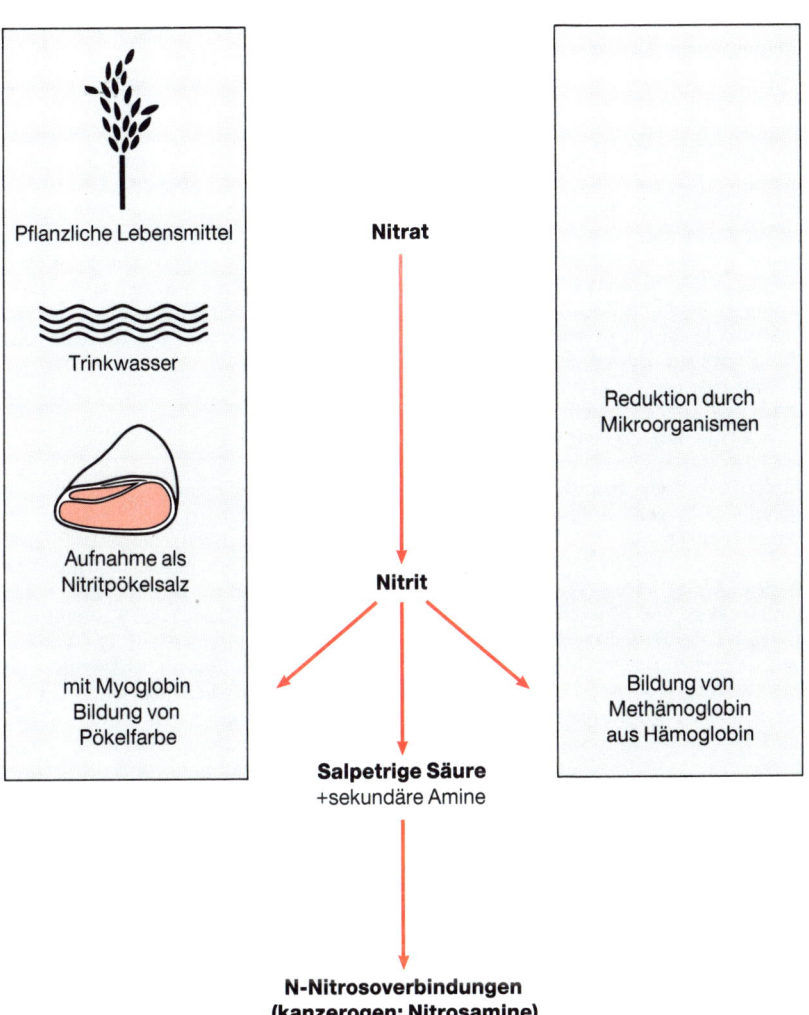

Pflanzliche Lebensmittel

Trinkwasser

Aufnahme als
Nitritpökelsalz

mit Myoglobin
Bildung von
Pökelfarbe

Nitrat

Reduktion durch
Mikroorganismen

Nitrit

Bildung von
Methämoglobin
aus Hämoglobin

Salpetrige Säure
+sekundäre Amine

**N-Nitrosoverbindungen
(kanzerogen; Nitrosamine)**

Abb.
Reaktionswege des Nitrats und Nitrits

Biogene Amine

Entstehung und Vorkommen biogener Amine

Biogene Amine kommen in geringen Mengen natürlicherweise in fast allen Lebensmitteln vor. Sie entstehen durch enzymatischen Abbau *(Decarboxylierung)* von Aminosäuren. In den meisten Lebensmitteln steigt daher der Gehalt an biogenen Aminen durch Eiweißabbau schon bei der Lagerung sowie durch Zubereitung und Verarbeitung leicht an, in weitaus stärkerem Maße aber bei *mikrobiell bedingtem Lebensmittelverderb* (v. a. bei Fisch, Fleisch und Wurstwaren). Auch in Lebensmitteln, die mit Hilfe mikrobieller Gärungstechniken bzw. durch Fermentation hergestellt werden (z. B. Käse, Sauerkraut, Rotwein), finden sich biogene Amine in beachtenswerten Mengen.

Biogene Amine werden u. a. als ein auslösender Faktor von *Migräne* und als Ursache von *Lebensmittelvergiftungen* angesehen. Sie spielen eine Rolle bei der Bildung von Geschmacks- und Aromastoffen in Lebensmitteln und werden zur Qualitätsbeurteilung von Lebensmitteln bei der Bestimmung des sog. Frischegrades herangezogen. In Verbindung mit Nitrit können biogene Amine zu Nitrosaminen reagieren (s. S. 212).
Biogene Amine erfüllen im lebenden Organismus aber auch wichtige Funktionen, beispielsweise als *Gewebshormone* (z. B. Histamin als Mittlerstoff von Allergien und Entzündungen) oder *Neurotransmitter* (Überträgerstoffe der Nervenerregungsleitung; z. B. Serotonin und die Nebennierenmarkhormone Dopamin, Noradrenalin, Adrenalin).

Tyramin, Serotonin und Phenyläthylamin

Für das Auftreten von Migräneanfällen nach dem Verzehr bestimmter Nahrungsmittel (z. B. Käse, Rotwein) werden v. a. *Tyramin, Serotonin* und *Phenyläthylamin* verantwortlich gemacht. Tyramin erhöht über eine Noradrenalinfreisetzung den Blutdruck. Normalerweise wird ein Großteil des Tyramins bereits im Darm von einer Monoaminoxidase (MAO) enzymatisch abgebaut. Bestimmte Medikamente (wie Antidepressiva oder Antihypertonika) hemmen die Monoaminoxidase, so daß viel mehr Tyramin resorbiert und der Abbau von freigesetztem Noradrenalin gehemmt wird. Dadurch kann es außer zu Blutdruckerhöhung u. a. zu Kreislaufsymptomen und Kopfschmerzen kommen (sog. Cheese disease = Käsekrankheit; Abb.).

Histamin

Die analytische Leitsubstanz für einen Lebensmittelverderb ist das *Histamin*. Da das Muskelfleisch verschiedener Fischarten (u. a. Makrelen, Sardinen, Thunfisch) reich an *Histidin* ist, können durch bakterielle Decarboxylasen hohe Konzentrationen an Histamin entstehen. Die kritische Konzentration für eine Histaminvergiftung beim Menschen liegt oberhalb von etwa 500 mg/kg Lebensmittel. Durch gleichzeitige Aufnahme anderer Amine, aber auch von Alkohol, wird die toxische Wirkung des Histamins erhöht.
Symptome einer *Histaminvergiftung* sind u. a. Übelkeit, Bauch- und Kopfschmerzen, Nesselfieber und u. U. Schockerscheinungen (pseudoallergische Reaktionen). Histamin führt in erster Linie zu einer Gefäßmuskelerschlaffung, woraus einerseits eine Blutdrucksenkung resultiert, andererseits eine erhöhte Kapillardurchlässigkeit für die Blutflüssigkeit, wodurch es zu juckenden und schmerzhaften Hautrötungen kommt.
Der hohe Histamingehalt von Fisch läßt sich durch sofortiges Entfernen der decarboxylaseaktive Bakterien enthaltenden Fischdärme und durch eine ununterbrochene Kühlung vom Fang bis zur Verarbeitung bzw. bis zum Verzehr vermeiden.

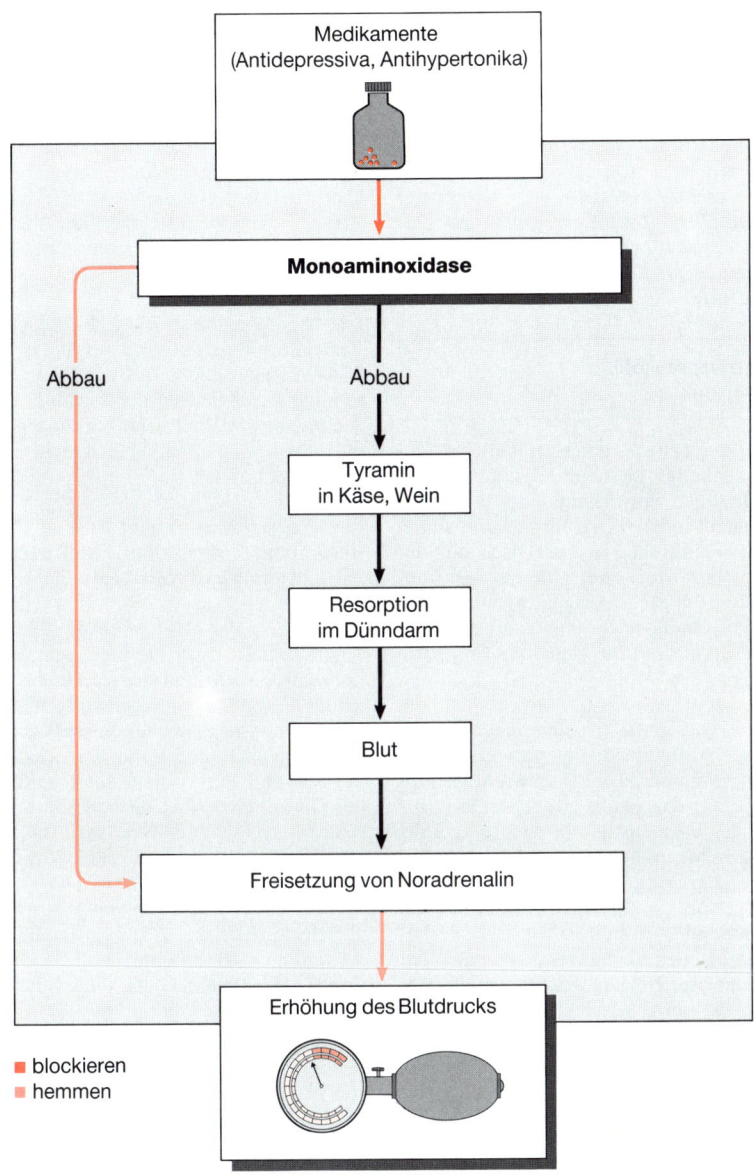

Abb.
Einfluß der medikamentösen Monoaminoxidasehemmung auf die Wirkung der biogenen Amine

Die toxikologische Prüfung

Die Aufgabe der *toxikologischen Prüfung* ist es, schädliche Wirkungen eines Stoffs auf den Organismus zu erfassen. Bei *Nahrungsbestandteilen* wird derjenige Konzentrationsbereich ermittelt, bei dem gesundheitsschädliche Wirkungen nicht zu erwarten sind. Geprüft werden Zusatzstoffe zu Lebensmitteln, die Grenzen der Belastbarkeit von Lebensmitteln mit Verunreinigungen, aber auch (neuartige) Lebensmittel und ihre naturbedingten Inhaltsstoffe.

Der wissenschaftliche Tierversuch

Für den Nachweis eines ursächlichen Zusammenhangs zwischen der kurz- oder langfristigen Einwirkung eines Stoffs auf den menschlichen Organismus und einem toxischen Effekt kann praktisch nur der *Tierversuch* unter kontrollierten und standardisierten Bedingungen herangezogen werden, einmal abgesehen von Versuchen mit Zellkulturen für begrenzte Fragestellungen.

Die *toxikologische Grundprüfung* mit einmaliger Aufnahmedosis erstreckt sich auf die Bestimmung der *akuten oralen Toxizität* (LD_{50}; das ist die tödliche Dosis für 50 % der Versuchstiere in mg pro kg Körpergewicht). Bewertet werden Art und Dauer der Vergiftungssymptome, Allgemeinzustand und Spätwirkungen bei den überlebenden Tieren sowie Sektionsbefunde bei den akut verendeten bzw. den am Ende der Nachbeobachtungszeit getöteten Tieren (Abb.).

Erweist sich eine Substanz als ungiftig, schließt sich die *vertiefte toxikologische Prüfung* an, die mit allen zur Verfügung stehenden wissenschaftlichen Untersuchungsmethoden *Grenzwerte* ermittelt, die bei Anwendung eines Sicherheitsfaktors von 1:100 zur *Festlegung tolerierbarer täglicher Aufnahmemengen* dienen. Damit soll eine gesundheitliche Schädigung mit an Sicherheit grenzender Wahrscheinlichkeit ausgeschlossen werden. Das Ergebnis

sind die Werte für die bei lebenslanger Aufnahme erlaubte und für die Gesundheit unschädliche Menge eines Zusatzstoffs zu Nahrungsmitteln pro Tag, bezogen auf 1 kg Körpergewicht (*ADI-Werte;* kurz für engl. *acceptable daily intake* = annehmbare tägliche Aufnahme). Der Sicherheitsfaktor soll die im Vergleich zum Versuchstier größere biologische Varianz (u. a. Alter, Streß, Schwangerschaft) beim Menschen ausgleichen.

Die nachfolgende *Prüfung der subakuten Toxizität* mittels Zufuhr eines Stoffs über 2–4 Wochen erlaubt Aussagen über eine etwaige sensibilisierende Wirkung, über Zielorgane und über neue Wirkungen, die im einmaligen akuten Versuch nicht in Erscheinung traten.

Die *Pharmakokinetik* gibt Auskunft über Resorption, Verteilung, Stoffwechsel, Ausscheidung und Anreicherung.

Die *Prüfung der subchronischen* (90 Tage Versuchsdauer mit ansteigenden Stoffkonzentrationen) und der *chronischen Toxizität* (Versuch mit regelmäßig wiederholter Dosisgabe über die gesamte durchschnittliche Lebenszeit der Versuchstiere; bei Ratten 2 Jahre) dient zur Ermittlung des Grenzwertes ohne nachweisbare toxische Wirkung (*NEL-Wert;* kurz für engl. *no effect level* = Stufe ohne Wirkung).

Weitere Untersuchungen geben Hinweise auf ein Krebsrisiko *(Kanzerogenität),* auf Änderungen des Erbgutes bzw. Genmutationen *(Mutagenität)* oder auf Schädigungen der Fruchtbarkeit und der Nachkommenschaft *(Teratogenität).* Grundsätzlich gilt, daß Nahrungsmittelzusätze nicht verwendet werden dürfen, wenn sie in irgendwelchen Dosierungen beim Tier oder beim Menschen Krebs erzeugen können.

Die toxikologische Beurteilung eines Stoffs kann eine Unbedenklichkeit bestätigen, die durch wissenschaftliche Erkenntnisse begründet ist. Es bleibt gleichwohl ein nicht kalkulierbares, allerdings außerordentlich niedriges *Restrisiko.*

Die toxikologische Prüfung

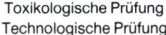

Toxikologische Prüfung
Technologische Prüfung

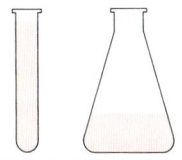

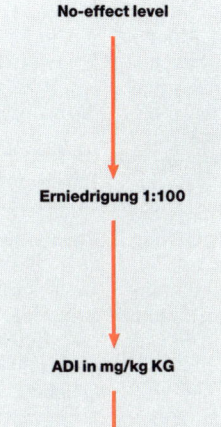

No-effect level

Festlegung der höchsten toxikologisch noch unwirksamen Dosis (mg Wirkstoff pro kg Futter)

Sicherheitsfaktor zum Ausgleich der Unterschiede im Grundumsatz Ratte/Mensch (mg Wirkstoff pro kg Tierkörpergewicht und Tag)

Erniedrigung 1:100

ADI in mg/kg KG

Acceptable daily intake (höchste duldbare Tagesdosis; mg Wirkstoff pro kg Körpergewicht [Mensch] und Tag)

Vertretbare Rückstandsmenge: Quotient aus dem Produkt ADI x Körpergewicht und dem Anteil des Nahrungsmittels am durchschnittlichen Verzehr (mg Wirkstoff pro kg Nahrungsmittel)

PL in ppm im Nahrungsmittel

Permitted level

Permitted level (geduldete, technisch unvermeidbare Rückstandsmenge) darf die vertretbare Rückstandsmenge nicht überschreiten (mg Wirkstoff pro kg Nahrungsmittel)

Abb.
Festlegung des ADI-Wertes, ausgehend vom No-effect level
(NEL; PL Permissible level)

Die Lebensmittelgesetzgebung

Das Lebensmittel- und Bedarfsgegenstände-Gesetz

Die in der BR Deutschland geltenden rechtlichen Regelungen für den Lebensmittelsektor basieren auf dem am 20. August 1974 erlassenen *Gesetz zur Gesamtreform des Lebensmittelrechts*. Kernstück dieses Reformgesetzes ist das „Gesetz über den Verkehr mit Lebensmitteln, Tabakerzeugnissen, kosmetischen Mitteln und sonstigen Bedarfsgegenständen", kurz *Lebensmittel- und Bedarfsgegenstände-Gesetz (LMBG)* genannt. Es ist ein Rahmengesetz und enthält im wesentlichen allgemeine Verbote und Hinweise auf Strafvorschriften; z. B. Verbote der Verwendung bestimmter Lebensmittelzusatzstoffe, der Lebensmittelkonservierung durch ionisierende Strahlen, der gesundheitsbezogenen Werbung mit Lebensmitteln sowie ein Werbeverbot für bestimmte Tabakerzeugnisse (Abb.).

Was sind Lebensmittel?

Das Gesetz definiert als *Lebensmittel* Stoffe, die dazu bestimmt sind, in unverändertem, zubereitetem oder verarbeitetem Zustand von Menschen verzehrt zu werden. Ausgenommen sind Stoffe, die überwiegend dazu bestimmt sind, zu anderen Zwecken als zur Ernährung oder zum Genuß verzehrt zu werden. Damit sind Lebensmittel klar von *Arzneimitteln* abgegrenzt, die einer eigenen Gesetzgebung unterliegen.

Zusatzstoffe

Als *Zusatzstoffe* werden Stoffe definiert, die Lebensmitteln zur Beeinflussung ihrer Beschaffenheit oder zur Erzielung bestimmter Eigenschaften oder Wirkungen zugesetzt werden. Ausgenommen sind Naturstoffe und mit diesen chemisch identische synthetische Stoffe, wenn sie vorwiegend aus geruchlichen und geschmacklichen Gründen verwendet werden oder als Nähr- oder Genußmittel anzusehen sind. So wird z. B. Sorbit als natürlicher Bestandteil etwa eines Apfels nicht als Zusatzstoff angesehen. Wird Sorbit jedoch einer Backware als Feuchthaltemittel zugesetzt, gilt er als zulassungspflichtiger Zusatzstoff. Entsprechendes gilt für die anderen Zuckeraustauschstoffe mit Ausnahme der Fructose, für Mineralstoffe und Spurenelemente, Aminosäuren und ihre Derivate, für die Vitamine A und D, für Süßstoffe, für Treibgase in Sprayflaschen, wenn diese mit Lebensmitteln in Berührung kommen (z. B. Kohlendioxid in Schlagsahnespendern).

Tabakerzeugnisse

Tabakerzeugnisse sind nach der gesetzlichen Bestimmung Stoffe, die zum Rauchen, Kauen oder Schnupfen bestimmt sind, d. h. Rauch-, Kau- und Schnupftabak. Ihnen gleichgestellt sind Zigarettenpapier, Mundstücke, Rauchfilter und dergleichen.

Kosmetische Mittel

Als *kosmetische Mittel* definiert das Gesetz Stoffe oder Zubereitungen aus Stoffen, die dazu bestimmt sind, äußerlich am Menschen oder in seiner Mundhöhle zur Reinigung, Pflege oder zur Beeinflussung des Aussehens oder des Körpergeruchs angewendet zu werden, d. h. Hautcremes, Zahnpasten, Lippenstifte, Haarwässer, Desodoranzien u. a. Ausgenommen sind solche Zubereitungsformen, die bestimmten medizinischen Zwecken oder der Beeinflussung der Körperformen dienen (z. B. sog. Schlankheitscremes).

Bedarfsgegenstände

Als *Bedarfsgegenstände* im Sinne des LMBG gelten Gegenstände, die zur Herstellung, Aufbewahrung und zum Transport von Lebensmitteln vorgesehen sind (u. a. Kochgeräte, Verpackungsmittel),

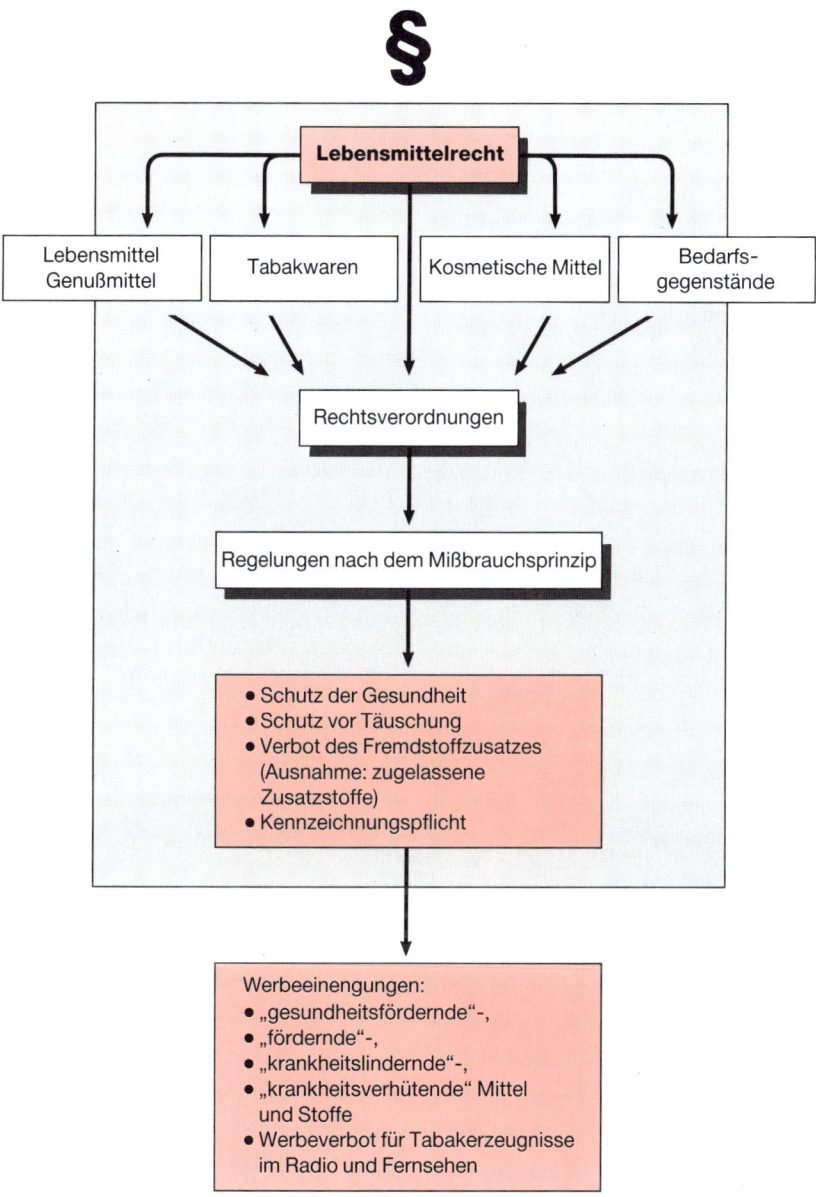

Lebensmittelrecht

| Lebensmittel Genußmittel | Tabakwaren | Kosmetische Mittel | Bedarfs- gegenstände |

Rechtsverordnungen

Regelungen nach dem Mißbrauchsprinzip

- Schutz der Gesundheit
- Schutz vor Täuschung
- Verbot des Fremdstoffzusatzes
  (Ausnahme: zugelassene
  Zusatzstoffe)
- Kennzeichnungspflicht

Werbeeinengungen:
- „gesundheitsfördernde"-,
- „fördernde"-,
- „krankheitslindernde"-,
- „krankheitsverhütende" Mittel
  und Stoffe
- Werbeverbot für Tabakerzeugnisse
  im Radio und Fernsehen

Abb.
Das Lebensmittel- und Bedarfsgegenständegesetz

Die Lebensmittelgesetzgebung (Forts.)

und Gegenstände, die zum Auftragen oder überhaupt zur Anwendung kosmetischer Mittel benötigt werden (u. a. Puderquasten, Zahnbürsten). Unter den Begriff „Bedarfsgegenstände" fallen auch Spielwaren, Scherzartikel, Masken, Tapeten, Perücken, Brillengestelle, Bettwäsche, Reinigungs- und Pflegemittel, Desinfektionsmittel, bestimmte Insektenbekämpfungsmittel und vieles andere mehr.

Verbote zum Schutz des Verbrauchers

Das LMBG enthält neben den angeführten Definitionen der Stoffgruppen zahlreiche *Verbote*, die den Verbraucher vor Gesundheitsgefährdung oder Täuschung schützen sollen. U. a. ist es verboten, Lebensmittel in unsauberen Räumen herzustellen, unsaubere Gefäße oder Maschinen zu verwenden oder mit UV- oder Röntgenstrahlen zu behandeln. Außerdem ist es verboten, solche Lebensmittel in den Handel zu bringen, die nicht zum Verzehr geeignet sind, z. B. verdorbene Produkte. Lebensmittel, die während ihrer Erzeugung bestimmten Verfahren des Pflanzenschutzes (Insektizidbehandlung) oder der Konservierung mit chemischen Konservierungsmitteln unterzogen wurden, dürfen im Handel nicht mehr als „naturrein", „naturbelassen" oder dgl. bezeichnet werden.

Eine *Irreführung des Verbrauchers* liegt vor, wenn Lebensmitteln Wirkungen zugeschrieben werden, die wissenschaftlich nicht bewiesen sind; z. B. „volle Deckung des Tagesbedarfs an Vitaminen und Mineralstoffen". Falsche Angaben zur Herkunft oder Haltbarkeit eines Lebensmittels sind ebenfalls eine vom Gesetzgeber nicht geduldete Irreführung des Verbrauchers.

Ein häufiger Grund zur Beanstandung ist die *krankheitsbezogene Werbung* mit Lebensmitteln. Gemeint sind Werbeaussagen, die sich auf die Beseitigung, Linderung oder Verhütung von Krankheiten be-

ziehen, sowie Hinweise auf ärztliche Empfehlungen oder ärztliche Gutachten, Krankengeschichten u. a. Alle diese Wer-

Nicht erlaubt ist die krankheitsbezogene Werbung mit Lebensmitteln

beaussagen sind gesetzlich untersagt. Ebenso untersagt ist auf Lebensmittelpackungen die bildliche Darstellung von Ärzten und Apothekern bei ihrer Tätigkeit.

Ähnliche *Verbote* gelten für die anderen Stoffgruppen (Kosmetika, Bedarfsgegenstände usw.). Hervorzuheben sind das Werbeverbot für Zigaretten und zigarettenähnliche Tabakerzeugnisse in Rundfunk und Fernsehen und das Verbot der Verwendung u. U. gesundheitsschädlicher und/oder rezeptpflichtiger Bestandteile (z. B. Östrogene, toxische Schwermetalle u. a.) in Kosmetika.

Das LMBG enthält auch *Regelungen zum Schutz des Verbrauchers bei unvorhergesehenen Situationen* (sog. „Ermächtigungsklauseln" sowie „Rechtsverordnungen in Dringlichkeitsfällen"). Diese Rechtsverordnungen werden bei einer drohenden Gefahr für den Verbraucher vom zuständigen Bundesminister mit sofortiger Wirkung für die Dauer von 6 Monaten erlassen.

Zusammenfassend kann man sagen, daß das LMBG in der zur Zeit geltenden Fassung einen allgemeinen und umfassenden Schutz des Verbrauchers vor Mißständen auf dem Lebensmittelsektor garantiert. Aus Gründen der Praktikabilität ist das LMBG jedoch nicht in der Lage, auf Einzelregelungen bei verschiedenen Lebensmitteln und den dabei auftretenden speziellen Problemen einzugehen. Der Gesetzgeber hat daher eine Reihe von Spezialgesetzen und Verordnungen geschaffen, die überwiegend aufgrund des LMBG erlassen wurden, z. T. aber auch selbständiger Natur sind.

Kennzeichnungspflicht für Zusatzstoffe

Zusatzstoffe und ihre Unterteilung

In der *Zusatzstoff-Zulassungsverordnung* vom 22. 12. 1981 werden rund 300 Stoffe und Verbindungen aufgeführt und zur Verwendung bei Lebensmitteln ausdrücklich zugelassen. Nach ihrem *Verwendungszweck* unterscheidet man vier *Gruppen von Zusatzstoffen:*

1. *Stoffe mit diätetischen Funktionen;* z. B. Vitamine und Provitamine, Aminosäuren, Mineralstoffe und Spurenelemente, Füllstoffe und Ballaststoffe;
2. *Stoffe mit stabilisierenden Einflüssen auf die Genußfähigkeit der Lebensmittel;* z. B. Konservierungsstoffe, Antioxidanzien, Emulgatoren, Verdickungsmittel, Schaumstabilisatoren, Trübstabilisatoren, Überzugsstoffe, Mittel zur Erhaltung der Rieselfähigkeit und Trennmittel;
3. *Stoffe mit sinnlich wahrnehmbaren Eigenschaften; z. B.* Farbstoffe, Farbstabilisatoren, Zuckeraustauschstoffe und Süßstoffe, Alkaliverbindungen, Genußsäuren, Bitterstoffe, Geschmacksverstärker und aromatisierende Stoffe;
4. *Hilfsstoffe und Verarbeitungshilfen; z. B.* Backtriebmittel und Kutterhilfsmittel.

Der größte Teil dieser Zusatzstoffe muß bei der Deklaration der Lebensmittel dem Verbraucher gegenüber kenntlich gemacht werden. Handelt es sich dabei um *natürliche* oder *naturidentische Verbindungen,* die in bestimmten Lebensmitteln naturgemäß enthalten sind, so ist ihre Anwendung allgemein, d. h. für alle Lebens-

Natürliche oder naturidentische Verbindungen dürfen allgemein angewendet werden

mittel, gestattet. Beispiele sind *organische Genußsäuren* (z. B. Essig-, Wein-, Zitronen-, Milchsäure) sowie *Salze der Ascorbinsäure.* Falls diese Stoffe den Lebensmitteln zu technologischen Zwecken zugesetzt werden, genügt die Angabe in der Zutatenliste.

Andere Zusatzstoffe werden nur *für bestimmte Verwendungszwecke* zugelassen. Ihr Gehalt in Lebensmitteln ist auf bestimmte Höchstmengen beschränkt. So darf die zur Herstellung von Laugengebäck (Brezeln und Salzstangen) verwendete *Natronlauge* maximal 4%ig sein. *Hirschhornsalz* darf wegen des beim Backprozeß frei werdenden Ammoniaks nur als Triebmittel für flache Feinbackwaren eingesetzt werden. *Glutaminsäure* (als Geschmacksverstärker) ist zwar für alle Lebensmittel erlaubt, wegen der Gefahr des Auftretens neurovegetativer Störungen (sog. „Chinarestaurantsyndrom") ist die Menge jedoch auf 10 g pro kg verzehrsfertige Lebensmittel beschränkt. *Phosphorsäure* darf koffeinhaltigen Erfrischungs-

Zusatzstoffe für bestimmte Verwendungszwecke unterliegen Höchstmengenbeschränkungen

getränken in einer Konzentration von maximal 0,07 % zugesetzt werden. Das *gelbe Blutlaugensalz* (Kaliumferrocyanid) wird Kochsalz zur Verhinderung der Klumpenbildung in Spuren bis maximal 0,002 % beigegeben. *Saccharin* und seine Salze sind bisher in Mengen bis 1 g pro Liter lediglich für die Süßung von obergärigen Einfachbieren, Brausepulver, Essigsäure und Eßoblaten zugelassen. Nach der in Vorbereitung befindlichen Änderung der Zusatzstoff-Zulassungsverordnung können weitere Süßstoffe wie *Acesulfam* und *Aspartam* verwendet werden.

Als *Treibgase* für Lebensmittel (z. B. für Sahne) werden Luft, Stickstoff und Kohlendioxid eingesetzt.

Als *Trennmittel* für Backwaren dienen *Bienenwachs* sowie *Holzstreumehle* für angeschobene Brote, letztere in Mengen bis 1,5 g pro kg Brot. *Salze langkettiger Fettsäuren* (z. B. Stearate) dürfen bei Süßwaren, Würfelzucker sowie bei Knoblauch- und Zwiebelgranulaten als *Antihaftmittel* in Mengen von 0,5 bis 20 g pro kg Lebensmittel eingesetzt werden.

Kennzeichnungspflicht für Zusatzstoffe (Forts.)

Die Zuckeraustauschstoffe *Xylit* und *Sorbit* können Süßwaren in Mengen bis zu 10% beigegeben werden. Sie verhindern durch ihre wasseranziehende Wirkung das vorzeitige Austrocknen dieser Erzeugnisse.

Wie bei den allgemein zugelassenen Zusatzstoffen ist auch bei den zuletzt genannten Stoffen mit eingeschränkter Verwendbarkeit keine zusätzliche Kenntlichmachung außer auf der Zutatenliste erforderlich.
Anders steht es mit einer Reihe von chemischen Verbindungen, die z. B. dazu geeignet sind, beim Kontakt mit dem menschlichen Körper *Unverträglichkeitserscheinungen* (Allergien) auszulösen. Werden Lebensmittel mit Stoffen dieser Art behandelt, so schreibt der Gesetzgeber eine zusätzliche *Kenntlichmachung* dem Verbraucher gegenüber vor.

Chemische Konservierungsstoffe

Bei Verwendung *chemischer Konservierungsstoffe* muß der erforderliche Hinweis auf der Lebensmittelpackung „mit Konservierungsstoff ..." unter namentlicher Nennung der betreffenden Verbindung (z. B. PHB-Ester, Benzoesäure) oder ähnlich lauten. Ähnliche Regelungen gelten für die Verwendung von schwefliger Säure; hier ist der Hinweis „geschwefelt" erforderlich. Namentliche Kennzeichnung des verwendeten Konservierungsstoffs ist auch bei den Schalenbehandlungsmitteln für Zitrusfrüchte erforderlich. Hier muß der entsprechende Hinweis z. B. „mit Diphenyl" oder „gewachst" lauten. Werden Früchte lose verkauft, müssen die Angaben auf einem dabeistehenden Schild aufgeführt werden.
Bei der Abgabe konservierter Lebensmittel *in Krankenanstalten, Bundeswehrlazaretten oder zur Truppenverpflegung* genügt es, wenn diese Hinweise dem verantwortlichen Arzt mitgeteilt oder schriftlich zugänglich gemacht werden.
Nur bei der Verwendung von *Farbstoffen* kann, wegen der oft komplizierten Zusammensetzung der Farbstoffe, auf die chemische Bezeichnung verzichtet werden. Hier genügt der einfache Hinweis „mit Farbstoff". Ähnliche Regelungen gibt es für bestimmte *Zusatzstoffe mit technologischer Wirkung.* Hier kann anstelle der chemischen Bezeichnung der Gruppenname (z. B. „Stabilisator", „Säureregulator") verwendet werden. – Bei *Brühwürsten* muß das zur Verbesserung des Fremdwasserbindevermögens zugesetzte Diphosphat durch den Hinweis „mit Phosphat" kenntlich gemacht werden.

Alle genannten zusätzlichen Hinweise müssen in unmittelbarer Nähe der Verkehrsbezeichnung der Ware angebracht werden und nicht etwa an einer Stelle, die vom Verbraucher nur durch Zufall wahrgenommen werden könnte.

E-Nummern

Im Rahmen der Harmonisierungsbestrebungen in der Europäischen Wirtschaftsgemeinschaft wurde in den letzten Jahren eine Reihe nationaler Gesetze in allgemeingültige *europäische Rechtsnormen* überführt. Dies trifft u. a. auch für die Lebensmittelkennzeichnung zu. So wurden den Zusatzstoffen gemeinsame Kennziffern, sog. *E-Nummern,* zugeteilt. Zum Leidwesen vieler Verbraucher ist nach geltendem EG-Recht bei bestimmten Lebensmitteln allein die Angabe dieser Nummer in der Zutatenliste für die Kenntlichmachung ausreichend. In der Praxis kann der Verbraucher in diesen Fällen die Art der verwendeten Zusatzstoffe nur anhand einer mitgeführten Liste erkennen, in der die Verbindungen neben der Codebezeichnung aufgeführt sind.

Kennzeichnungspflicht für Zusatzstoffe

Zusatzstoffe

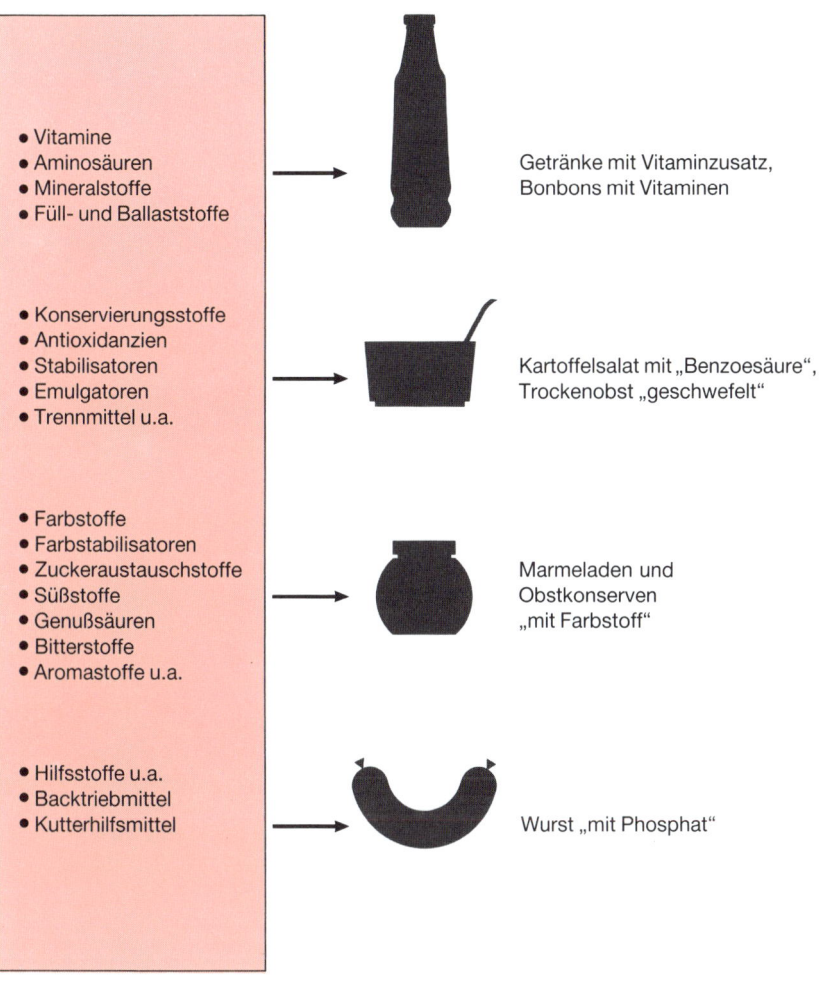

- Vitamine
- Aminosäuren
- Mineralstoffe
- Füll- und Ballaststoffe

Getränke mit Vitaminzusatz,
Bonbons mit Vitaminen

- Konservierungsstoffe
- Antioxidanzien
- Stabilisatoren
- Emulgatoren
- Trennmittel u.a.

Kartoffelsalat mit „Benzoesäure",
Trockenobst „geschwefelt"

- Farbstoffe
- Farbstabilisatoren
- Zuckeraustauschstoffe
- Süßstoffe
- Genußsäuren
- Bitterstoffe
- Aromastoffe u.a.

Marmeladen und
Obstkonserven
„mit Farbstoff"

- Hilfsstoffe u.a.
- Backtriebmittel
- Kutterhilfsmittel

Wurst „mit Phosphat"

Abb.
Die wichtigsten Gruppen der Zusatzstoffe (Beispiele)

Das Mindesthaltbarkeitsdatum

Der Lebensmittelhersteller ist gesetzlich zur Angabe einer *Mindesthaltbarkeitsdauer* für die von ihm in den Handel gebrachten Lebensmittel verpflichtet. Unter dem *Mindesthaltbarkeitsdatum* eines Lebensmittels versteht man den Zeitpunkt, bis zu dem das betreffende Erzeugnis unter angemessenen Aufbewahrungsbedingungen seine spezifischen Eigenschaften (Aussehen, Farbe, Geruch und Geschmack) behält. Das Mindesthaltbarkeitsdatum ist unverschlüsselt mit den Worten „mindestens haltbar bis ...“ unter Angabe von Tag, Monat und Jahr in der genannten Reihenfolge anzugeben.

Ist das *Sichtfeld einer Lebensmittelpackung* nicht für den Aufdruck geeignet, so kann die Angabe auch *an anderer Stelle* erfolgen, wenn in Verbindung mit der Angabe auf diese Stelle hingewiesen wird (z. B. am Boden eines Quarkbechers).

Lebensmittel, deren Haltbarkeit sich über einen längeren Zeitraum erstreckt, können ausnahmsweise *in abgekürzter Form* gekennzeichnet werden. Z. B. kann bei Erzeugnissen, die nicht länger als 3 Monate verwendbar sind, die Angabe des Jahres entfallen. Beträgt die Mindesthaltbarkeit mehr als 3 Monate, wie z. B. bei Trockenobst, kann die Angabe des Tages entfallen. Bei Sterilerzeugnissen, wie z. B. Dosenkonserven mit mehr als 18monatiger Lagerfähigkeit, braucht lediglich das Jahr der Mindesthaltbarkeit angegeben zu werden.

Ist die angegebene Mindesthaltbarkeit nur bei Einhaltung bestimmter Temperaturen oder sonstiger Bedingungen gewährleistet, so ist ein entsprechender Hinweis anzubringen; z. B. „bei Lagerung unter – 18 °C“ oder „kühl und trocken aufbewahren“.

Lebensmittel, die von der Mindesthaltbarkeitsregelung ausgenommen sind

Nach derzeit geltendem Recht ist bei einer Reihe von Lebensmitteln die *Angabe der Mindesthaltbarkeitsdauer nicht* bzw. *noch nicht* erforderlich. Dazu gehören:

1. frisches Obst, Gemüse, Kartoffeln (nicht geschält, geschnitten oder ähnlich vorbehandelt);
2. Getränke mit einem Alkoholgehalt von 10 oder mehr Vol.-%;
3. Getränke in Behältnissen von mehr als 5 Liter, die für die Gaststätten und Großverbraucher bestimmt sind;
4. Röstkaffee und Tee für Großverbraucher und Gemeinschaftseinrichtungen;
5. Backwaren (zum Verzehr bestimmt) innerhalb 24 Stunden nach ihrer Herstellung;
6. Speisesalz (ausgenommen jodiertes Speisesalz);
7. Zucker in jeder Form;
8. Zuckerwaren (ohne Verwendung anderer Lebensmittel).

Mindesthaltbarkeitsdatum ist nicht gleich Verfallsdatum

Der Begriff Mindesthaltbarkeit besagt nicht, daß die Lebensmittel nach dem angegebenen Datum wertgemindert oder nicht zum Verzehr geeignet sind. *Das Mindesthaltbarkeitsdatum ist kein Verfallsdatum.* Lebensmittel dürfen daher über den angegebenen Zeitraum hinaus in den Handel gebracht werden. Der Letztverkäufer muß sich jedoch über den genußfähigen Zustand des Erzeugnisses vergewissern.

Das *Überkleben des angegebenen Mindesthaltbarkeitsdatums* durch den Verkäufer ist nicht zulässig und kann juristisch als bewußte Irreführung des Verbrauchers ausgelegt werden.

Das Mindesthaltbarkeitsdatum

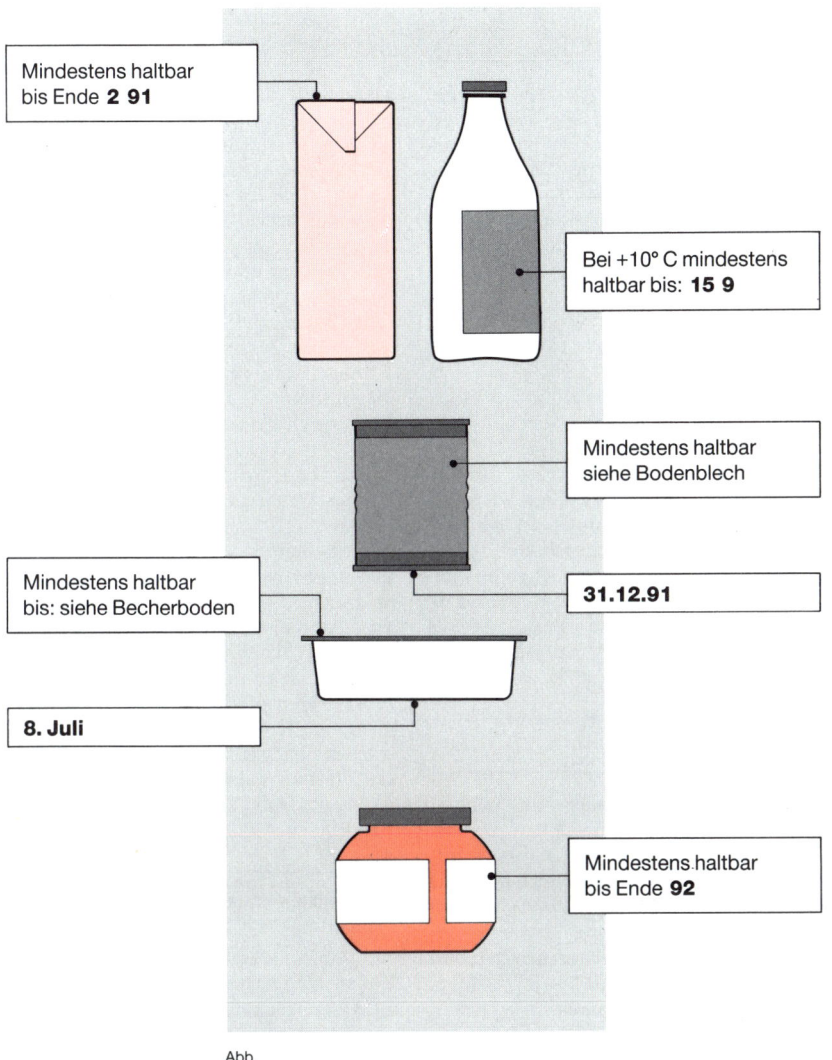

Mindestens haltbar
bis Ende **2 91**

Bei +10° C mindestens
haltbar bis: **15 9**

Mindestens haltbar
siehe Bodenblech

Mindestens haltbar
bis: siehe Becherboden

31.12.91

8. Juli

Mindestens haltbar
bis Ende **92**

Abb.
Das Mindesthaltbarkeitsdatum

Verkehrsbezeichnung · Mengenkennzeichnung · Vertrieb von Lebensmitteln

Verkehrsbezeichnung

Die allgemein übliche Bezeichnung von Lebensmitteln, ihre *Verkehrsbezeichnung*, richtet sich nach der *Lebensmittel-Kennzeichnungsverordnung* (in der Fassung vom 25. 1. 1972). Danach ist bei Lebensmitteln, die in Fertigpackungen in den Handel gebracht werden, die nach allgemeiner Verkehrsauffassung übliche Bezeichnung anzugeben; z. B. „Nudeln", „Honig", „Deutsche Markenbutter", „Margarine". Hersteller- bzw. Handelsmarken oder Phantasienamen, wie z. B. „Räuberspieß", „Goldkörner", können die Verkehrsbezeichnung nicht ersetzen; sie dürfen aber zusätzlich als werbewirksame Hinweise benutzt werden. Gibt es für ein Erzeugnis keine gültige oder passende Verkehrsbezeichnung, so darf auf der Deklaration eine Beschreibung des Lebensmittels und erforderlichenfalls seiner Verwendung angebracht werden (z. B. „Original Skorpa – die Delikatesse aus Schweden – geröstetes Spezialbrot mit Weizenvollkorn gebacken").

Mengenkennzeichnung

Die *Mengenkennzeichnung* eines Lebensmittels richtet sich z. T. nach dem Eichgesetz, z. T. nach der Fertigpackungsverordnung oder speziellen Vorschriften für die einzelnen Lebensmittel. *Fertigpackungen* dürfen nur in den Handel gebracht werden, wenn auf ihnen leicht erkennbar und deutlich lesbar ihr Inhalt hinsichtlich Gewicht, Volumen oder Stückzahl oder hinsichtlich einer anderen Mengengröße angegeben ist. Als Basiseinheit für das Gewicht gilt das *Kilogramm,* für das Volumen der *Liter,* als sonstige Größe z. B. die *Portion.*
Für bestimmte Erzeugnisse, wie z. B. Wein, Spirituosen, Bier, Limonaden, Fruchtsaftgetränke, Schokolade, Kakaoerzeugnisse, Kaffee-Extrakte, Schnittbrote und Margarine, sind im *EG-Bereich* verbindliche *Nennfüllmengen* (das sind die auf der Packung aufgedruckten Mengen) vorgeschrieben. Zum Beispiel darf Bier nur in Volumeneinheiten von 0,25, 0,33, 0,50, 0,75, 1, 2, 3 oder 5 Liter in den Handel gebracht werden.

Je nach der Art des Erzeugnisses läßt der Gesetzgeber bestimmte, technologisch bedingte *Minusabweichungen* zu. Dabei verringert sich der Toleranzbereich mit steigender Füllmenge. Im allgemeinen darf eine Packung mit 50 g Inhalt um 9 %, eine mit 1 000 g Inhalt nur noch um 1,5 % nach unten abweichen. Maßgebend ist die Füllmenge zum Zeitpunkt der Herstellung des Erzeugnisses. Fertigpackungen gleicher Nennfüllmenge, die im oben angegebenen Füllbereich liegen, dürfen das *EWG-Zeichen* e tragen. Für Flaschen im EWG-Nennvolumenbereich von 50 ml bis 5 Liter gilt das Zeichen Ɜ.

Bei bestimmten Erzeugnissen in Fertigpackungen wie Obst und Gemüse, Backoblaten und Gewürze allgemein sowie bei Produkten in der Art von figürlichen Zucker- und Schokoladewaren (ausgenommen Pralinen), bei Kaugummi, Schaumzuckerwaren u. a. mit einer Nennfüllmenge unter 100 g kann anstelle des Gewichtes die *Stückzahl* angegeben werden. Ganz *befreit von der Mengenangabe* sind Aromastoffe in Packungen unter 10 g oder 10 ml, Zucker- und Süßwaren, Kakao und

Bei manchen Produkten ist eine Mengenangabe nicht erforderlich

Kakaoerzeugnisse, Dauerbackwaren und Knabbererzeugnisse mit einer Füllmenge von weniger als 50 g sowie Feinbackwaren, Knäcke- und Scheibenbrot unter 100 g Füllmenge. Bei Brot in Form von Kleingebäck mit einem Gewicht des Einzelstücks von maximal 250 g (Brötchen, Baguettes und dgl.) darf gleichfalls auf die Mengenangabe verzichtet werden. – Fertigpackungen mit Backwaren, bestimmten Käsesorten und Eistorten sowie großstückigen Füllgütern sind von der genannten Regelung ausgenommen.
Fertigpackungen müssen so gestaltet sein,

Verkehrsbezeichnung · Mengenkennzeichnung · Vertrieb von Lebensmitteln

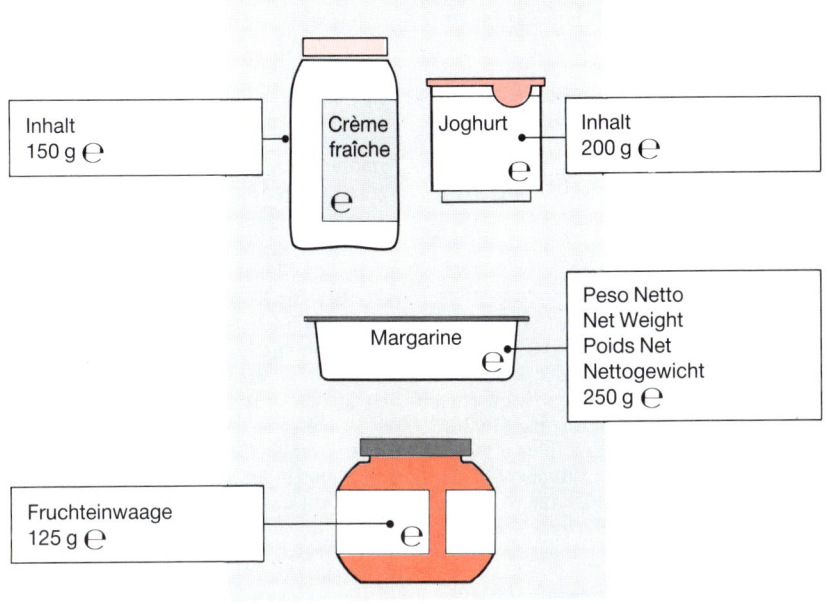

Abb.
Die Angabe von Nennfüllmengen im EWG-Bereich (Beispiele)

daß sie keine größere Füllmenge vortäuschen, als in ihnen enthalten ist.

Verpackung und Vertrieb von Lebensmitteln

Die Qualität und die Beschaffenheit des für Lebensmittel bestimmten *Verpakkungsmaterials* unterliegt den allgemeinen Hygienerichtlinien des Lebensmittel- und Bedarfsgegenständegesetzes. So dürfen z. B. vom Verpackungsmaterial keine Stoffe auf Lebensmittel oder deren Oberfläche übergehen; z. B. Weichmacher aus Folienmaterial, Farbstoffe.

Der *Vertrieb von Lebensmitteln* wird im allgemeinen vom Fachhandel, d. h. vom Hersteller über den Großhandel zum Kleinhändler, durchgeführt. Der Absatz bestimmter Lebensmittelgruppen kann vom Erzeuger bzw. Hersteller auch über bestimmte Handelsketten abgewickelt werden. Diätetische Lebensmittel werden meist in Reformhäusern, Drogerien oder Apotheken angeboten. Das Verkaufspersonal sollte in allen Fällen eine fachspezifische Schulung absolviert haben; z. B. gelernter Lebensmittelhändler, Einzelhandelskaufmann. – Bei Spezialerzeugnissen für besondere Ernährungsformen oder Stoffwechselstörungen wird ein zusätzliches Fachwissen in Ernährungsphysiologie und Pharmakologie benötigt, wie man es meist nur von Pharmazeuten oder ernährungswissenschaftlich ausgebildetem Personal erwarten kann.

Ernährung bei Bluthochdruck

An *Herz-Kreislauf-Erkrankungen* sterben derzeit über 50% der Bundesbürger, davon mehr als die Hälfte an den Folgen eines Bluthochdrucks. 10–20% der Bevölkerung leiden an *Bluthochdruck (Hypertonie)*, der durch einen anomal erhöhten Druck im arteriellen System hervorgerufen wird.

Werte und Komponenten des Blutdrucks

Die *Höhe des Blutdrucks* wird in Millimeter Quecksilbersäule (mm Hg) bzw. in Kilopascal (kPa) angegeben. Der Ruheblutdruck beträgt bei jüngeren Menschen durchschnittlich 120/80 mm Hg (16/10,7 kPa). Die erste der beiden Zahlen gibt den *systolischen Druck* (beim Blutauswurf des sich zusammenziehenden Herzens) an, die zweite den *diastolischen Druck* (zur Zeit der Erschlaffung des Herzmuskels).

Was ist Bluthochdruck?

Bei *Hypertonie* verengen sich v. a. die kleinen, peripheren arteriellen Blutgefäße und Kapillaren und erschweren so durch Erhöhung des Strömungswiderstandes den Abfluß des vom Herzen ausgeworfenen Blutes in der Herzpause (Widerstandshochdruck). Dadurch steigt v. a. der diastolische (untere) Druckwert krankhaft an. Dieser wird kritischer beurteilt als der systolische (obere) Spitzendruckwert, der mit dem Alter zunimmt.
Nach Angaben der Weltgesundheitsorganisation (WHO) sind Werte unter 140/90 mm Hg (ca. 18,7/12 kPa) als normal, Werte über 160/95 mm Hg (ca. 22/12,7 kPa) bereits als Bluthochdruck anzusehen. Zwischen 140/90 und 160/95 mm Hg liegt der kontrollbedürftige Grenzbereich.

Je nach Entstehung des Hochdruckleidens wird eine *primäre essentielle Hypertonie* (80% der Fälle), deren Auslösefaktoren weitgehend unbekannt sind, von *sekundären Hochdruckformen* (20% der Fälle) mit oft organisch faßbaren Ursachen unterschieden. *Begünstigende Faktoren* eines Hochdruckleidens sind Alter, erbliche Anlage, Übergewicht, hoher Kochsalzkonsum, Bewegungsmangel, Streß und Rauchen.

Symptome und krankhafte Veränderungen bei Bluthochdruck

Die ersten *Anzeichen eines krankhaft erhöhten Blutdrucks* sind zunächst uncharakteristisch: Kopfschmerzen, Ohrensausen, Schwindel, Schlaflosigkeit, Herzbeschwerden, rasche Ermüdung, Konzentrationsmangel, Reizbarkeit. Später entstehen in den Arterien verschiedener Körperorgane schwerwiegende arteriosklerotische Gefäßveränderungen mit Zuständen mangelnder Durchblutung und mit der Gefahr des Verschlusses oder der Zerreißung der Blutgefäße.
Spätfolgen der Hypertonie betreffen v. a. die Gehirngefäße, die Herzkranzgefäße und die Nierengefäße: Im Gehirn führt die *Zerebralsklerose* zum Schlaganfall, im Herzen die *Koronarsklerose* zum Herzinfarkt, in der Niere die *Nephrosklerose* zum Nierenversagen (Abb. 1).

Therapeutische Maßnahmen

Ziel jeder *Hochdruckbehandlung* ist die Senkung des Blutdrucks auf Werte, die der durchschnittlichen Altersnorm entsprechen. Bei leichten Formen der Hypertonie sind zuerst und vorrangig die Möglichkeiten der *diätetischen Therapie* auszuschöpfen. Bei schwereren Formen ist eine sofortige *medikamentöse Blutdrucksenkung* angezeigt, wobei jedoch keinesfalls auf die Diättherapie verzichtet werden darf. Durch die kombinierte Therapie (Diät und Medikamente) kann die Arzneimitteleinnahme (und damit auch die Nebenwirkungen bei medikamentöser Langzeittherapie) verringert werden (vgl. Abb. 2).
Die *diätetische Therapie* des Bluthochdrucks basiert nach heutigem Wissen auf vier *Diätprinzipien*: verminderte Energie-

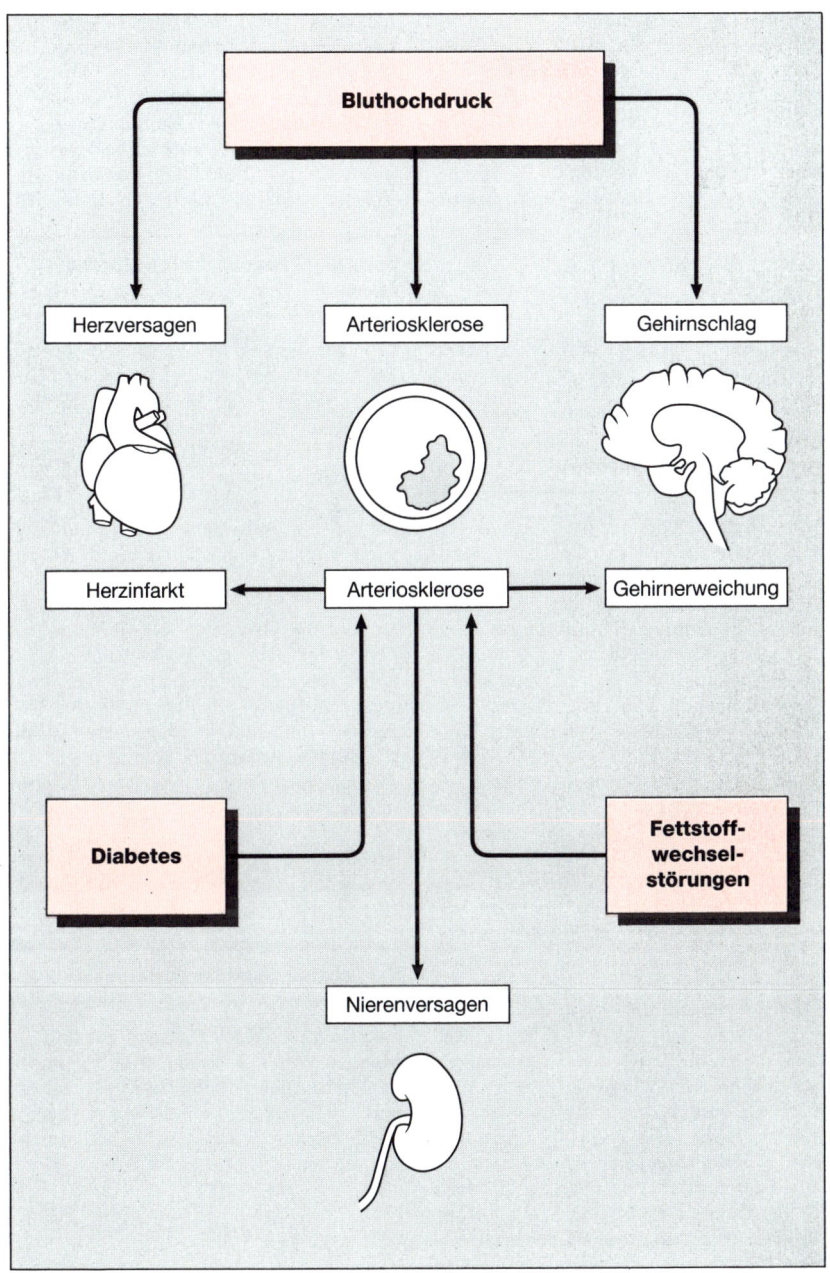

Abb. 1
Beziehungen zwischen Bluthochdruck, Fettstoffwechselstörungen und Diabetes

Ernährung bei Bluthochdruck (Forts.)

zufuhr bei bestehendem Übergewicht; Verringerung der Kochsalz- bzw. Natriumzufuhr; Erhöhung der Kaliumzufuhr; relativ hohe Zufuhr an essentiellen Fettsäuren. Die Kalorienzufuhr richtet sich nach dem Körpergewicht. Bei Übergewicht ist eine Verringerung des Körpergewichtes u. a. zur Entlastung des Kreislaufs vorrangig.

Für die Ernährung des Herz-Kreislauf-Kranken ist eine *Reduktion des Natrium-* bzw. *Kochsalzgehaltes* der Lebensmittel entscheidend, da beim natriumsensitiven Hochdruckkranken der Natrium- und

Im Vordergrund steht eine kochsalzarme Ernährung

Wasserhaushalt gestört ist. Natrium vermag Wasser in den extrazellulären Räumen zu binden. Es kann zur Ödembildung (Wasseransammlung in den Geweben) und zur Zunahme der Blutflüssigkeit und damit zum Bluthochdruck kommen. Die Einschränkung der Kochsalzaufnahme kann erfolgen in Form einer *streng kochsalzarmen* oder *streng natriumarmen Kost* mit bis zu 1 g Kochsalz pro Tag (0,4 g Natrium = 17 mmol Natrium), einer *kochsalzarmen* oder *natriumarmen Kost* mit bis zu 3 g Kochsalz pro Tag (1,2 g Natrium = 50 mmol Natrium) oder einer *kochsalzreduzierten* oder *natriumbeschränkten Kost* mit etwa 6 g Kochsalz pro Tag (2,4 g Natrium = 100 mmol Natrium); die letztere, relativ kochsalzreiche Form wird oft mit blutdrucksenkenden Medikamenten bzw. mit Saluretika (Substanzen, die die Natriumausscheidung über die Niere fördern) kombiniert. Wird auf kochsalzreiche Lebensmittel verzichtet und kein Kochsalz zum Würzen der Speisen verwendet, beträgt die pro Tag aufgenommene Kochsalzmenge etwa 5–6 g, entsprechend der von der Deutschen Gesellschaft für Ernährung empfohlenen Tageszufuhr für gesunde Erwachsene. Eine Verminderung der Natriumzufuhr im Bereich von 1,2–2,4 g Natrium (d.h. 3–6 g Kochsalz pro Tag) stellt neben der Gewichtsab-

nahme bei Übergewicht die wesentlichste Basistherapie des Hochdrucks dar. Eine Hilfe bieten die auf dem Markt befindlichen Kochsalzersatzmittel auf Kaliumbasis (Natrium ist durch Kalium ersetzt). Da nicht nur die absolute Höhe der Natriumzufuhr, sondern auch das Natrium-Kalium-Verhältnis in der Nahrung so-

Bevorzugt kaliumreiche Lebensmittel essen!

wohl für die Entstehung als auch für die Therapie der essentiellen Hypertonie entscheidend ist, sollte die *Erhöhung der Kaliumzufuhr* durch kaliumreiche Lebensmittel (Trockenfrüchte, Kartoffeln, Gemüse, Hülsenfrüchte, Obst, besonders Bananen) eine weitere diätetische Maßnahme sein. Nach neueren Erkenntnissen wirkt Kalium selbst auch blutdrucksenkend.

Durch eine *Reduktion der Gesamtfettzufuhr* in der Nahrung bei *Erhöhung des Anteils mehrfach ungesättigter Fettsäuren* (v. a. Linolsäure) wird ebenfalls eine eindeutige Blutdrucksenkung erzielt. Eine wesentliche Bedeutung kommt dabei der *Eicosapentaensäure,* einer in Fischöl reichlich vorkommenden Fettsäure, zu.

Als *Getränke* eignen sich alle natriumarmen (auch kohlensäurehaltigen) Mineralwässer sowie frisch gepreßte Frucht- und

Natriumarme Getränke bevorzugen!

Gemüsesäfte. Kaffee oder Tee sind in Mengen von 3–4 Tassen pro Tag unbedenklich. Auch Alkohol in Maßen ist erlaubt, aber der relativ hohe Energiegehalt alkoholischer Getränke sollte berücksichtigt werden.

Ernährung bei Bluthochdruck

Allgemeine Maßnahmen

- Blutdrucküberwachung
- kein Streß
- kein Nikotin
- wenig Fett
- bedarfsgerechte Kalorienzufuhr
- wenig Salz
- viel Bewegung

Medikamentöse Maßnahmen

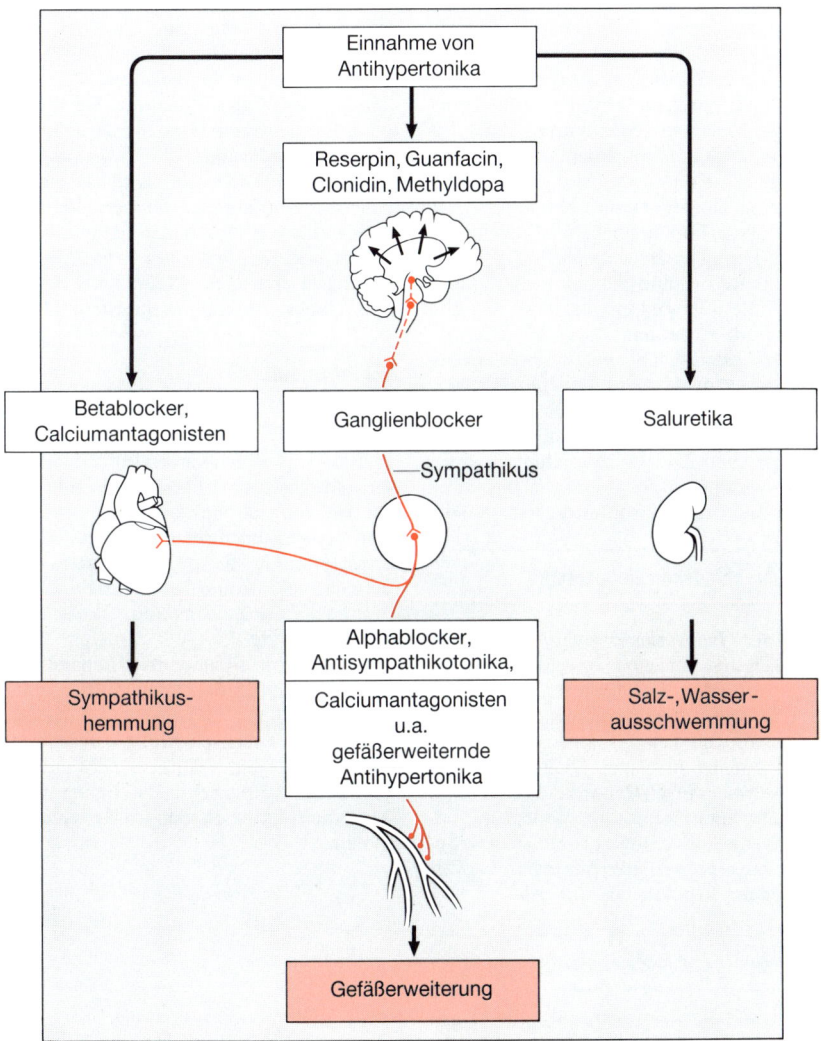

Einnahme von Antihypertonika

Reserpin, Guanfacin, Clonidin, Methyldopa

Betablocker, Calciumantagonisten

Ganglienblocker

Saluretika

Sympathikus

Alphablocker, Antisympathikotonika, Calciumantagonisten u.a. gefäßerweiternde Antihypertonika

Sympathikus-hemmung

Salz-, Wasser-ausschwemmung

Gefäßerweiterung

Abb. 2
Allgemeine und medikamentöse Maßnahmen zur Behandlung des Bluthochdrucks

Ernährung bei Fettstoffwechselstörungen

Entstehung und Manifestation von Fettstoffwechselstörungen

Fettstoffwechselstörungen werden ebenso wie Bluthochdruck (s. S. 228) in ihrer Entstehung durch Fehlernährung, Überernährung und Übergewicht begünstigt. Sie betreffen das *Cholesterin* und/oder die Fette im engeren Sinne, die *Triglyceride.*

Anzeichen für eine Stoffwechselstörung dieser Art sind die erhöhten Blutserumspiegel der entsprechenden Fette. Als *Hyperlipidämie* wird allgemein das Auftreten erhöhter Konzentrationen bestimmter Fette im Nüchternserum bezeichnet (s. S. 20). Hyperlipidämien sind gleichzeitig auch *Hyperlipoproteinämien,* da Fette an bestimmte Eiweiße gebunden sind und so als Fetteiweiße (Lipoproteine) im Blut transportiert werden.

Daher finden sich bei Fettstoffwechselstörungen neben den verschiedenen Fettfraktionen im Serum auch erhöhte Werte für bestimmte *Lipoproteine,* aufgrund ihrer spezifischen Dichte bzw. ihrer Wanderungsgeschwindigkeit im elektrischen Feld (bei der Elektrophorese) unterschie-

Die verschiedenen Lipoproteine

den als: *Präbetalipoproteine* oder *VLDL* (Abkürzung für engl. *v*ery *l*ow *d*ensity *l*ipoproteins = Lipoproteine sehr niedriger Dichte); *Betalipoproteine* oder *LDL* (Abk. für engl. *l*ow *d*ensity *l*ipoproteins = Lipoproteine niedriger Dichte); *Alphalipoproteine* oder *HDL* (Abk. für engl. *h*igh *d*ensity *l*ipoproteins = Lipoproteine hoher Dichte). Die unterschiedlichen Lipoproteine repräsentieren bei Erhöhung verschiedene Krankheitsbilder (Abb.).

Therapeutische Maßnahmen

Die *Therapie* der ernährungsabhängigen familiären sowie der direkt ernährungsbedingten Fettstoffwechselstörungen sieht spezifische *Diäten* vor, bei denen folgende

Maßnahmen im Vordergrund stehen: bei Übergewicht Gewichtsreduktion durch verringerte, nach Erreichen des Normalgewichtes bedarfsgerechte Kalorienzufuhr; Verringerung der Gesamtfettzufuhr; Austausch von Fetten mit gesättigten Fettsäuren (Fett von Schlachttieren, Milchfett) gegen Fette mit einem hohen Gehalt an mehrfach ungesättigten Fettsäuren (Pflanzenfette oder -öle, Fischöle; vgl. auch S. 118); Einschränkung des Verzehrs cholesterinreicher Lebensmittel; Verminderung des Zuckerkonsums; Steigerung der Ballaststoffaufnahme; Verzicht auf alkoholische Getränke.

Bei Fettstoffwechselstörungen mit erhöhtem Cholesterinspiegel *(Hypercholesterinämie)* ist die Reduktion der Cholesterinzufuhr und der gesättigten Fettsäuren die wichtigste diätetische Maßnahme. Besonders cholesterinreiche Lebensmittel sind

Die Parameter Cholesterin und Triglyceride

Fleisch- und Wurstwaren, Innereien, Gehirn, Milchfett und Eigelb. Rein pflanzliche Nahrung ist cholesterinfrei. Bei Fettstoffwechselstörungen mit hohen Triglyceridwerten im Serum *(Hypertriglyceridämie)* ist die Kontrolle der Kalorienzufuhr sowie des Zucker- und Alkoholkonsums vorrangig.

Auch eine medikamentöse Behandlung mit blutfettsenkenden Arzneimitteln sollte nur in Verbindung mit einer auf die jeweilige Fettstoffwechselstörung abgestimmten Diät erfolgen. Nikotinverzicht und regelmäßige körperliche Betätigung oder Ausdauertraining werden zusätzlich empfohlen.

Ernährung bei Fettstoffwechselstörungen

Typ	erhöhte Lipoproteine	erhöhte Serumlipide	Arterio-skleroserisiko	diätetische Therapie	medikamentöse Therapie
I	Chylomikronen	Triglyceride ↑ ↑ Cholesterin n oder ↑	nicht erhöht	• weniger als 30 g Fett/Tag • mittelkettige Triglyceride verwenden	nicht notwendig
IIa IIb	LDL LDL und VLDL	Cholesterin ↑ ↑ Triglyceride ↑ Cholesterin ↑ ↑	stark erhöht stark erhöht	• weniger als 300 mg Cholesterin/Tag • mehrfach ungesättigte Fettsäuren bevorzugen	Cholestyramin, Nikotinsäure, β-Sitosterin,
III	IDL	Triglyceride ↑ ↑ Cholesterin ↑ ↑	stark erhöht	• Gewichtsabnahme bis zum Soll-Gewicht • weniger als 300 mg Cholesterin/Tag • kohlenhydratarme Ernährung (Kalorienanteil der Nahrung: 40% Fett, 20% Eiweiß, 40% Kohlenhydrate)	Clofibrat, Nikotinsäure
IV	VLDL	Triglyceride ↑ oder ↑ ↑	erhöht	• Gewichtsabnahme bis zum Soll-Gewicht • mehrfach ungesättigte Fettsäuren bevorzugen • kohlenhydratarme Ernährung	Clofibrat, Nikotinsäure
V	VLDL und Chylomikronen	Triglyceride ↑ ↑ Cholesterin ↑	erhöht (?)	• Gewichtsabnahme bis zum Soll-Gewicht • weniger als 70 g Fett/Tag • kohlenhydratarme Ernährung • eiweißreiche Ernährung	Nikotinsäure, Clofibrat

Abb.
Einteilung der Hyperlipoproteinämien; nach Frederickson
(IDL Intermediate density lipoproteins,
Lipoproteine mittlerer Dichte;
n = normal, ↑ = gering erhöht, ↑ ↑ = stark erhöht)

Ernährung bei Diabetes

Entstehung und Manifestation von Diabetes

Diabetes (genauer: *Diabetes mellitus; Zukkerkrankheit*) ist eine erblich bedingte Störung des Kohlenhydratstoffwechsels. Der Ausbruch des Diabetes kann bei vorhandener Disposition durch Übergewicht, eine bestehende Schwangerschaft, Lebererkrankungen und bestimmte Medikamente, möglicherweise auch durch Virusinfektionen begünstigt werden. Diabetes läßt sich durch Erhöhung des Blutzuckergehaltes mit Nüchternblutzukkerwerten von über 140 mg-% (Normwerte 80–120 mg-%) nachweisen. Bei Werten über 180 mg-% erscheint Glucose im Urin. – Die *Symptome* für eine diabetische Stoffwechsellage sind ständiger Durst (Polydipsie), Polyurie (häufiges und reichliches Wasserlassen), Müdigkeit, Mattigkeit, Gewichtsabnahme und schlecht heilende Wunden.

Jugendlicher Diabetes und Altersdiabetes

Der *Typ-I-Diabetes (jugendlicher Diabetes)* ist durch einen absoluten Mangel des blutzuckersenkenden Hormons Insulin gekennzeichnet; der Betroffene muß immer Insulin spritzen. Bei stark ansteigenden Blutzuckerwerten kommt es zur *Hyperglykämie* (Überzuckerung des Blutes) mit Übelkeit, Erbrechen, Bauchschmerzen, Acetongeruch (Ausatmungsluft riecht nach faulen Äpfeln) und schließlich zum Koma (Bewußtlosigkeit). Fällt der Blutzuckergehalt stark ab (*Hypoglykämie*), sind die Symptome Konzentrationsschwäche, Kopfschmerzen, Schweißausbrüche, Zittern, Herzklopfen, Heißhunger und Sehstörungen und schließlich „Schock" mit Bewußtseinstrübung oder alkoholrauschähnlichen Zuständen. Ein Diabetiker sollte deshalb immer Traubenzucker oder Trockenobst als schnell wirksame Kohlenhydratreserve mit sich führen und regelmäßige Blutzuckerselbstkontrollen vornehmen.

Der *Typ-II-Diabetes (Erwachsenen-, Altersdiabetes)* manifestiert sich im mittleren oder höheren Alter. Die körpereigene Insulinsekretion ist reduziert. Die meisten Patienten sind übergewichtig; deshalb bringt häufig bereits eine Gewichtsreduktion Besserung. Auf längere Sicht wird der Typ-II-Diabetes mit Diät und Tabletten (Sulfonylharnstoff; deshalb spricht man hier auch vom *Sulfonylharnstofftyp*) behandelt. Beim normalgewichtigen älteren Diabetiker ist meist eine Kombination aus Tabletten und/oder Insulin und einer entsprechenden Diät erforderlich.

Die Diabetesdiät

Die *Diät des Diabetikers* muß den Empfehlungen der vollwertigen Ernährung entsprechen. Die wünschenswerte Höhe der Zufuhr und Verteilung von Energie, Protein, Fett und Kohlenhydraten wird der behandelnde Arzt in Form einer Diätverordnung dem Bedarf des einzelnen Patienten und dem Ausmaß der Stoffwechselstörung anpassen. Nach neuesten Erkenntnissen sollte, von Ausnahmen abgesehen, der Anteil der Kohlenhydrate bei 50–55% der Tagesenergiezufuhr liegen, der des Proteins bei 15–20% und der des Fettes bei 30–35%.

Für Typ-II-Diabetiker mit Übergewicht (rund 80% der Betroffenen) gilt als erste Diätregel die Gewichtsreduktion (ca. 1 kg Körpergewicht pro Woche mittels kalorienverminderter Mischkost; 1200 kcal für Frauen bzw. 1500 kcal für Männer). Für *Diabetiker aller Typen* gilt: die erlaubte Kohlenhydratmenge auf 5–6 Mahlzeiten verteilen. Zu bevorzugen sind Lebensmittel mit schwer resorbierbaren Kohlenhydraten und einem hohen Ballaststoffgehalt, magere Fleisch- und Fischarten, fettarme Wurst und Milchprodukte sowie Pflanzenfette mit einem hohen Gehalt an ungesättigten Fettsäuren. Leicht resorbierbare Kohlenhydrate und Zuckeraustauschstoffe wie Fructose und Sorbit sowie die Cholesterinzufuhr sollten reduziert werden. Alkoholgenuß ist stark einzuschränken.

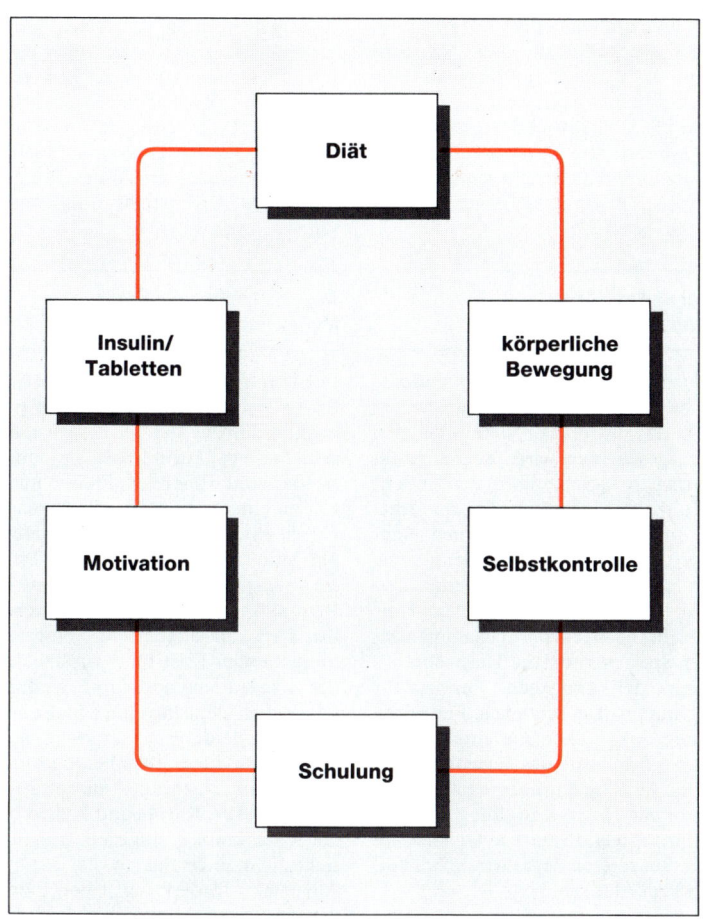

Abb.
Konzept der Diabetesbehandlung

Ernährung bei Gicht

Gicht ist eine erblich bedingte Harnsäure-Stoffwechselstörung, die bei Männern zwanzigmal häufiger auftritt als bei Frauen, bevorzugt nach dem 40. Lebensjahr und bei Übergewichtigen. Als Folge einer verminderten Ausscheidung von Harnsäure über die Niere kommt es zu einem Anstieg der Harnsäurekonzentration im Blut *(Hyperurikämie)*.

reablagerungen in der Niere unbemerkt bleiben, im akuten Schub aber zu einem lebensbedrohlichen Nierenversagen führen können. Zusätzliche Stoffwechselstörungen (z. B. Diabetes mellitus) und unkontrolliertes Fasten können auch zu einer Ansäuerung des Blutes führen, wodurch die Auskristallisation von Harnsäure gefördert wird.

Normaler und gestörter Harnsäurestoffwechsel

Harnsäure ist das Stoffwechselendprodukt bestimmter Zellkernsubstanzen (Purine), das über die Niere und den Darm ausgeschieden wird. Bei Gicht ist die Harnsäureausscheidung vermindert. Die Zufuhr zum Harnsäurepool des Organismus erfolgt aus der endogenen Neusynthese und der Harnsäuremenge, die aus den tierischen und pflanzlichen Zellen in der Nahrung des Menschen im Körper entsteht. Je nach der Zusammensetzung der Speisen kann die Harnsäurebildung aus der exogenen Purinzufuhr 300–600 mg pro Tag erreichen. Fettreiche Ernährung, Alkoholkonsum und Nulldiät fördern die Erhöhung des Serumharnsäurespiegels. Ab 8 mg Harnsäure pro 100 ml Serum kommt es zur Ausfällung (Auskristallisation) von Harnsäure in Gelenkkapseln und -knorpel, in der Ohrmuschel und in der Niere (Abb.).

Akuter Gichtanfall und chronische Gicht

Der *akute Gichtanfall*, der sich meist an einem bestimmten Gelenk abspielt (starke Schmerzen, Rötung, Schwellung) ist die Folge einer Harnsäureablagerung im Gelenk (meist ist zuerst das Großzehengrundgelenk betroffen). Bei *chronischer Gicht* kommt es in mehreren Gelenken zu Harnsäureablagerungen, entzündlichen Reaktionen sowie Knorpel- und Knochenzerstörungen mit arthritischen Gelenkveränderungen. Besonders problematisch ist die *Gichtniere*, weil die Harnsäu-

Allgemeine therapeutische Maßnahmen

Die langfristige *Behandlung der Gicht* erfolgt durch die Einhaltung einer purinarmen Ernährung, wobei Lebensmittel mit sehr hohem Puringehalt besonders zu meiden sind. Innereien, Fleisch und Fisch weisen einen sehr hohen Puringehalt auf. Durch eine Umstellung der Eiweißzufuhr auf Milch, Milchprodukte und Eier *(ovolaktovegetabile Kost)* wird eine erhebliche Reduktion der Purinzufuhr erreicht. Der starke Basenüberschuß einer ovolaktovegetabilen Kost führt zusätzlich zu einer *Alkalisierung des Harns,* wodurch die Löslichkeit der Harnsäure und damit deren Ausscheidung erhöht werden. Alkohol hemmt diese Ausscheidung und vermehrt die Harnsäurekonzentration im Blut. Auf Tee, Kaffee und Kakao braucht der Gichtkranke entgegen früherer Ansicht nicht zu verzichten.
Allgemein fördert bei Übergewichtigen die Gewichtsreduktion mittels einer energiereduzierten, ballaststofffreichen Kost die Absenkung des Serumharnsäurespiegels sowie eine hohe Flüssigkeitszufuhr die Harnsäureausscheidung.

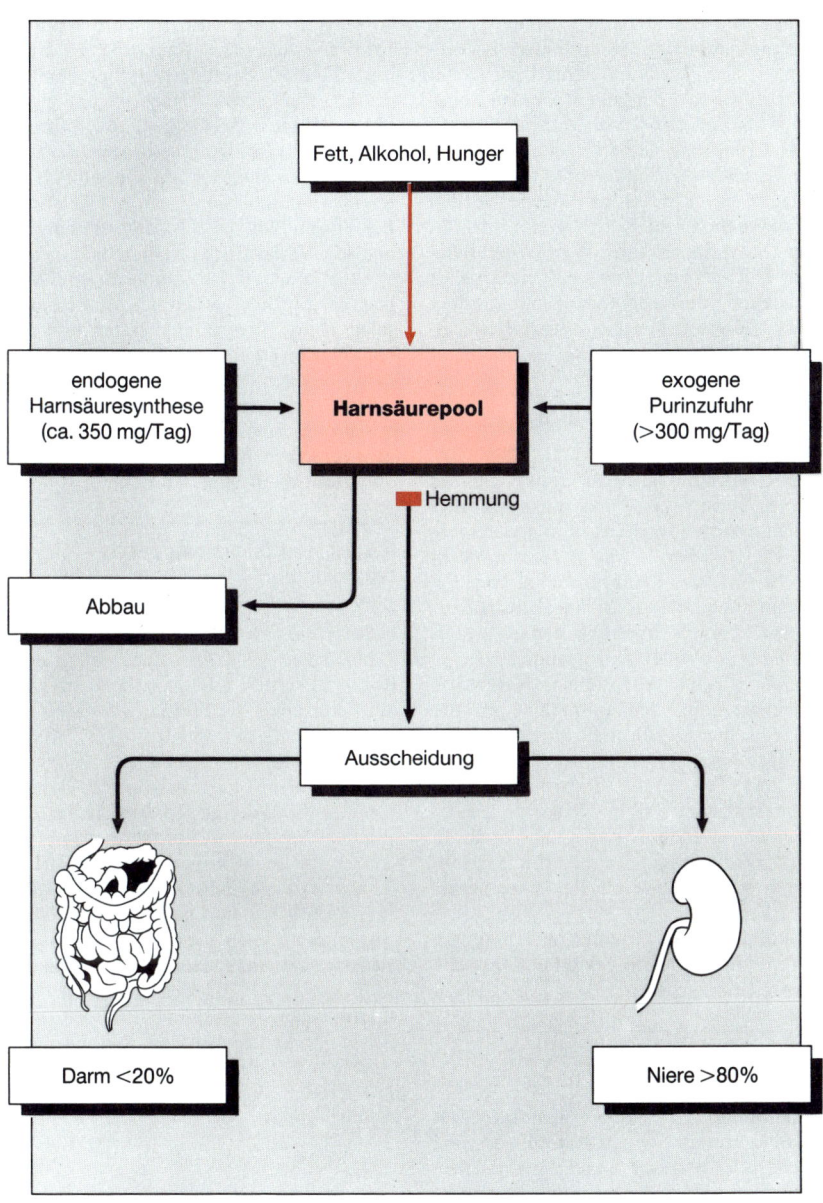

Abb.
Einfluß der Ernährung auf den Harnsäurespiegel des Blutserums
und auf die Harnsäureausscheidung
(modifiziert nach Huth u. Kluthe)

Schonkost bei Erkrankungen der Verdauungsorgane

Lange Zeit bestand die Vorstellung, daß alle unkompliziert ablaufenden Erkrankungen des Verdauungstrakts mit einer Diät gebessert oder geheilt werden könnten. Das Ziel dabei war, daß die diätetische Ernährung das erkrankte Organ bis zur Genesung schonen sollte. Durch entsprechende Diätverordnungen wurden Klinikküchen und Patienten mit unzähligen Diätvarianten und -kuriositäten belastet. Kritisch betrachtet, mußte man aber feststellen, daß keine der angewandten Diäten einen gesicherten therapeutischen Erfolg brachte.

Die Prinzipien der leichten Vollkost

Heute verfolgt man bei Erkrankungen des Magen-Darm-Trakts mit unspezifischer Nahrungsunverträglichkeit in erster Linie das Ziel: *Vorbeugen und Lindern subjektiver Beschwerden.* Aufgrund klinischer Erfahrungen wurde die *leichte Vollkost* bzw. *Basisdiät* (auch *Schonkost* genannt) definiert, deren Prinzipien folgende sind:
– Gehalt aller essentiellen Nährstoffe entsprechend den Empfehlungen der Deutschen Gesellschaft für Ernährung;
– ausgewogenes Verhältnis der Hauptnährstoffe und bedarfsangepaßter Energiegehalt;
– Nichtverwenden von Lebensmitteln und Zubereitungstechniken, die erfahrungsgemäß Unverträglichkeiten verursachen;
– häufige kleine Mahlzeiten (5–7 am Tag), die gründlich gekaut und in Ruhe verzehrt werden.

Wann ist eine Basisdiät angezeigt?

In der *klinischen Diätetik* spielt diese Kost als Basiskost eine wichtige Rolle und wird (mehr oder weniger abgeändert) an die Funktionseinbußen des erkrankten Organs angepaßt. *Indikationen für eine Basiskost* sind: Magen- und Zwölffingerdarmgeschwür, chronische Magenschleimhautentzündung, chronische Leberentzündung, Leberschrumpfung ohne deutliche Anzeichen einer begleitenden Störung, Erkrankungen der Bauchspeicheldrüse ohne Fettausscheidung (z. B. bei Steinbildung, Karzinom), Darmerkrankungen ohne Fettausscheidung (z. B. Morbus Crohn und Colitis ulcerosa in der beschwerdefreien Zeit), bettlägerige Patienten, Senioren.
Bei Anwendung der Basisdiät ist es unsinnig, sog. Verbotslisten zu erstellen. Es lassen sich allenfalls bestimmte Empfehlungen aussprechen. Jeder Betroffene sollte selbst seine Unverträglichkeiten und deren Ursache erkennen. Oft spielen bei den Erkrankungen des Verdauungstrakts psychische Faktoren mit, so daß Nahrungsmittel oder Speisen manchmal Beschwerden verursachen, obwohl sie in anderen Situationen vertragen wurden.

Auswahl und Zubereitung der Lebensmittel

Neben der *Auswahl der Lebensmittel* (Abb.) spielt auch ihre *Zubereitung* eine Rolle. So sollten z. B. zu starkes Erhitzen der Fette sowie die Bildung von Röstprodukten vermieden werden. Der Einsatz fettsparender und *nährstoffschonender Garmethoden* ist zu bevorzugen (Garen in Alufolie, Bratfolie, im Tontopf, in Teflongeschirr, in hochwertigem Edelstahlgeschirr und im Mikrowellenherd). *Mildes Würzen* mit möglichst wenig Salz, dafür mit viel frischen und getrockneten Kräutern und anderen Gewürzen begünstigt die Bekömmlichkeit der Speisen. Zurückhaltung ist bei frischen Zwiebeln und Knoblauch (die eventuell in Form von Pulver verwendet werden können), bei Meerrettich, Senf, Paprika, grob gemahlenem Pfeffer und eingelegten Pfefferkörnern geboten.

Schonkost bei Erkrankungen der Verdauungsorgane

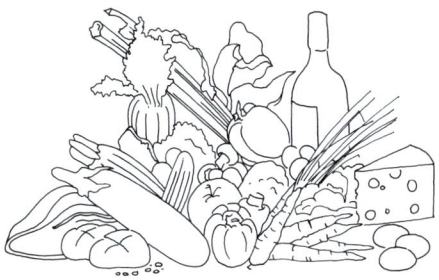

erlaubt		zu meiden
Tee, Milch, Joghurt, Buttermilch, Kakao, Gemüse- und Obstsäfte, Heilwässer	**Getränke**	Bohnenkaffee, Kolagetränke, kohlensäurehaltige und alkoholische Getränke
Milchsuppe, klare oder gebundene Bouillon (Kalb, Geflügel), Gemüsesuppe, Cremesuppe	**Suppen, Saucen**	fette, scharf gewürzte Suppen, Bratensaucen
Süßwasserfisch (gekocht), magerer Seefisch (gekocht)	**Fisch**	Fisch in Öl, geräuchert oder mariniert
gekochtes oder gegrilltes Kalb- oder Geflügelfleisch, magerer Schinken, Gelbwurst	**Fleisch**	fette Wurst- und Räucherwaren, fetter, scharf gewürzter Schmorbraten
roh in Suppen oder weich gekocht	**Eier**	hart gekochte Eier, Omeletten
Quark, Schichtkäse, milder Schnittkäse, Schmelzkäse	**Käse**	scharfer, tief ausgereifter Weichkäse
Butter, Diätmargarine, Pflanzenöle	**Fette**	Schweine- und Gänseschmalz, Rindertalg, Mayonnaise
Karotten, Spinat, Blumenkohl, Spargel, Tomaten, Kohlrabi, Kartoffelpüree, Salz- und Pellkartoffeln	**Gemüse, Kartoffeln**	Hülsenfrüchte, Kohl, Gurken, Paprika, Rettich, Sellerie, Knoblauch, Zwiebeln, Lauch, Pommes frites, Kartoffelsalat, Kartoffelklöße, Kartoffelpuffer, Speckkartoffeln, Pilze
Weißbrot bzw. Brötchen, Zwieback, Knäcke- und Grahambrot, Grieß, Haferflocken, Nudeln, Reis, Maisstärke	**Getreideerzeugnisse**	frisches Brot, Pumpernickel, Schrotbrot, Blätterteig, Cremetorte, fettes Hefegebäck
Äpfel (gerieben), geschlagene Bananen, Aprikosen- und Pfirsichkompott	**Obst**	Rhabarber, Johannisbeeren, Stachelbeeren, Pflaumen u.a. Stein- oder Kernobst, Nüsse
Pudding, Quark- und Obstcremespeisen	**Süßspeisen**	in jeder Form, u.a. Schlagsahne, Nougat, Buttercreme

Abb.
Schonkost bei Magen-Darm-Erkrankungen

Diät bei Darmerkrankungen

Funktionsstörungen und Erkrankungen des Darms (Abb. 1) beruhen häufig auf *Ernährungsfehlern.* Für die zunehmende Verbreitung dieser Erkrankungen muß daher auch der Wandel in den Ernährungsgewohnheiten als auslösender Faktor angesehen werden. Die Kost ist heute meist zu arm an hochmolekularen Kohlenhydraten wie Stärke und Zellulose (z. B. in Vollkornbrot, Kartoffeln, Gemüse enthalten) und an Ballaststoffen (Pektine, Lignin, Zellulose, Hemizellulosen), aber zu reich an tierischem Eiweiß, Fetten und Zucker.

Funktion und Erkrankungen des Dünndarms

Die *Hauptfunktionen des Dünndarms* sind die weitere Verdauung des aus dem Magen kommenden Speisebreis (Chymus) und die Nährstoffresorption (Aufnahme der Nährstoffe über die Darmwand). Störungen in der Nährstoffausnutzung werden unter dem Begriff *Malassimilation* zusammengefaßt. Ist die Ursache dafür eine ungenügende Verdauung der Nährstoffe, spricht man von *Maldigestion,* liegt eine ungenügende Resorption vor, spricht man von *Malabsorption.*

Die akute Dünndarmentzündung

Die *akute Enteritis* (akute Entzündung des Dünndarms) wird meist durch Nahrungsmittel ausgelöst, die Krankheitskeime bzw. deren giftige Stoffwechselprodukte enthalten (z. B. bei mit Salmonellen infizierten Lebensmitteln). In Frage kommen auch Ernährungsfehler wie der Verzehr von unreifem Obst, von fetten oder sehr kalten Speisen, Alkohol- und Medikamentenmißbrauch. Die Symptome der akuten Enteritis wie Erbrechen und Durchfall verschwinden, sobald die auslösenden Stoffe vermieden werden.
Da eine akute Enteritis mit einem erheblichen Wasser- und Elektrolytverlust verbunden ist, besteht die *diätetische Behandlung* dieser Erkrankung in der Gabe von Tee, Reis-, Hafer- und Gerstenschleim mit Kochsalzzusatz. Nach Abklingen der Symptome kann die Kost mit Zwieback, Toast, Nährmittelbreien, Möhrensuppe, geriebenem Apfel und dgl. allmählich wieder aufgebaut werden. Bei einer schwer verlaufenden Salmonelleninfektion werden zusätzlich Antibiotika erforderlich. Bei Säuglingen oder Kleinkindern muß ein Arzt zu Rate gezogen werden, da bei ihnen die Gefahr einer Abnahme des Gesamtkörperwassers (Exsikkose) und eines massiven Mineralstoffverlustes besteht.

Chronische Enteritis und Morbus Crohn

Die *chronische Enteritis* (chronische Entzündung des Dünndarms) kann sich durch andauernde Einwirkung der schädigenden Stoffe entwickeln. Häufig verbergen sich hinter den Symptomen andere Erkrankungen, z. B. eine *Enteritis regionalis (Morbus Crohn).* Die Ursache einer Enteritis regionalis gilt immer noch als weitgehend ungeklärt. Die Erkrankung äußert sich meist in Schmerzen im rechten Unterbauch, Fieber und häufigen, u. U. blutigen Durchfällen. Die dadurch bedingte Malabsorption hat eine Gewichtsabnahme und eine verminderte körperliche Leistungsfähigkeit zur Folge.

In der Akutphase einer Enteritis regionalis werden die Patienten parenteral (Ernährung unter Umgehung des Verdauungskanals) oder mit einer leicht resorbierbaren *Formeldiät* („Astronautenkost") ernährt. In der Remissionsphase (Phase der Beschwerdefreiheit) wird eine (anfangs blähungs- und ballaststoffarme) *Basisdiät* bzw. *leichte Vollkost* (s. S. 238), die durch Weizenkleie ergänzt wird, angezeigt. Die tägliche Flüssigkeitszufuhr sollte mindestens 1,5–2 Liter betragen. Zu beachten sind die Einschränkung der Zuckeraufnahme und die Meidung tierischer Fette mit langkettigen Triglyceriden (Abk. LCT) zugunsten von vollständig resorbierbaren mittelkettigen Triglyceriden (Abk. MCT), um die Resorption der fettlöslichen Vitamine zu gewährleisten.

Zöliakie bzw. Sprue
(Zwölffingerdarm)

Reizkolon
(querverlaufender Dickdarm)

Krebs
(querverlaufender Dickdarm)

Laktoseintoleranz
(Krummdarm)

Reizkolon
(aufsteigender Dickdarm)

Morbus Crohn
(Krummdarm)

Krebs
(aufsteigender Dickdarm)

Enteritis
(Krummdarm)

Zöliakie bzw. Sprue
(Leerdarm)

Colitis ulcerosa
(querverlaufender Dickdarm)

Krebs
(querverlaufender Dickdarm)

Zöliakie bzw. Sprue
(Leerdarm)

Enteritis
(Leerdarm)

Zöliakie bzw. Sprue
(Leerdarm)

Colitis ulcerosa
(absteigender Dickdarm)

Krebs
(Sigmoid)

Colitis ulcerosa
(Mastdarm)

Krebs
(Mastdarm)

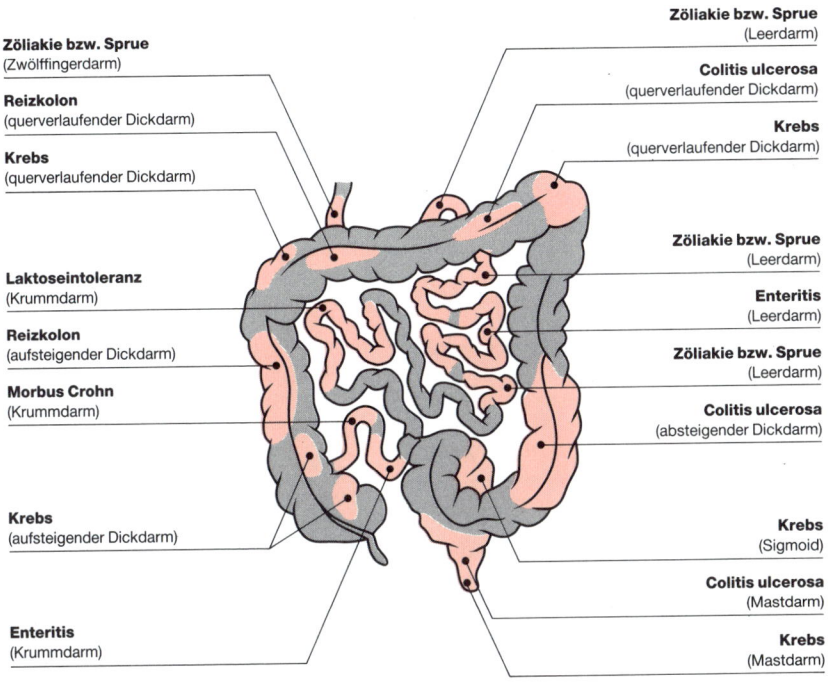

Abb. 1
Erkrankungen des Dünn- und Dickdarms

Diät bei Darmerkrankungen (Forts.)

Die glutensensitive Enteropathie

Bei der sog. *glutensensitiven Enteropathie,* bekannt als *Zöliakie* des Säuglings und Kleinkindes bzw. als *einheimische Sprue* des Erwachsenen, handelt es sich um eine Überempfindlichkeit gegen das v. a. in Weizen und Roggen enthaltene *Gliadin,* einen Bestandteil des Klebereiweißes Gluten. Durch die chronischen Durchfälle kommt es zum *Malabsorptionssyndrom* mit den klinischen Anzeichen des Eiweiß-, Mineralstoff- und Vitaminmangels.

Die *Therapie* dieser Erkrankung besteht in einer glutenfreien Kost und in der Verabreichung von Präparaten zur Deckung des Mineralstoff- und Vitaminbedarfs. Die Stärke der „verbotenen" Getreidesorten wird vertragen und ist neben Guar-, Johannisbrot-, Reis- und Maismehl erlaubt. Ein Problem stellt der verhältnismäßig geringe Ballaststoffgehalt der glutenfreien Kost dar. Durch den Zusatz von Hirseflocken oder auch Leinsamen kann die Kost aber mit Ballaststoffen angereichert werden.

Die Lactoseintoleranz

Die *Milchzuckerunverträglichkeit (Lactoseintoleranz)* ist eine häufige Ursache von Darmerkrankungen. Bei dieser Erkrankung ist das milchzuckerspaltende Enzym *Lactase* so stark vermindert, daß der Milchzucker (Lactose) erst in den unteren Darmabschnitten bakteriell abgebaut wird. Dabei strömt Flüssigkeit in den Darm; es kommt zu Blähungen und einer erheblichen Anregung der Darmbewegungen mit Entleerung dünnflüssiger Stühle (sog. *osmotische Durchfälle).* Da Milch und Milchprodukte die einzigen lactosehaltigen Lebensmittel sind, bereitet das Einhalten einer *milchzuckerfreien Diät* keine besonderen Schwierigkeiten. Erfahrungsgemäß werden alle Sauermilcharten wie Joghurt, Dickmilch, Kefir und Quark gut vertragen, da bei diesen Milchprodukten der Milchzucker zum größten Teil von den Milchsäurebakterien zu Milchsäure abgebaut ist.

Funktion und Erkrankungen des Dickdarms

Die *Aufgabe des Dickdarms* besteht im wesentlichen in der Eindickung des Darminhaltes und der damit verbundenen Rückresorption von Wasser und Elektrolyten. Die Darmflora baut die Nahrungsreste, die in die unteren Darmabschnitte gelangen, bakteriell ab. Bei keinem anderen Organ des Magen-Darm-Trakts finden sich so häufig Funktionsstörungen wie beim Dickdarm.

Reizkolon

Das *Reizkolon (irritables Kolon, Colon irritabile)* ist gekennzeichnet durch Beschwerden im Bereich des Grimmdarms (Kolon); z. B. Schmerzen, Motilitäts- und Sekretionsstörungen sowie abwechselnd auftretende Durchfälle und Stuhlverstopfungen (Obstipationen). Die Ursachen sind im seelischen Bereich, in übersteigerter Einnahme von Abführmitteln, aber auch in einer ballaststoffarmen Ernährung zu suchen. Die Verstopfung kann schon durch eine ballaststoffreiche Ernährung in Verbindung mit erhöhter Flüssigkeitszufuhr gebessert werden. In hartnäckigen Fällen ist der Einsatz von Weizenkleie oder dgl. erforderlich. Empfehlenswerter ist allerdings die Umstellung der Ernährung auf ballaststoffreiche Lebensmittel (Abb. 2), wodurch gleichzeitig eine wünschenswerte Änderung im Ernährungsverhalten herbeigeführt wird; denn die Erfahrung zeigt, daß bei ballaststoffreicher Ernährung der Anteil eiweiß-, fett- und zuckerreicher Lebensmittel an der Nahrungszufuhr sinkt.

Colitis ulcerosa

Ebenso wie bei Morbus Crohn (s. oben) wird die Ursache der *Colitis ulcerosa* noch

Diät bei Darmerkrankungen

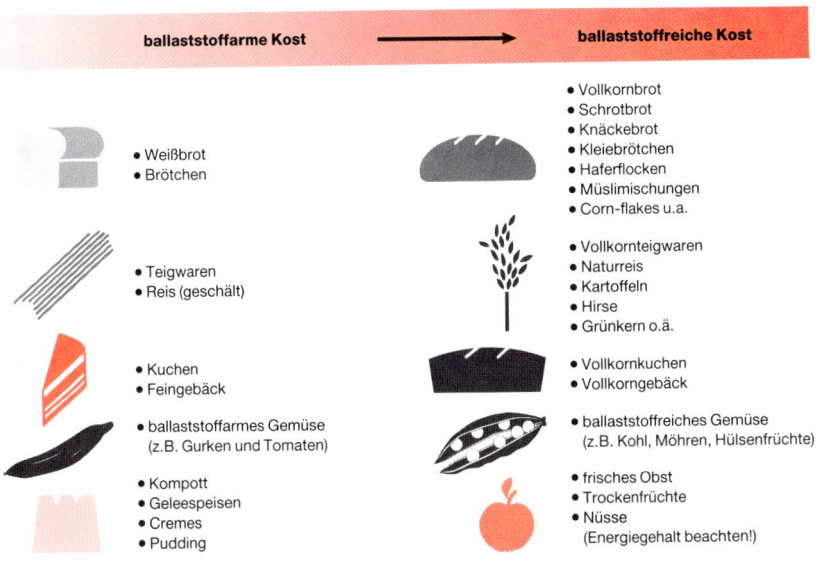

ballaststoffarme Kost	→	ballaststoffreiche Kost

- Weißbrot
- Brötchen

- Vollkornbrot
- Schrotbrot
- Knäckebrot
- Kleiebrötchen
- Haferflocken
- Müslimischungen
- Corn-flakes u.a.

- Teigwaren
- Reis (geschält)

- Vollkornteigwaren
- Naturreis
- Kartoffeln
- Hirse
- Grünkern o.ä.

- Kuchen
- Feingebäck

- Vollkornkuchen
- Vollkorngebäck

- ballaststoffarmes Gemüse
  (z.B. Gurken und Tomaten)

- ballaststoffreiches Gemüse
  (z.B. Kohl, Möhren, Hülsenfrüchte)

- Kompott
- Geleespeisen
- Cremes
- Pudding

- frisches Obst
- Trockenfrüchte
- Nüsse
  (Energiegehalt beachten!)

Abb. 2
Die Umstellung der Ernährung bei Darmerkrankungen

kontrovers diskutiert. Neben Allergenen, Autoimmunphänomenen, Infektionen und psychischen Aspekten ist als auslösender Faktor der Verzehr von Zucker und Milch im Gespräch. Die Colitis ulcerosa ist eine mit Geschwürsbildungen einhergehende Entzündung der Dickdarmschleimhaut. Hauptsymptome sind unter krampfartigen Schmerzen abgesetzte blutig-schleimige Stühle. Die Erkrankung ist lebenslang geprägt von Phasen der Besserung und Verschlechterung. Die Ernährungstherapie ist die gleiche wie bei Morbus Crohn.

Dickdarmkrebs

In den letzten Jahrzehnten ist der *Dickdarmkrebs (Kolonkarzinom)* die häufigste bösartige Geschwulst des Magen-Darm-Trakts geworden. Er tritt bevorzugt im höheren Lebensalter auf. Seine Entstehung wird offenbar von Ernährungsfaktoren

begünstigt. Ein Zusammenhang mit energie-, fett- und eiweißreicher sowie ballaststoffarmer Ernährung wird diskutiert. Alkoholische Getränke scheinen die Entstehung zu begünstigen. Erste *Hinweise auf Dickdarmkrebs* sind der Wechsel zwischen Durchfall und Verstopfung, Teerstühle oder Blutabgang mit dem Stuhl, in der Folge Appetitlosigkeit.

Die *Therapie von Dickdarmkrebs* besteht in einer radikalen operativen Entfernung des befallenen Darmabschnittes. Die daraus resultierenden Funktionsstörungen des Dickdarms müssen bei der Ernährung berücksichtigt werden. Im Vordergrund steht eine Verbesserung des körperlichen Allgemeinzustandes mit einer angepaßten erhöhten Energiezufuhr durch den Einsatz *hochkalorischer diätetischer Präparate*. Blähende Speisen und in Fett Ausgebackenes sind zu meiden; auch Obst und Gemüse sind zu beschränken, da diese stuhlfördernd wirken.

Diät bei Nierenerkrankungen

Die *Nieren* dienen der Ausscheidung von Stoffwechselendprodukten mit dem Harn und sind u. a. an der Regulation des Wasser-, Elektrolyt- und Säure-Base-Haushaltes beteiligt. Eine *Einschränkung der Nierenfunktion* führt zu einem Anstieg stickstoffhaltiger, harnpflichtiger Stoffe im Blut (u. a. Kreatinin, Harnstoff, Harnsäure) und langfristig zur *Urämie* (Harnvergiftung des Organismus mit giftigen Eiweißabbauprodukten).
Zur *Therapie* chronischer (und z. T. auch akuter) Nierenerkrankungen gehören eine dem Grad der Funktionseinschränkung angepaßte proteinarme Diät, die Kontrolle des Natrium-, Kalium-, Wasser- und Säure-Base-Haushaltes sowie die Behand-

Nierenerkrankungen erfordern eine angepaßte proteinarme Diät

lung eines u. U. gleichzeitig vorhandenen Bluthochdrucks. Die *energetisch ausgeglichene Diät* sollte eiweißarm oder streng eiweißarm sein (maximal rund 35–40 g bzw. 20–25 g Eiweiß pro Tag für einen 70 kg schweren Mann) und Eiweiß sehr hoher biologischer Wertigkeit enthalten, um eine ausreichende Zufuhr an (essentiellen) Aminosäuren zu gewährleisten (vgl. Abb.):
Die sog. *Kartoffel-Ei-Diät* bietet eine hohe biologische Wertigkeit über die Ergänzungswirkung unterschiedlicher Nahrungsproteine (65 % Kartoffel-, 35 % Eiprotein, dazu proteinarme Lebensmittel). – Entsprechend versucht die *selektiv proteinarme Diät* den Proteinbedarf mit hochwertigem tierischem Eiweiß (Käse, Quark, Eier) zu decken.
Die *Schweden-Diät* erlaubt frei wählbare Eiweißqualitäten von gemischter biologischer Wertigkeit (in geringen Mengen auch Fisch, Fleisch, Wurst). Deswegen müssen essentielle Aminosäuren oder deren Ketosäureanaloge in Tablettenform zugesetzt werden.
Da durch die Funktioneinschränkung der Nieren Natrium zurückgehalten wird, kommt es zur Blutdruckerhöhung und Wasseransammlung (Ödem) in den Gewe-

ben. Daher ist die *Kochsalzzufuhr* individuell abzustufen: *kochsalzeingeschränkte Diät* (maximal 6 g Kochsalz oder 2,4 g Natrium pro Tag); *natriumarme Diät* (maximal 3 g Kochsalz oder 1,2 g Natrium pro Tag); *streng natriumarme Diät* (maximal 1 g Kochsalz oder 0,4 g Natrium pro Tag). Bei den sog. *salzverlierenden Nierenerkrankungen* ist eine Natriumreduktion kontraindiziert (nicht anwendbar), da sie über eine Verminderung des Blutvolumens und eine Minderdurchblutung der Nieren zu einem weiteren Funktionsrückgang führen würde.
Zur Vorbeugung gegen eine *Hyperkaliämie* (erhöhter Kaliumgehalt des Blutes) ist bei *verminderter Kaliumausscheidung* eine *kaliumarme* oder *extrem kaliumarme Diät* (1,6 g bzw. 0,8 g Kalium pro Tag) angezeigt; d. h. Verzicht auf kaliumreiche Nahrungsmittel sowie kaliumarme Zubereitung (Auslaugung).
Die *Dialysebehandlung* („Blutwäsche") entzieht dem Körper u. a. Aminosäuren, Elektrolyte und wasserlösliche Vitamine. Die Nahrung sollte daher bei Dialysepatienten 1–1,3 g Protein pro kg Körpergewicht und Tag, ferner reichlich Eisen (100 mg pro Tag) und wasserlösliche Vitamine enthalten, sie sollte außerdem flüssigkeitsbilanziert, calciumreich, aber kalium- und phosphatarm sein.
Bei *Nierensteinen* spielt neben der Calciumausscheidung im Harn (Calcium als Bestandteil von Phosphat- und Oxalatsteinen) die vom pH-Wert des Harns abhängige Löslichkeit der Kristallbildner (Oxalat, Phosphat, Harnsäure, Cystin) eine we-

Bei Nierensteinen sollte man viel trinken

sentliche Rolle. Die Trinkflüssigkeit sollte zur Verdünnung der steinbildenden Substanzen so bemessen sein, daß mindestens 1,5–2 Liter (besser 2,5 Liter) Harn pro Tag ausgeschieden werden, und zur Löslichkeitserhöhung je nach Steinart harnalkalisierend oder -säuernd sein.

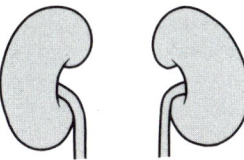

Maßnahmen	Ziele
dosierte Flüssigkeitszufuhr (pro Tag 1,5-2 l)	• ausgeglichene Wasserbilanz des Körpers
dosierte Natriumzufuhr (pro Tag 6 g NaCl, 3 g NaCl, 1 g NaCl)	• Ödemvorbeugung und -therapie • Ausgleich eventueller Natriumverluste durch die Nieren
dosierte Kaliumzufuhr (pro Tag 0,8 g Kalium, 1,6 g Kalium)	• Vorbeugung eines erhöhten Blutkalium-wertes und dessen Therapie
reichliche Kalorienzufuhr (pro Tag 150 kJ/kg Körpergewicht; nur 30 % Fett!)	• Verhinderung eines Hungerstoffwechsels
angemessene Proteinzufuhr (pro Tag 0,3-0,4 g Protein/kg Körpergewicht, 0,5-0,6 g Protein/kg Körpergewicht, bei Dialysepatienten 1-1,3 g Protein/kg Körpergewicht)	• Verminderung der Produktion von Proteinstoffwechselprodukten (z.B. Harnstoff, Wasserstoffionen, toxische Abbauprodukte) • Ausgleich eventueller Protein-verluste (durch den Urin)
Blutdruckkontrolle (u.U. medikamentöse Behandlung)	

Abb.
Diätetische Maßnahmen bei Nierenerkrankungen (nach Kasper)

Gesunde Zähne und Ernährung

Zivilisationskrankheit Karies

Zahnkaries (Karies, Zahnfäule) ist die am weitesten verbreitete Zivilisationskrankheit und verursacht die höchsten Kosten unter den ernährungsbedingten Krankheiten. Sie beginnt mit einer Entmineralisierung des Zahnschmelzes und kann ohne Behandlung zu einer Entzündung von Zahnhöhle und Zahnhalteapparat führen.
Karies ist eine durch mehrere Ernährungsfaktoren mitbestimmte mikrobielle Erkrankung. Ein wesentlicher *karieshemmender Faktor* ist *Fluorid.* Fluorid ist neben Calcium und Phosphat als Bestandteil des Zahnschmelzes für dessen Stabilität und damit für die Widerstandskraft gegenüber kariesauslösenden Faktoren wichtig. Ein weiterer Kariesschutzfaktor ist der *Speichel.* Er enthält Calcium und Phosphat zur Remineralisierung des Zahnschmelzes, Abwehrstoffe gegenüber Bakterien und Puffersubstanzen gegen die von den Mikroorganismen gebildeten Säuren.

Wodurch entsteht Karies?

Als *kariesauslösender Ernährungsfaktor* steht der *Zuckerkonsum* im Vordergrund. Bestimmte Mundbakterien (v. a. Streptococcus mutans) lagern sich an den Zahnschmelz an, wandeln dort Zucker (Saccharose) in klebstoffähnliche Dextrane um und erleichtern so die Ansiedlung weiterer Bakterienschichten. Durch die Einlagerung von Salzen und Speichelproteinen entsteht der *Zahnbelag, die* sog. *Plaques.*
Die Nahrungszucker (Saccharose, Glucose, Fructose) werden von den Mikroorganismen der Plaques verwertet, wobei organische Säuren (z. B. Milchsäure, Essigsäure) entstehen. Diese Säuren lösen bei einem pH-Wert unter 5,5 Calciumphosphat aus dem Zahnschmelz *(Demineralisierung)* und leiten so den Prozeß der Kariesentstehung ein. Das Ausmaß der Säurebildung hängt von der Dauer und der Menge, aber auch von der Häufigkeit der Zuckereinwirkung ab (Abb.).
Zuckeraustauschstoffe sowie Süßstoffe fördern die Plaquebildung nicht und führen somit auch nicht zur Säurebildung.

Kariesprophylaxe

Die *Maßnahmen zur Kariesverhütung* richten sich nach den kariesauslösenden Faktoren. Karies entsteht nur, wenn die Bestandteile der Plaques (Bakterien, ihre Enzyme und die aus den Zuckern gebildeten Säuren) längere Zeit auf den Zahnschmelz einwirken können. Deshalb sollten zuckerhaltige Speisen oder klebrige Süßigkeiten möglichst selten gegessen werden. Nach jeder Mahlzeit, v. a. wenn Süßes verzehrt wurde, sollten die Zähne geputzt werden.
Die Kariesanfälligkeit wird durch Fluorid gehemmt. *Fluorid* wird in den Zahnschmelz eingelagert und erhöht dadurch die Säureresistenz. Zusätzlich übt es eine Hemmwirkung auf den Stoffwechsel säurereproduzierender Mikroben in den Zahnbelägen aus. Eine Fluoridaufnahme erfolgt über die Nahrung, in Form von Tabletten oder über eine lokale Anwendung auf der Zahnoberfläche.
Die Deutsche Gesellschaft für Ernährung empfiehlt, nach dem Lebensalter gestaffelt, eine Fluoridzufuhr von: 0,25 mg pro Tag für Säuglinge im ersten Lebensjahr; 0,5 mg pro Tag für Zweijährige; 0,75 mg pro Tag für Drei- bis Fünfjährige; 1 mg pro Tag für Sechs- bis Vierzehnjährige sowie für Jugendliche und Erwachsene. Durchschnittlich werden jedoch nur 0,3 mg Fluorid täglich mit der Nahrung aufgenommen. Reich an Fluorid sind besonders Schwarzer Tee und Seefische. Um eine für die Kariesprophylaxe ausreichende Fluoridzufuhr zu gewährleisten, wäre eine Fluoridierung des Trinkwassers (1 mg Fluorid pro Liter) zu erwägen.

Gesunde Zähne und Ernährung

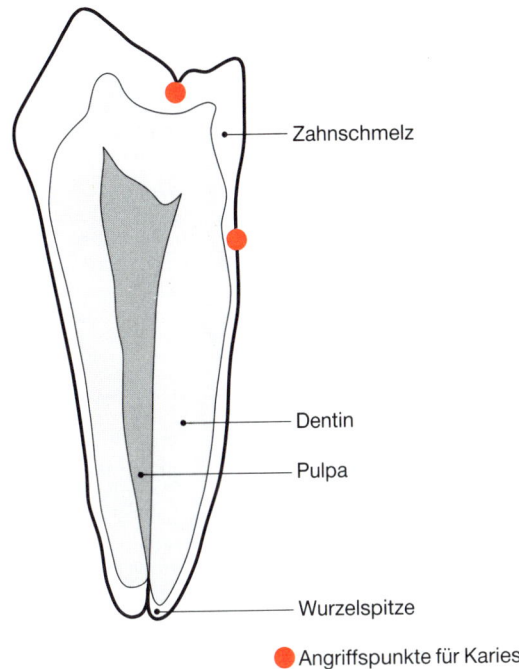

Zahnschmelz

Dentin

Pulpa

Wurzelspitze

● Angriffspunkte für Karies

Abb. 1
Die wichtigsten Angriffsorte für Karies
(nach Passmore u. Eastwood)

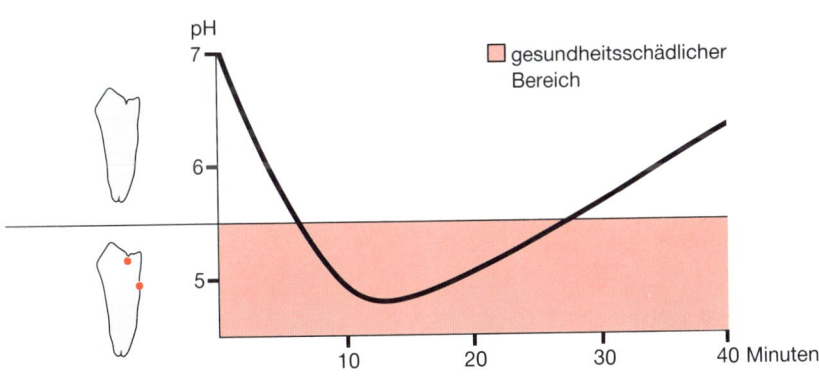

pH

gesundheitsschädlicher Bereich

Abb. 2
Absenkung des pH-Werts durch
mikrobielle Säureproduktion in der Plaque
nach Zuckeraufnahme (nach Stephan)

Jod und Ernährung

Die Schilddrüsenfunktion hängt von einer ausreichenden Jodzufuhr ab

Jod (Iod) wird im Organismus für den Aufbau der Schilddrüsenhormone *Trijodthyronin (T₃)* und *Thyroxin (T₄)* benötigt. Beide Hormone üben vielseitige Stoffwechselwirkungen aus. Durch sie werden u. a. die Kohlenhydrat- und die Fettverbrennung sowie die Eiweißsynthese reguliert. Die normale Schilddrüsenfunktion ist deshalb von einer ausreichenden Jodzufuhr durch die Nahrung abhängig. Sinkt die tägliche Jodzufuhr längerfristig unter das kritische Minimum von einem Millionstel Gramm pro Kilogramm Körpergewicht, kann die Schilddrüse Jod nicht mehr in ausreichendem Umfang aus dem Blut aufnehmen. Aufgrund des *Jodmangels* kommt es zur *Schilddrüsenunterfunktion*. Die Schilddrüse versucht diesen Mangel auszugleichen, indem sie ihr Gewebe vergrößert, um dadurch eine erhöhte Schilddrüsenhormonproduktion zu erreichen. So entwickelt sich bei *jodarmer Ernährung* ein *Kropf;* vgl. Abb. (Umgekehrt führt eine Funktionssteigerung der Schilddrüse zu einer Intensivierung der Verbrennungsvorgänge im Organismus mit einer entsprechenden Steigerung des Energieumsatzes. Bei dieser Schilddrüsenüberfunktion kommt es u. a. zu einer Steigerung der Pulsfrequenz und zu nervöser Übererregbarkeit.)

Die Kropfhäufigkeit in der BR Deutschland

Auffallend ist die von Norden nach Süden zunehmende Kropfhäufigkeit in der Bevölkerung der Bundesrepublik Deutschland, wobei die Alpentäler am stärksten betroffen sind. Die Begründung liegt darin, daß die Böden in den Gebirgsregionen jodarm sind. Daher beträgt die Kropfhäufigkeit bei Jugendlichen aus Norddeutschland etwa 4 – 8 %, bei Jugendlichen aus Bayern dagegen 32 %. Frauen erkranken zwei- bis dreimal häufiger an Kropf als Männer.

Der tägliche Jodbedarf und wie man ihn decken kann

Der *tägliche Jodbedarf* eines Erwachsenen wird auf 200 µg geschätzt; Schwangere und Stillende haben einen höheren Bedarf. Eine Berechnung der täglichen Jodaufnahme durch die Schilddrüse bei Erwachsenen in verschiedenen Regionen der BR Deutschland ergab wesentlich niedrigere Werte. Innerhalb gewisser Grenzen ist der Organismus wohl in der Lage, sich an ein unterschiedliches Angebot aus der Nahrung anzupassen. Der *Jodgehalt pflanzlicher und tierischer Lebensmittel* ist weitgehend vom Jodgehalt des Bodens abhängig. Seefische und andere Meerestiere tragen besonders zur Jodversorgung bei. Der Jodgehalt von Milch und Eiern hängt von der Fütterung der Tiere ab. Alle übrigen Lebensmittel können als jodarm bezeichnet werden. Trinkwasser trägt ebenfalls nur sehr wenig zur Bedarfsdeckung mit Jod bei. Um den Jodbedarf des Organismus zu decken, wird empfohlen, *jodiertes Speisesalz* zu verwenden, das ca. 20 mg Jod pro kg Kochsalz enthält. Bei einer täglichen Zusalzmenge von 5 g werden dadurch bereits 100 µg Jod – die Hälfte der empfohlenen Zufuhr – aufgenommen. Das über die Ernährung zugeführte Jod wird fast vollständig im Darm resorbiert.

Zurückhaltung beim Verzehr von Pflanzen, die kropferzeugende Stoffe enthalten

Verschiedene Kohlarten sowie Senf, Rettich und Speiserüben enthalten in geringen Mengen *kropferzeugende Substanzen,* welche die Synthese der Schilddrüsenhormone hemmen. Ein intensiver Verzehr solcher Pflanzen, wie er z. T. in einigen osteuropäischen Ländern üblich ist, erhöht bei unzureichender Jodzufuhr die Gefahr einer Kropfbildung.

248

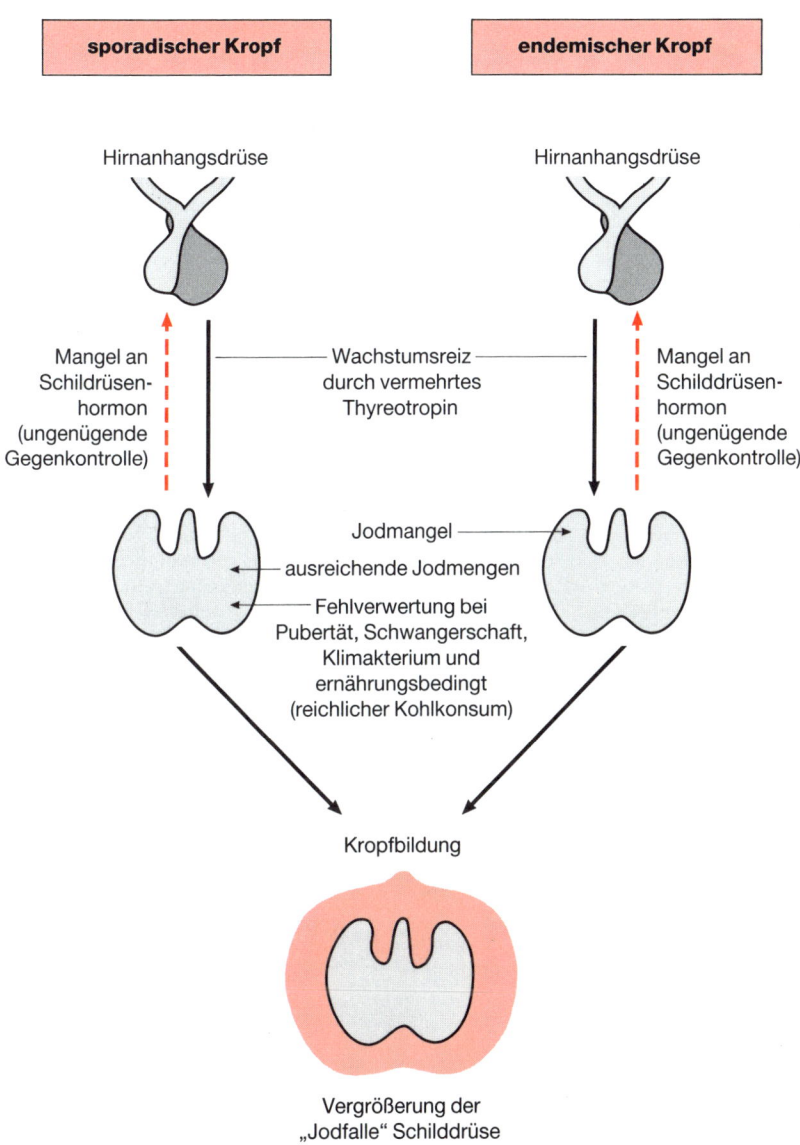

sporadischer Kropf

endemischer Kropf

Hirnanhangsdrüse

Hirnanhangsdrüse

Mangel an
Schildrüsen-
hormon
(ungenügende
Gegenkontrolle)

Wachstumsreiz
durch vermehrtes
Thyreotropin

Mangel an
Schilddrüsen-
hormon
(ungenügende
Gegenkontrolle)

Jodmangel

ausreichende Jodmengen

Fehlverwertung bei
Pubertät, Schwangerschaft,
Klimakterium und
ernährungsbedingt
(reichlicher Kohlkonsum)

Kropfbildung

Vergrößerung der
„Jodfalle" Schilddrüse
zwecks ausreichender
Hormonproduktion

Abb.
Faktorenkomplex der Kropfbildung

Krebs und Ernährung

Krebs und seine Entstehung

In jeder Minute kommt es im menschlichen Organismus zu rund 10 Millionen *Zellteilungen.* Beim gesunden Menschen teilen sich die Zellen auf die richtige Weise und zur richtigen Zeit, gesteuert durch komplexe Kontrollmechanismen, deren Funktionsweise noch nicht völlig geklärt ist. Wenn diese Kontrollmechanismen versagen, kann es in nahezu jedem Körpergewebe zu *unkontrolliertem Zellwachstum* kommen, es kann *Krebs* entstehen (Abb. 1).

Eine Fehlsteuerung der Kontrollmechanismen und eine damit verbundene Entstehung bösartiger Tumoren ist von der Disposition des jeweiligen Organismus und der Exposition gegenüber äußeren Einflüssen abhängig, denen er ausgesetzt wird. Die *Disposition* ist in erster Linie erblich bedingt. Es gibt Familien mit einer über dem allgemeinen Durchschnitt lie-

Disposition und Exposition sind zentrale Faktoren bei der Krebsentstehung

genden Häufigkeit bestimmter Organtumoren. Aber auch bestimmte Erkrankungen können zu bösartigen Tumoren disponieren. Die *Exposition* umfaßt alle Einflüsse der Umwelt, die bei der Krebsentstehung eine Rolle spielen können (karzinogene Stoffe, Strahlen, Ernährungseinflüsse u. a.).

Die Tatsache, daß etwa 90% aller Krebserkrankungen bevorzugt an den Stellen des Körpers entstehen, die in direktem Kontakt mit der Umwelt stehen (Atemwege, Haut, Verdauungskanal, Harnwege, Geschlechtsorgane), unterstreicht die Bedeutung der von außen zugeführten *krebsauslösenden Noxen* (Schädlichkeiten). Hierbei spielt auch der Zeitfaktor eine erhebliche Rolle. Dies hat zur Folge, daß die Häufigkeit bösartiger Tumoren im höheren Lebensalter zunimmt.

Man nimmt folgende *Mechanismen einer möglichen Wechselwirkung zwischen Ernährung, Verdauungsprozeß und Krebsentstehung* an:

– Karzinogene Stoffe, die von Natur aus im Lebensmittel enthalten sind, gelangen als Verunreinigung unabsichtlich in ein Lebensmittel oder werden bei der Verarbeitung oder Lagerung des Lebensmittels gebildet;
– durch Ernährung verursachte Aktivierung oder Inaktivierung von Karzinogenen;
– biologische Bildung von Karzinogenen in vivo (im lebenden Organismus), z. B. Umwandlung von Gallensäuren in tumorfördernde Stoffe durch Dickdarmbakterien (die ihrerseits durch die Ernährung beeinflußbar sind);
– Förderung (z. B. durch hohen Fettkonsum) oder Hemmung (z. B. durch Vitamin-A) des Fortschreitens bestimmter Krebserkrankungen;
– Nährstoffungleichgewichte, die zu einer Schwächung der Immunabwehr führen. Hierdurch kann die Fähigkeit zur frühen Abstoßung bösartiger Zellen oder zur Reparatur geschädigter Desoxyribonukleinsäure beeinträchtigt werden (Abb. 2).

Der Anteil von ernährungsbedingten Krebserkrankungen, bezogen auf andere Krebserkrankungen, beträgt wahrscheinlich 35%.

Ernährungsratschläge zur Krebsvorbeugung

Mit zahlreichen, sehr unterschiedlichen und zum Teil widersprüchlichen Ernährungsratschlägen wird Vorbeugung oder sogar Schutz vor der Entstehung von bösartigen Tumoren versprochen, wenn bestimmte Regeln eingehalten werden (s. auch S. 262ff.). Als vernünftige und wissenschaftlich anerkannte Empfehlungen nach dem derzeitigen Kenntnisstand können folgende *Ratschläge zur Prävention* gelten:

– Der Fettanteil der Kost sollte von derzeit etwa 40% auf 35–30% der Nah-

Krebs und Ernährung

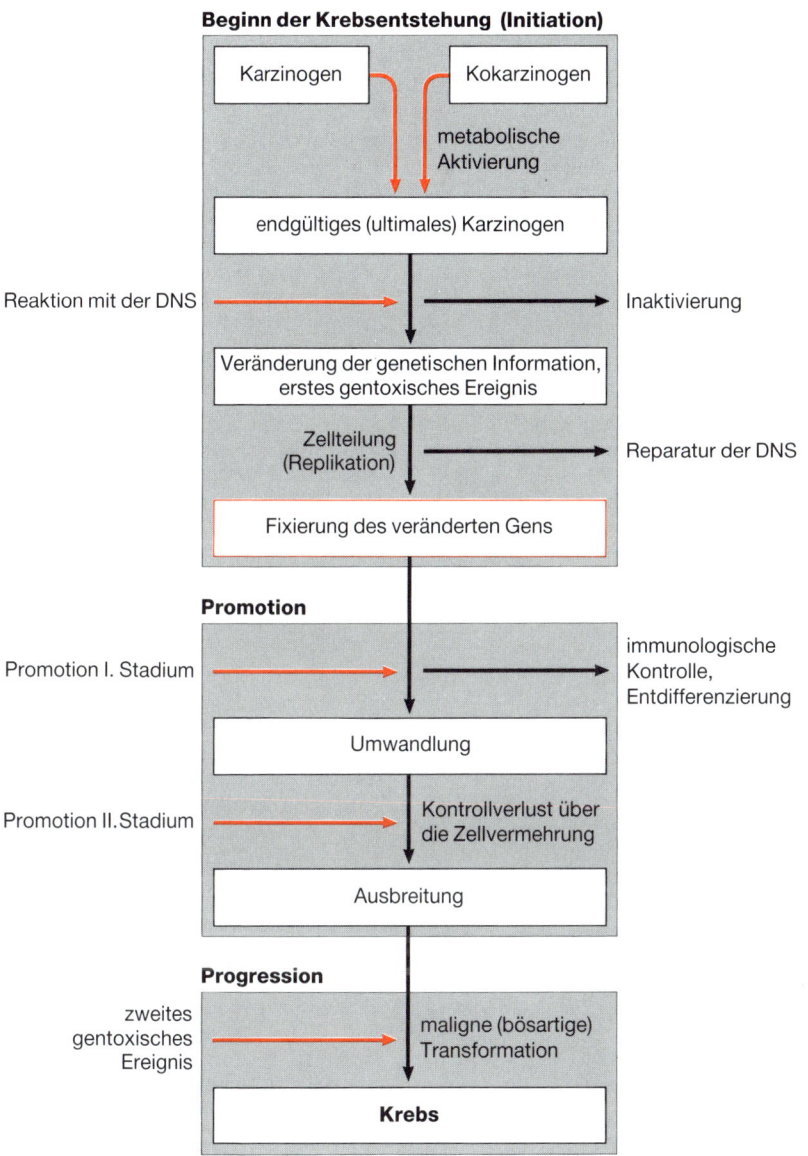

Beginn der Krebsentstehung (Initiation)

Karzinogen — Kokarzinogen

metabolische Aktivierung

endgültiges (ultimales) Karzinogen

Reaktion mit der DNS → ← Inaktivierung

Veränderung der genetischen Information, erstes gentoxisches Ereignis

Zellteilung (Replikation) → Reparatur der DNS

Fixierung des veränderten Gens

Promotion

Promotion I. Stadium → immunologische Kontrolle, Entdifferenzierung

Umwandlung

Promotion II. Stadium → Kontrollverlust über die Zellvermehrung

Ausbreitung

Progression

zweites gentoxisches Ereignis → maligne (bösartige) Transformation

Krebs

Abb. 1
Modell der Krebsentstehung (fördernde Faktoren in Rot;
modifiziert nach U.S. Department of Health and Human Services)

rungsenergieaufnahme abgesenkt werden; spezielle Empfehlungen über den Anteil an mehrfach ungesättigten Fettsäuren werden dabei nicht gegeben. Überhöhter Fettverzehr und erhebliches Übergewicht erhöhen offenbar das Risiko einer Erkrankung an Brustkrebs sowie an Dickdarm-, Prostata- und Gebärmutterkrebs.

– Der Anteil ballaststoffreicher Lebensmittel (insbesondere Vollkornprodukte) sollte erhöht werden; der Ballaststoffanteil in der Nahrung sollte bei etwa 20–30 g täglich liegen. Der Einfluß von Ballaststoffen auf die Krebsentstehung ist allerdings nicht so eindeutig, wie nach den zahlreichen Veröffentlichungen der letzten Jahre angenommen werden könnte.

– Man sollte verstärkt vitaminreiches Gemüse und Obst essen, bezüglich Gemüse vorzugsweise dunkelgrüne und tiefgelbe Gemüsesorten mit einem hohen Carotingehalt.

– Alkoholische Getränke sollten entweder ganz gemieden oder nur maßvoll genossen werden. Hoher Alkoholkonsum erhöht das Risiko für die Entstehung von Krebserkrankungen im Mund-, Kehlkopf- und Speiseröhrenbereich.

– Gepökelte und geräucherte Lebensmittel sollte man möglichst wenig essen. Es gibt Hinweise dafür, daß ständiger Verzehr dieser Produkte das Risiko für die Entstehung von Speiseröhren- und Magenkrebs erhöht.

Keine epidemiologische oder tierexperimentelle Bestätigung haben bisher Empfehlungen gefunden, zur Krebsvorbeugung die Proteinzufuhr herabzusetzen oder die Selenzufuhr zu erhöhen.

Die Ernährung bei Krebs

Die Ernährung spielt nicht nur eine ursächliche Rolle bei der Krebsentstehung. Diätetische Maßnahmen zählen darüber hinaus auch zu den ältesten Bemühungen, bösartige Tumoren zu heilen oder zumindest ihr Wachstum zu hemmen. Bei exak-

ter, nachprüfbarer Versuchsanordnung konnten bisher jedoch keine Tumorheilungen, Verringerungen der Wachstumsgeschwindigkeit von Tumoren oder eine Beeinflussung des Entstehens von Metastasen nach operativer Entfernung eines Primärtumors durch bestimmte Diäten nachgewiesen werden.

Das wichtigste *Ziel in der Ernährung von Krebskranken* muß in der Erhaltung oder Wiederherstellung eines möglichst guten Ernährungszustandes bestehen, der den Patienten in die Lage versetzt, die meist außerordentlich aggressive physikalische oder medikamentöse Krebstherapie durchzuhalten, oder ihn auf die chirurgische Therapie vorbereitet. Damit kann seine Prognose verbessert und seine Lebensqualität gesteigert werden.

Der *Verlauf von Krebserkrankungen* ist häufig durch ernährungsbedingte Mangelerscheinungen bis hin zu schwerer Kachexie (Abmagerung und Kräfteverfall) gekennzeichnet. Die Entwicklung einer *Tumorkachexie* ist meist mit Appetitverlust, vorzeitiger Sättigung und Lebensmittelaversionen verbunden. Ferner liegen bei Krebserkrankungen Störungen im Energie- und Eiweißstoffwechsel vor, die zu einem Abbau der Körpersubstanz führen. Der Organismus ist zu der üblichen Anpassung an Mangel (Hunger) oder anabole Erfordernisse (Eiweißaufbau, Wachstum) nicht mehr fähig.

Stabilisierende Sondenernährung

Das eigentliche diätetische Problem besteht darin, den Patienten dennoch optimal mit Energie und essentiellen Nährstoffen zu versorgen. Über gute Erfolge wird bei der Anwendung einer *parenteralen* oder einer *Sondenernährung* berichtet, durch die eine Verbesserung des Allgemeinzustandes, eine Besserung der Toleranz von Zytostatika (Arzneimittel zur Chemotherapie bösartiger Tumoren) und bestrahlungstherapeutischer Maßnahmen, eine Stabilisierung vor operativen Eingriffen und eine Verbesserung der Immunabwehr erzielt werden konnten.

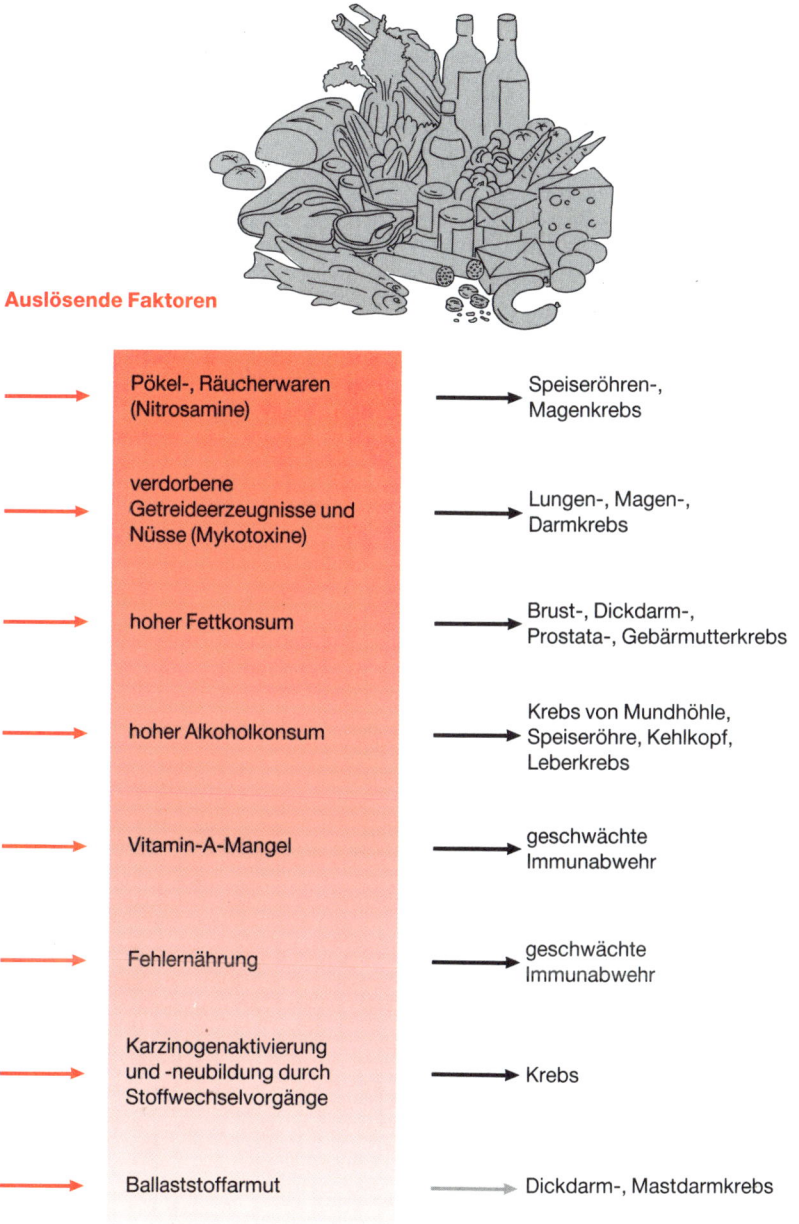

Auslösende Faktoren

Pökel-, Räucherwaren (Nitrosamine)	→ Speiseröhren-, Magenkrebs
verdorbene Getreideerzeugnisse und Nüsse (Mykotoxine)	→ Lungen-, Magen-, Darmkrebs
hoher Fettkonsum	→ Brust-, Dickdarm-, Prostata-, Gebärmutterkrebs
hoher Alkoholkonsum	→ Krebs von Mundhöhle, Speiseröhre, Kehlkopf, Leberkrebs
Vitamin-A-Mangel	→ geschwächte Immunabwehr
Fehlernährung	→ geschwächte Immunabwehr
Karzinogenaktivierung und -neubildung durch Stoffwechselvorgänge	→ Krebs
Ballaststoffarmut	→ Dickdarm-, Mastdarmkrebs

Abb. 2
Angenommene Erhöhung des Krebsrisikos durch die Ernährung

Lebensmittelunverträglichkeiten und Lebensmittelallergien

Unverträglichkeitsreaktionen

Unverträglichkeitsreaktionen nach der Aufnahme von Lebensmitteln können verschiedene Ursachen haben. Meist handelt es sich nicht um Allergien im eigentlichen Sinn, sondern um unspezifische Unverträglichkeiten, die ähnliche Beschwerden hervorrufen, wie sie bei Lebensmittelallergien auftreten. Sie werden daher häufig auch als *Pseudoallergien* bezeichnet, da durch nichtimmunologische Faktoren gleiche Schädigungen bzw. Funktionsstörungen verursacht werden können wie durch eine spezifische Immunreaktion, die für Allergien typisch ist.

Von diesen beiden Reaktionstypen sind diejenigen Unverträglichkeitsreaktionen abzugrenzen, die auf einem Enzymmangel oder -defekt oder auf dem Gehalt an biogenen Aminen in den entsprechenden Lebensmitteln beruhen.

Allen genannten Reaktionen ist gemeinsam, daß sie bei Vermeidung des betreffenden Lebensmittels wieder verschwinden und primär keine Organschäden hinterlassen.

Lebensmittelallergien

Die eigentliche *Lebensmittelallergie (Nahrungsmittelallergie, nutritive* oder *alimentäre Allergie)* ist definiert als eine immunologisch vermittelte Überempfindlichkeit (Hypersensitivität) auf Lebensmittel bzw. bestimmte Inhaltsstoffe von Lebensmitteln. Ihre Häufigkeit bei der Bevölkerung der BR Deutschland wird auf unter 10% geschätzt.

Der menschliche Organismus hat die Fähigkeit, zwischen körpereigenen und körperfremden Geweben, Zellen und Substanzen zu unterscheiden und entsprechend zu reagieren. Diejenigen Zellen, die körperfremdes Material mit Hilfe spezifischer Reaktionen „beurteilen" und unschädlich machen, bilden das *Immunsystem*. Körperfremde Substanzen, die das Immunsystem zu einer Abwehr herausfordern, nennt man *Antigene*. Die Abwehr-

antwort des Immunsystems, die mit jedem Antigenkontakt heftiger wird, erfolgt entweder über *Antikörper* mit anschließender *Antigen-Antikörper-Reaktion* als sog. *humorale Immunreaktion* oder durch die Bereitstellung und Vermehrung von Zellen, die das Antigen direkt angreifen (*zelluläre Immunreaktion;* Abb. 1).

Die weitaus meisten der fortwährend ablaufenden Immunreaktionen machen den Organismus unbemerkt unempfindlich gegenüber den Antigenen. Entsprechend versteht man unter *Immunität* die erworbene spezifische Unempfindlichkeit (vor allem gegenüber Infektionen und Toxinen).

Im Gegensatz zur Immunität haben *überschießende Immunreaktionen, z. B.* gegen Allergene (körperfremde Antigene), Krankheitscharakter und manifestieren sich als Allergie. Auch bei der Allergie laufen humorale und zelluläre, von Mal zu Mal heftigere Immunreaktionen ab.

Man unterscheidet nach dem zeitlichen Verlauf des Auftretens der allergischen Reaktion vier verschiedene Typen: *Typ I (Anaphylaxietyp)* mit einer innerhalb von Sekunden bis Minuten und einigen Stunden auftretenden Sofortreaktion, *Typ II* und *Typ III (Früh-* bzw. *verzögerte Reaktion)* und *Typ IV* (mit Spätreaktion).

Die allergologische Anamnese

Erste Hinweise auf Lebensmittelallergien sind oft bereits frühkindliche Ernährungsstörungen, z. B. Erbrechen, Nesselfieber und Durchfälle nach dem Genuß von Kuhmilch, Hühnereiern oder Fisch. Entscheidende Bedeutung kommt der gezielten *allergologischen Anamnese* (Erhebung der Vorgeschichte des Kranken) zu, wenn in einem entsprechenden Protokoll der Zeitpunkt der Aufnahme bestimmter Lebensmittel und die Reaktionsentstehung zeitlich niedergelegt sind.

Eine besondere *allergene Potenz* (= die Eigenschaft, eine Allergie auslösen zu können) wird folgenden *Lebensmitteln* zugeschrieben: Fisch, Nüsse, Hühnereier,

Lebensmittelunverträglichkeiten und Lebensmittelallergien

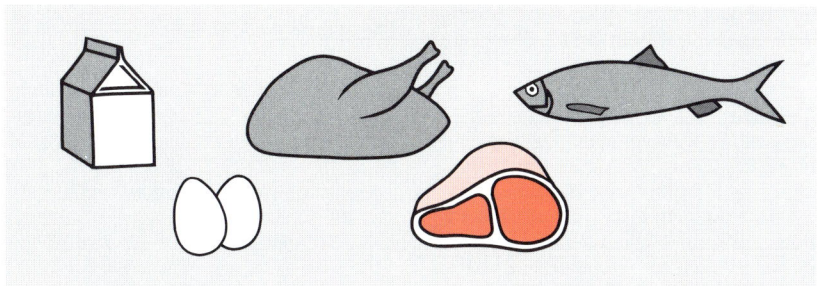

tierische und pflanzliche Lebensmittel

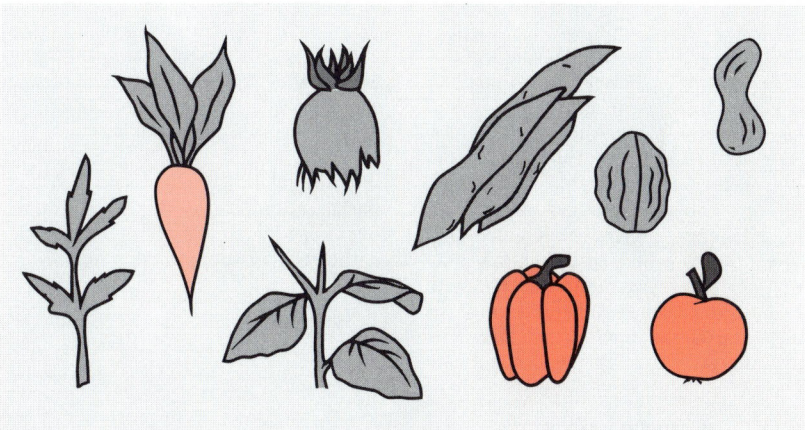

selten

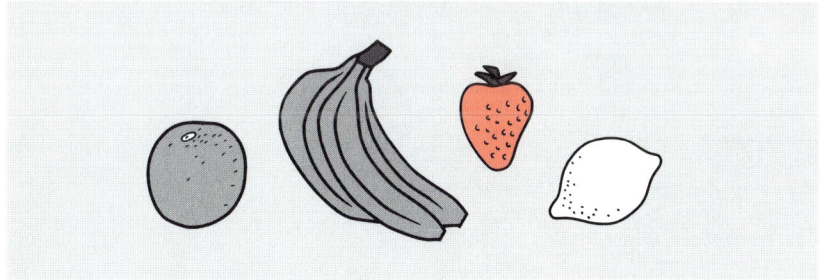

Abb. 1
Auswahl von Allergene enthaltenden Lebensmitteln

Lebensmittelunverträglichkeiten und Lebensmittelallergien (Forts.)

verschiedene Obst- und Gemüsesorten (z. B. Äpfel, Karotten und Sellerie; vgl. Abb. 1).

Zwischen Kindern und Erwachsenen finden sich in der Ansprechbarkeit auf Allergene beachtliche Unterschiede, die sowohl durch die unterschiedlichen Ernährungsgewohnheiten als auch durch die erhöhte Durchlässigkeit des kindlichen Darms für Lebensmittelallergene bedingt sind. Kuhmilchallergien treten neben Hühnereiallergien besonders häufig im Säuglings- und Kleinkindalter auf. Demgegenüber sind bei Jugendlichen und Erwachsenen Allergien gegen pflanzliche Allergene von Gemüse, Früchten, Getreide, Kräutern, Nüssen u. a. Samen und Gewürzen häufiger anzutreffen. Das Auftreten einer Allergie durch Lebensmittel pflanzlicher Herkunft ist außerdem überwiegend an die Disposition für eine Pollenallergie gebunden. Eine Sensibilisierung gegenüber Kräuter- und Blumenpollen geht nicht selten mit einer Sensibilisierung gegenüber den Kräutern und Gewürzen selbst einher, diejenige bei Gras- und Getreidepollen mit einer Getreideallergie.

Diagnostische Maßnahmen

Die *Diagnose* einer Sensibilisierung gegen bestimmte Lebensmittel oder Lebensmittelinhaltsstoffe kann mit Hilfe eines *Expositionstests* (Such- oder Additionsdiät; meist stationär in einer Klinik), über einen Hauttest mit Allergenen und über Laboruntersuchungen erfolgen, wie z. B. den *Radioallergosorbenttest (RAST)* zur Bestimmung der spezifischen IgE-Antikörper im Blutserum des Patienten. Diese Untersuchungen sind von Allergen zu Allergen von unterschiedlicher Zuverlässigkeit. Auch wenn ein Test positiv ausfällt, bedarf es zum endgültigen Nachweis einer Allergie weiterer Indizien, wie z. B. des Verschwindens der Symptome durch eine entsprechende Karenz und des Wiederauflebens durch eine Reexposition *(Provokationstest)*.

Therapeutische Maßnahmen

Bei der *Therapie* von Lebensmittelallergien ist als entscheidende Maßnahme die Vermeidung des auslösenden Allergens *(Karenz)* anzusehen. Schützende oder symptomlindernde Medikamente (Corticosteroide, Antihistaminika) müssen dann eingesetzt werden, wenn im Falle einer Sensibilisierung gegen mehrere Allergene ausreichende Karenzmaßnahmen nicht möglich sind. Eine orale *Hyposensibilisierungsbehandlung* (Verabreichung steigender Antigenmengen durch Einnahme in kurzer Folge) kommt nur in relativ seltenen Fällen in Betracht, kann aber gelegentlich zum Wiedererwerb der Toleranz gegenüber dem Lebensmittel führen, gegen das eine Allergie bestand.

Lebensmittelallergien müssen kein lebenslanges Schicksal sein. Sie können über einige Jahre auftreten und auch gelegentlich wieder spontan erlöschen.

A. Eliminationsstufe: 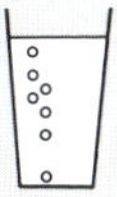	1.- 3. Tag: 750-1000 ml Mineralwasser 100-150 g Traubenzucker
B. Additionsstufen: **I. Stufe (4.- 9. Tag)** 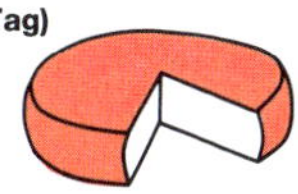	**Kuhmilch** 4.- 7. Tag: frische Milch, zunächst nur 200 ml, dann bis zu 500 ml steigend, auch Buttermilch, Joghurt (ohne Früchte) Quark, Käse (kein Schimmelkäse) 8.- 9. Tag: Schokolade, Milchkakao
II. Stufe (10.- 18. Tag)	**Getreidefrüchte mit Wasser und Kochsalz zubereitet** 10.- 11. Tag: Haferbrei 12.- 13. Tag: Weizenmehl, Maisstärke, Gries, Sago, Reis 14.- 15. Tag: Weizen als Feinbrot (4-6 Scheiben), Brötchen, Nudeln ab 15. Tag: Butter 16.- 18. Tag: Roggenbrot (4-6 Scheiben)
III. Stufe (19.- 22. Tag) 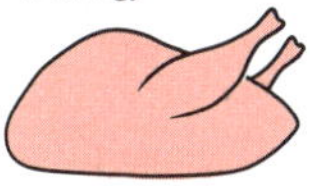	**Hühnerfleisch und Hühnereier** 19. Tag: Hühnerfleisch 20.- 22. Tag: Hühnereier (3 Stck. täglich)
IV. Stufe (23.- 26. Tag) 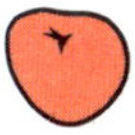	**Nachtschattengewächse** 23.- 24. Tag: Saft und Mark von Tomaten 25.- 26. Tag: Kartoffeln, gekocht und gestampft (Kartoffelbrei), aber nicht gebraten
V. Stufe (27.- 30. Tag) 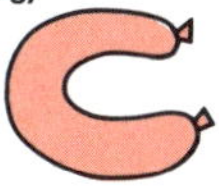	**Fleisch** 27.- 28. Tag: Rind- und Kalbfleisch 29.- 30. Tag: Schweinefleisch oder Schinken
VI. Stufe (31.- 34. Tag) 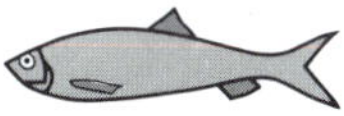	**Meerestiere** 31.- 32. Tag: verschiedene Fische 33.- 34. Tag: gegebenenfalls noch Krebse, Langusten, Krabben
VII. Stufe (35.- 37. Tag) 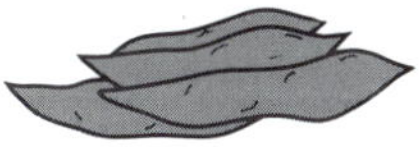	**Leguminosen** je einen Tag: Erbsen Linsen Bohnen
VIII. Stufe (38.- 41. Tag) 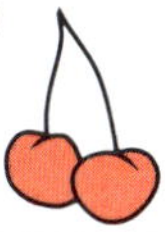	**Obst** je einen Tag: Zitrusfrüchte Äpfel, Birnen, Bananen Erdbeeren, Stachelbeeren und Himbeeren Kirschen, Pflaumen
IX. Stufe (42.- 45. Tag) 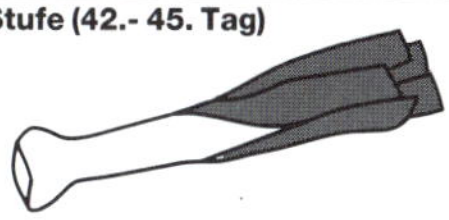	**Gemüse** je einen Tag: Kohlsorten Spargel, Lauchgemüse Knollen, Wurzelgemüse Spinat, Mangold, Artischocken und andere

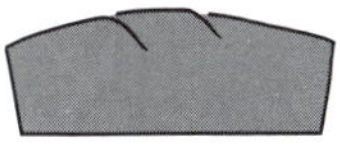

Abb. 2
Die Such- oder Additionsdiät (nach Werner)

Die parenterale Ernährung

Als *parenterale Ernährung* wird eine Nahrungszufuhr unter Umgehung des Magen-Darm-Kanals bezeichnet, d. h., die Nährstoffe werden dem Organismus durch intravenöse Injektion in die Blutbahn zugeführt. Eine parenterale Ernährung ist immer dann notwendig, wenn der Patient nicht essen kann oder darf, z. B. nach chirurgischen Eingriffen im Bereich des Verdauungstrakts.

Die für die parenterale Ernährung verwendeten Lösungen müssen sowohl den Energiebedarf als auch den Bedarf an essentiellen Nährstoffen (essentielle Aminosäuren und Fettsäuren, Vitamine, Mineralstoffe einschließlich Spurenelementen) decken und in ihrer Zusammensetzung physiologisch verträglich sein.

Die Energieträger bei parenteraler Ernährung

Als *Nahrungsenergieträger* werden die Kohlenhydrate Glucose und Fructose, die Zuckeralkohole Xylit und Sorbit sowie Fettemulsionen eingesetzt. Eine ausschließliche Deckung des Energiebedarfs mit Kohlenhydraten ist nicht möglich, da bei einer blutisotonen Lösung niedrige Konzentrationen und damit sehr große Wassermengen bis zu 10 Liter erforderlich wären, eine höhere Konzentration dagegen venenunverträglich wäre.
Mit Hilfe von Emulgatoren (z. B. Lecithin) hergestellte 10- bis 20%ige *Fettemulsionen* werden nach intravenöser Infusion ähnlich wie oral aufgenommenes Fett zur Deckung des Energiebedarfs genutzt. Mit 1,8 Liter einer 10%igen Fettemulsion können auf diese Weise rund 2 000 kcal (8,4 MJ) zugeführt werden. Für die Praxis wird meist die Zufuhr von Kohlenhydraten und Fett im Verhältnis 1:1 empfohlen.

Aminosäuregemische decken den Eiweißbedarf

Die Deckung des Eiweißbedarfs erfolgt durch *Aminosäuregemische,* die neben den essentiellen und zwei semiessentiellen (Histidin, Arginin) auch nichtessentielle Aminosäuren als Stickstoffquelle für die körpereigene Proteinsynthese enthalten müssen. Als optimale tägliche Aminosäurezufuhr gelten 0,8 – 1,6 g pro kg Körpergewicht (Abb.).

Die Gesamtmenge der zuzuführenden energieliefernden und essentiellen Nährstoffe richtet sich nach den Bedarfsnormen (s. S. 54 ff.) unter Berücksichtigung eines eventuellen Mehrbedarfs. In seltenen Fällen, z. B. nach ausgedehnter operativer Entfernung von Dünndarmabschnitten (Dünndarmresektion), kann eine langfristige oder sogar permanente parenterale Ernährung erforderlich werden.

Bilanzierte Nährstoffmischungen in der Diätetik

In der *Diätetik* werden bilanzierte, überwiegend synthetische, wasserlösliche Nährstoffmischungen für die parenterale Ernährung bei bestimmten Erkrankungen des Verdauungssystems und auch als komplette Ernährungsform für die orale Ernährung eingesetzt. Aufgrund ihrer Eigenschaften (quantitative Resorption, Abnahme des Stuhlvolumens, sehr geringes Gewicht) wurden sie auch als *Astronautenkost* verwendet, haben sich dafür aber nicht bewährt.

Die langfristige ausschließliche Ernährung mit derartigen Elementardiäten findet allerdings bei vielen Menschen keinen Zuspruch, da die freien Aminosäuren einen sehr intensiven Eigengeschmack haben.

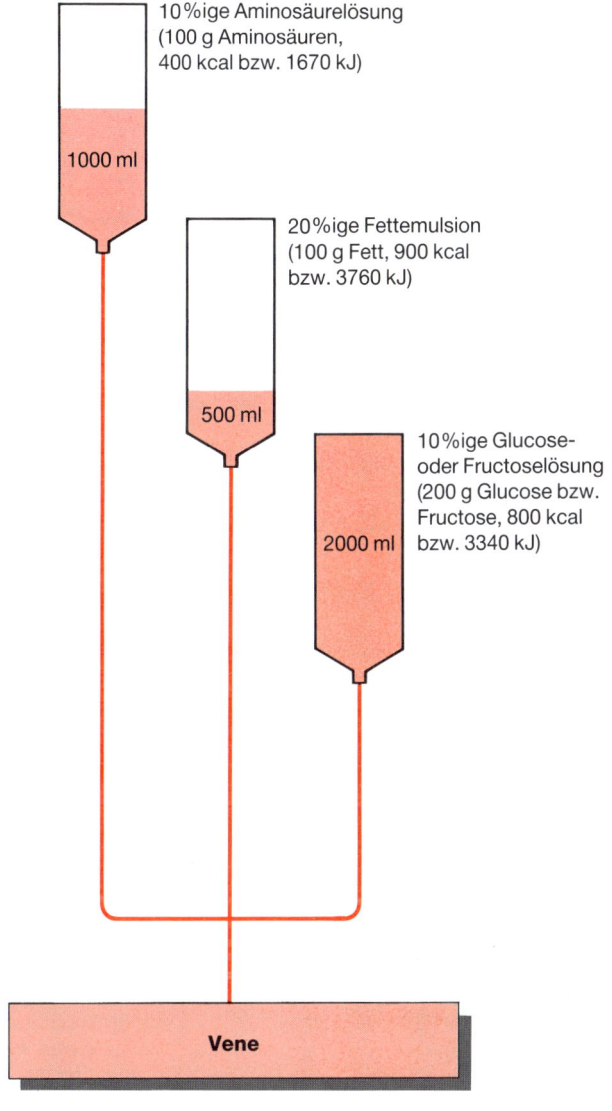

10%ige Aminosäurelösung
(100 g Aminosäuren,
400 kcal bzw. 1670 kJ)

1000 ml

20%ige Fettemulsion
(100 g Fett, 900 kcal
bzw. 3760 kJ)

500 ml

10%ige Glucose-
oder Fructoselösung
(200 g Glucose bzw.
Fructose, 800 kcal
bzw. 3340 kJ)

2000 ml

Vene

Abb.
Täglicher Grundbedarf eines Erwachsenen von
70 kg Körpergewicht (2100 kcal, 3500 ml Flüssigkeit)

Die Sondenernährung

Wenn die Verdauungs- und Resorptions-organe intakt sind, aber aus anderen Gründen eine „normale" Nahrungsauf-nahme nicht möglich ist, kann die Versorgung eines Patienten mit Nährstoffen in flüssiger Form über eine durch Nase, Rachen und Speiseröhre in den Magen bzw. Dünndarm eingeführte *Schlundsonde* erforderlich werden. Im Vergleich zur parenteralen Ernährung (s. S. 258) mit ihren Komplikationsgefahren bei der Anlage eines Venenkatheters ist diese Form der künstlichen Ernährung mit weniger Risiken behaftet. Immer häufiger wird daher der Ernährung über die Sonde gegenüber der parenteralen Ernährung der Vorzug gegeben, da sie als physiologischer, sicherer, einfacher in der Durchführung und als wirtschaftlicher gilt.

Die Sondenernährung wird bevorzugt angewandt bei Bewußtlosigkeit, bei hochgradiger Appetitlosigkeit, bei nervöser Magersucht oder bei Geisteskranken, die eine Nahrungsaufnahme verweigern.

Zusammensetzung der Sondennahrung

Die *Zusammensetzung der Sondennahrung* richtet sich nach den Grundsätzen für die wünschenswerte Nährstoffzufuhr, wobei Abweichungen des Bedarfs von der Norm als Folge der Grundkrankheit zu berücksichtigen sind. Die Sondennahrung muß homogen und gut löslich, gut verträglich und frei von Krankheitserregern sein. Sie sollte ferner die Möglichkeit einer hohen Nahrungsenergiezufuhr pro Volumeneinheit bieten, appetitlich aussehen und möglichst auch gut schmecken, da der Patient infolge Aufstoßens und Wiederauswürgens von Verschlucktem (Regurgitation) sonst Widerwillen gegen diese Kost entwickelt.

In der Praxis werden für die Sondenernährung entweder sondengängig gemachte, d. h. homogenisierte und verflüssigte, Normalkost oder industriell hergestellte sog. *Formuladiäten* (pulverisierte oder flüssige Nährstoffgemische definierter Zusammensetzung mit verschiedenen Geschmacksrichtungen) verwendet. Bei Bewußtlosen muß man außerdem auf eine ausreichende Wasserzufuhr achten, damit eine Harnmenge von 1,5–2 Liter pro Tag erreicht wird.

Wie wird Sondennahrung verabreicht?

Für die *Verabreichung* der Sondennahrung gibt es folgende Möglichkeiten: die *kontinuierliche Zufuhr* mittels *Tropfsonde,* häufig verbunden mit Pumpsystemen, und die *portionierte Verabreichung* als *Bolus* („Bissen"), wobei die Menge zwischen 5 und 200 ml schwankt und der Zeitabstand zwischen den einzelnen Applikationen etwa 10 Minuten beträgt. Die kontinuierliche Zufuhr, bei der die flüssige Sondennahrung aus einem Vorratsbehälter entweder unter Ausnutzung der Schwerkraft in den Magen bzw. Darm eintropft (Tropfsonde) oder mit Hilfe einer tragbaren Ernährungspumpe mit einstellbarer Fördergeschwindigkeit in den Magen-Darm-Trakt infundiert wird, ist physiologischer als die Bolusverabreichung (Abb.).

Mögliche Komplikationen bei Sondenernährung

Auch bei der Sondenernährung können Komplikationen auftreten, z. B. im Sinne eines *Dumping-Syndroms* (Magen-Darm-Beschwerden mit Störung der Kreislauffunktion), das vor allem bei zu hoher Osmolarität der Nahrung und bei direkter Infusion von zu hohen Einzeldosen in den Dünndarm beobachtet wurde. Als häufigste Komplikation gilt Durchfall (Diarrhö) als Folge bakterieller Verunreinigung der Sondennahrung.

Die Sondenernährung

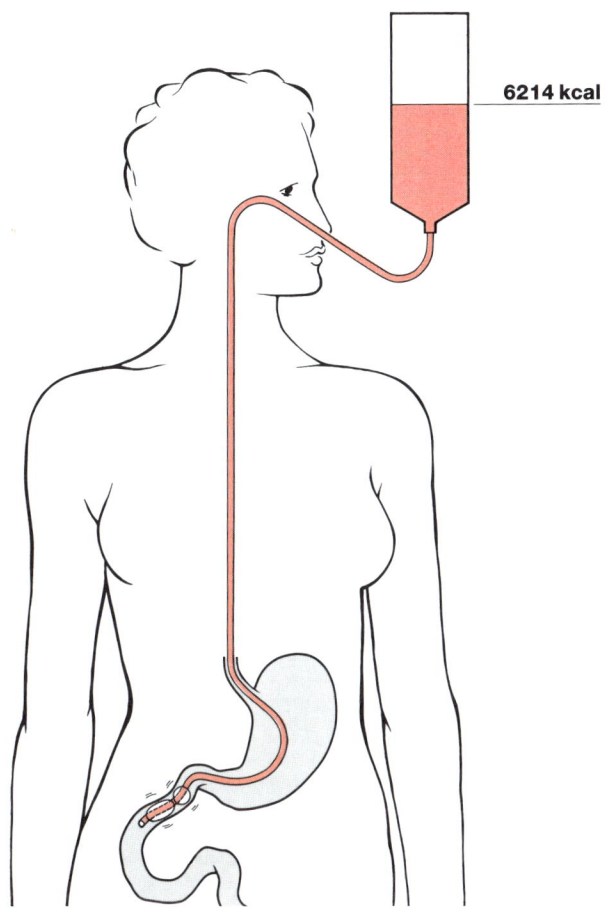

6214 kcal

6214 kcal (238 g Eiweiß, 297 g Fett, 604 g Kohlenhydrate)

hochkalorische
Sondenkost
(nach Noelle)

- 1000 g Vollmilch
- 250 g Sahne
- 240 g Vollmilchpulver
- 100 g Fisch (Seelachs)
- 4 Eier

- 50 g Butter
- 150 g Zucker
- 500 g Formuladiät
  (Handelspräparat)

Abb.
Ernährung mit der Tropfsonde unter Ruhigstellung der unteren Darmabschnitte
mit einer homogenisierten, enzymatisch vorverdauten, hochkalorischen Sondenkost

Beispiele alternativer Ernährungsformen

Was versteht man unter vollwertiger Ernährung?

Als *vollwertig* gilt eine *Ernährung* dann, wenn sie den Empfehlungen der Deutschen Gesellschaft für Ernährung zur wünschenswerten Nährstoffzufuhr im Sinne einer ausgewogenen Mischkost entspricht (s. S. 54 f.). Dieser Begriffsbestimmung werden im großen und ganzen sowohl die *Vollwerternährung* (nach Leitzmann) als auch die *Vollwertkost* (nach Bruker) sowie die *Reformernährung* gerecht, die Teil einer Lebensphilosophie sind, nicht unbedingt hingegen die ebenfalls alternative Ernährungsformen darstellenden, vorwiegend laktovegetabil oder ovolaktovegetabil orientierten einseitigen Kostformen (s. S. 270 f.).

Die Vollwerternährung und ihre Ziele

Bei der *Vollwerternährung* werden die Lebensmittel hinsichtlich ihres lebensmitteltechnischen Verarbeitungsgrades nach einer *Wertstufeneinteilung* beurteilt (vgl. Abb. 1): Die tägliche Nahrung soll zur Hälfte Lebensmittel der Wertstufen 1 und 2 (Frischkost), darüber hinaus der Stufe 3 enthalten (erhitzte Lebensmittel); der Verzehr von Lebensmitteln der Stufen 4 und 5 (gegarte Lebensmittel) soll eingeschränkt bzw. vermieden werden (Abb. 2). Empfohlen werden v. a. Vollkornprodukte, frisches Gemüse und Obst, naturbelassene Fette (Butter, kaltgepreßte Öle) und Milchprodukte, aber nur wenig Fleisch, Fisch und Eier. Auszugsmehlprodukte, isolierte Zucker, raffinierte Öle oder Margarine sowie Alkohol und Nikotin sollen gemieden werden. Empfohlen werden ferner nährwertschonende Garverfahren. Weiterhin soll die Nahrung möglichst aus kontrolliertem biologisch-ökologischen Anbau stammen sowie schadstofffrei und zusatzstofffrei sein. *Ziele der Vollwerternährung* sind die optimale Versorgung des Menschen mit essentiellen Nährstoffen, die Erhaltung von Gesundheit und Leistungsfähigkeit und eine ökologische Lebensweise (u. a. Meidung von Veredelungsverlusten, Energieeinsparung, Umweltschonung). Die Empfehlungen der Vollwerternährung decken sich weitgehend mit denen der Deutschen Gesellschaft für Ernährung. Die Vollwerternährung ist bei richtiger Lebensmittelkombination als Dauerernährungsform für nahezu alle Bevölkerungsgruppen geeignet.

Die Vollwertkost

Bei der *Vollwertkost* wird der Wert der Nahrung nicht nach ihrem Energie- und Nährstoffgehalt, sondern nach ihrer „Lebendigkeit und Natürlichkeit" gemessen. In der *Wertstufeneinteilung* sind Lebensmittel, die angeblich noch einen eigenen Stoffwechsel haben (gekeimtes Getreide, frisches Obst und Gemüse, Nüsse, Vorzugsmilch), besonders wertvoll. Nicht empfohlen werden dagegen bearbeitete (gekochte, gegarte und konservierte) Nahrungsmittel, in denen die für den Stoffwechsel unentbehrlichen Vitalstoffe reduziert sind. Diese Einteilung ist allerdings willkürlich, wissenschaftlich unbegründet und lebensmittelrechtlich unzutreffend. Empfohlen werden ferner *Vollkornprodukte* (Frischkornbrei) und *Frischkost* aus rohem Obst und Gemüse. Der Verzehr von Fleisch und Wurst wird als unnötig angesehen, der von Käse, Milchprodukten und Eiern soll eingeschränkt werden. Günstig zu beurteilen sind die empfohlene Reduzierung des Zuckerverzehrs (Vorbeugung gegen Karies und Übergewicht) und die durch Vollkornprodukte, Obst und Gemüse zu erwartende ausreichende Versorgung mit Vitaminen, Mineral- und Ballaststoffen. Der Gedanke, *frische, naturbelassene Nahrung* verarbeiteten Produkten vorzuziehen, ist prinzipiell positiv zu bewerten. Die Lebensmittelverarbeitung stellt allerdings in vielen Fällen keine Wertminderung dar, sondern ist z. T. zur Erreichung der Verzehrtauglichkeit zwingend erforderlich. Bei einer Einschränkung des Ver-

Beispiele alternativer Ernährungsformen

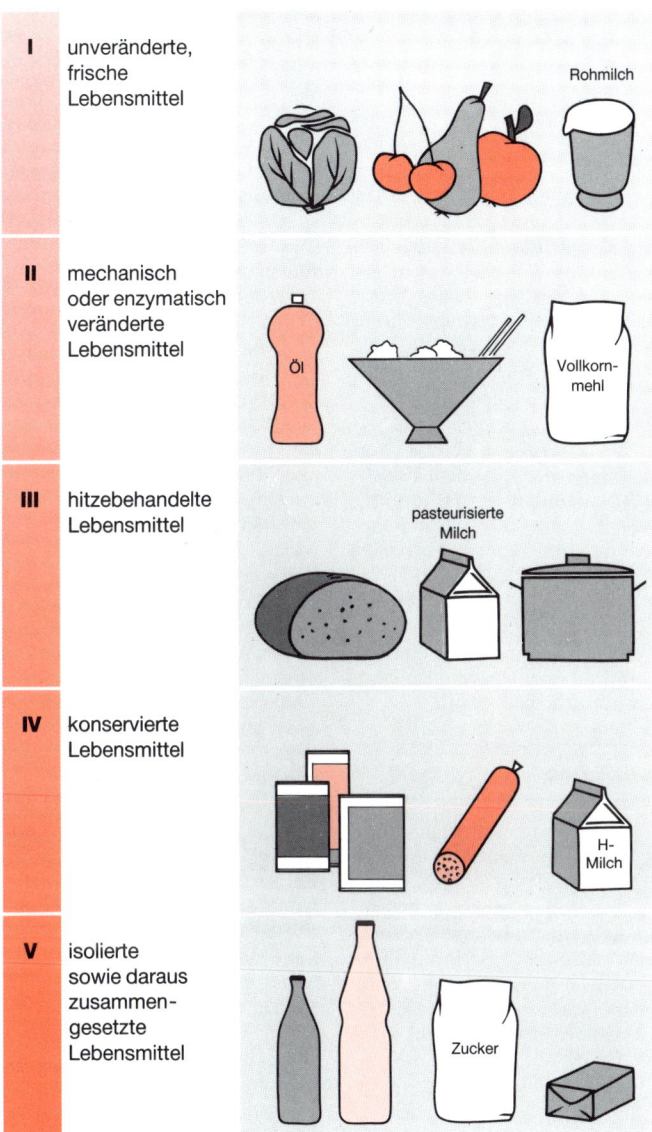

I	unveränderte, frische Lebensmittel
II	mechanisch oder enzymatisch veränderte Lebensmittel
III	hitzebehandelte Lebensmittel
IV	konservierte Lebensmittel
V	isolierte sowie daraus zusammengesetzte Lebensmittel

Rohmilch

Öl

Vollkorn-mehl

pasteurisierte Milch

H-Milch

Zucker

Abb. 1
Die Unterteilung der Lebensmittel in der Vollwerternährung nach ihrem
lebensmitteltechnologischen Bearbeitungsgrad in fünf Wertstufen

Beispiele alternativer Ernährungsformen (Forts.)

zehrs von Milchprodukten und Eiern sowie bei weitgehendem Verzicht auf Fleisch kann es zu einem Mangel an Calcium und Eisen kommen.

Zahlreiche Empfehlungen zur Vollwertkost beruhen im übrigen auf falschen, naturwissenschaftlich unbewiesenen Behauptungen: Fast alle Krankheiten sollen ernährungsbedingt sein; Fabrikzucker, Fabrikfette (Margarine, raffinierte Öle) und Auszugsmehle sollen die Ursache für die Entstehung zahlreicher Zivilisationskrankheiten sein, deren Heilung durch Vollwertkost in Aussicht gestellt wird (u. a. bei Stoffwechselstörungen, Arteriosklerose, Herzinfarkt, Rheuma, Krebs). Die Aussage „Fett macht nicht fett" widerspricht dem Erfordernis einer Fettreduktion bei Übergewicht. Andere Falschaussagen sind z. B., daß der Herzinfarkt nicht durch Verzehr cholesterinreicher Nahrung, sondern nur durch „Fabriknahrung" und zuviel tierisches Protein verursacht werde, daß der Verzicht auf Zucker bereits vor Kinderlähmung und AIDS schütze oder daß bei Zöliakie der Verzehr von Vollkornprodukten in den Heilplan gehöre (gesundheitsschädigend!).

Die Reformernährung

Unter *Reformernährung* versteht man eine Ernährungsweise, die aus der Ende des 19. Jahrhunderts in Deutschland als geistige Bewegung begründeten „Lebensreform" hervorgegangen ist, die gesunde Lebensweise, naturnahe Ernährung und natürliche Heilweisen vertrat. Diese Ernährungsweise war ursprünglich mit ernährungsphysiologischen Normen nicht beurteilbar. Heute stimmen die Lehrinhalte der Reformernährung in gewissem Maße mit den Richtlinien der Deutschen Gesellschaft für Ernährung überein. In der Reformernährung basiert die *ernährungsphysiologische Einstufung von Lebens- und Nahrungsmitteln* auf dem naturgegebenen Potential essentieller Nährstoffe und dem Grad an Naturbelassenheit. Vollkornprodukte weisen z. B. im Vergleich zu Weißmehl beträchtlich höhere Gehalte an Vitaminen, Mineralstoffen und Spurenelementen auf. Eine ausreichende Aufnahme bekannter und bisher nicht bekannter essentieller Nährstoffe soll durch den Verzehr naturbelassener Lebensmittel (Vollwertlebensmittel) gewährleistet werden.

Nahrungsmittel, die nur Energie, aber keine essentiellen Nährstoffe liefern (Zucker, Auszugsmehle, raffinierte Fette), sind nach der Lehre der Reformernährung entweder völlig zu meiden oder nur in geringen Mengen zu verzehren. *Vegetabile Frischkost* (Obst, Gemüse) und *Vollgetreidenahrung* (v. a. Gerichte aus Vollgetreideschroten und -flocken) sollen regelmäßig verzehrt werden. Der Proteinbedarf soll vorwiegend aus Vegetabilien, *Milch* und *Milchprodukten* gedeckt werden. Der Verzehr von Fleisch(waren) soll eingeschränkt werden.

Insgesamt ist bei der Reformernährung eine vorwiegend *ovolaktovegetabil* orientierte Ernährung mit einem hohen Gehalt an (naturgegebenen) essentiellen Nährstoffen und Ballaststoffen sowie einem geringen Gehalt an gesättigten Fettsäuren, Cholesterin und harnsäurebildenden Purinen anzustreben. Erzeugnisse einer biologisch orientierten Landwirtschaft werden bevorzugt, da in ganzheitlicher Denkweise Auswirkungen der Nahrungsproduktion auf die Umwelt Berücksichtigung finden.

Reformernährung ist nicht allein auf Produkte aus dem Reformhaus angewiesen, obgleich dort typische, qualitätskontrollierte Lebensmittel in großer Vielfalt angeboten werden. Über Auswirkungen der Reformernährung auf die Prävention ernährungsabhängiger Gesundheitsstörungen und Krankheiten (Übergewicht, Bluthochdruck, hohe Cholesterin- und Harnsäurespiegel im Blut u. a.) liegen bis jetzt keine Ergebnisse kontrollierter, langfristiger Ernährungsstudien vor.

Beispiele alternativer Ernährungsformen

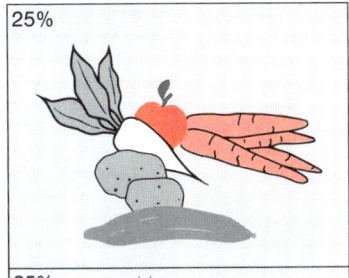

25%

● frisches Obst und
  frisches Gemüse

Wertstufe 1-3

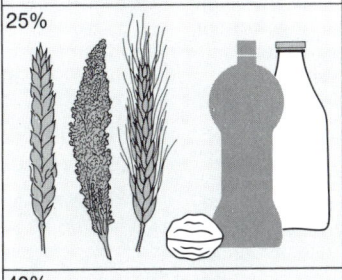

25%

● Vollkornprodukte
● schonend gegartes
  Obst und Gemüse
● kaltgepreßtes Öl
● Vorzugsmilch
● Nüsse

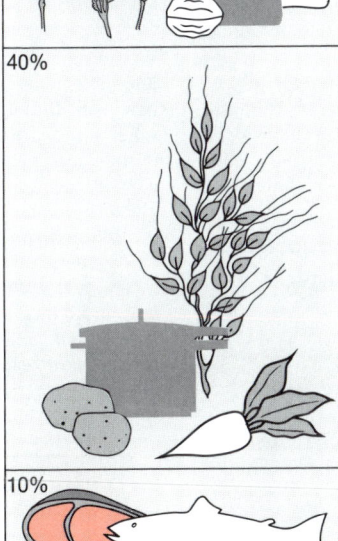

40%

● erhitztes Gemüse
  und Obst
● Konserven
● polierter Reis
● gefärbte und
  gebleichte
  Lebensmittel

Wertstufe 4 und 5

10%

nur wenig zu
verwenden oder zu
meiden sind:

● Fleisch
● Fisch
● Eier
● Auszugsmehl
● Zucker
● Margarine
● Alkohol
● Nikotin

Abb. 2
Die Mengenempfehlungen der Vollwerternährung

Biolebensmittel

In der Industriegesellschaft des 20. Jahrhunderts wird, ausgelöst durch sehr unterschiedliche Faktoren (u. a. unverständliche, als Bedrohung empfundene technisch-wissenschaftliche Vorgänge, Umwelt- und Lebensmittelskandale), immer häufiger der Wunsch nach einem „natürlichen" Leben wie früher, nach der „guten alten Zeit" laut. Zum Schlagwort hierfür und für Produkte, die diesem Anspruch entsprechen (sollen), ist die werbemäßige Verwendung des Begriffs *Bio-* geworden, der rechtlich nicht geschützt ist und mittlerweile eine Inflation erfahren hat.
Auch *Biokost* und *Biolebensmittel* werden unter diesem Aspekt angeboten, wobei mit teilweise mystischen Vorstellungen von Lebenskräften bisher unbekannter Natur in möglichst rohen (unbearbeiteten) Produkten argumentiert wird. Es handelt sich hierbei fast ausschließlich um pflanzliche Lebensmittel, die sich v. a. durch ihre Herkunft aus landwirtschaftlichen Betrieben mit besonderen Anbaumethoden, häufig aber auch durch die Verarbeitung und die Verpackung von „konventionellen" Lebensmitteln unterscheiden.

Was unterscheidet die ökologische von der herkömmlichen Landwirtschaft?

Die auf höchstmögliche Ernteerträge ausgerichtete moderne Landwirtschaft wird heute aufgrund der von ihr verursachten Umweltbelastungen (durch Düngemittel, Pflanzenbehandlungsmittel, Massentierhaltung u. a.) und die Störung des biologischen Gleichgewichtes kritischer beurteilt. Aus dieser Situation des konventionellen Landbaus heraus entstanden die Überlegungen und Methoden der *ökologischen Landwirtschaft (alternativer Landbau),* deren Erzeugnisse überwiegend als Biolebensmittel vermarktet werden. Den alternativen Methoden ist der Verzicht auf die Verwendung von synthetisch hergestellten Nitrat- und Ammoniumdüngern (verwendet werden nur organische Stickstoffverbindungen) und von Schädlings-bekämpfungsmitteln oder zumindest deren stark eingeschränkter Einsatz gemeinsam. Daneben werden die bodenbiologischen Prozesse durch Fruchtwechsel und -auswahl sowie Bodenbearbeitung gefördert.
Die Produktionsziele der ökologischen Landwirtschaft sind sog. *innere Qualitätsmerkmale* wie Geschmack, Geruch, Haltbarkeit, Ernährungswert im weitesten Sinne und, wenn möglich, Schadstofffreiheit, weniger dagegen Merkmale wie Fruchtgröße, Gewicht, Färbung und Ansehnlichkeit, die aufgrund der Marktnachfrage beim konventionellen Landbau eine größere Rolle spielen.

Sind Biolebensmittel herkömmlichen Lebensmitteln überlegen?

Wissenschaftlich gesicherte Erkenntnisse über eine generelle qualitative Überlegenheit von Biolebensmitteln aus ökologischer Landwirtschaft gegenüber Lebensmitteln aus konventionellem Anbau liegen allerdings bisher nicht vor. Vergleichsuntersuchungen an Lebensmitteln im Rahmen von streng kontrollierten Anbauversuchen und Erhebungen haben immer wieder gezeigt, daß sich Bioprodukte und herkömmliche Lebensmittel hinsichtlich Zusammensetzung und Geschmack nicht unterscheiden, wenn die Produktion unter gleichen äußeren Bedingungen stattfindet (Abb. 1).

Die Echtheit von Biolebensmitteln ist schwer zu überprüfen

Demzufolge hat auch die Lebensmittelkontrolle keine analytische Möglichkeit, die Echtheit von Bioware zu prüfen oder sie einer bestimmten Produktionsmethode zuzuordnen, weder auf physikalischem oder chemischem, noch auf sensorischem Wege. Auch das weitgehende Fehlen von Pflanzenschutzmittel-Rückständen ist kein Unterscheidungsmerkmal zugunsten von Biolebensmitteln, da auch in konventionellen Lebensmitteln wegen der gesetz-

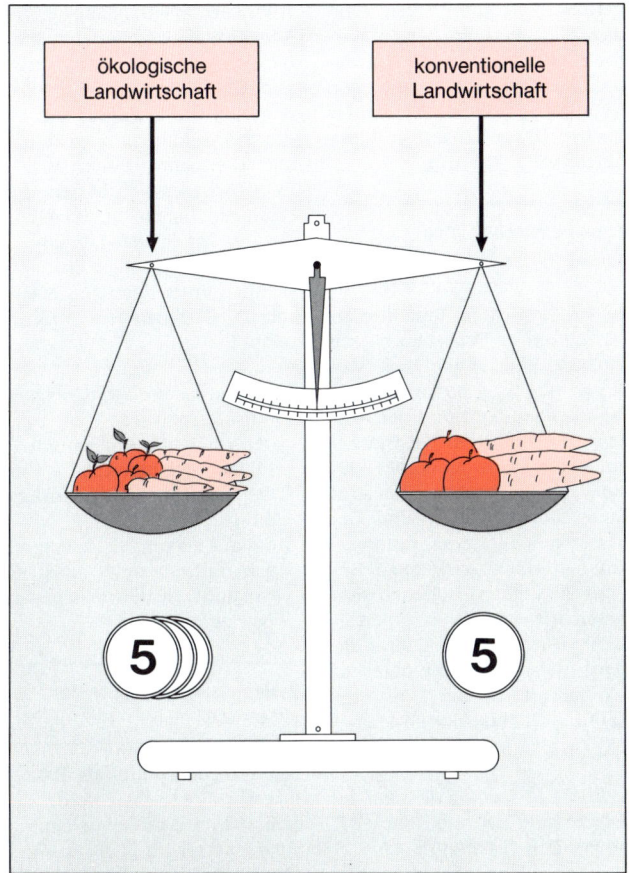

Abb. 1
Gegenüberstellung alternativ und konventionell erzeugter Lebensmittel

Biolebensmittel (Forts.)

lich geregelten Aufwandmengen und Wartezeiten nach den Anwendungen derartige Rückstände nur selten nachgewiesen werden. Schließlich gibt es nach allen heutigen Erkenntnissen auch keine Unterschiede zwischen „Biopflanzen" und herkömmlich angebauten Pflanzen.

Ökologische und wirtschaftliche Aspekte

Aus *ökologischer Sicht* ist das Bemühen alternativ wirtschaftender Betriebe um eine umweltschonende Produktion von Lebensmitteln mit möglichst hoher Qualität zweifellos anerkennenswert und beispielhaft. Die geringere Intensität der Bewirtschaftung im Vergleich zu moderner Flächennutzung ermöglicht neben einer größeren Artenvielfalt bei Pflanzen und Tieren einen besseren Schutz des Grundwassers und führt zu einem wirksamen Bodenschutz mit geringerer Bodenerosion und geringerer Belastung von Oberflächengewässern. Nicht berechtigt sind dagegen die Ansprüche einiger Vertreter alternativer Anbauformen, nur ihre Produkte als „gesunde Lebensmittel" gelten zu lassen.

Die *wirtschaftliche Bedeutung der ökologischen Landwirtschaft* ist in der BR Deutschland zur Zeit (1988/89) noch vergleichsweise gering. Nur 0,2% der landwirtschaftlich genutzten Fläche werden „alternativ" bewirtschaftet, und nur etwa 0,3% des Lebensmittelangebotes (einschließlich Importe) werden als Biolebensmittel deklariert.

Die rechtliche Situation

Eine *gesetzliche Regelung* zur Bezeichnung und Abgrenzung von Biolebensmitteln aus ökologischer Landwirtschaft *gibt es nicht*. Im Sprachgebrauch finden sich für die ökologische Landwirtschaft auch andere Benennungen wie *alternativer Landbau, naturgemäße, biologische* oder *organische Landwirtschaft*. Daher ist es

Anbietern möglich, auch Erzeugnisse aus konventionellem Anbau unter der Zusatzbezeichnung *Bio-* in den Verkehr zu bringen. Diese Rechtslage hat dazu geführt, daß sich die Verbände der ökologischen Landwirtschaft zur Einhaltung gemeinsamer Rahmenrichtlinien verpflichtet und in Arbeitsgemeinschaften zusammengeschlossen haben, um den Konsumenten die Gewähr zu bieten, daß die unter ihrem Zeichen vertriebenen Produkte auch tatsächlich unter den angegebenen ökologischen Bedingungen erzeugt wurden (Abb. 2).

Die wichtigsten *Bestimmungen dieser Rahmenrichtlinien* sind:
- der Verzicht auf chemisch-synthetische Pflanzenschutzmittel;
- der Verzicht auf leichtlösliche Mineraldünger;
- der auf maximal 20% begrenzte Zukauf von Futtermitteln, nach Möglichkeit von anderen alternativ bewirtschafteten Betrieben.

Biolebensmittel sind teurer als andere

Für Biolebensmittel als Produkte aus alternativem Landbau werden in der Regel höhere Preise als für gleichartige, konventionell erzeugte Lebensmittel verlangt. Die Berechtigung hierfür ergibt sich aus den höheren Produktionskosten aufgrund des höheren Arbeitskräfteaufwandes bei meist geringeren Erträgen und aus den höheren Vermarktungskosten.

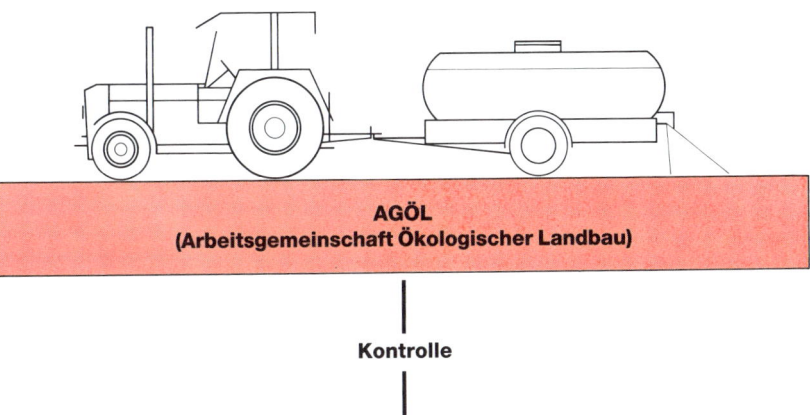

AGÖL
(Arbeitsgemeinschaft Ökologischer Landbau)

Kontrolle

1. Forschungsring für Biologisch - Dynamische Wirtschaftsweise (Demeter)
2. Bioland®
3. Arbeitsgemeinschaft für naturnahen Obst-, Gemüse- und Feldfruchtanbau (ANOG)
4. Biokreis e.V. Ostbayern
5. Naturland
6. Bundesverband Ökologischer Weinbau

Rahmenrichtlinien (Auszug) der AGÖL
• Verzicht auf chemisch-synthetische Pflanzenbehandlungsmittel
• Verzicht auf leichtlösliche Mineraldünger
• auf maximal 20% begrenzter Futtermittelzukauf

Abb. 2
Organisation des ökologischen Landbaus

Vegetarismus und Rohkost

Vegetarismus als Kostform und Lebensphilosophie

Vegetarismus ist eine Kostform, bei der von getöteten Tieren stammende Nahrungsmittel abgelehnt werden (z. B. Fleisch, tierische Fette, Fisch) und die vorzugsweise aus pflanzlichen Lebensmitteln besteht (z. B. Obst, Gemüse, Getreide). Die pflanzliche Ernährung ist nur ein Aspekt des Vegetarismus. Die Entscheidung für Vegetarismus als Lebensform hat u. a. *religiös-ethische* (Töten als Tabu) sowie *ökonomisch-ökologische Gründe.* Die Erzeugung von 1 kcal tierischem Protein erfordert durchschnittlich 7 kcal pflanzliches Protein (sog. „Veredelungsverlust" durch Verfütterung). Eine vorwiegend vegetabile Ernährung kann deshalb die weltweite Versorgung mit Nahrung eher sicherstellen als eine gesteigerte Tierproduktion.

Auch *ernährungsphysiologisch-hygienische Aspekte* spielen beim Verzicht auf tierische Lebensmittel eine große Rolle. Die Ansicht der Vegetarier, daß der Mensch entwicklungsgeschichtlich ein Pflanzenfresser sei und Fleisch im Körper nur unzureichend verwertet werde und zu Verdauungsproblemen und giftigen Abbauprodukten im Körper führe, ist jedoch wissenschaftlich unbegründet.

Aus *gesundheitlichen Gründen* wird argumentiert, daß vegetarische Ernährung die körperliche und geistige Leistungsfähigkeit steigere und verschiedenen (ernährungsbedingten) Krankheiten vorbeuge (Abb. 1).

Man unterscheidet drei *Grundformen* vegetarischer Ernährung: Die sog. *Veganer* verzichten auf alle Nahrungsmittel tierischer Herkunft (auch Milch und Eier). Die *Laktovegetarier* (rund 30 %) verzehren neben pflanzlicher Kost auch Milcherzeugnisse, die *Ovolaktovegetarier* (über 50 % aller Vegetarier) außerdem Eier (Abb. 2).

Alle Vegetarier bevorzugen Rohkost, verzichten weitgehend auf Nikotin und Alkohol und empfehlen regelmäßige körperliche Aktivität.

Für manche Nährstoffe besteht die Gefahr der Unterversorgung bei streng vegetarischer Kost

Kritische Nährstoffe bei streng vegetarischer Ernährung sind Protein, Calcium, Eisen und Vitamin B_{12}, was im folgenden näher erläutert wird:
Pflanzliche *Proteine* haben im allgemeinen eine geringere biologische Wertigkeit als tierische Proteine. Durch geeignete Lebensmittelkombinationen (z. B. Getreideprodukte/Hülsenfrüchte, Kartoffeln/Ei) kann diese aufgewertet und eine ausreichende Zufuhr essentieller Aminosäuren gesichert werden.

Bei *laktovegetabiler* und *ovolaktovegetabiler Kost* liegt die *Calciumzufuhr* ähnlich wie bei Mischkost an der unteren Grenze der Empfehlungen; denn 60 % des Calciums stammen aus Milchprodukten und knapp 20 % aus pflanzlichen Lebensmitteln. Gleichwohl soll auch bei Veganern aufgrund einer erhöhten Calciumresorption bzw. einer verringerten Calciumausscheidung im Urin und eines geringeren Calciumbedarfs bei reduzierter Proteinzufuhr eine ausgeglichene Calciumbilanz erreichbar sein.

Eisen wird aus pflanzlichen Lebensmitteln schlechter resorbiert. Da normalerweise ca. 30 % des dem Organismus zugeführten Eisens aus tierischen Lebensmitteln stammen (leicht resorbierbares Hämeisen), ist eine unzureichende Eisenversorgung v. a. bei Frauen möglich.

Vitamin B_{12} kommt ausschließlich in Lebensmitteln tierischer Herkunft vor. Mit 1/4 Liter Milch können Vegetarier ihren Minimalbedarf an Vitamin B_{12} decken. Die häufige Einnahme von Vitamin- und Aufbaumitteln bei Vegetariern weist allerdings auf eine bestehende Unsicherheit bezüglich der Höhe des Nährstoffbedarfs und bezüglich des Nährstoffgehaltes pflanzlicher Lebensmittel hin. Personen mit erhöhtem Nährstoffbedarf ist von einer streng vegetarischen Kost-

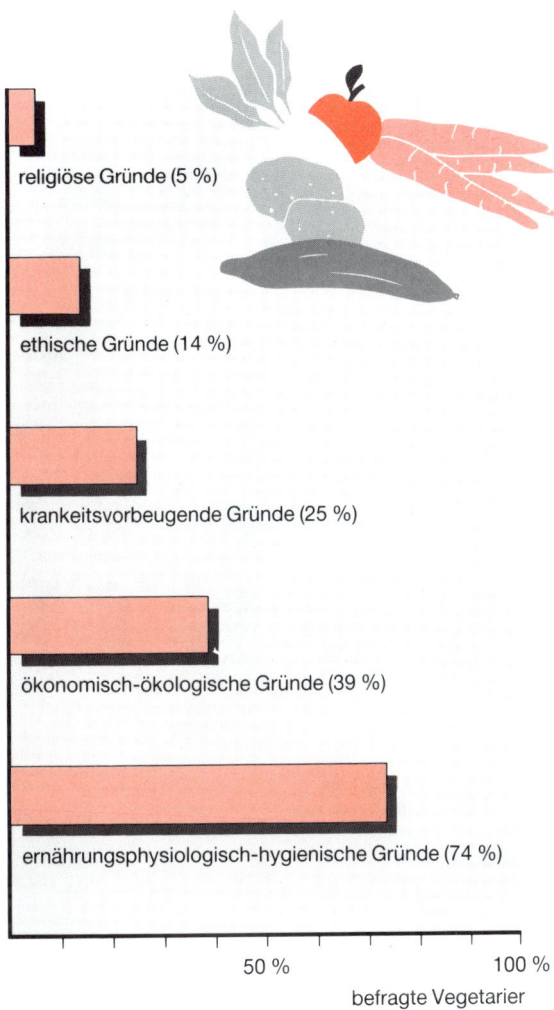

religiöse Gründe (5 %)

ethische Gründe (14 %)

krankeitsvorbeugende Gründe (25 %)

ökonomisch-ökologische Gründe (39 %)

ernährungsphysiologisch-hygienische Gründe (74 %)

50 %　　　　100 %

befragte Vegetarier

Abb. 1
Verschiedene von Vegetariern angegebene Gründe für das Befolgen ihrer
Ernährungsform (Mehrfachbeantwortungen)

Vegetarismus und Rohkost (Forts.)

form abzuraten. Für *Säuglinge* und *Klein-kinder* birgt diese Ernährungsweise die Gefahr einer Nährstoffunterversorgung. Da *Kinder* und *Heranwachsende* einen höheren Bedarf an essentiellen Aminosäuren haben, ist auch bei dieser Personengruppe eine lakto- oder ovolaktovegetabile Kost nur bei guter Sachkenntnis ausreichend, eine rein vegane Kost dagegen unzureichend und daher abzulehnen.

Die positiven Aspekte vegetarischer Kost

Die *Vorteile vegetarischer Kost* liegen im Verzehr von Vollkornprodukten, Gemüse und Obst mit erhöhter Aufnahme an Kohlenhydraten in Form von Stärke und Ballaststoffen. Durch den Verzicht auf Fleisch werden weniger tierische Fette, gesättigte Fettsäuren, Cholesterin und Purine zugeführt. Bei abwechslungsreicher Kost mit Milch und Eiern als hochwertigen Eiweißträgern ist auch bei Verzicht auf Fleisch eine ausreichende Nährstoffzufuhr zu erzielen.

Epidemiologische Studien ergaben bei Vegetariern gegenüber Nichtvegetariern geringere Körpergewichte. Bluthochdruck tritt bei ihnen seltener auf (weniger durch geringere Natrium- als vielmehr durch höhere Kaliumzufuhr). Ihre Serumcholesterinspiegel sind deutlich niedriger. Die Zahl der Risikofaktoren für koronare Herzkrankheiten ist bei Vegetariern vermindert. Bei erhöhtem Ballaststoffverzehr sollen bei diesen seltener Gallensteine, Verstopfung, Divertikulose (Darmausstülpung) und möglicherweise sogar weniger Darmkarzinome auftreten.

Die vegetabile Rohkost

Die *vegetabile Rohkost* ist eine strenge Form des Vegetarismus, die nur rohe, unerhitzte pflanzliche Lebensmittel erlaubt; bei J. G. *Schnitzer* wird diese Ernährungsform als *Intensivkost* bezeichnet. Erlaubt sind rohes Obst und Gemüse, Salate, Nüsse, kaltgepreßte Pflanzenöle sowie als

Getränke Obst- und Gemüsesäfte, Mineralwässer, Kräuter- und Früchtetees. Kochsalz und scharfe Gewürze sollen gemieden werden. Als Dauerernährung ist diese Kostform nicht geeignet. Sie ist zwar ballaststoffreich, fett- und energiearm, kann aber wegen ihrer Einseitigkeit v. a. zu einem Mangel an hochwertigem Protein führen.

Die Bircher-Benner-Kost

Die *Bircher-Benner-Kost* basiert auf frischer, pflanzlicher Kost, ergänzt durch Milchprodukte und Eier. Die Hälfte der täglichen Nahrung soll bei dieser Ernährungsweise in Form von Rohkost verzehrt werden. Zucker, Weißmehl und konservierte Nahrungsmittel werden abgelehnt. Die Bircher-Benner-Kost ist eine Kost des Minimums; denn alles „Zuviel" soll die Vitalität von Körper und Geist beeinträchtigen. Eine Hauptmahlzeit und zwei (kleine) Nebenmahlzeiten täglich seien „mehr als genug". Zwischenmahlzeiten werden abgelehnt, da sie den Verdauungsapparat unnötig belasten.

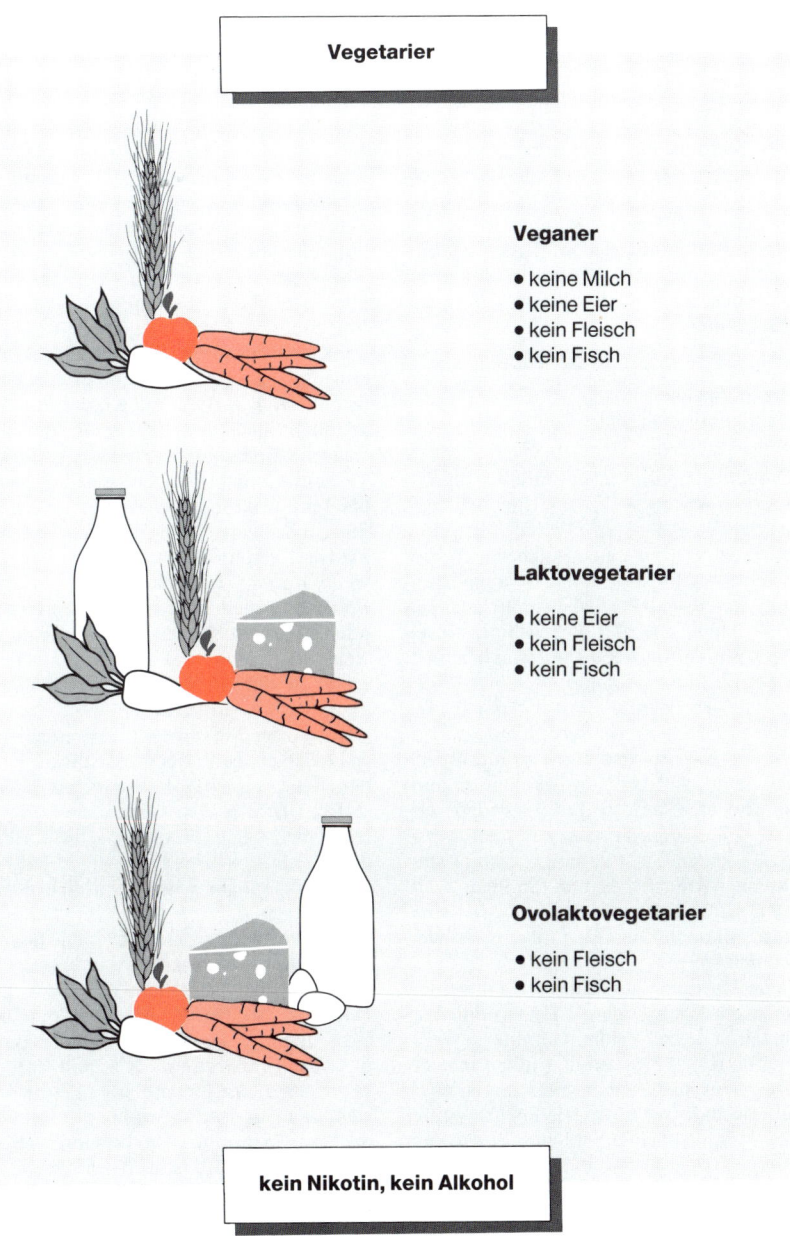

Vegetarier

Veganer

- keine Milch
- keine Eier
- kein Fleisch
- kein Fisch

Laktovegetarier

- keine Eier
- kein Fleisch
- kein Fisch

Ovolaktovegetarier

- kein Fleisch
- kein Fisch

kein Nikotin, kein Alkohol

Abb. 2
Die Grundformen der vegetarischen Ernährung

Makrobiotik

Makrobiotik ist ein von C. W. von Hufeland 1796 geprägter Begriff für die Kunst, durch geeignete Ernährung und Lebensweise das Leben zu verlängern. Ihr Ursprung liegt in der Lehre des chinesischen Zen-Buddhismus, der die Existenz zweier entgegengesetzter Kräfte im Universum (Yin und Yang) unterstellt, zwischen denen ein Ausgleich angestrebt wird (Abb.). Nach Auffassung der modernen Makrobiotik besitzt jeder Mensch und jedes Nahrungsmittel ein bestimmtes *Yin-Yang-Verhältnis.*

Die Stufen der makrobiotischen Diät

Die *makrobiotische Diät* umfaßt zehn *Stufen* (von − 3 bis + 7), die sich durch einen steigenden Anteil an (Vollkorn)getreideprodukten (mit ausgeglichenem Yin-Yang-Verhältnis) und einen abnehmenden Anteil anderer Lebensmittelgruppen unterscheiden (Abb.). Die weniger einseitigen Stufen von − 3 bis + 2 sind in zunehmendem Maße ovolaktovegetabil.

Empfohlen werden naturbelassene Lebensmittel aus alternativem Landbau. Tierisches Eiweiß wird nicht grundsätzlich abgelehnt, soll aber aus ökologisch-ökonomischen Überlegungen gemieden werden (s. S. 270 f.). Trinken soll man nur so viel, wie der Durst verlangt; erlaubt sind Wasser, Kräutertees und Suppen, während Kaffee, schwarzer Tee, Säfte, süße und alkoholische Getränke gemieden werden sollen.

Beim Übergang von Stufe 1 bis 4 werden nach und nach folgende Lebensmittel reduziert: Zucker, süße Getränke, Weißmehl, Konserven und (unbefruchtete) Eier, aber auch Milch, Fleisch, Geflügel, Obst, Salate, Gemüse. Die höchste Stufe, *Stufe 7,* die ausschließlich *Getreidenahrung* vorsieht, weist eine Nährstoffrelation von 15 % Protein, 6 % Fett und 79 % Kohlenhydraten, bezogen auf die gesamte aufgenommene Energiemenge, auf. Sie soll „entlastend für den Organismus" sein. Die *Stufen 5 bis 7* werden als *Heilnahrung* angesehen.

Positive und negative Aspekte der Makrobiotik

Positiv an der makrobiotischen Ernährung sind die Genügsamkeit und die Mäßigkeit. Gelegentlicher Verzehr makrobiotischer Kost in den unteren Stufen (wenig Fett, wenig isolierter Zucker, kein Alkohol) oder über einen kurzen Zeitraum hinweg kann ein Ausgleich für eine sonst überreichliche Ernährung sein.

Von Stufe 3 an aufwärts handelt es sich um Kostformen mit relativ niedrigem Proteingehalt, wodurch die biologische Wertigkeit der Kost z. B. für Kinder und Jugendliche nicht ausreichend ist. Weitere kritische Stoffe sind hierbei v. a. Calcium, Vitamin C und D. Demgemäß können bei rein makrobiotischer Ernährung ab Stufe 3 aufwärts Mangelkrankheiten wie Skorbut, verminderter Gehalt an Bluteiweißkörpern, Eisenmangelanämie (bei Frauen), erniedrigter Blutcalciumspiegel oder Rachitis auftreten. Die Empfehlung, wenig zu trinken bzw. sich nur nach dem Durst zu richten, kann zur Beeinträchtigung der Nierenfunktion führen.

Die von der Makrobiotik vertretene Ansicht, daß ein gesunder menschlicher Körper fähig sei, alle notwendigen Nährstoffe, einschließlich Mineralstoffe, Spurenelemente und Vitamine, selbst zu bilden *(Transformation),* ist nicht haltbar und widerspricht wissenschaftlichen Erkenntnissen.

Die Makrobiotik sieht die Ursache fast aller Zivilisationskrankheiten in einem unausgewogenen Yin-Yang-Verhältnis der Nahrung. Es gibt danach keine Krankheit (einschließlich Krebs), die durch makrobiotische Ernährung nicht geheilt werden könne. Ärztliche Behandlung und die Anwendung von Medikamenten werden von den Anhängern der Makrobiotik abgelehnt. In den USA ist es bei Makrobiotikern aus diesem Grund bereits zu Todesfällen gekommen. Die makrobiotische Ernährung wurde daraufhin dort als eine Gefahr für die Volksgesundheit eingestuft.

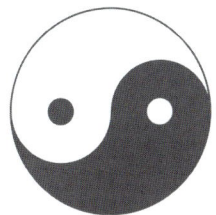

Gesundheit und langes Leben

Stufe	Vollkorn-Produkte	Gemüse	Suppen	tierisches Eiweiß	Salate, Früchte	Nachtisch	Getränke, Flüssig-keiten
7	100 %	-	-	-	-	-	in allen Stufen
6	90 %	10 %	-	-	-	-	so wenig
5	80 %	20 %	-	-	-	-	wie möglich;
4	70 %	20 %	10 %	-	-	-	zu meiden:
3	60 %	30 %	10 %	-	-	-	• Kaffee
2	50 %	30 %	10 %	10 %	-	-	• schwarzer
1	40 %	30 %	10 %	20 %	-	-	Tee
-1	30 %	30 %	10 %	20 %	10 %	-	• Alkohol
-2	20 %	30 %	10 %	25 %	10 %	5%	• süße Säfte
-3	10 %	30 %	10 %	30 %	15 %	5%	

Heilnahrung

Krankheit

Fettleibigkeit, Bluthochdruck, Arteriosklerose, Herzinfarkt, Gicht, Diabetes, Krebs

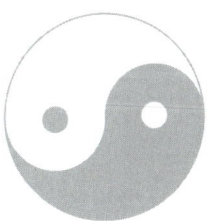

Abb.
Die zehn Stufen der makrobiotischen Ernährung
(modifiziert nach Auswertungs- und Informationsdienst für Ernährung, Landwirtschaft und Forsten)

Die Haysche Trennkost

Die Hayschen Verdauungsgesetze

Zu Anfang des 20. Jahrhunderts entwikkelte der amerikanische Arzt *H. Hay* die nach ihm benannte *Trennkost*. Nach seinen sog. *chemischen Verdauungsgesetzen* soll die übliche Mischung von Eiweiß und Kohlenhydraten in der Nahrung im Organismus nicht gleichzeitig verdaut werden können. Da die Kohlenhydratverdauung im Mund in einem basischen Milieu beginne und die Eiweißverdauung im sauren Milieu des Magens erfolge, aber der Magen bei Mischung von Eiweiß und Kohlenhydraten nicht gleichzeitig basen- und säurebildend verdauen könne, soll Stärke den Magen passieren und im Dünndarm zu einer *Gärung* führen. Tatsächlich jedoch beginnt die Eiweißverdauung im Magen; sie wird im Dünndarm ebenso wie die Stärkeverdauung unter neutralen bis leicht basischen Bedingungen fortgesetzt (s. S. 42 ff.).

Neben der Eiweiß- und Kohlenhydratmischung sieht Hay im Verzehr proteinreicher, aber auch „unnatürlicher" (ballaststoffarmer) Nahrungsmittel (Weißmehl, weißer Zucker, Weißbrot, polierter Reis) die Ursachen für eine *Übersäuerung* („chemische Gleichgewichtsstörung") des Organismus und für alle Zivilisationskrankheiten.
Hay empfiehlt eine Kost aus 80% *basenbildenden* (Gemüse und Obst, vorwiegend Rohkost) und 20% *säurebildenden Lebensmitteln*. Er unterscheidet ferner konzentrierte eiweißreiche Lebensmittel (Fleisch, Fisch, Milch, Eier) und *saures Obst, konzentrierte kohlenhydratreiche Lebensmittel* (Getreideprodukte, Kartoffeln, unraffinierter Zucker) und *neutrale Lebensmittel* (Fette, Gemüse, Gewürze; s. Abb.).

Eiweißreiche und kohlenhydratreiche Lebensmittel sollen nicht gemeinsam in einer Mahlzeit enthalten sein, dürfen aber zusammen mit neutralen Lebensmitteln verzehrt werden. Nur eine Eiweiß- oder Stärkeart ist pro Mahlzeit erlaubt.

Die Risiken der Hayschen Trennkost

Bei Befolgen dieser Ernährungsweise verspricht Hay neben gesteigertem Wohlbefinden die Vorbeugung und Heilung fast sämtlicher Krankheiten, einschließlich Krebs. Auch Diabetikern wird eine Umstellung auf Trennkost empfohlen. Trennkost ersetzt aber kein Insulin! Eine Senkung der Insulinzufuhr kann beim jugendlichen Diabetiker lebensbedrohlich sein. Der Anspruch der Hayschen Trennkost, eine vorbeugende oder heilende Wirkung bei fast allen Krankheiten zu haben, ist durch klinische Studien nicht belegt und deshalb ungerechtfertigt. Ein getrennter Verzehr eiweiß- und kohlenhydratreicher Lebensmittel ist sogar unphysiologisch; denn die Eiweißausnutzung im Körper ist bei Mangel an Kohlenhydraten als Energiequelle vermindert. Außerdem geht bei der Trennkost der Ergänzungswert vieler Eiweißquellen verloren, da viele kohlenhydratliefernde Lebensmittel (z. B. Getreideprodukte) zugleich wichtige Eiweißquellen sind. Das einzige von der Natur ausschließlich für die Ernährung des Menschen geschaffene Nahrungsmittel, die Muttermilch, enthält ebenfalls Eiweiß und Kohlenhydrate nebeneinander. Hay ordnet aber Milch mit 4,7% Kohlenhydraten und 3,4% Eiweiß nur unter Eiweiß ein. Seine Ansicht, nur basenbildende Kost sei gesund und entlaste den Organismus, ist unzutreffend. Allein eine abwechslungsreiche Mischkost ist in der Regel hinsichtlich des Säure-Base-Haushaltes ausgewogen.
Zu befürworten ist bei der Trennkost die Empfehlung von Obst, Gemüse und Vollkornprodukten sowie eine reduzierte Fett-, Cholesterin- und Purinaufnahme bei geringerem Fleischverzehr. Als *Dauerernährung* ist jedoch die Trennkost mit nur 20% säurebildenden, ernährungsphysiologisch wichtigen Lebensmitteln (Milch, Getreideprodukte, Eier, Fleisch, Fisch) zu unausgewogen; das gilt vor allem für die Kinderernährung.

Die Haysche Trennkost

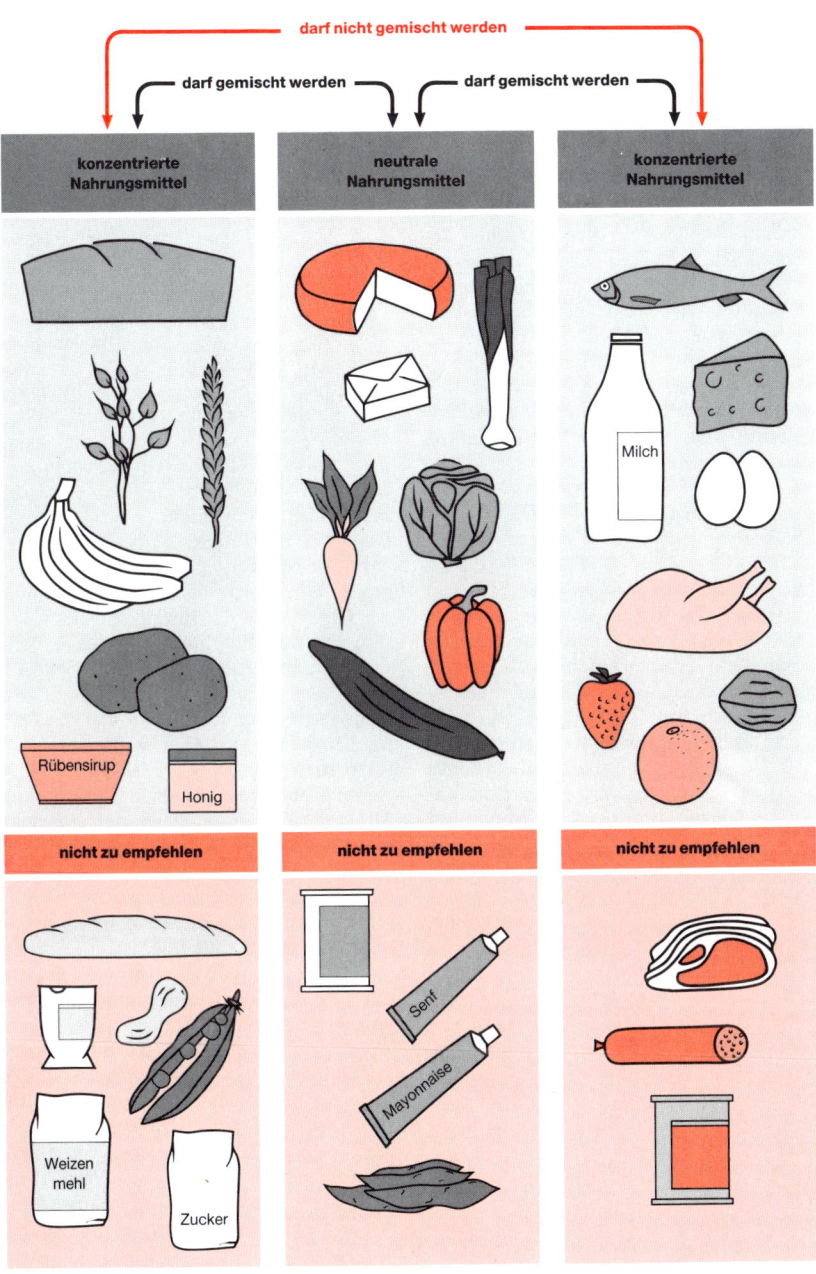

darf nicht gemischt werden

darf gemischt werden   darf gemischt werden

konzentrierte Nahrungsmittel	neutrale Nahrungsmittel	konzentrierte Nahrungsmittel

Milch

Rübensirup   Honig

nicht zu empfehlen	nicht zu empfehlen	nicht zu empfehlen

Weizen mehl   Zucker

Senf

Mayonnaise

Abb.
Die Haysche Trennkost (nach Walb)

Die Schnitzer-Kost

Der deutsche Zahnarzt *J. G. Schnitzer* entwickelte in den 1960er Jahren Ernährungsempfehlungen zur Vorbeugung von Gebißschäden und anderen Krankheiten. Eine optimale, im Laufe der Evolution entstandene Ernährungsweise ist seiner Ansicht nach von der Beschaffenheit des menschlichen Kauapparats abzuleiten. Die „Urnahrung" aus pflanzlichen Lebensmitteln habe das menschliche Verdauungssystem geprägt. Der Mensch sei kein Allesesser, sondern ein *Früchteesser (Frugivore)*, für den besonders Getreide aufgrund der Ausgewogenheit seiner Inhaltsstoffe als alleiniges Nahrungsmittel geeignet sei.

Intensivkost – Normalkost

Die *Schnitzer-Intensivkost* mit 1 500 kcal (rund 6 250 kJ) pro Tag ist eine *streng vegetabile Rohkost* aus „naturbelassenen Lebensmitteln", die wirksame „lebende Fermente" enthalten soll. Gegarte Lebensmittel, auch Brot und Kartoffeln, raffinierte Kohlenhydrate (auch Honig und Säfte) und tierische Lebensmittel (selbst Milch) sollen gemieden werden. Empfohlen werden zum Frühstück ein *Naturmüsli* aus frisch gemahlenem Vollkorngetreide, Zitronensaft, Obst und Nüssen (ergänzt durch ein Mineralstoffpräparat), mittags und abends Salate, Getreideschrot, gekeimte Körner oder Sojabohnen. Die vorwiegend *ovolaktovegetabil* ausgerichtete *Normalkost* mit 2 200 kcal (rund 9 200 kJ) pro Tag wird auf der Basis der Intensivkost um Vollkornbrot und -gebäck, Kartoffeln, Vollreis, Vorzugsmilch(produkte) und Eier erweitert. Die Nahrung soll aus kontrolliertem biologischen Anbau stammen, isolierte Zucker, Alkohol, Nikotin und Kaffee sollen gemieden werden (Abb.).
Als *Getränke* werden Leitungswasser, mineralstoffarmes Tafelwasser und Tee empfohlen. Obst- und Gemüsesäfte sowie Milchprodukte – ausgenommen Vorzugsmilch – gelten als *Teilwertprodukte* und sollen nur in geringen Mengen oder gar nicht verzehrt werden.

Kritische Beurteilung

Die Schnitzer-Kost verspricht Glück, Zufriedenheit, Ausdauer und Leistungsfähigkeit, die Intensivkost v. a. Vorbeugung und Heilung sämtlicher Zivilisationskrankheiten (u. a. Herz- und Kreislauferkrankungen, Krebs, Rheuma, Karies und Parodontose, multiple Sklerose, insulinpflichtiger Diabetes) sowie eine Reduzierung des Übergewichtes.
Tatsächlich ist bei der Schnitzer-Intensivkost nur der hohe Ballaststoffanteil zu begrüßen, als Dauerkostform ist sie wegen ihrer Einseitigkeit abzulehnen. Ohne Zufuhr tierischer Lebensmittel (Fleisch, Fisch oder Milch) kann es bei längerem Einhalten der Intensivkost v. a. bei Kindern, Heranwachsenden und Schwangeren zu einer unzureichenden Versorgung des Organismus mit Eiweiß, Calcium, Eisen, Jod und Vitamin B_{12} kommen. Die von Schnitzer empfohlene Eiweißzufuhr von 35 g pro Tag liegt deutlich unter der Empfehlung der Deutschen Gesellschaft für Ernährung von 45 bzw. 55 g pro Tag für Frauen bzw. Männer. Die von Schnitzer empfohlene regelmäßige Zufuhr eines Mineralstoffpräparats zeigt, daß eine ausreichende Nährstoffversorgung durch die Schnitzer-Kost allein wohl nicht möglich ist und die Forderung nach einer ausschließlich „natürlichen Ernährung" nicht erfüllt werden kann.
Der Anspruch der Schnitzer-Intensivkost auf Heilung oder Vorbeugung fast aller Krankheiten (einschließlich Diabetes und Krebs) ist wissenschaftlich unbewiesen und gefährlich und muß daher abgelehnt werden. Bei der Schnitzer-Normalkost sind die verminderte Cholesterin-, Fett- und Purinzufuhr aufgrund eines geringeren Fleischverzehrs sowie das Vermeiden von Alkohl und Zucker zu befürworten. Als Dauerernährungsform ist sie jedoch nur für gesunde Erwachsene bei besonders sorgfältiger und abwechslungsreicher Gestaltung geeignet.

Schnitzer-Intensivkost 1500 kcal (6250 kJ)	Schnitzer-Normalkost 2200 kcal (9200 kJ)

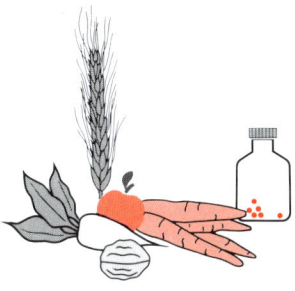

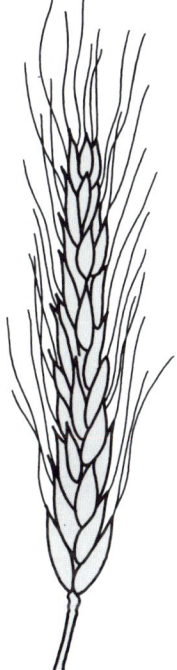

- Rohkost
- Mineralstoff-
  präparate

Getränke:
- Leitungswasser
- Tafelwasser

nicht erlaubt:
gegarte oder erhitzte
Lebensmittel (auch Brot),
Milch u.a. tierische Lebensmittel, raffinierte Kohlenhydrate (z.B. Weißmehl)

- Rohkost
- Reis
- Vorzugsmilch
- Kartoffeln

Getränke:
- Leitungswasser
- Tafelwasser
- Tee
- Vorzugsmilch

nicht erlaubt: **zu meiden:**

isolierter Zucker, Kaffee, Alkohol, Nikotin

Abb.
Die Schnitzer-Kost

Die anthroposophische Ernährungslehre

Die Anthroposophie Rudolf Steiners

Die *anthroposophische Ernährungslehre* und die ihr zugrundeliegende *biologisch-dynamische Wirtschaftsweise* (die älteste Form des alternativen Landbaus; s. S. 266 f.) wurde vor über 60 Jahren von dem Pädagogen und Philosophen *Rudolf Steiner* begründet. Die *Anthroposophie* sieht den Menschen als Einheit von Körper, Seele und Geist inmitten der sichtbaren Welt und übersinnlicher kosmischer Kräfte. Mineralische und pflanzliche Erscheinungen der Welt sollen elementaren *Bildekräften* unterliegen.

Nach Steiner bedingt der Gehalt an ätherischen Bildekräften den Wert der Nahrung, die den physischen Leib und die höheren Wesensglieder des Menschen (Ätherleib, Astralleib, Ich) stimulieren und erhalten sollen. Zur Erzeugung der geeigneten Nahrung folgt der angewendete biologisch-dynamische Landbau *kosmischen Rhythmen* (Mondstellung, Sternbilder) für Aussaat und Ernte und benutzt zur *Düngung* sog. *Präparate* (Hornmist-, Kuhmist-, Hornkieselpräparat).

Als „Trägersubstanz des Lebendigen" ist nach der anthroposophischen Lehre zuviel *Eiweiß* ungünstig und führt zu Fäulnis und Erkrankungen im Unterleib. Fleischgenuß behindere den Menschen in seiner geistigen Reifung. *Fett* dient der Erzeugung von Wärme und gilt als Nervennahrung. Eine Einschränkung des Fettverzehrs soll Übergewicht und ernährungsabhängigen Krankheiten vorbeugen.

Kohlenhydrate („Zucker im natürlichen Verband" in Getreide, Obst und Gemüse) wirken nach Steiner positiv auf das Gehirn und das Ich.

Besondere Bedeutung kommt nach Steiner den *Kieselsäureverbindungen* als Formbildnern des Lebens zu. Störungen des „Kieselorganismus" (z. B. Störungen innerer Organe) kann durch Verzehr von Getreideprodukten entgegengewirkt werden, die einen hohen Anteil an Silicaten enthalten sollen.

Die Dreigliederung der Nahrungspflanzen

In *ganzheitlicher Betrachtung* werden die *Nahrungspflanzen* in Wurzel, Blatt/Stengel und Blüte/Frucht dreigegliedert, deren Verzehr entsprechende Organe und Systeme sowie Denken, Fühlen und Wollen des Menschen beeinflussen soll: Blattsalate und Kohlsorten stärken danach Herz und Lunge, Wurzelgemüse sind Nerven- und Kopfnahrung, Früchte und Samen regen den Stoffwechsel an (Abb. 1 und 2). Die *Kartoffel* als Knollengewächs gilt als schädlich hinsichtlich der Denkfähigkeit und der Entstehung von Tuberkulose.

Echte Wurzeln dagegen wie Mohrrüben und Rettich sollen den Menschen geistig beflügeln, weshalb eine „ausgewogene Nahrung" in gleichem Maße unterirdisch und oberirdisch gewachsene Pflanzenteile enthalten soll. Derartige Vorstellungen über Ernährung und Stoffwechsel des Menschen sind jedoch aus wissenschaftlicher Sicht indiskutabel.

Aus ernährungsphysiologischer Sicht ist die *anthroposophisch orientierte Ernährung* eine vorwiegend *laktovegetabile Kostform* (s. S. 270 f.), die gelegentlichen Fleischverzehr zuläßt, aber den Verzehr von Eiern einschränkt. Die eher mystischen Vorstellungen der Anthroposophen über „Bildekräfte, Äther oder den Leib der Dinge" entziehen sich naturwissenschaftlicher Beurteilung.

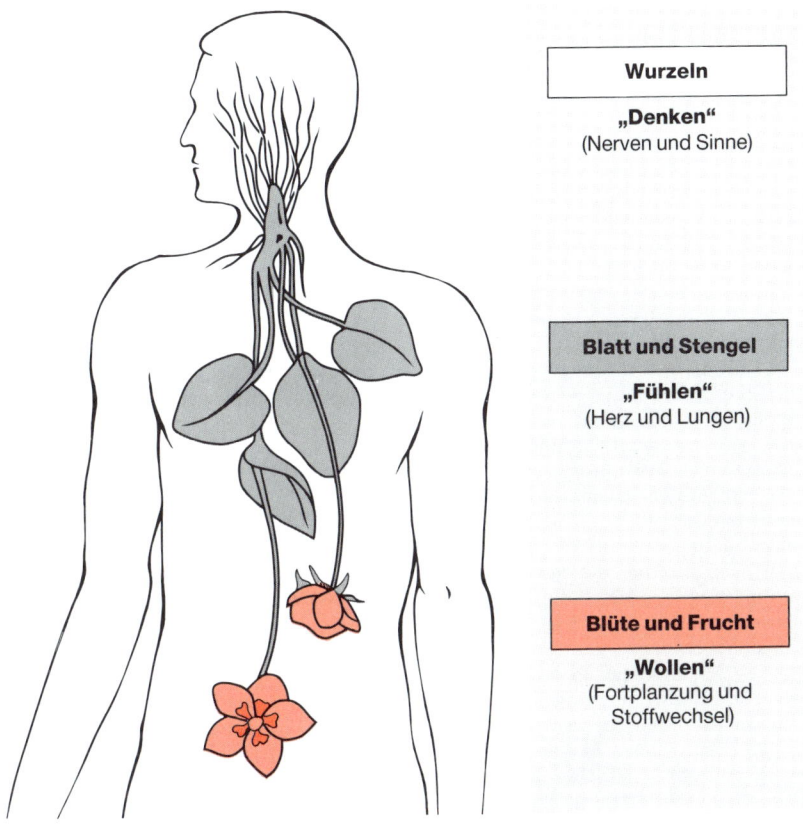

Wurzeln

„Denken"
(Nerven und Sinne)

Blatt und Stengel

„Fühlen"
(Herz und Lungen)

Blüte und Frucht

„Wollen"
(Fortpflanzung und
Stoffwechsel)

Abb.
Die anthroposophische Entsprechung von
Körper und Pflanze (nach Rentzenbrink)

Sonstige unkonventionelle Ernährungsformen und fragwürdige Diätempfehlungen

Allgemeine negative und positive Aspekte alternativer Ernährungsformen

Neben den bereits aufgeführten Anweisungen und Ratschlägen zur vermeintlich einzig richtigen, gesunden, naturgemäßen, heilenden, schlankmachenden oder vollwertigen Ernährung werden zahlreiche weitere, zum Teil sehr verschiedenartige oder sogar völlig gegensätzliche „perfekte" Ernährungsempfehlungen propagiert, und zwar sowohl für den Gesunden als auch zur Behandlung verschiedener Erkrankungen. Häufig werden derartige *alternative Ernährungsformen* von irrationalen Motiven und Emotionen oder philosophischem Gedankengut getragen und wie Glaubenslehren mit Heilserwartungen verbunden.

Sofern dabei eine ernährungsphysiologisch ausgewogene und vollwertige Ernährung trotz strenger Befolgung religiöser oder weltanschaulich geprägter Regeln ohne Probleme auf Dauer möglich ist, wie z. B. beim Vegetarismus oder beim Schweinefleischverbot, ist gegen derartige Ernährungsformen nichts einzuwenden. Kritik, Zweifel oder Ablehnung aus ernährungswissenschaftlicher und schulmedizinischer Sicht erfahren dagegen diejenigen unkonventionellen Ernährungsratschläge, die allein durch den Genuß oder die Vermeidung bestimmter Lebensmittel eine Heilung von Krankheiten oder lebenslange Gesundheit versprechen.

Die Verfechter der unkonventionellen Ernährungsformen berufen sich gewöhnlich auf positive Einzelbeobachtungen und langjährige persönliche Erfahrungen, die in unzulässiger Weise unkritisch verallgemeinert werden. Ergebnisse vergleichender Therapiestudien fehlen in der Regel. Damit soll keineswegs ausgeschlossen werden, daß vieles in der sog. alternativen Ernährung sinnvoll ist und eine empfehlenswerte Alternative zu den Schwächen und Fehlern in der üblichen Ernährungsweise der Industriestaaten darstellt, die zunehmend von Bequemlichkeit, Genuß-

sucht und letztlich auch von Interessengruppen und Werbung bestimmt wird. Wenn jedoch die Gefahr besteht, daß erprobte und anerkannt wirksame Heilverfahren durch fragwürdige Diätempfehlungen ohne nachweisbare therapeutische Effektivität verdrängt werden und dem Kranken daraus Nachteile erwachsen, muß gewarnt werden.

Im folgenden werden die Grundzüge verschiedener Ernährungsempfehlungen und Diäten dargestellt, die für sich in Anspruch nehmen, besonders „gesund" zu sein oder entscheidend zur Heilung von Krankheiten beitragen zu können, soweit sie nicht bereits in eigenen Kapiteln (s. S. 74 ff., S. 250 f. und S. 262 ff.) behandelt wurden.

Die Mazdaznan-Ernährung

Die *Mazdaznan-Ernährung* orientiert sich an der *Mazdaznan-Lebenslehre,* die auf den Thesen des persischen Propheten und Begründers des Parsismus, *Zarathustra,* beruht. Als Eckpfeiler dieser Lehre galten *Atmung* und *Ernährung:* Durch die Atmung, für die es besondere Vorschriften gibt, steht der Mensch mit dem Kosmos in Verbindung und nimmt geistige Nahrung zu sich. Über die Ernährung, die als Schöpfungsprozeß verstanden wird, der die Entwicklung des Gehirns und, davon abhängig, den Fortschritt der Menschheit ermöglicht, verschafft er sich materielle Nahrung.

Bei den Nahrungsbestandteilen werden *reine* und *unreine Lebensmittel* unterschieden. Fleischnahrung gilt als unrein und damit als verboten. Eier und Milchprodukte sind dagegen erlaubt. Reine Rohkost wird z. T., konservierte Nahrung wird völlig abgelehnt.

Die grundsätzliche Frage bei Mazdaznan ist nicht, mit *wie viel,* sondern mit *wie wenig* es möglich ist, gesund und glücklich zu leben. Der Rhythmus der menschlichen Ernährung soll durch die Jahres- und Tageszeiten bestimmt werden. Die individu-

Sonstige unkonventionelle Ernährungsformen und fragwürdige Diätempfehlungen (Forts.)

elle Gestaltung der Ernährung soll je nach Persönlichkeitstyp, der durch den Dualismus zwischen *Elektrismus* und *Magnetismus* geprägt ist, einen Ausgleich der jeweiligen Veranlagung anstreben. Hier besteht eine Ähnlichkeit zu Yin und Yang in der Makrobiotik (s. S. 274). Der *elektrische Mensch* soll säure- und zuckerreiche Nahrung bevorzugen (in erster Linie Obst), der *magnetische Mensch* dagegen mehr salzhaltige Produkte (vorwiegend Gemüse und Getreideerzeugnisse).

Aus *ernährungswissenschaftlicher Sicht* handelt es sich bei der Mazdaznan-Ernährung um eine durchaus empfehlenswerte, abwechslungsreiche *laktovegetabile Kostform*. Die naturphilosophischen Vorstellungen der Mazdaznan-Lehre entziehen sich dagegen der naturwissenschaftlichen Bewertung.

Basenüberschüssige Kost nach Ragnar Berg

Die Basis der Ernährungsregeln des schwedischen Ernährungswissenschaftlers *Ragnar Berg* (1873–1956) bilden die *sauren* und *basischen Äquivalente der Lebensmittel,* die nach Veraschung nachweisbar sind. Ein Überschuß von basischen (den Harn alkalisierenden) über die sauren (harnsäuernden) Äquivalente ergibt sich bei Kartoffeln, Obst, Gemüse, Honig und Milch. Bei Fleisch, Eiern, Käse, Getreide und Hülsenfrüchten überwiegen dagegen die sauren Äquivalente. Die Nahrung soll stets mehr basische als saure Äquivalente enthalten; eine säureüberschüssige Kost soll gewebsschädigend sein und die Nieren überlasten.

Die Ergebnisse vieler klinischer und experimentell-physiologischer Untersuchungen haben gezeigt, daß die Äquivalente im Sinne von R. Berg kein geeignetes Maß für die Beurteilung der säuernden oder alkalisierenden Wirkungen eines Lebensmittels sind. Es gibt keine Beweise für die Annahme einer Gesundheitsschädigung durch säureüberschüssige Kost; auch

lassen sich keine spezifischen Heilwirkungen basenüberschüssiger Kost nachweisen.

Laktovegetabile Kost nach Waerland

Die zentrale These des schwedischen Ernährungswissenschaftlers *Aare Waerland* (1876–1955) ist die Annahme, daß im menschlichen Dickdarm nützliche, durch Pflanzenkost geförderte *Gärungsbakterien* und schädliche, durch Fleischgenuß geförderte *Fäulnisbakterien* vorhanden sind. Die Gärungsbakterien seien für die „innere Reinigung" des Organismus von Giftstoffen notwendig. Waerland postuliert nun, daß die Wahl zwischen pflanzlichen und tierischen Lebensmitteln nahezu gleichbedeutend sei mit der Wahl zwischen Gesundheit und Leben einerseits sowie zwischen Krankheit und Tod andererseits. Er propagiert daher eine *laktovegetabile Kost* (bevorzugt als *Rohkost*) als naturgegebene, die Gärungsbakterienflora stabilisierende Ernährungsweise.

Die Empfehlung einer solchen überwiegend pflanzlichen Kost mit einem hohen Anteil an Ballaststoffen entspricht durchaus einer vernünftigen Ernährungsweise. Nicht akzeptabel aus ernährungswissenschaftlicher Sicht sind dagegen die von Waerland gegebenen Begründungen.

Dr. Franks No-Aging-Diät

Der zeitgenössische amerikanische Mediziner *Benjamin S. Frank* empfiehlt eine Ernährungsweise mit *nukleinsäurereichen Lebensmitteln* als Vorbeugung gegen vorzeitiges Altern und zur Verhütung degenerativer Erkrankungen. Die tägliche Nukleinsäurezufuhr soll 1–2 g betragen. Der wöchentliche Kostplan sieht an vier Tagen je 80–120 g Ölsardinen (abgetropft), an je einem Tag Lachs, Garnelen, Hummer, Tintenfisch, Muscheln oder Austern und am 7. Tag einen anderen beliebigen

Sonstige unkonventionelle Ernährungsformen und fragwürdige Diätempfehlungen (Forts.)

Fisch vor. Zusätzlich wird die tägliche Einnahme eines *starken Multivitaminpräparats* empfohlen.

Der Autor begründet seine Ernährungsempfehlungen damit, daß das für den Stoffwechsel notwendige Energieniveau mit der Alterung des Individuums abnehme und somit lebensbegrenzend wirke. Nukleinsäurereiche Nahrung soll über eine Steigerung der Produktion von ATP (Adenosintriphosphat) als Energielieferant dienen und auf diese Weise eine Art Verjüngungsprozeß bewirken. Beweise für seine Hypothese in vergleichenden Therapiestudien hat Dr. Frank nicht geliefert. Aus ernährungswissenschaftlicher Sicht ist zu befürchten, daß diese Ernährungsform, die in hohem Maße auch auf die Hilfe der pharmazeutischen Industrie angewiesen ist (regelmäßige Einnahme hochdosierter Vitaminpräparate), auf die Dauer infolge der ständigen hohen Purinzufuhr zu Gicht führt. Im übrigen ist die ausreichende Zufuhr aller essentiellen Nährstoffe nicht gewährleistet.

Die Schrothkur

Die *Schrothkur* wurde von dem schlesischen Bauern *Johann Schroth* (1798 bis 1855) „erfunden". Ihre Grundlage sind dicke Getreideschrotbreie, Reis- und Grießsuppen, Knäckebrot oder auch altbackene Brötchen, alles dies durch Kompott, Zucker, Nüsse, Zitronensaft und Gewürze schmackhaft und genießbar gemacht. Drei *Trockentage* mit einem Verbot jeglicher Flüssigkeitszufuhr und *Trinkperioden* mit der Aufnahme begrenzter Mengen an Wein und Obstsaft (2 kleine und 2 große Trinktage) wechseln miteinander ab.

Kennzeichnend für die Schrothkur sind *Energiearmut* und *Wasserarmut*. Sie wird als Heilmittel gegen Entzündungen an Haut und Schleimhäuten, gegen allergische Hauterkrankungen sowie gegen eiternde und schlecht heilende Wunden empfohlen. Als Gegenindikationen gelten schwere Krankheiten aller Art, insbesondere Nierenentzündung und Zuckerkrankheit.

Die Schrothkur ist aus ernährungswissenschaftlicher Sicht eine *einseitige Mangeldiät*, die nahezu als Fastenkur angesehen werden muß. Sie ist in der Regel, auch aus geschmacklichen Gründen, nur kurzfristig anwendbar. Sie sollte außerdem nur unter ärztlicher Kontrolle, möglichst in einem Sanatorium, durchgeführt werden. Über ihre Wirksamkeit bestehen unterschiedliche Auffassungen.

Die Molkediät oder Molketrinkkur

Molke ist die Flüssigkeit, die sich bei der Gerinnung der Milch natürlicherweise oder durch Zusatz von Säure oder Labenzym abscheidet. Molke ist energiearm (ca. 25 kcal bzw. 105 kJ auf 100 ml), praktisch frei von Fett und Cholesterin und enthält als ernährungsphysiologisch wichtige Inhaltsstoffe etwa 1 % Protein, 5 % Kohlenhydrate in Form von Milchzucker sowie einen relativ hohen Anteil an Mineralstoffen, Vitaminen und Milchsäure (0,5–1 %). Bei der *Molketrinkkur,* die aus Gründen der Nährstoffversorgung nur für eine begrenzte Zeit durchgeführt werden kann, werden pro Tag 1–1,5 Liter Molke und zusätzlich Kräutertees, Pflanzensäfte und Mineralwasser in kleinen, über den ganzen Tag verteilten Portionen getrunken. Die Gesamtenergiezufuhr in Form von Molkeprotein und Milchzucker beträgt etwa 300–350 kcal (1 250–1 500 kJ) pro Tag. Ein besonderer therapeutischer Effekt wird dabei dem Milchsäuregehalt der Molke zugesprochen; klinisch überprüfte Daten liegen allerdings nicht vor. – Heute wird die Molketrinkkur häufig in eine Kneippkur integriert.

Als *Indikationen* einer Molketrinkkur gelten Übergewicht, chronische Lebererkrankungen, Erkrankungen der Verdauungsorgane, Arthritis und Hautausschläge, als *Kontraindikation* Milch-

Sonstige unkonventionelle Ernährungsformen und fragwürdige Diätempfehlungen

Ernährungsform　　　　　　　**wesentliche Kostbestandteile**

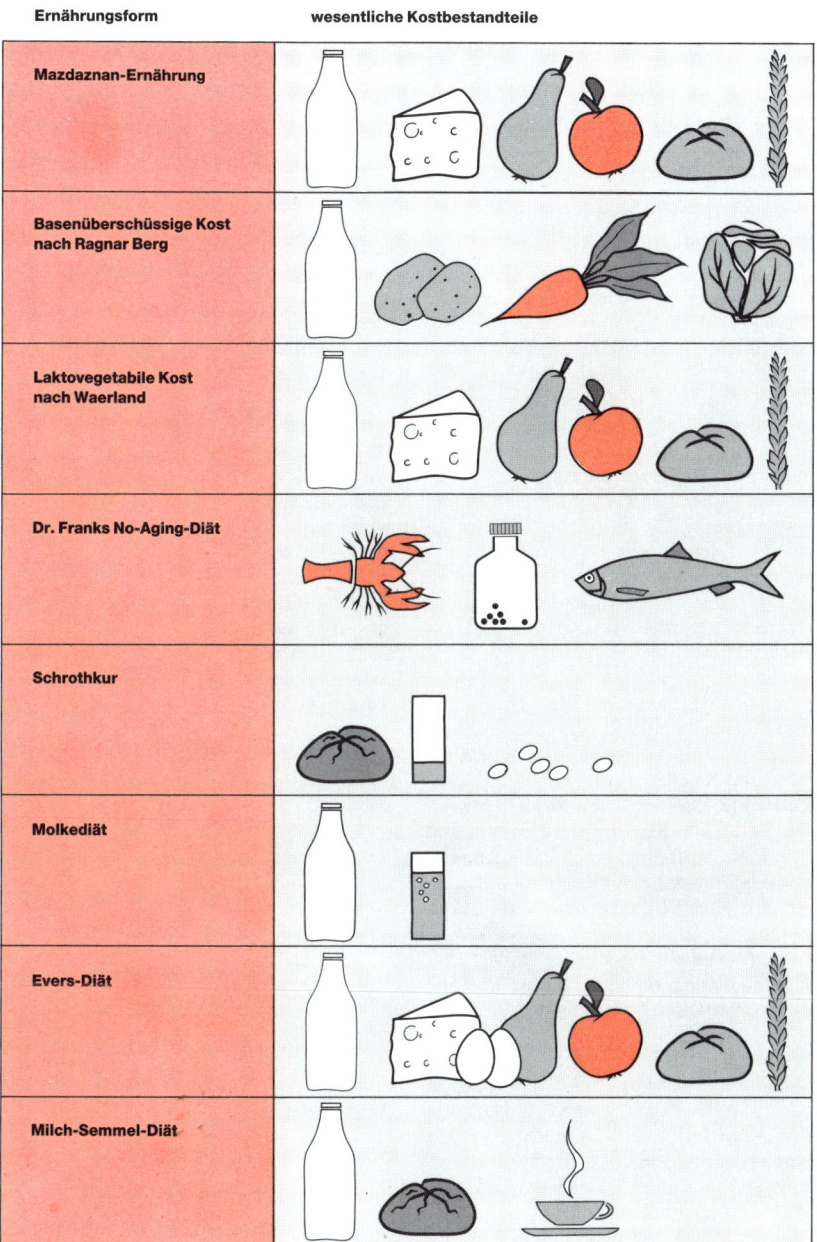

Abb. 1
Übersicht über einige alternative Ernährungsformen

285

Sonstige unkonventionelle Ernährungsformen und fragwürdige Diätempfehlungen (Forts.)

zuckerunverträglichkeit, Zöliakie und erhöhter Blutkaliumgehalt (z. B. bei Nierenerkrankungen). Die Molkediät ist keine Ernährungsempfehlung auf Dauer, sondern eine kurzfristig anwendbare Ernährungsform zur diätetischen Beeinflussung von Krankheiten.

Die Evers-Diät

Die von dem deutschen Arzt *Josef Evers* (1894–1975) entwickelte Diät gegen multiple Sklerose basiert auf der Vorstellung, daß diese Krankheit als ernährungsbedingte Stoffwechselerkrankung zu betrachten sei. Alle Lebensmittel sollen so frisch wie möglich ohne vorherige Anwendung von Denaturierungsprozessen verzehrt werden. Die Genußmittel Bohnenkaffee, Tee, Kakao und Tabak sind verboten, das gelegentliche Trinken naturreiner Weine und von Branntwein ist dagegen erlaubt. Gewürze wie Pfeffer und Salz sollen vermieden werden, das gleiche gilt für Zucker.

Bevorzugte Lebensmittel der Evers-Diät sind frischgekeimter Roggen oder Weizen, Haferflocken, Vollkornbrot, Wurzelgemüse und Knollen, ferner Obst und Schalenfrüchte. Von tierischen Produkten werden Rohmilch, Butter, Quark, Honig und rohe Eier empfohlen. Nach Rückgang der Krankheitssymptome werden rohes Hackfleisch, roher Schinken und roher Speck erlaubt.
Verboten sind alle aus Zucker und niedrigausgemahlenem, hellem Mehl (z. B. Type 405) hergestellten Erzeugnisse.

Bei der Evers-Diät handelt es sich um eine *gemäßigte ovolaktovegetabile Ernährungsweise*, mit der zweifelsohne eine Deckung des Nährstoffbedarfs erreicht werden kann. Auch hinsichtlich der Heilungserfolge bei multipler Sklerose wurde sie lange Zeit positiv beurteilt und hatte eine große Zahl von Anhängern. Es fehlen jedoch exakte, nachprüfbare Belege über ihren therapeutischen Effekt.

Die Milch-Semmel-Diät

Im Mittelpunkt dieser von *Franz Xaver Mayr* († 1965), einem Karlsbader Badearzt, propagierten Diätmethode zur Behandlung vieler Erkrankungen, insbesondere bei Stuhlverstopfung und funktionellen Darmbeschwerden, steht die Vorstellung, daß der Körper im Darm unbrauchbare, krankmachende Stoffe anhäufe, von denen er „entschlackt" werden müsse. Wesentliche Bestandteile der Kost sind *Milch* und *altbackene Semmeln*. Entscheidend ist nach Mayr die *Einspeichelung der Nahrung*. Die in fingerdicke Scheiben geschnittenen altbackenen Semmeln werden im Mund mit Speichel vermischt; dazu wird von einem Teelöffel Milch genippt und diese durch kräftige Kaubewegungen weiter mit dem Semmelbrei vermischt. Auch der abendliche Tee soll nur löffelweise geschluckt werden.
Beweise für eine Effektivität dieser „Kur" sind nicht bekannt. Es handelt sich nicht um eine Ernährungsempfehlung, die zur Deckung des Nährstoffbedarfs geeignet wäre.

.

Sonstige unkonventionelle Ernährungsformen und fragwürdige Diätempfehlungen

100 ml

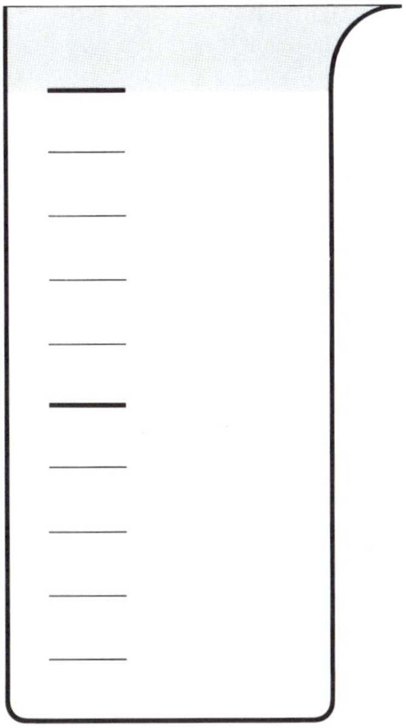

100 ml süße Molke enthalten:

Kilokalorien (kcal)	24		Calcium	68	mg
Kilojoule (kJ)	102		Zink	0,05	mg
			Eisen	0,1	mg
Wasser	93,6	g	Vitamin A	0,003	mg
Protein	0,8	g	Vitamin B_1	0,04	mg
Fett	0,2	g	Vitamin B_2	0,15	mg
Kohlenhydrate	4,7	g	Niacin	0,19	mg
Mineralsalze	0,6	g	Vitamin B_6	0,04	mg
Natrium	45	mg	Biotin	0,0014	mg
Kalium	129	mg	Folsäure	0,001	mg
Magnesium	1	mg	Vitamin B_{12}	0,0002	mg

Abb. 2
Nährstoffgehalt von süßer Molke (nach Souci u.a.)

Neue Nahrungsquellen und neue Lebensmittelformen

Schätzungen der maximal möglichen Produktion konventioneller pflanzlicher und tierischer Lebensmittel zur Ernährung der Menschheit auf allen hierfür nutzbaren Flächen der Erde werden durch zahlreiche Unsicherheitsfaktoren erschwert: Quantität und Qualität des Ertrags sowie Dauer der Bodennutzbarkeit sind u. a. vom Wetter, von Umwelteinflüssen verschiedener Art, von langfristigen Klimaveränderungen oder auch von politischen und sozioökonomischen Entwicklungen abhängig. Hinzu kommen Transport- und Verteilungsprobleme.

Wie kann die Ernährung der Weltbevölkerung für die Zukunft sichergestellt werden?

Die *kritische Versorgungsgrenze* für die Sicherstellung einer ausreichenden Ernährung dürfte bei etwa 12–15 Milliarden Menschen bzw. dem Dreifachen der heutigen Erdbevölkerung in der Mitte des 21. Jahrhunderts erreicht werden. Wenn die Ernährung der Menschheit auch bei anhaltendem Bevölkerungswachstum gesichert werden soll, wird man daher in Zukunft mehr noch als bisher durch Ausnutzung aller Erkenntnisse der Wissenschaft neue und bisher ungewohnte Nahrungsquellen, neue Techniken und neue Ernährungsformen ausschöpfen müssen. Im Vordergrund stehen dabei die folgenden *Möglichkeiten:*

– *Ausnutzung bisher nicht genutzter Rohstoffe* als Nahrungsenergie- und Proteinlieferanten; dabei Erzeugung und Verarbeitung möglichst im eigenen Land, um die wirtschaftliche und politische Unabhängigkeit aufrechterhalten zu können;
– *Entwicklung und Anwendung neuer Techniken* zur Produktion akzeptabler Lebensmittel sowie zur Haltbarmachung für Transport und Lagerung;
– *Entwicklung neuer Lebensmittelkombinationen* zur besseren Ausnutzung pflanzlicher Proteinträger durch gegenseitige Ergänzung bzw. Aufwertung.

Bei jeder Nutzung neuer Nahrungsquellen und bei jeder Entwicklung neuartiger Lebensmittel und Lebensmitteltechnologien muß gesichert sein, daß im Lebensmittel *keine giftigen Stoffe* verbleiben oder entstehen und die *essentiellen Nährstoffe* weitgehend *erhalten bleiben*. Vor jeder Zulassung eines neuen Lebensmittels muß daher eine *Prüfung durch wissenschaftliche Kommissionen und Institutionen der Lebensmittelüberwachung* erfolgen. Außerdem ist bei der Erzeugung und Verarbeitung zu fordern, daß zur Schonung der Umwelt alle hierfür relevanten *ökologischen Gesichtspunkte* beachtet werden. Gleiches gilt für eine weitere Gruppe neuartiger Lebensmittel, deren Entwicklung bisher vorwiegend für den Gebrauch in Industrieländern unter den Aspekten „neuer Genuß", „Bequemlichkeit (Convenience)" oder zur Herabsetzung der Nahrungsenergiezufuhr bei Gefahr der Überernährung (kalorienverminderte Lebensmittel) erfolgt.

Neue Protein- und Nahrungsenergieträger

Als *Einzellerproteine* (engl.: Single cell proteins, Abk.: *SCP*) oder auch *Bioproteine* gelten Eiweiße, die aus Mikroorganismen (wie Bakterien, niedere ein- und mehrzellige Pilze, einschließlich Hefen, sowie ein- und mehrzelligen Algen) gewonnen werden, sofern diese mit mikrobiologischen Methoden gezüchtet wurden. Als *Nährmedium* werden verschiedene kohlenstoffhaltige Substrate verwendet (s. u.). Als Stickstoffquelle dienen meist anorganische Verbindungen (Ammoniumverbindungen, Nitrat u. a.), die nahezu verlustfrei in Protein umgewandelt werden, wobei die Produktivität

Wertvolle Bioproteine aus Mikroorganismen

wandelt werden, wobei die Produktivität diejenige von Pflanzen und Nutztieren bei weitem übersteigt. Neben Protein enthalten die zur Züchtung verwendeten Mi-

Neue Nahrungsquellen und neue Lebensmittelformen (Forts.)

kroorganismen Kohlenhydrate, Lipide, Vitamine und Mineralstoffe (Abb. 1).

Altbekannte Methoden zur *Erzeugung von Biomasse* sind die Herstellungsverfahren von Back-, Nähr- und Futterhefe aus konventionellen Kohlenstoffquellen (Melasse, Cellulose u. a.). Neu hinzugekommen sind Verfahren zur Herstellung von Biomasse aus Alkanen (Paraffine) und anderen Erdölkohlenwasserstoffen, Methan, Methanol, Ammoniumsalzen und Kohlendioxid mittels Knallgasbakterien sowie über die Photosynthese mit Algen und speziellen Bakterien.

Aus 5% der *Erdölproduktion* könnten nach Schätzungen des World Food Council jährlich rund 90 Millionen Tonnen Einzellerproteine mit einer durch die Aminosäure Methionin begrenzten biologischen Wertigkeit von 50 bis 60 (EAA-Index) gewonnen werden. Als Mikroorganismen kommen Hefen und Bakterien in Frage.

Bei den Verfahren zur Biomasseproduktion *aus Methan*, anderen *gasförmigen Alkanen* und aus *Methanol* werden verschiedene Bakterien und z. T. auch Hefen und Schimmelpilze eingesetzt.

Bei den *photosynthetischen Verfahren* dienen Mikroalgen oder auch photosynthetische Bakterien zur Produktion von Biomasse. Die Algen betreiben die Photosynthese wie die grünen Pflanzen; Elektronenlieferant ist Wasser. Die Bakterien können hierfür nicht Wasser verwenden, sondern benötigen zusätzlich organische Substanzen, z. B. organische Säuren.

Als besonders geeignet für die Produktion von Einzellerprotein gelten *Grünalgen*, und zwar besonders aus den Gattungen *Chlorella* und *Scenedesmus* mit je 50–60% Protein sowie *Spirulina* mit 60–70% Protein. Bei einer Jahresernte von 50 t/ha können Spirulinaalgen etwa 30 t Protein/ha liefern. Das entspricht etwa dem Hundertfachen des Proteinertrags je Hektar Weizen und dem Sechzigfachen des Sojaproteinertrags.

Ein besonderes Problem für die Verwendung von Einzellerproteinen in der Ernährung des Menschen besteht in deren meist sehr hohem *Gehalt an Nukleinsäuren bzw. Purinbasen,* insbesondere Adenin und Guanin. Er beträgt in Bakterienprotein etwa 17% der Trockenmasse, in Hefeprotein durchschnittlich 5%. Die tägliche

Probleme ergeben sich durch den hohen Nukleinsäuregehalt der Einzellerproteine

Zufuhr von Nukleinsäuren mit der Nahrung liegt üblicherweise bei 1–2 g. Eine Erhöhung auf 4–8 g hat eine Erhöhung des Harnsäurespiegels im Blut zur Folge, was auf lange Sicht zu Gicht und Steinbildung führen kann. Daher soll nach der Empfehlung der Weltgesundheitsorganisation (WHO) der *Nukleinsäuregehalt in der Nahrung* 4 g pro Tag nicht übersteigen. Dies entspräche einer tolerierbaren täglichen Zufuhr von nur 20 g SCP. Technisch ist eine Reduktion auf niedrigere Nukleinsäurewerte möglich.

Ob Einzellerproteine in größeren Mengen in der menschlichen Ernährung verwendet werden können, wird entscheidend von der Möglichkeit ihrer Weiterverarbeitung zu konsumfertigen, für den Verbraucher akzeptablen Endprodukten abhängen. Eine Direktvermarktung, wie sie insbesondere mit Algenpulvern für Entwicklungsländer versucht wurde, hatte bisher nur wenig Erfolg.

Blattproteine

Als *Blatt-* oder *Leaf-Proteine* (engl. leaf = Blatt) werden aus Blättern extrahierte Proteine bezeichnet. Als erfolgversprechend gelten dabei *Protein-Xanthophyll-Konzentrate* aus getrocknetem Luzerneblattmehl mit einem Proteingehalt von 50% und einer hohen biologischen Wertigkeit. Eine mit Luzernen angebaute Fläche von der Größe des amerikanischen Bundesstaates Texas könnte damit den Proteinbedarf von rund 3 Mrd. Menschen (über die Hälfte der derzeitigen Weltbevölkerung) decken. Trotz dieser Erkenntnis und der heutigen technischen Möglichkeiten wurden Blattproteine für die menschliche Ernährung bisher nicht in nennenswertem Umfang eingesetzt.

Krill

Krill ist die Bezeichnung für den in polarnahen Meeren, vor allem in der Antarktis, massenhaft auftretenden, etwa 6 cm langen Krebs *Euphausia superba,* der als Bestandteil des tierischen Planktons die Hauptnahrung vieler Wale ist. Wegen seines hohen Proteingehaltes ist man bemüht, Krill für die menschliche Ernährung nutzbar zu machen.

Krill muß in speziell dafür entwickelten Separatoren in Schale und Krillfleisch getrennt werden. Die hierbei gewonnene *Krillmasse* weist einen Rohproteingehalt von 12–17 % auf und ähnelt in der Zusammensetzung dem Fleisch anderer Krebsarten. Sie läßt sich u. a. zu Pasten, Brotaufstrich, als Wurstfüllung und für Suppen und Saucen verarbeiten (Abb. 2).

Die anfänglich hohen Erwartungen für den Einsatz von Krill als Nahrung für den Menschen wurden durch den extrem hohen Fluoridgehalt des *Krillfleisches* von etwa 150 mg pro kg, der von der Verunreinigung mit den fluoridhaltigen Schalenbestandteilen herrührt, gedämpft. Durch die Entwicklung neuer Verarbeitungsverfahren kann diese Verunreinigung auf unbedenkliche 10 mg Fluorid pro kg Krillfleisch vermindert werden. Marktfähige Handelsformen von Krillfleisch sind in größerem Umfang bis jetzt noch nicht verfügbar.

Neuartige Lebensmittelformen und neue Lebensmitteltechniken

Den pflanzlichen Proteinen wird häufig vor allem deshalb eine geringere Wertschätzung entgegengebracht, weil ihnen der mit dem Verzehr von Fleisch verbundene Genußwert fehlt. Um pflanzliche Proteine attraktiver zu machen, versucht man daher, diese nicht nur im Geschmack, sondern auch im Aussehen und in der Textur, d. h. im Kaueindruck, in fleischähnliche Produkte zu verwandeln. Bevorzugtes Objekt dieser Bemühungen ist die *Sojabohne.* Mit 35–40 % verwertbarem Protein ist sie die eiweißreichste Pflanze überhaupt, die zudem hohe Ernteerträge bringt. Das *Sojabohnenprotein* hat eine hohe biologische Wertigkeit, die nahezu dem Ei- oder Fleischprotein entspricht.

Sojaproteinkonzentrate werden durch verschiedene Extraktionsverfahren gewonnen. In einem weiteren Arbeitsgang werden die Konzentrate in Natronlauge gelöst und durch Zentrifugieren von makromolekularen Kohlenhydraten getrennt. Mit diesen Ausgangsprodukten werden dann strukturierte Lebensmittel hergestellt, die Fleisch und Fleischprodukten sehr ähnlich sind *(Fleischsimulate, Fleischimitate);* z. B. Bratwürste, Hackbraten, Rindfleisch-, Geflügel-, aber auch Fischfleischimitate.

Nach den *Herstellungsprozessen* hierfür unterscheidet man *Spinn-* und *Faltblatttechniken,* die der Kunstfaser- bzw. Kunststofftechnik entlehnt sind. Man erhält dann Bündel bzw. Bänder von Proteinfasern, die die glatte Muskulatur des Fleisches simulieren.

Ein Vorteil der *Fleischsimulate aus Sojaprotein* ist aus ernährungsphysiologischer Sicht ihr niedriger Fettgehalt, der weit tiefer liegt als bei den meisten Fleischsorten.

Extrusionsprodukte

Als *Extrusion* wird ein Prozeß bezeichnet, bei dem angefeuchtete pulverige oder körnige, stärkehaltige und proteinreiche Rohstoffe in dem zylinderförmigen Reaktionsrohr des Extruders durch Kombination von Druck, Hitze und mechanischen Scherkräften zu einer weichen, formbaren Masse umgestaltet werden. Nachdem diese geformt ist, erfolgt am Austrittsteil des Extruderzylinders eine explosionsartig stattfindende exotherme (= unter Wär-

Neue Nahrungsquellen und neue Lebensmittelformen

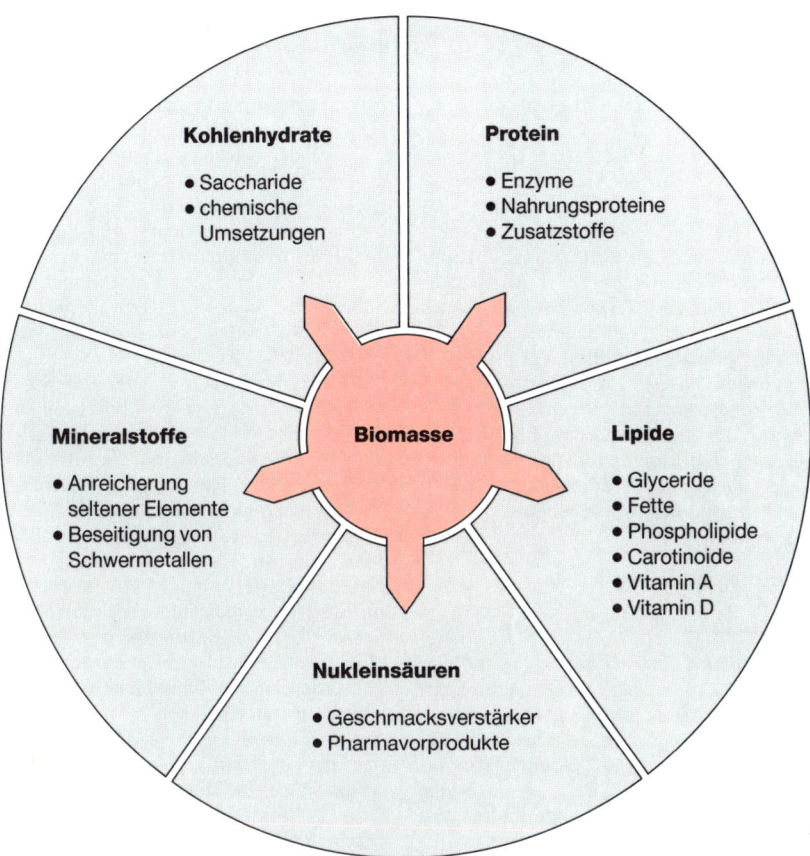

Kohlenhydrate

- Saccharide
- chemische Umsetzungen

Protein

- Enzyme
- Nahrungsproteine
- Zusatzstoffe

Mineralstoffe

- Anreicherung seltener Elemente
- Beseitigung von Schwermetallen

Biomasse

Lipide

- Glyceride
- Fette
- Phospholipide
- Carotinoide
- Vitamin A
- Vitamin D

Nukleinsäuren

- Geschmacksverstärker
- Pharmavorprodukte

Abb. 1
Die Zusammensetzung mikrobieller Biomasse
und ihre Verwertungsmöglichkeiten

Neue Nahrungsquellen und neue Lebensmittelformen (Forts.)

meentwicklung ablaufende) Expansion. Die geformten Produkte werden anschließend in die gewünschten Längen geschnitten, getrocknet und verpackt.

Die Extrusion wird heute zunehmend für die Verarbeitung pflanzlicher Lebensmittel unterschiedlicher Herkunft und in nahezu beliebigen Mischungsverhältnissen verwendet. Als Beispiele seien genannt: Frühstückszerealien, Erdnußflips, Fleischimitate, Trockenflachbrote (z. B. Knäckebrot, Waffelbrot), ferner entsprechendes Hunde-, Katzen- und Fischfutter.

Durch optimale Gestaltung der Prozeßbedingungen lassen sich Nährstoffverluste und unerwünschte Wechselwirkungen etwa in den gleichen Grenzen halten, wie sie auch bei konventionellen Verfahren der Lebensmittelverarbeitung (Backen, Kochen u. a.) unvermeidbar sind.

Extraktion mit überkritischen Gasen

Überkritisch sind *Gase* unter hohem Druck bei relativ hoher Temperatur. In diesem Zustand sind sie weder flüssig noch gasförmig, haben jedoch manche Eigenschaften, die eigentlich einer Flüssigkeit zukommen, zum Beispiel ein hohes Lösungsvermögen für niedermolekulare Stoffe.

Besonders geeignet für lebensmitteltechnische Zwecke ist *überkritisches Kohlendioxid.* Es löst Fette, Mineralstoffe, Zuckerstoffe u. a. in unterschiedlichem Maße. Man kann daher mit seiner Hilfe selektiv bestimmte Stoffe (z. B. Schadstoffe) aus einer großen Zahl von anderen Stoffen herauslösen und fraktioniert abscheiden, ohne daß etwaige Lösungsmittelrückstände im Lebensmittel zurückbleiben.

Der Anwendungsbereich der Extraktion mit überkritischen Gasen, der auch als *Destraktion* (Kurzbildung aus *Destillation* und *Extraktion*) bezeichnet wird, umfaßt die gezielte Entfernung unerwünschter Stoffe (z. B. Koffein aus Kaffee) oder auch die schonende Konzentrierung erwünschter Stoffe.

Pseudofette

Nahrungsfette sind einerseits erwünschte Träger von Aromastoffen und für den Geschmack der Nahrung unentbehrlich, andererseits sind sie jedoch besonders energiereiche Nährstoffe, so daß sie die Entstehung von Übergewicht begünstigen. In den Industrieländern mit dem Problem der Überernährung gewinnt daher die *Substitution natürlicher Fette* in den Lebensmitteln durch *energieärmere Austauschstoffe* an Bedeutung.

Möglichkeiten hierfür ergeben sich durch die Verwendung von Verbindungen mit fettähnlichen Gebrauchseigenschaften wie Paraffine und Silikone, die strukturell von natürlichen Fetten völlig abweichen und kalorisch nicht ausnutzbar sind (aber zu Verdauungsstörungen führen können) oder von strukturell den natürlichen Fetten nahestehenden *Kohlenhydratfettsäureestern,* insbesondere *Saccharosepolyester* (Abk.: *SPE*), die bei der Veresterung von Saccharose mit Fettsäuren aus Soja- oder Sonnenblumenöl oder mit Fettsäurederivaten entstehen.

Als *Pseudofette geeignete SPE* sind flüssige bis wachsartige, geruch- und geschmacklose, farblose bis gelblich gefärbte Produkte, die von den Verdauungsenzymen nicht abgebaut, sondern mit dem Stuhl unverändert ausgeschieden werden. Versuchspersonen konnten in sensorischer Hinsicht keinen Unterschied zwischen der normalen und der durch Pseudofette „verdünnten" Nahrung feststellen.

Weitere Pseudofette wurden aus *Dextrinen* entwickelt. Sie haben einen verringerten kalorischen Wert von etwa 3,8 kcal (15,9 kJ) pro Gramm gegenüber dem von 9,3 kcal (39 kJ) pro Gramm bei normalem Fett. Auch durch Veränderungen der Teilchengröße auf rein physikalischem Weg kann bei Nicht-Fett-Substanzen ein fettähnlicher Geschmackseindruck und damit eine Fetteinsparung erzielt werden.

Eine lebensmittelrechtliche Zulassung dieser Produkte in der BR Deutschland ist bisher nicht erfolgt.

Neue Nahrungsquellen und neue Lebensmittelformen

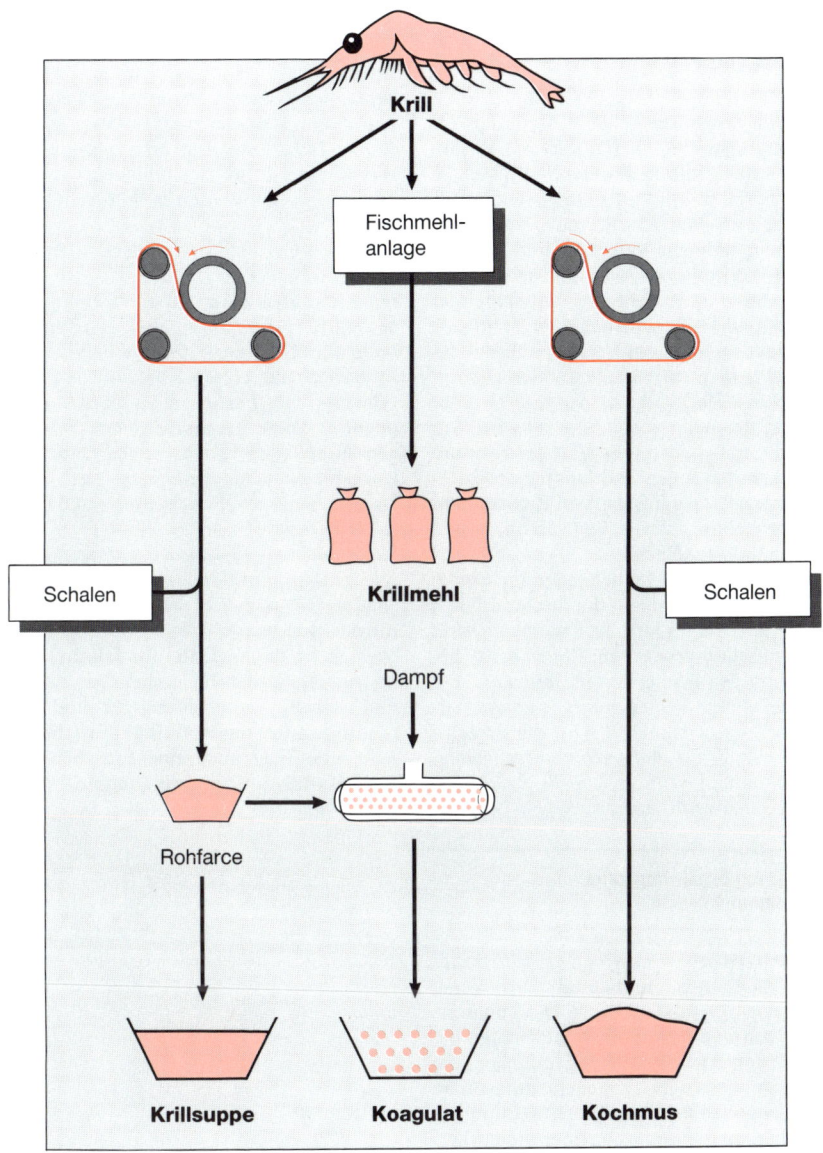

Abb. 2
Das Verarbeitungsschema von Krill (nach Schreiber)

Fast food und Ernährungsverhalten im Jahr 2000

Haupttrends: Fertigkost, Eßkultur und gesunde Ernährung

Nach Prognosen von Meinungsforschungsinstituten werden sich bis zum Jahr 2000 die Lebensverhältnisse in Deutschland aufgrund des technischen Fortschritts weiter in Richtung vermehrte Freizeit, höheren Verdienst und verminderte körperliche Aktivität entwickeln, verbunden mit weiterhin zunehmender Über- und Fehlernährung. Der Trend zur Produktion und zum Verzehr höherwertiger und „bequemer" Lebensmittel (Fertiggerichte, Tiefkühlkost, vorgegarte Produkte, Schnellgerichte, Snacks) wird sich fortsetzen. Andererseits wird der Konsum von kalorienarmen und kalorienreduzierten Spezialerzeugnissen, von Reform- und Bioprodukten sowie von alkoholfreien Getränken zunehmen.

Die Trends und Möglichkeiten im *Ernährungsverhalten* des durchschnittlichen Verbrauchers im Jahr 2000 werden in drei Hauptrichtungen gehen, die sich am besten mit den Schlagworten *Fertigkost, Eßkultur* und *gesunde Ernährung* charakterisieren lassen. Daneben wird die derzeitige Tendenz zur *Außer-Haus-Verpflegung,* insbesondere zum *Schnellimbiß (Fast food),* eher noch zunehmen.

Fast-food-Ernährung kann problematisch sein

Zu den typischen *Fast-food-Gerichten* zählen Hamburger, Brat- und Currywurst, Hot dogs, Gyros und Pizza. Die Zunahme an *Fast-food-Restaurants,* bevorzugt besucht von Kindern und Jugendlichen, die sich von der ungezwungenen Atmosphäre angezogen fühlen, hat die Befürchtung geweckt, daß es hierdurch neben einem Verfall der Eßkultur auch zu Gesundheitsschäden durch unausgewogene Nährstoffzufuhr kommen könne. Diese Befürchtung bestünde zu Recht, wenn man sich ausschließlich mit Fast food ernähren würde. Ein Hamburger mit einer Portion Pommes frites und einem Colagetränk

deckt etwa 30 % des Tagesenergiebedarfs eines 10- bis 12jährigen Kindes; der entsprechende Eiweißbedarf wird zu 45 % gedeckt, der Bedarf an essentiellen Fettsäuren und an Calcium zu 25 % sowie an Eisen zu 15 %. Eine Bratwurst anstelle des Hamburgers führt zu ähnlichen – meist ungünstigeren – Werten bei höherem Fettgehalt.

Fast-food-Gerichte sind daher im Durchschnitt als energiereich, überwiegend fettreich und auch salzreich einzustufen. Sie enthalten keineswegs alle essentiellen Nährstoffe, die zur Gesunderhaltung erforderlich sind. Durch gelegentlichen Verzehr typischer Fast-food-Mahlzeiten sind dennoch keine gesundheitlichen Störungen zu erwarten, wenn daneben eine abwechslungsreiche Ernährung mit Vollkornerzeugnissen, Frischgemüse und Obst praktiziert wird.

Eine *einseitige Fast-food-Ernährung* wäre dagegen ein *Ernährungsfehler,* wobei besonders ins Gewicht fällt, daß Ernährungsfehler bei Kindern und Jugendlichen meist die Weichen für falsches Ernährungsverhalten auf Lebenszeit stellen und daß die Entscheidung für eine vernünftige oder unvernünftige Ernährung auf lange Sicht auch eine Entscheidung für Gesundheit oder Krankheit ist.

Register

Kursive Seitenzahlen geben jeweils die Haupttextstelle an

295

ionisierende Strahlung 204
Irreführung des Verbrauchers
220
irritables Kolon s. Reizkolon
Isoleucin 13
Isomalt (Palatinit) 137

J

Jamaika-Rum 157
Jejunum s. Leerdarm
Jod (Iod) 32, 139, *205*, 248, 278
jodarme Ernährung 248
Jodbedarf, täglicher 248
Jodgehalt pflanzlicher und
    tierischer Lebensmittel 248
jodiertes Speisesalz 248
Jodmangel 32
Jodspeisesalz 139
Jod und Ernährung *248*
Joghurt 102, 242
Johannisbrotkernmehl 173
Joule 10, 52
jugendlicher Diabetes
    (Typ-I-Diabetes) *234*
Jungbier 154

K

Kabeljau 112
Kabinettwein 157
Kaffee *144 ff.*
Kaffeebohnen 144
Kaffeeöl 144
Kaffeesahne 104
Kaisergranat s. Scampi
Kakao *150*
Kakaobohnen 144, *150*
Kakaobruch 150
Kakaobutter 150
Kakaomasse 150
Kakaopulver 150
Kalbfleisch *108*
Kalium 13, 28, *30,* 56, 112, 122,
    128, 139, 146, 176, 230, 244
Kalium-Koffein-Chlorogenat
    144
Kaliummangel 30
Kalorien 10, 52
Kalorimeterbombe 10
Kältekonservierung *162*
kaltgepreßte Öle *118 ff.*
Kalträucherung 114
kandierte Früchte 136
Kandiszucker 136
Kanzerogenität 216
Karamellen 136
Karenz 256
Karies s. Zahnkaries
Kariesprophylaxe *246*
Kartoffel-Ei-Diät 244
Kartoffelerzeugnisse *124*
Kartoffelkur 84
Kartoffeln *124*, 188, 230, 280,
    283
Kartoffelprotein 16
karzinogene Stoffe 250
Käse *104*, 283
Käsebruch 104
Käsereifung 104

Kauen 42
Kaviar 114
kcal s. Kilokalorie
Kefir 102, 242
Kefirkörner 102
Kennzeichnungspflicht 142
– für Zusatzstoffe *221 ff.*
Kerner 156
Kernobst 130
Ketonämie 82
Ketonkörper 82
Kichererbsen 188
Kieselorganismus 280
Kieselsäureverbindungen 280
Kilojoule (kJ) 10
Kilokalorie (kcal) 10
Kirschen 188
kJ s. Kilojoule
Klebereiweiß s. Gluten
Kleingebäck 100
klinische Diätetik 238
Klippfisch 112
Knoblauch 192
Kobalt 32
Kochbutter 120
Kochen 107, 160, 182
Kochsalz (Speisesalz) *30,* 56,
    139, 176, 230
kochsalzarme Ernährung *230*
kochsalzeingeschränkte Diät
    244
Kochsalzersatzpräparate 176
Kochwürste 110
Koenzyme 52
Koffein (Coffein, Thein) *144 ff.,*
    150
Kognak s. Weinbrand
Kohlendioxid 44, 174
kohlenhydratbetonte
    Reduktionsdiäten *84*
Kohlenhydrate 10, 13, *22 f.,* 54,
    56, 60, 62, 64, 66, 82, 85, 96,
    122, 128, 134, 234, 274, 276,
    278, 280
–, hochmolekulare 240
Kohlenhydratstoffwechsel *50*
–, Störung des 234
Kohlensäure 140
kohlensäurehaltige Wässer 70
Kohlenstoff 22
Kokosfett 118
Kolanüsse 144
Kolonkarzinom
    (Dickdarmkrebs) *243*
Kolostralmilch s. Vormilch
Koma 234
Kondensmilch 104
Konfitüre 132
Konservierung mit
    energiereichen Strahlen 168
Konservierungsstoffe *170 ff.*
–, chemische 222
Konsummilch 102
Kontaktgifte 206
Kontamination 198
–, mikrobielle 186
koronare Herzkrankheit 78
Koronarsklerose 228
Körperfett 82
Körpergesamtdosis 204
Körpergewicht 72, *74 ff.*
–, wünschenswertes *74 ff.*
Körperhöhe 72
körperliche Beanspruchung 66

Körpermasse 72
korrigierte Nährstoffwerte 94
kosmetische Mittel *218*
kosmische Rhythmen 280
Kostform zum Überleben 70
Kot (Faeces, Fäzes) 44
Kraftsportler 66
Krampfadern 78
krankheitsbezogene Werbung
    220
Kräuterzubereitungen 90
Kreatinin 52, 244
Kreatininausscheidung 72
Krebs *250 ff.*
krebsauslösende Noxen 250
Krebse *114*
Krebs und Ernährung *250 ff.*
Krebsvorbeugung,
    Ernährungsratschläge zur
    250
Kreuzblütler 190
Krill *290*
Krillfleisch *290*
Kristallzucker 134
Kriterien der
    Lebensmittelqualität *94*
kritische Nährstoffe 94
Kropf *248*
kropferzeugende Substanzen
    248
Krummdarm (Ileum) 44
Kuchen 100
Kugelfische 192
Kühllagerung von
    Lebensmitteln *162*
Kühlräume 162
Kühlschränke 162
Kuhmilch 58, *102*
Kuhnsche Kur 84
Kulturchampignons 124
Kunsthonig 134
künstliche Aromastoffe 176
Kunststoffolien 186
Kupfer 32
Kupferionen 178
Kurzzeiterhitzung 166
Kutterhilfsmittel *174,* 221
Kuttern *174*

L

Labenzym 104
labiles Protein 50
Labkäse 104
Lactase 242
Lactate 174
Lactose (Milchzucker) 24, 58,
    242, 284
Lactoseintoleranz s. Milch-
    zuckerunverträglichkeit
Lagerung von Tiefgefriergut
    162
laktovegetabile Kost 270, 280,
    283
– nach Waerland *283*
Laktovegetarier 270
Landbutter 120
Landwein 156
Langostinos 114
Languste 114
LDL (Betalipoproteine) 20, 52,
    232

Energie- und Nährstoffgehalt verschiedener Nahrungsmittel[1] (Forts.)

100 g eßbare Substanz enthalten	Eiweiß (g)	Fette gesamt (g)	Fette Linolsäure (g)	Fette Cholesterin (mg)	Kohlenhydrate (g)	Ballaststoffe (g)	Energie kcal	Energie kJ	Vitamin A[2] (mg)	Vitamin B₁ (mg)	Vitamin B₂ (mg)	B₆-Gruppe (mg)	Vitamin D (µg)	Vitamin C (mg)	Vitamin E (mg)	Calcium (mg)	Eisen (mg)	Kalium (mg)	Magnesium (mg)	Natrium (mg)	Phosphorsäure (mg)
Roggenbrot	6,7	1,0	?	*	39,4	5,5	197	826	*	0,2	0,1	0,2	*	*	0,2	29	2,5	169	35	552	140
Vollkornteigwaren	15,0	3,0	?	?	64,0	9,0	343	1457	?	?	?	?	?	*	?	?	?	?	?	?	?
Weißbrot	8,2	1,2	?	?	49,7	2,9	247	1035	*	0,1	0,1	*	*	*	*	58	0,9	132	24	540	89
Weizenvollkornbrot	7,6	0,9	?	?	40,7	6,7	205	858	*	0,3	0,2	0,4	*	*	0,2	63	2,0	270	92	380	265
Gemüse																					
Blumenkohl	2,5	0,3	*	*	2,7	2,9	23	95	*	0,1	0,1	0,2	*	73	0	20	0,6	328	17	16	54
Bohnen (grün)	2,4	0,2	*	*	6,0	2,9	37	155	?	0,1	0,1	0,3	?	20	0,1	57	0,8	248	25	2	38
Champignons	2,7	0,2	0,1	*	0,3	1,9	14	58	*	0,1	0,4	0,1	1,9	5	0,1	8	1,3	422	13	8	123
Gurke	0,6	0,2	*	*	2,2	0,9	13	54	*	0	0	0	?	8	0,1	15	0,5	141	8	9	23
Kartoffeln	2,0	0,1	*	*	15,4	2,5	70	294	*	0,1	0	0,2	*	17	0,1	10	0,8	443	25	3	50
Linsen (getrocknet)	23,5	1,4	?	*	50,8	10,6	321	1342	*	0,4	0,3	0,6	*	3	1,3	74	6,9	810	77	4	410
Möhren	1,0	0,2	*	*	5,2	3,4	26	110	1,0	0,1	0,1	0,1	*	7	0,6	41	2,1	290	18	60	35
Paprika (frisch)	1,2	0,3	*	*	3,1	2,0	20	84	*	0,1	0,1	0,3	*	139	3,1	11	0,8	212	12	2	29
Rotkohl	1,5	0,2	0,1	*	3,2	2,5	20	84	*	0,1	0,1	0,2	*	50	1,7	35	0,5	266	18	4	30
Salat (Kopfsalat)	1,3	0,2	*	*	0,9	1,5	10	44	0,1	0,1	0,1	0,1	*	13	0,4	37	1,1	224	11	10	33
Sauerkraut (abgetropft)	1,5	0,3	*	*	1,8	2,2	16	66	*	*	0,1	0,2	*	20	?	48	0,6	288	14	355	43
Spinat	2,5	0,3	*	*	0,6	1,8	14	60	0,3	0,1	0,2	0,2	0	52	1,6	126	4,1	633	58	65	55
Tomaten	0,9	0,2	*	*	2,9	1,8	17	71	0,1	0,1	*	0,1	*	24	0,8	14	0,5	297	20	6	26
Zwiebeln	1,3	0,3	*	*	6,2	3,1	32	132	*	*	*	0,1	*	9	0,1	31	0,5	175	11	9	42

2) = Retinoläquivalent